術中合併症対策と術後管理指示

■編集■

稲垣 喜三
鳥取大学教授

大槻 明広
鳥取大学准教授

克誠堂出版

執筆者一覧

■ 編集

稲垣　喜三	鳥取大学医学部器官制御外科学講座麻酔・集中治療医学分野教授	
大槻　明広	鳥取大学医学部器官制御外科学講座麻酔・集中治療医学分野准教授	

■ 執筆者

播本　由香利	山陰労災病院麻酔科		青木　亜紀	鳥取大学医学部附属病院手術部
藤井　由衣	鳥取大学医学部附属病院手術部		遠藤　涼	鳥取大学医学部器官制御外科学講座麻酔・集中治療医学分野
持田　晋輔	山陰労災病院麻酔科		仲宗根　正人	鳥取大学医学部附属病院麻酔科
山﨑　和雅	松江市立病院麻酔科		佐藤　章子	鳥取大学医学部附属病院麻酔科
菅澤　萌	鳥取大学医学部附属病院麻酔科		北川　良憲	鳥取大学医学部附属病院麻酔科
稲垣　喜三	鳥取大学医学部器官制御外科学講座麻酔・集中治療医学分野		門永　萌	鳥取大学医学部附属病院手術部
小山　茂美	松江市立病院麻酔科		湊　弘之	鳥取大学医学部附属病院麻酔科
佐々木　敦子	島根県立中央病院麻酔科		森　浩一	島根県立中央病院救命救急科
廣澤　壽一	博愛病院麻酔科		足立　泰	鳥取赤十字病院麻酔科
藤井　高宏	福岡和白病院麻酔科		藤井　勇雄	鳥取赤十字病院麻酔科
上田　敬一郎	米子医療センター麻酔科		坪倉　秀幸	鳥取赤十字病院麻酔科
大嶋　嘉明	米子医療センター麻酔科		矢部　成基	鳥取県立中央病院麻酔科
大槻　明広	鳥取大学医学部器官制御外科学講座麻酔・集中治療医学分野		髙垣　知伸	鳥取県立厚生病院麻酔科
髙橋　俊作	鳥取県立中央病院麻酔科		髙橋　享子	兵庫県立加古川医療センター麻酔科
倉敷　達之	鳥取大学医学部附属病院手術部		玉川　竜平	安来市立病院麻酔科
德永　紗織	米子医療センター麻酔科		内藤　威	山陰労災病院麻酔科
佐々木　晃	JCHO玉造病院麻酔科		安部　睦美	松江市立病院緩和ケア・ペインクリニック科
上田　真由美	山陰労災病院麻酔科		堀　真也	鳥取県立厚生病院疼痛緩和診療科
桐林　真澄	鳥取赤十字病院麻酔科		岩下　智之	松江市立病院緩和ケア・ペインクリニック科
南　ゆかり	鳥取大学医学部附属病院高次集中治療部		小糠　あや	松江市立病院麻酔科
森山　直樹	鳥取大学医学部附属病院高次集中治療部		坂本　成司	鳥取県立中央病院麻酔科
舩木　一美	鳥取大学医学部附属病院麻酔科			

iii

序　文

　平成から令和へと元号も改まり，社会もそれに伴って新たな道に歩みだそうとしています。この新しい時代の手術には，より高度で低侵襲な手技と質の高い安全な周術期患者管理が求められます。安全な周術期患者管理には術前の詳細な患者情報の収集と分析が不可欠ですが，それを実践してもなお発生する想定外の術中合併症への迅速で的確な対応が必要となります。さらに，病態に即した適切な治療を提供できる術後管理体制の整備も，患者の安全を担保するうえで重要となります。しかしながら，集中治療を提供できる部署（病床）を常備している施設は限られており，一般病棟で濃厚治療を提供している施設が多いのが現状です。このような施設での麻酔科医には，術中合併症への対応と同時に術後管理への助言や指示が求められます。麻酔科医が必要最小限の術後早期に実施すべき術後管理指針や手順を知識として具備することは，シームレスな術中術後管理の確立と専門医への円滑な治療の引き継ぎを実現させ，患者の予後を向上させることに大きく寄与すると考えます。

　この観点から，このたび克誠堂出版のご協力を得て，「術中合併症対策と術後管理指示」を上梓いたしました。鳥取大学医学部附属病院麻酔診療科群のスタッフと鳥取大学医学部麻酔科同門会の諸兄姉に依頼し，麻酔管理中に発症しうる合併症に対して，その病態と診断，治療，術後管理の提要を執筆していただきました。本書には，私たちが経験した症例を踏まえて，術中合併症を早期に診断して治療を開始し，その治療や対応策を術後にまで継続させるためのノウハウが詰め込まれています。本書の特徴は，合併症への術中対応のみならず，術後早期の患者管理にも言及している点です。

　本書が座右に置かれて，質の高い周術期患者管理の提供と患者予後の向上に寄与するならば，編者として望外の喜びであります。

令和の薫風を感じながら（2019 年 5 月吉日）

稲垣　喜三
大槻　明広

目 次

I 中枢神経系 ... 1

1 脳梗塞・脳虚血 ... 播本 由香利 2

1 病態生理 ... 2
1）血栓性脳梗塞…2　2）心原性脳塞栓症…3　3）貧血による組織低酸素症…3

2 危険因子 ... 3

3 術前管理 ... 4
1）ハイリスク患者…4　2）脳血管障害の既往…4　3）周術期におけるβ遮断薬…4
4）抗凝固および抗血栓療法…4

4 術中管理 ... 5
1）麻酔とモニタリング…5　2）生理学的管理…6　3）術中のβ遮断薬使用…6

5 術後管理 ... 6

2 頭蓋内出血 ... 藤井 由衣 11

[A] くも膜下出血 ... 11

1 診断の基になる臨床所見 ... 11
1）術前臨床所見…11　2）術中臨床所見…11　3）術後臨床所見…12

2 臨床診断基準 ... 12

3 術中（麻酔中）の治療手順 ... 12
1）再出血予防…13　2）脳循環維持…13　3）全身状態改善…13

4 術後管理手順 ... 13
1）脳動脈瘤再出血…13　2）遅発性脳血管攣縮…13　3）全身管理…14

[B] 脳出血 ... 14

1 診断の基になる臨床所見 ... 14
1）術前臨床所見…14　2）術中・術後臨床所見…14

2 臨床診断基準 ... 14

3 術中（麻酔中）の治療手順 ... 14
1）血圧管理…14　2）脳浮腫・頭蓋内圧亢進の管理…15

4 術後管理手順 ... 15
1）血圧管理…15　2）呼吸管理…15　3）上部消化管出血の管理…15　4）再出血予防…15
5）痙攣対策…15　6）手術適応…16

3 坐位手術での空気塞栓症 ... 持田 晋輔 17
1）病態生理…17　2）坐位脳神経外科手術における空気塞栓…17

1 予定手術としての坐位脳外科手術の術前評価 ... 18

2 臨床診断基準 ... 18
1）身体所見…18　2）血液検査…18　3）他の診断法…19

3 術中モニタリング ... 19

- **4 治療手順** ·· 20
  - 1）静脈塞栓症が疑われる場合のフローチャート…20　2）輸液蘇生…21
  - 3）循環管理…21　4）呼吸管理…21　5）高圧酸素療法…21
- **5 予防策** ··· 21

4 脊髄虚血 ···山﨑 和雅　24
  - 1）脊髄への血液供給…24　2）Collateral Network Concept…24
- **1 診断の基になる臨床所見** ··· 24
- **2 臨床診断基準** ··· 25
  - 1）体性感覚誘導電位（SEP）…25　2）運動誘発電位（MEP）…26　3）誘発電位の変化…26
- **3 治療手順** ·· 26
  - 1）脊髄灌流の増加…26　2）ナロキソン…27
- **4 術後管理手順や指示** ·· 27
  - 1）循環管理…27　2）疼痛管理…28

5 腹臥位や頭低位での眼球虚血・視覚障害 ···菅澤 萌　30
- **1 周術期のリスクと対応** ··· 30
  - 1）POVL の発症リスクが高い状況…30　2）対策…30
- **2 術後の対応** ·· 31

6 周術期の痙攣・不随意運動 ···稲垣 喜三　32
- **1 診断の基になる臨床所見** ··· 32
  - 1）術前臨床所見…32　2）術中臨床所見…32　3）術後臨床所見…34
- **2 術前治療手順** ··· 34
- **3 術中治療手順** ··· 34
  - 1）局所麻酔中・区域麻酔中…34　2）全身麻酔中…34　3）術後治療手順…36

II　上気道系　37

1 喉頭浮腫・舌腫大 ···小山 茂美　38
- **1 診断の基になる臨床所見** ··· 38
  - 1）術前臨床所見…38　2）術中臨床所見…39　3）術後臨床所見…39
- **2 臨床診断基準** ··· 40
- **3 術中の治療手順** ·· 40
- **4 術後の治療手順** ·· 41
- **5 患者と家族への説明** ·· 44

2 両側声帯麻痺 ··佐々木 敦子　46
- **1 診断の基になる臨床所見** ··· 46
- **2 臨床診断基準** ··· 47
  - 1）鑑別を要する病態…48
- **3 治療手順** ·· 48
  - 1）呼吸困難（＋）の場合…48　2）呼吸困難（−）の場合：早期に専門科医に紹介する…49
- **4 術後管理の手順** ·· 49
  - 1）抜管に向けた上気道評価…49　2）内視鏡検査…50　3）術中神経モニタリング…50

4）エアウェイ　エクスチェンジ　カテーテル（AEC）…50
　⑤ 患者と家族への説明……………………………………………………………………51
③ 気道異物誤嚥……………………………………………………………廣澤 壽一・菅澤 萌　52
　① 術中の気道異物とは……………………………………………………………………52
　② 術前からの予測…………………………………………………………………………52
　③ 術前の対応………………………………………………………………………………53
　④ 気道異物を防ぐために…………………………………………………………………53
　⑤ 気道異物が疑われたら…………………………………………………………………54
　⑥ 気道異物の症状…………………………………………………………………………54
　⑦ 気道異物の除去における呼吸管理方法と麻酔方法…………………………………54
④ レーザーによる気道熱傷………………………………………………………藤井 高宏　56
　① 気道火災時の対応………………………………………………………………………56
　② レーザーによる気道熱傷の診断………………………………………………………57
　③ 気道熱傷の予防…………………………………………………………………………57
　④ 気道熱傷の治療…………………………………………………………………………59
⑤ 抜管後の換気障害，呼吸停止…………………………………………………上田 敬一郎　61
　① 抜管後の換気障害，呼吸停止の原因…………………………………………………61
　② 診断の基になる臨床所見………………………………………………………………61
　③ 診断および対処…………………………………………………………………………62
　　［A］ 閉塞性睡眠時無呼吸（OSA）……………………………………………………63
　　① 睡眠時無呼吸の症状…………………………………………………………………63
　　② OSA の診断……………………………………………………………………………63
　　③ OSA の治療と対処……………………………………………………………………64
　　④ 術後管理………………………………………………………………………………65
　　⑤ その他…………………………………………………………………………………65
　　［B］ 喉頭痙攣……………………………………………………………………………65
　　① 喉頭痙攣の症状………………………………………………………………………65
　　② 喉頭痙攣の診断………………………………………………………………………65
　　③ 喉頭痙攣の治療………………………………………………………………………66
　　④ 喉頭痙攣解除後の管理………………………………………………………………67
　　⑤ その他…………………………………………………………………………………67
　　［C］ 頸部の血腫による上気道狭窄・閉塞……………………………………………67
　　① 症状……………………………………………………………………………………67
　　② 診断および治療………………………………………………………………………68
　　③ 術後管理………………………………………………………………………………68
　　④ その他…………………………………………………………………………………68
⑥ 腹臥位での気管チューブトラブル……………………………………大嶋 嘉明・大槻 明広　70
　① 腹臥位手術とその管理の特徴…………………………………………………………70
　② ETT の機械的狭窄の原因分類と鑑別診断……………………………………………71
　③ ETT の機械的狭窄への予防……………………………………………………………72
　④ ETT の機械的狭窄への対処……………………………………………………………72

- **5** PVCチューブのキンクへの特殊な対処 ... 72
- **6** ETT遠位開口部が気管壁に衝突することへの特殊な対処 ... 73
- **7** 事故抜管の鑑別診断 ... 73
- **8** 事故抜管の予防 ... 73
- **9** 事故抜管の処理 ... 74
- **10** カフ破損への対応 ... 76
- **11** インフレーティングチューブの断線への対処 ... 76

III　呼吸器系　77

1 閉塞性換気障害 ... 高橋 俊作　78

[A] 喘息 ... 78
- **1** 喘息の症状 ... 78
- **2** 臨床診断基準 ... 78
- **3** 治療手順 ... 78
- **4** 術後管理手順 ... 80
- **5** 患者と家族への説明，次回麻酔への注意事項 ... 80

[B] 慢性閉塞性肺疾患（COPD） ... 81
- **1** 慢性閉塞性肺疾患（COPD）の症状 ... 81
- **2** 臨床診断基準 ... 81
  - 1）COPD急性増悪の定義 ... 81
- **3** 治療手順 ... 81
- **4** 術後管理手順 ... 82
- **5** 患者と家族への説明，次回麻酔への注意事項 ... 82

2 拘束性換気障害 ... 倉敷 達之　84
- **1** 診断の基になる臨床所見 ... 84
  - 1）術前臨床所見 ... 84　2）術中臨床所見 ... 85
- **2** 合併症の治療 ... 86
  - 1）一般的な拘束性換気障害の術中管理 ... 86　2）IPFの術中管理 ... 87
- **3** 術後管理手順 ... 88
  - 1）一般的な拘束性換気障害の術後管理 ... 88　2）IPFの術後管理 ... 88
- **4** 患者と家族への説明，次回麻酔時の注意事項 ... 89

3 物理的換気障害 ... 德永 紗織　90

[A] 気胸 ... 90
- **1** 緊張性気胸の兆候 ... 90
- **2** 臨床診断基準 ... 90
- **3** 治療手順 ... 90
- **4** 術後管理のポイント ... 91

[B] 血胸 ... 92
- **1** 臨床症状 ... 92
- **2** 臨床診断基準（緊張性血胸の場合） ... 92

- **3** 治療手順 ... 93
- **4** 術後管理のポイント ... 93
  - [C] **喀痰** ... 93
    - **1** 喀痰貯留の兆候 ... 93
    - **2** 治療手順 ... 93
    - **3** 喀痰が多い患者の管理ポイント ... 94
      - 1）術前リハビリテーション…94　2）術後リハビリテーション…94
  - [D] **出血** ... 95
    - **1** 臨床症状 ... 95
    - **2** 臨床診断基準 ... 95
    - **3** 治療手順 ... 95
    - **4** 術後管理のポイント ... 96
  - [E] **無気肺** ... 96
    - **1** 臨床症状 ... 97
    - **2** 臨床診断基準 ... 97
    - **3** 治療手順 ... 97
    - **4** 術後管理のポイント ... 97

4 肺水腫　　佐々木 晃　99
- **1** 肺水腫の発生機序 ... 99
- **2** 肺水腫の原因と分類 ... 99
- **3** 周術期肺水腫の特徴 ... 100
  - 1）心原性肺水腫…100　2）陰圧性肺水腫…101　3）再膨張性肺水腫…102
  - 4）神経原性肺水腫…102　5）その他…102
- **4** 診断の基になる臨床所見 ... 103
  - 1）低酸素血症…103　2）ピンク色で泡沫状喀痰…103　3）切迫した呼吸…103
  - 4）画像検査…103　5）超音波検査…103
- **5** 治療手順 ... 103

5 肺血栓塞栓症　　上田 真由美　107
- **1** 診断の基になる臨床所見 ... 107
  - 1）術前臨床所見…107　2）術中臨床所見…107
- **2** 臨床診断基準 ... 109
  - 1）心電図…110　2）血液ガス分析…110　3）血液凝固・線溶系検査（D-ダイマー）…110
  - 4）胸部X線写真…111　5）超音波（エコー）検査…111　6）CTアンギオグラフィ…111
  - 7）肺血流シンチ…112
- **3** 術中の治療手順 ... 112
  - 1）呼吸・循環管理…112　2）薬物療法（抗凝固療法，血栓溶解療法）…112
  - 3）カテーテル治療…113　4）外科的治療…113　5）下大静脈フィルター…114
- **4** 術後の治療手順 ... 114
- **5** 患者と家族への説明 ... 114

6 誤嚥性肺炎　　桐林 真澄　116
- **1** 診断の基になる臨床所見と診断 ... 116

    2 誤嚥性肺炎の予防 117
        1）術前の絶飲食…117　2）H₂拮抗薬投薬…117　3）意識下挿管…118
        4）Rapid sequence induction（RSI）…118
    3 誤嚥性肺炎の治療 118
    4 術後誤嚥性肺炎の予防 119

7 縦隔気腫・皮下気腫 .... 稲垣 喜三 122
    1 縦隔気腫の原因 122
    2 皮下気腫の原因 122
    3 診断の基になる臨床所見 123
        1）術前臨床所見…123　2）術中臨床所見…123　3）術後臨床所見…123
    4 術中（麻酔中）の治療手順 124
    5 術後治療手順 124

IV　循環器系　127

1 心停止 .... 南 ゆかり 128
    1 心停止の症状，診断基準 128
    2 心停止の原因検索 130
    3 心停止の治療 130
        1）緊急通報…130　2）胸骨圧迫…130　3）電気ショック…131
        4）静脈路，骨髄路確保…131　5）血管収縮薬…131　6）抗不整脈薬…131
        7）高度な気道確保…132　8）人工呼吸…132　9）ECPR…132　10）原因への対処…132
    4 ROSC後の集中治療 134
        1）呼吸管理…134　2）循環管理…134　3）心電図の確認，心エコー…134
        4）再灌流療法…134　5）体温調節…134　6）てんかん発作の予防と治療…134
        7）血糖コントロール…134
    5 その他 134

2 右心不全 .... 森山 直樹 137
    1 麻酔中の右心不全 137
    2 臨床診断基準 137
        1）術前臨床所見…137　2）術中臨床所見…138
    3 術中管理 139
        1）強心薬…139　2）肺血管拡張薬…140　3）体液管理…140　4）呼吸管理…140
        5）機械的循環補助…140　6）右心カテーテル…140
    4 術後管理 140
        1）NO…140　2）肺血管拡張薬…141　3）呼吸管理…141　4）機械的循環管理…141

3 左心不全 .... 舩木 一美 143
    1 術中（麻酔中）合併症としての左心不全 143
    2 臨床診断基準 143
        1）術前臨床所見…143　2）術中臨床所見…143
    3 術中（麻酔中）急性左心不全の原因 144

- **4** 術中（麻酔中）の治療手順 144
- **5** 術後管理 144

4 心筋症　　青木 亜紀　147

[A] 肥大型心筋症（HCM）......147
- **1** 麻酔管理 147
- **2** 術中合併症 148
- **3** 患者と家族への説明 149

[B] 拡張型心筋症（DCM）......149
- **1** 術前評価 149
- **2** 麻酔管理 149
- **3** 術中合併症 150
  - 1）不整脈…150　2）心不全…150
- **4** 術後管理 150
- **5** 患者と家族への説明 151

[C] 周産期心筋症（PPCM）......151
- **1** 検査所見 151
- **2** 麻酔管理 151
- **3** 術中合併症 151
- **4** 術後管理 152
- **5** 患者と家族への説明 152

[D] たこつぼ型心筋症 152
- **1** 診断の基になる臨床所見 152
- **2** 治療 152
- **3** 麻酔管理 153
- **4** 術後管理 153
- **5** 患者と家族への説明 153

5 危機的不整脈　　大槻 明広　156

[A] 高度徐脈 156
- 1）洞不全症候群脈（SSS）…157　2）房室ブロック…157

[B] 高度頻脈 158
- 1）心室性頻拍（VT）…158　2）発作性上室性頻拍（PSVT）…159

[C] 心室細動（VF）......159

[D] 多形性 VT，torsade de pointes（TdP）......160
- **1** 危機的不整脈の原因となる疾患 160
  - 1）ブルガダ症候群…160　2）QT 延長症候群…161

6 治療を要する不整脈　　遠藤 涼　163

[A] 心房細動 163
- **1** 臨床診断基準 163
- **2** 術中（麻酔中）の治療手順 163
- **3** 術後の治療手順 163

- **[B] 心房粗動** 165
  - **1** 臨床診断基準 165
  - **2** 術中（麻酔中）の治療手順 165
  - **3** 術後の治療手順 166
- **[C] 期外収縮** 166
  - **1** 上室性期外収縮 166
    - 1) 心房性期外収縮の診断…166　2) 心房性期外収縮の治療…166
  - **2** 心室性期外収縮 166
    - 1) 心室性期外収縮の診断…166　2) 心室性期外収縮の治療…166

7 伝導系障害 ...... 仲宗根 正人　168
- **1** 伝導系障害の症状と原因 168
- **2** 臨床診断基準 168
  - 1) 房室ブロックの分類…168　2) ヒス束電位図によるブロック部位別分類…169
  - 3) 心室内伝導障害の心電図診断基準…169
- **3** 術中の伝導系障害の治療 169
  - 1) 薬物治療…169　2) 心臓ペーシング…170　3) 術中緊急時の対応…171
- **4** 術後管理手順 172
- **5** 患者と家族への説明，次回麻酔時の注意事項 172

8 心筋虚血 ...... 佐藤 章子　174
- **1** 周術期心筋梗塞（PMI） 174
- **2** 狭心症 175
- **3** 虚血性心血管リスクのある患者の術前評価 176
  - 1) 病歴…176　2) 安静時12誘導心電図…176　3) 心エコー…176　4) CT…176
  - 5) 脳性ナトリウム利尿ペプチド（BNP）…176
- **4** 周術期の内服薬の管理 176
  - 1) 抗血小板薬…176　2) β遮断薬…177　3) スタチン…177　4) カルシウム拮抗薬…177
- **5** 虚血性心血管イベントハイリスク患者の麻酔管理 177
  - 1) 麻酔法の選択…177　2) 冠血管拡張薬の投与…178　3) 全身管理のポイント…178
- **6** 診断の基になる臨床所見 178
- **7** 術中に心筋虚血イベントを疑った場合の診断 178
- **8** 心筋虚血イベントへの対処 179
- **9** 術後指示 179
  - 1) 術後モニター…179　2) 疼痛管理…180
- **10** 次回麻酔時の注意事項 180

9 大動脈解離 ...... 北川 良憲　182
- **1** 診断の基になる臨床所見 182
  - 1) 人工心肺開始前…182　2) 人工心肺中…183　3) 人工心肺離脱後…183
- **2** 臨床診断基準 183
  - 1) 解離範囲および開口部…183　2) 急性大動脈弁閉鎖不全症…183　3) 心筋虚血…183
- **3** 治療手順 183
- **4** 術後管理手順や指示 184

5 その他 … 184

10 動脈閉塞と再灌流障害 … 仲宗根 正人 185
1 症状/理学所見 … 185
　　1）急性腹腔動脈閉塞 … 185　2）急性上腸間膜動脈閉塞 … 185
　　3）急性下腸間膜動脈閉塞 … 186　4）急性下肢動脈閉塞症 … 186
　　5）筋腎代謝症候群（MNMS） … 186
2 臨床診断基準 … 186
　　1）術中，腹部内臓動脈（腹腔動脈，上腸間膜動脈，下腸間膜動脈）閉塞の発見 … 186
　　2）術中，下肢動脈閉塞症の発見 … 187　3）術中，再灌流障害の発見 … 187
3 治療手順 … 187
　　1）腹部内臓動脈閉塞症（腹腔動脈，上腸間膜動脈，下腸間膜動脈） … 187
　　2）下肢動脈閉塞症 … 188　3）再灌流障害（筋腎代謝症候群：MNMS） … 188
4 術後管理 … 188
　　1）腹部内臓動脈閉塞症（腹腔動脈，上腸間膜動脈，下腸間膜動脈） … 188
　　2）下肢動脈閉塞症 … 189
5 患者と家族への説明 … 189
　　1）腹部内臓動脈閉塞症（腹腔動脈，上腸間膜動脈，下腸間膜動脈） … 189
　　2）下肢動脈閉塞症・再灌流障害（筋腎代謝症候群：MNMS） … 189

11 術中異常高血圧 … 門永 萌 191
1 発症の兆候や異常を発見する契機 … 191
2 原因 … 191
3 治療手順 … 192
　　1）麻酔系鎮痛薬 … 192　2）硬膜外麻酔 … 192
4 術後管理基準や指示 … 193
　　1）必須項目 … 194　2）副項目 … 194　3）確実例 … 194　4）ほぼ確実例 … 194　5）疑い例 … 194
5 患者と家族への説明，次回麻酔時の注意事項 … 195

12 ペースメーカやIABP，PCPSの動作不良 … 森山 直樹 196
[A] ペースメーカ … 196
　　1）術前評価 … 196　2）術前準備 … 196　3）術中管理 … 196
　　4）作動不動時の臨床所見 … 196　5）作動不動時の対応 … 197　6）術後管理 … 198
[B] 大動脈内バルーンパンピング（IABP） … 198
　　1）術前評価 … 198　2）術前準備 … 198　3）術中動作不良時の所見 … 198
　　4）術中動作不良時の対応 … 198　5）術後管理 … 198
[C] 経皮的心肺補助装置（PCPS）の動作不良 … 199
　　1）術前評価 … 199　2）術前準備 … 199　3）術中動作不良時の所見 … 199
　　4）術中動作不良時の対応 … 200　5）術後管理 … 200

13 TAVIでのrapid pacing後の循環不全 … 湊 弘之 202
1 TAVIの適応 … 202
2 TAVIの手術手順 … 202
3 TAVI特有の合併症 … 204
　　1）血管損傷 … 204　2）弁輪部破裂・バルサルバ洞破裂 … 204　3）冠動脈閉塞 … 204

        4）脳合併症…204　5）伝導障害…205　6）弁周囲逆流…205
    4 TAVI術中の循環不全…205
        1）Rapid pacing時の注意点…205　2）Rapid pacing後の循環不全の対応…206
    5 術後管理…206

14 植込型LVAD装着後の循環不全……………舩木 一美 208
    1 LVADの適応…208
    2 植込型LVAD装着までの麻酔管理…208
    3 植込型LVAD装着後，体外循環離脱時・後の麻酔管理…209
    4 植込型LVAD装着後の循環不全と治療手順…209
    5 術後管理…210

15 腹臥位での低血圧や心停止……………南 ゆかり 212
    1 腹臥位での血行動態の変化…212
    2 腹臥位での低血圧・心停止の診断…212
    3 腹臥位での低血圧・心停止の治療…213
        1）低血圧…213　2）大量出血…214　3）心停止…214　4）換気トラブル…214
    4 術後管理手順や指示…214
    5 その他…215

V　内分泌・代謝系　217

1 低体温症……………森 浩一 218
    1 診断の基になる臨床所見…218
    2 臨床診断基準…218
    3 術中（麻酔中）の治療手順…218
        1）患者の加温…218　2）輸液の加温…219　3）室温の調節…219
        4）PEEP換気による体温低下防止…219
        5）アミノ酸輸液やフルクトース輸液による加温…219
    4 術後の治療手順…219
        1）患者の加温…219　2）治療薬の投与…219
        3）集中治療室などで復温後の覚醒を考慮…220
    5 患者と家族への説明…220

2 下垂体機能異常……………足立 泰 221
    [A] 下垂体卒中…221
    1 診断の基になる臨床所見…221
    2 臨床診断基準…221
        1）画像診断…222　2）検査所見…222
    3 治療手順…222
        1）ホルモン補充療法…222　2）外科的治療…222
    [B] Sheehan症候群…222
    1 診断の基になる臨床所見…222
    2 臨床診断基準…223

1）検査所見…223　2）画像所見…223

3 治療手順…223

3 甲状腺機能異常　　藤井 勇雄　224

[A] 慢性甲状腺炎（橋本病）…224

1 診断の基になる臨床所見…224

2 臨床診断基準…225

3 麻酔管理…225

1）甲状腺機能低下症の麻酔管理…225

4 術後の注意事項…225

5 その他…225

1）患者と家族への説明…225　2）麻酔時の注意事項…226

[B] 甲状腺機能低下症…226

1 診断の基になる臨床所見…227

2 臨床診断基準…227

3 麻酔管理…227

1）術前管理…227　2）甲状腺機能低下症に対する麻酔管理…228

4 術後の注意事項…229

5 その他…229

1）患者と家族への説明…229　2）麻酔時の注意事項…229

[C] 甲状腺機能亢進症（バセドウ病）…229

1 診断の基になる臨床所見…230

2 臨床診断基準…230

3 問題点と対処法…230

1）術前評価，治療…230　2）麻酔管理…231

4 術後の注意事項…231

5 その他…231

1）患者と家族への説明…231　2）麻酔時の注意事項…231

[D] 甲状腺クリーゼ…231

1 診断の基になる臨床所見…232

2 問題点と対処法…232

1）術前評価…232　2）麻酔管理…232

3 術後の注意事項…234

4 その他…234

1）患者と家族への説明…234

4 副腎機能異常　　坪倉 秀幸　235

1 術前所見…235

1）Cushing 症候群…235　2）副腎皮質機能低下症（アジソン病含む）…235

3）原発性アルドステロン症…236　4）褐色細胞腫…236

2 術中所見…236

1）Cushing 症候群…236　2）副腎皮質機能低下症…236

3）原発性アルドステロン症…236　4）褐色細胞腫…236

- **3** 術中治療手順 ··· 236
  - 1）Cushing 症候群…236　2）副腎皮質機能低下症…236
  - 3）原発性アルドステロン症…237　4）褐色細胞腫…237
- **4** 術後管理手順 ··· 237
  - 1）Cushing 症候群…237　2）副腎皮質機能低下症…237
  - 3）原発性アルドステロン症…237　4）褐色細胞腫…237
- **5** その他 ··· 237

5 糖尿病 ·· 湊 弘之　238
- **1** 診断・臨床所見・合併症 ·· 238
  - 1）診断（内科的）…238　2）臨床所見・合併症…238
- **2** 血糖コントロール ·· 239
  - 1）術前血糖コントロール…239　2）術中血糖コントロール…239
  - 3）術後血糖コントロール…240
- **3** 急性合併症に対する治療 ·· 241
- **4** 術後管理指示 ··· 241
- **5** 患者と家族への説明 ··· 241

VI 体液・止血・凝固系　243

1 危機的大量出血 ··· 矢部 成基　244
- **1** 準備 ·· 244
  - 1）情報の共有…244　2）輸血の確保…244　3）ルート，圧ライン…244
- **2** 対応 ·· 244
- **3** 産科危機的出血 ··· 248
- **4** 術後管理手順や指示 ··· 248
  - 1）意識の確認…248　2）復温…248　3）肺うっ血…248　4）浮腫，喉頭浮腫…248
  - 5）貧血，凝固系の確認，補正…248　6）再出血…248　7）電解質異常…249　8）感染…249

2 ABO 型不適合輸血 ·· 高垣 知伸　250
  - 1）症状…250
- **1** 治療指針 ··· 250
  - 1）即時型不適合輸血が疑われる場合の最初の処置…250
- **2** 治療手順 ··· 251
  - 1）腎不全への対応…251　2）DIC への対処…251
- **3** 原因 ·· 251

3 術中止血困難 ··· 稲垣 喜三　252
- **1** 術中の所見と診断 ·· 252
  - 1）術前評価からの予測…252　2）術中所見…253　3）DIC の診断…253
  - 4）産科手術における DIC の診断…254　5）新生児における DIC の診断…254
- **2** 術中の制御不能の出血に対する治療 ·· 254
  - 1）基礎疾患に対する治療や出血原因の排除…254　2）循環血液量の維持…254
  - 3）凝固因子の補充…254　4）凝固促進の止血薬や抗線溶薬の投与…254

- 5）血管収縮薬の投与…256　6）低体温の防止…258　7）アシドーシスの改善…258
- 8）危機的出血への対応ガイドラインに則って対応する…258
- 9）産科危機的出血への対応指針2017に則って対応する…258

3 術中のDICの治療……258
- 1）抗凝固療法…258　2）補充療法…258

4 術後指示……258
- 1）出血…258　2）DIC…258

4 アナフィラキシー……稲垣 喜三　259

1 診断の基になる臨床所見……259
- 1）術前臨床所見…259　2）術中臨床所見と原因…259　3）術後臨床所見…260
- 4）確定診断…261　5）臨床診断基準…261

2 術中（麻酔中）の治療手順……261
- 1）初期対応…261　2）2次選択薬…262　3）その他の治療法…262

3 術後治療手順……262
- 1）循環管理…262　2）呼吸管理…263　3）皮膚症状…263　4）血液凝固能…263
- 5）アレルギー物質の確認テスト…263

5 電解質異常……高橋 享子　264

［A］高カリウム血症……264
1 原因……264
2 治療手順……265

［B］低カリウム血症……265
1 原因……265
2 臨床所見……265
3 治療手順……266

［C］高カルシウム血症……266
1 原因……266
2 臨床所見……266
3 治療手順……266

［D］低カルシウム血症……266
1 原因……267
2 臨床所見……267
3 治療手順……267

［E］高ナトリウム血症……267
1 原因……267
2 臨床所見……267
3 治療手順……268

［F］低ナトリウム血症……268
1 原因・臨床所見……268
- 1）高張性低ナトリウム血症…268　2）低張性低ナトリウム血症…268

2 治療手順……268

VII 筋肉・末梢神経系　271

1 悪性高熱症 ……………………………………………………………………………稲垣 喜三　272
1 診断の基になる臨床所見 …273
1）術前臨床所見…273　2）術中臨床所見…273　3）術後臨床所見…273
2 臨床診断基準 …273
1）わが国の診断基準…273　2）Clinical grading scale（CGS）…273
3 術中（麻酔中）の治療手順 …273
4 術後（術後発症）の治療手順 …275
5 患者と家族への説明 …276

2 コンパートメント症候群 ……………………………………………………………玉川 竜平　278
1 WLCS 発祥の危険因子 …278
2 臨床所見 …278
3 臨床診断基準 …279
4 術後管理，治療 …279
5 予防 …279

3 横紋筋融解症 …………………………………………………………………………内藤 威　281
1 横紋筋融解症の病因と症状 …281
1）背景となる病因…281　2）自他覚症状…282　3）赤褐色尿…282
4）起こりうる合併症…282
2 臨床診断基準 …283
1）血清 CK…283　2）血清・尿ミオグロビン…283　3）筋生検…284
4）背景にある病態に対する検査…284　5）その他の検査…284
3 術中の治療 …285
1）初期治療…285　2）筋損傷の原因の除去…286　3）合併する電解質異常の補正…286
4 術後管理と治療 …286
1）個室に収容し密なバイタルサイン監視…286
2）術中に確認できなかった損傷を受けた筋肉の特定…286
3）コンパートメント症候群…286　4）高カリウム血症への対策…287
5）血液透析…287　6）DIC など…287
5 予後と患者説明 …287
1）横紋筋融解症の予後…287　2）患者への説明…287

4 局所麻酔薬中毒 ………………………………………………………………………安部 睦美　289
1 局所麻酔薬中毒の症状 …289
1）中枢神経系の症状…289　2）心血管系の症状…290
2 治療 …290
1）治療手順…290　2）脂肪乳剤による治療（lipid rescue）…291
3）脂肪乳剤による治療の注意点…291
3 局所麻酔薬中毒における留意点 …291
4 局所麻酔薬中毒の予防 …291

5 術直後の運動麻痺と感覚障害 ……大槻 明広 293
1 末梢神経障害の分類 …… 293
2 ターニケット障害 …… 294
3 神経ブロックによる末梢神経障害 …… 295
4 体位による末梢神経障害 …… 295
1）尺骨神経麻痺…296　2）腕神経叢麻痺…296　3）橈骨神経麻痺…297

4）腓骨神経麻痺…297　5）坐骨神経麻痺…297　6）外側大腿皮神経麻痺…297

7）大腿神経麻痺…297
5 術後末梢神経障害への対応 …… 297

VIII 医療手技 *301*

1 硬膜外カテーテルからの血液や髄液の逆流とカテーテルの断裂，遺残 ……堀 真也 302
1 血液や髄液の逆流 …… 302
1）カテーテル挿入と迷入…302　2）カテーテル挿入時の対応…302

3）カテーテルの位置の確認…304　4）覚醒後の注意点…304
2 カテーテルの断裂，遺残 …… 305
3 国内で入手できる硬膜外カテーテル …… 306

2 中心静脈カテーテル挿入時の穿孔とカテーテルの断裂，遺残 ……山﨑 和雅 309
[A] 中心静脈カテーテル挿入時の穿孔 …… 309
1 中心静脈カテーテル挿入時の穿孔の症状 …… 309
2 中心静脈カテーテル挿入時の穿孔の診断 …… 310
3 中心静脈カテーテル挿入時の穿孔の治療 …… 310
4 術後管理手順や指示 …… 311
5 その他 …… 311
[B] 中心静脈カテーテルの断裂，遺残 …… 311
1 中心静脈カテーテルの断裂，遺残の症状 …… 311
2 中心静脈カテーテルの断裂，遺残の診断 …… 311
3 中心静脈カテーテルの断裂，遺残の治療 …… 312

3 末梢静脈や動脈穿刺時の神経損傷 ……岩下 智之 314
1 合併症の症状 …… 314
2 合併症の診断 …… 314
1）神経学的診察…314　2）検査…314
3 合併症の治療 …… 314
1）ペインクリニック的治療…315　2）整形外科的治療…315
4 合併症の予防策 …… 315
5 神経損傷が疑われたときの対応 …… 316

4 薬物の血管外漏出と血管穿刺後血腫 ……小糠 あや 317
1 薬物の血管外漏出について …… 317
1）血管外漏出の際に注意すべき薬物（抗腫瘍薬以外）…317

2）薬物の血管外漏出の兆候と症状…319　3）薬物の血管外漏出の治療…319

4）薬物の血管外漏出の術後管理手順や指示…320　5）その他…321
　　　6）レミフェンタニル…321
　■2 血管穿刺後血腫について……………………………………………………………………………321
　　　1）中心静脈穿刺時の血腫に伴う症状…321　2）動脈誤穿刺の兆候と診断…322
　　　3）動脈誤穿刺と血管穿刺後血腫の治療…322　4）止血処置後の管理手順や指示…322
　　　5）その他…323

5 経食道心エコープローブ挿入に伴う口腔,咽頭,食道損傷　　　　　　　坂本 成司　324
　■1 合併症の概要・症状・診断……………………………………………………………………………324
　　　1）口腔咽頭の合併症…324　2）嚥下痛,嚥下障害…324　3）食道穿孔…324
　　　4）胃腸管出血…325　5）その他の臓器損傷…326　6）呼吸器合併症…326
　　　7）循環器合併症…326　8）プローブの機械的問題…326
　　　9）プローブの汚染,感染性合併症…326
　■2 合併症の予防と治療……………………………………………………………………………………327
　　　1）インフォームド・コンセント…327　2）経食道心エコーの禁忌…327
　　　3）プローブ挿入テクニック…327
　■3 術後管理上の注意点……………………………………………………………………………………328
　　　1）出血に関して…328　2）咽頭痛に関して…328　3）呼吸,循環への影響…328
　　　4）外科的損傷…328

6 気管挿管に伴う気管,気管支損傷　　　　　　　　　　　　　　　　　北川 良憲　330
　■1 合併症の症状……………………………………………………………………………………………330
　■2 合併症の診断……………………………………………………………………………………………331
　■3 合併症の治療……………………………………………………………………………………………331
　■4 術後管理手順……………………………………………………………………………………………332
　■5 その他……………………………………………………………………………………………………332

索引………334

I 中枢神経系

1 脳梗塞・脳虚血

2 頭蓋内出血

3 坐位手術での空気塞栓症

4 脊髄虚血

5 腹臥位や頭低位での眼球虚血・視覚障害

6 周術期の痙攣・不随意運動

1 脳梗塞・脳虚血

KEY WORD ▶ 脳梗塞，虚血性脳卒中，周術期脳卒中

脳卒中は毎年約620万人の死亡原因であり，世界的に見ても脳血管疾患は早期死亡および障害の原因となっており，2030年までに脳血管疾患は世界第二位の死亡原因になると予想されている[1]。そのため，脳卒中とその続発する合併症に対する予防や治療へ多くの努力が注がれている。また，今後数年にわたって外科手術の需要は増加するとみられ，それに伴って周術期脳卒中の発症は増加する可能性があると考えられている[2]。

特にハイリスクな心血管手術においても周術期脳卒中の発症は多く報告されており，その発生率は1.9-9.7％といわれている[3]。現在，非心臓手術，非神経手術，非主要血管手術における周術期虚血性脳卒中の発生率は危険因子に応じて0.1-1.9％と広がりがあるが[4]，ハイリスクな非心臓手術患者における診断されていない脳卒中の発生率は約10％に上るとする研究結果も報告されている[5]。このことからもわかるように，心臓手術患者の術後認知機能障害と臨床的に診断されていない脳虚血が相関関係にあるということは重要である[6]。

最近の研究では，脳卒中の種類や，手術，患者によって認知されていない脳虚血は20％から60％にも広がっているといわれている[7-9]。

このように，周術期脳卒中の危険性やそのリスク因子が報告されており，その関心は麻酔科学および救急医療の神経科学学会（the Society of Neuroscience in Anesthesiology an Critical Care：SNACC）においても高まりをみせている。SNACCでは手術中または手術後30日以内に生じるものを周術期脳卒中と定義している[10]。ここでは中でも特に周術期脳梗塞，脳虚血について述べていく。

1 病態生理

1）血栓性脳梗塞

外科手術は全身性の炎症および凝固系の亢進を誘発し，周術期の血栓形成および血管内プラークの破綻に寄与するといわれている[11]。さらに，手術前に抗凝固療法または抗血小板療法を受けている患者は，休薬による反跳過凝固および術後脳虚血のリスクがあるといわれ[12]，これはつまり，外科的介入および反跳過凝固の両方によって引き起こされる凝固亢進状態により，周術期の血栓塞栓症の発生のリスクが高いことを示している。この過凝固の状態は全身性の炎症によって悪化する可能性があり，周術期ではさらにその可能性が高いと考えられる[11,13,14]。

また，炎症性バイオマーカーの上昇は，脳虚血の予測因子であることが示されており，抗炎症物質は周術期脳卒中のリスクを低下させると考えられている[15]。抗炎症物質としてのスタチンの投与は，複数の外科手術において周術期脳卒中の発生の減少に関連があるとする研究報告もある[16]。スタチンはさまざまな経路を介して

体内に作用するが，特に抗炎症効果が脳卒中の予防をもたらすことが示唆されている[17]。

一方で，術前のスタチン使用と術前カルシウム拮抗薬の使用が術後心房細動の発生の危険因子となると結論付けた研究もあり[18]，今後さらなる考察が必要とされる。

2) 心原性脳塞栓症

ここでは，心原性脳塞栓症は心臓が原因で生じる脳における塞栓症を指し，弁膜性，非弁膜性の両方を含むものとする。塞栓性の虚血性脳卒中の原因は心筋梗塞によるものが多いといわれている。また心房細動が周術期の凝固亢進させる病態と組み合わさり，心原性塞栓症の原因となる可能性もある。実際に，心房細動はさまざまな外科手術における周術期脳卒中の一貫した危険因子であるといわれている[3,4,19]。

周術期の心原性脳塞栓症のさらなる原因として，心臓および大動脈弓の手術操作がある。これらの手術では実際に周術期脳卒中の発生率が比較的高く，さらにその発生率は脳塞栓症が比較的多い[3,19]。例えば，冠動脈バイパス術（coronary artery bypass grafting：CABG）後の脳梗塞の発生率は0.9-2.7％と報告されており，脳梗塞発生後の1年生存率は67％，5年生存率は47％とする報告もあり，重篤な合併症であるため，いかに予防するかが重要である[18]。

3) 貧血による組織低酸素症

周術期に虚血性脳卒中が生じる原因として，血液希釈および貧血に伴う脳の低酸素症が挙げられる。貧血状態において，酸素供給を維持するメカニズムとして，心拍出量の増加と脳血流量の増加がはたらく。

周術期においては，非特異的β遮断薬の使用や貧血により，心拍出量の減少や脳血管収縮がもたらされ，脳組織の低酸素症が引き起こされる。動物実験ではβ_2媒介性の脳血管収縮作用を最小限に抑えることで貧血状態での脳組織の酸素化は改善されたと報告されている[20]。

この異常な生理学的変化により，脳は虚血に陥る可能性があり，実際に術中に大量出血した患者に行われたPOISE試験では脳虚血リスクが増加したと報告されている[25,26]。

2 危険因子

周術期脳卒中の多くの危険因子は長年にわたり解明されている。これらのリスク因子は，周術期脳卒中が少ないため，前向き研究によるデータ収集および解析が困難であることから，症例および大規模データベース研究から得られているものが多く[3,4,21]，特に高齢，脳梗塞の既往，冠動脈疾患，腎臓疾患がこれに含まれる[4,21]。これらの患者では脳血管の予備能が少なく，有害な脳血栓イベントに対する感受性がより高いと考えられている。また心臓血管手術は，手術操作による心筋塞栓症のリスクを伴うため，心原性脳塞栓症のリスク因子となり，周術期脳卒中の発生率が比較的高い[3,22]。同様の理由で，心房細動も周術期脳塞栓症の危険因子である[3,4,19]。

最近，非心臓手術後に新たに発症した心房細動を有する患者は，周術期脳卒中の定義を超えて虚血性脳卒中のリスクが増加することが分かっている[23]。

また，周術期のβ遮断薬の使用は，一般的な外科手術全体の脳卒中の危険因子として挙げられている[24-26]。手術前にβ遮断薬を服用している患者の無作為比較試験および遡及的観察研究の両方で，脳卒中のリスクが高いことが示されている[24-26]。さらに，非選択的β遮断薬では周術期脳梗塞のリスクが増加する可能性があるといわれている[24,25]。先に述べたように，これは麻酔および非選択的β遮断薬による脳血管拡張障害および心拍出量の低下によるものである[27-29]。

3 術前管理

1）ハイリスク患者

周術期脳梗塞の予防には，ハイリスク患者の状態を把握することが重要である。手術別にリスク分類を行うと，非心臓手術，非大血管手術では周術期脳卒中の発症率が1,000例に1例（0.1％）ともっとも低い結果となる[30]。また，心臓手術および大血管手術ではその発症率は上昇し，それぞれ5.6％と9.7％と報告されている[3,31]。

患者がどのような手術を受けるかに加えて，患者固有のリスク因子も同様に周術期脳卒中の発症率に関わっている。外科手術，高齢者，腎不全の病歴，脳卒中の既往，心臓病の既往，その全てが周術期脳卒中の発症のリスク因子である[4,30]。

これらのリスクを抱える患者では周術期脳卒中が発症する可能性は高まり，術後神経学的検査を行うと何らかの神経学的所見が得られ，脳卒中の疑いが指摘される可能性がある。したがって，高齢者，腎機能障害，脳血管障害の既往および心臓病の既往がある患者で特に心臓血管手術を予定している患者は周術期脳卒中のハイリスク患者であるといえる。

2）脳血管障害の既往

2014年にJorgensenらは脳血管障害の既往を有する患者における術後の重大な心血管イベントのリスクに関する観察コホート研究を発表した[32]。この研究では，最近の虚血性脳卒中の既往がある患者では手術後30日以内の重大な心血管イベントおよび死亡のリスクが上昇することが示されている。さらにその場合，術後脳梗塞のリスクもあるものの，術前の脳卒中の発症と手術との期間が長く空くに連れてそのリスクは徐々に低下した。3カ月未満ではオッズ比67.6，3-6カ月ではオッズ比24.02，6-12カ月ではオッズ比10.39と示されている。また周術期の脳卒中のリスク増加因子としては手術前9-12カ月以内の脳卒中の既往があることと示されている。ただこの研究ではコントロール群に非手術群が欠如していることが欠点であり，事実として，非手術患者でも脳卒中の再発リスクは12カ月以内に増加すると考えられている[33]。

ただやはり，手術前直近の脳梗塞の既往の有無は周術期脳卒中のリスク因子であることは変わりないといえよう。脳梗塞症状の発症から治療介入までの時間は重要であり，例えば全身麻酔からの覚醒時のようなその症状の評価が難しい状態は，さらに患者の予後を悪化させるリスク因子であるといえる。したがって，手術および麻酔後の脳卒中の診断および管理に伴う課題や周術期脳卒中による死亡率がそうでないものに比べて8倍であることなどを考慮すると，高リスクな症例はその手術を延期し，そのリスクや便益について検討する必要があるだろう[30]。脳卒中の既往のある患者の最適な手術のタイミングについてのさらなる研究に期待したい。

3）周術期におけるβ遮断薬

周術期β遮断薬の使用は，重大な有害心血管イベントのリスクを軽減させるというエビデンスがあるが，非心臓手術における脳卒中のリスクを増大させているという側面もある[34]。

2014年米国心臓学会/米国心臓協会（ACC/AHA）ガイドラインでは，周術期β遮断薬の使用についてリスク・ベネフィット分析を個々の症例で検討するように推奨している[35]。具体的には，周術期にβ遮断薬の使用が検討される場合，周術期の脳梗塞へのリスクに対して，主要心血管イベント（major adverse cardiovascular event：MACE）のリスクがどのくらいかを検証することを提案している。MACEのリスクが周術期脳梗塞のそれよりも高い場合には周術期のβ遮断薬の使用が有益であるといえるし，また周術期脳梗塞のリスクがMACEのそれよりも高い場合，積極的なβ遮断薬の使用は患者にとって有害である可能性があるといえる。

ただこの区別は臨床的に容易にできるわけではない。まずは，患者および手術に特異的な危険因子に基づいて，脳血管虚血のリスクが高いβ遮断薬使用の患者を特定することが重要である。例えば，先に述べたように，貧血とβ遮断薬の組み合わせは患者にとって周術期脳梗塞のリスクを増加させる要因であり，重大な出血のリスクが高い手術を受ける患者で手術前にβ遮断薬を使用している患者は周術期脳卒中のリスクが高いといえる。周術期のβ遮断薬の使用についてさらなる研究が期待される。

4）抗凝固および抗血栓療法

一般的に，周術期の脳出血は血栓塞栓症と比較して重大なものが多いが，現時点で必ずしも明らかにはなっていない。ACC/AHAガイドラインでは，心房細動などに対して抗凝固治療を受けている患者に対しては大手術の場合には48時間以上の抗凝固療法の中止を推奨している[34]。それに対して，米国胸部外科学会は，静脈血栓塞栓症のリスクが高い患者に対して，手術前の抗凝固療法を継続することを推奨している[35]。積極的な手術前の抗凝固療法が術後の脳卒中リスクを低下させるかは不明であり，さらなる研究が必要であろう。

抗血小板療法に関しては心臓手術患者におけるアスピリンの脳保護効果を実証する研究がいくつか報告されている[36,37]。非心臓手術患者では，術前の虚血評価検査では，検査途中でアスピリン治療を開始した患者の脳卒中の発生率が低下していたが，もともとアスピリン治療を受けていた患者ではこの効果は認められなかった[38]。

わが国においても，手術前にアスピリン投与を中止した患者における周術期脳梗塞を発症した症例がいくつか報告されており，大出血が予想されない手術についての抗血小板療法の中断については個々のケースについて検討が必要であろう[39,40]。

4 術中管理

麻酔科医にとって，周術期脳梗塞のリスクを最小限に抑えるため，エビデンスに基づく術中戦略は本当に魅力的なものに感じるであろう。周術期脳梗塞のリスクを最小限に抑えるため，術中麻酔法，薬理学的戦略，生理学的戦略が研究されている。ここからは周術期脳梗塞のリスクに影響を与える可能性のある術中管理について示していく。

1）麻酔とモニタリング

頸動脈内膜切除術などの脳卒中リスクの高い外科的処置を受けている患者について，様々な麻酔および神経モニタリング技術が研究されている。GALA（general anaesthesia versus local anaesthesia for carotid surgery）トライアルでは，頸動脈内膜切除術を予定している3,000人以上の患者に対して，多施設無作為化比較試験で，一般的な全身麻酔と局所麻酔を無作為に抽出して研究を行った結果，これら2つの群間に周術期脳梗塞の有意差を認めなかった[41]。さらにこの試験の二次解析では，血漿ホモシステインレベルが増加したにもかかわらず，亜酸化窒素に曝露された患者の周術期脳梗塞の危険性は増加しなかったと結論付けている[42]。この治験は，非心臓外科手術患者においても亜酸化窒素の使用が周術期脳梗塞のリスクを増加させなかったと再確認された[43]。

全身麻酔の下で頸動脈内膜切除術のような高リスク処置を実際に受ける患者では，脳波検査および体性感覚誘発電位モニタリングなどの神経モニタリング技法が術中の脳虚血の検出を可能にすると考えられている[44]。脳波検査は，体性感覚誘発電位モニタリングと比較して，術中の脳虚血をより迅速かつ高感度に検出することが可能であるともいわれている[44,45]。局所脳酸素飽和度の評価は，近赤外分光法を使用して間接的に脳組織の酸素化を測定することができる[46]。

心臓手術患者では術中の局所酸素飽和度モニタリングが術後脳梗塞リスクを低下させる可能性があることが予備データによって示されているが，この見解については確認，反論データなどが乏しく，さらなる研究が必要である[46]。

最近では，関節形成術処置のための全身麻酔もしくは局所麻酔を受けている整形外科手術患者についての周術期脳梗塞罹患率を評価した研究が2件あり，それらでは全身麻酔がより周術期脳梗塞のリスクが高いと結論付けられている[27,28]。ただ，これらの研究において因果関係に関する推論は行われておらず，それにも関わらず特定の患者集団において麻酔技術が周術期脳梗塞のリスクに関係する可能性があるという考え方は検討する必要があるだろう。

2) 生理学的管理

手術麻酔において，最適な循環管理は周術期脳梗塞の予防に大きな役割を果たす。手術前のベースライン値付近で血圧を維持管理することは，それを支持するエビデンスは現時点で限られているものの，周術期脳梗塞のリスク軽減のために役立つと考えられている。術中血圧と術後脳梗塞との関係を調べた大規模かつ後ろ向きデータベース研究がいくつかある[24,29]。

Bijkerらは，平均動脈圧(MAP)がベースライン(オッズ比1.01；99.9%CI，1.00～1.03)と比較して1分あたりに30%減少したときの術中低血圧と術後脳卒中との関連性を示している[29]。このオッズ比は，術中低血圧(MAPの30%低下)の1分あたりの脳卒中リスクの増加を表している[47]。この研究に対する追加的な考察として，術後血圧記録間隔の著しい変動，および術後低血圧の詳細な特徴の欠如も指摘されている[29]。周術期脳梗塞・脳虚血の稀少性，基準血圧および術中低血圧の標準化した定義の欠如および低血圧がもっとも有害である可能性がある期間(すなわち術中術後)を考慮すると，低血圧および周術期脳梗塞・脳虚血の転機への影響を研究することは困難であるといえる。

血糖値変動の極端さを避けることも，周術期脳梗塞のリスクを軽減するのに役立つ。Ghandiらは心臓手術患者の術中血糖コントロールが困難であると，術後脳梗塞のリスクが増加することを発見した[48]。反対に，Doenstらは心臓手術における高血糖で脳卒中を含む複合的有害事象の発症リスクの増加を実証した[49]。現在，術中グルコース管理，特に非心臓外科文献のガイドには，他にも利用可能なデータはほとんどない。

3) 術中のβ遮断薬使用

以前に議論したように，POISE試験の発見は，周術期β遮断薬の使用を再考するきっかけとなった。当時，特定のβ遮断薬，手術レジメン，特に手術中のβ遮断薬の効果に対する手術前後のリスクに関するデータはほとんどなかった。

Mashourらは，術中メトプロロール投与患者の周術期卒中のリスクが3.3倍(95%CI，1.4～7.8；P=0.003)になることを発見した[24]。この発見は，研究された他のβ遮断薬では実証されなかった。この患者群で仮定されたメカニズムには，血液希釈によって，脳血管収縮による脳の低酸素状態と心拍出量の減少が含まれている[50-52]。

現在，術中のβ遮断薬の使用および脳血管の転機に関するほかのデータはほとんどなく，術中のβ遮断薬の使用に関しては，患者，手術様式および先に述べたような患者の生理学的状態に応じて個々の症例について検討する必要があるといえる。

5 術後管理

周術期の脳梗塞・脳虚血の約5-15%が手術中または手術直後に発生するといわれている[21,24]。実際，ほとんどの手術後脳卒中は，手術後少なくとも24時間以内に現れると考えられている[21,24]。この時間を考慮すると，周術期脳梗塞・脳虚血の診断と管理を適切に行うため

には，タイムリーに神経学的所見を診察できるようにする必要があると考えられる．もし可能であれば，脳卒中チームの活動とともに緊急時の神経学的診察が行えると理想である．周術期脳梗塞・脳虚血の診断には神経科，外科，放射線科，麻酔科など多分野にわたる議論が行われるべきである．

なんらかの病気をすでに抱えた状態で発症する院内の周術期脳梗塞・脳虚血は一般の市中発症の脳卒中に比べて予後が悪いといわれており，周術期脳梗塞・脳虚血に対する初期の対応および治療の役割は大きい[53,54]．事実，Saltmanらは，院外発症脳卒中患者と比較して院内発症では症状が発見されにくく，画像検査の遅延，血栓溶解率の低下，重度化の傾向を指摘した[53]．この研究では，周術期脳卒中の患者が入院患者の脳卒中患者のうち約50％を占めていた．したがって，これらのハイリスク患者では，適時かつ最適な周術期管理が重要であると考えられる．また，血糖値に関しても，低血糖と高血糖の両方が周術期脳梗塞・脳虚血の転機の悪化のリスクと考えられており，血糖値の測定は重要であることがいえる[48]．

アスピリンの使用は，外科的に可能であれば，退院前に投与を検討されるべきであり，二次予防のために使用された場合周術期脳梗塞・脳虚血の予後の改善が見られたという報告もある[55]．2013年のAHA/ASAガイドラインによれば，直近の大手術を受けた患者はフィブリン溶解療法の対象となる可能性があるが，慎重なリスク検討がなされるべきである．同ガイドラインでは，全身性出血の危険性が高い外科的患者への選択的なt-PA療法は安全性が保証されるのではないかと推察している．実際に周術期のt-PA療法についての安全性を示している報告もある[56-58]．血管内のカテーテル治療が，選択された患者の機能的転機の改善および死亡率の減少を示すという最近のデータもあり効果的な治療であるといえる[59]．ただこれらに関してもさらなる研究が必要であろう．

周術期の虚血性脳卒中の血圧管理に関して，2013年のAHA/ASAガイドラインによれば，血栓溶解再灌流療法が考慮されていない場合，および既存の病態で禁忌でない場合（例えば急性大動脈解離，急性心筋梗塞など）には220/120 mmHgまで高血圧を許容している[60]．しかしながらフィブリン溶解療法が考慮されている場合，推奨される血圧は＜185/110 mmHgと示されている[60]．これらのガイドラインの発表以降，急性虚血性脳卒中における抗高血圧症試験の結果が発表されている[61]．降圧薬による介入群では，開始時の平均収縮期血圧は，166.7 mmHg±17.3 SD（標準偏差）から，24時間後で144.7 mmHg±15.0，7日間で137.3 mmHg±11.8への血圧低下が見られたが，降圧治療を行わなかった対照群と比較して臨床的有益性はなかった[61]．したがって，現在およそ140-185 mmHgのSBP目標が合理的であると考えられている．確かに血栓溶解治療後の患者では血圧の極端な乱高下を避けることはさらなる神経学的障害を避けるのに有用であろうと考えられる．

【参考文献】

1) Mendis S, Puska P, Norvving B. Global Atlas on Cardiovascular Disease Prevention and Control. Geneva: World Health Organization Publications; 2011.
2) Etzioni DA, Liu JH, Maggard MA, et al. The aging population and its impact on the surgery workforce. Ann Surg 2003; 238: 170-7.
3) Bucerius J, Gummert JF, Borger MA, et al. Stroke after cardiac surgery: a risk factor analysis of 16,184 consecutive adult patients. Ann Thorac Surg 2003; 75: 472-8.
4) Bateman BT, Schumacher HC, Wang S, et al. Perioperative acute ischemic stroke in noncardiac and nonvascular surgery: incidence, risk factors, and outcomes. Anesthesiology 2009; 110: 231-8.
5) Mrkobrada M, Hill MD, Chan MT, et al. Abstract tmp9: The neurovision pilot study: non-cardiac surgery carries a significant risk of acute covert stroke. Stroke 2013: 44.
6) Barber PA, Hach S, Tippett LJ, et al. Cerebral ischemic lesions on diffusion-weighted imaging are associated with neurocognitive decline after cardiac surgery. Stroke 2008; 39: 1427-33.

7) Parikh S, Cohen JR. Perioperative stroke after general surgical procedures. N Y State J Med 1993; 93: 162-5.
8) Landercasper J, Merz BJ, Cogbill TH, et al. Perioperative stroke risk in 173 consecutive patients with a past history of stroke. Arch Surg 1990; 125: 986-9.
9) Biteker M, Kayatas K, Turkmen FM, et al. Impact of perioperative acute ischemic stroke on the outcomes of noncardiac and nonvascular surgery: a single centre prospective study. Can J Surg 2014; 57: E55-61.
10) Mashour GA, Moore LE, Lele AV, et al. Perioperative care of patients at high risk for stroke during or after non-cardiac, non-neurologic surgery: consensus statement from the Society for Neuroscience in Anesthesiology and Critical Care*. J Neurosurg Anesthesiol 2014; 26: 273-85.
11) Schietroma M, Carlei F, Mownah A, et al. Changes in the blood coagulation, fibrinolysis, and cytokine profile during laparoscopic and open cholecystectomy. Surg Endosc 2004; 18: 1090-6.
12) Broderick JP, Bonomo JB, Kissela BM, et al. Withdrawal of antithrombotic agents and its impact on ischemic stroke occurrence. Stroke 2011; 42: 2509-14.
13) Khafagy HF, Hussein NA, Madkour ME, et al. Perioperative effects of anesthesia and surgery on inflammation-coagulation interaction. Life Science Journal 2014; 11: 7.
14) Stouthard JM, Levi M, Hack CE, et al. Interleukin-6 stimulates coagulation, not fibrinolysis, in humans. Thromb Haemost 1996; 76: 738-42.
15) Rost NS, Wolf PA, Kase CS, et al. Plasma concentration of C-reactive protein and risk of ischemic stroke and transient ischemic attack: the Framingham study. Stroke 2001; 32: 2575-9.
16) Kuhn EW, Liakopoulos OJ, Stange S, et al. Preoperative statin therapy in cardiac surgery: a meta-analysis of 90,000 patients. Eur J Cardiothorac Surg 2014; 45: 17-26. discussion.
17) Everett BM, Glynn RJ, MacFadyen JG, et al. Rosuvastatin in the prevention of stroke among men and women with elevated levels of C-reactive protein: justification for the Use of Statins in Prevention: an Intervention.
18) 瀬在 明, 中田金一, 飯田 充ほか. 冠動脈バイパス術における周術期脳梗塞の発症とその予防についての検討. 冠疾患誌 2014; 20: 91-7.
19) Likosky DS, Caplan LR, Weintraub RM, et al. Intraoperative and postoperative variables associated with strokes following cardiac surgery. Heart Surg Forum 2004; 7: E271-6.
20) Hu T, Beattie WS, Mazer CD, et al. Treatment with a highly selective beta (1) antagonist causes dose-dependent impairment of cerebral perfusion after hemodilution in rats. Anesth Analg 2013; 116: 649-62.
21) Sharifpour M, Moore LE, Shanks AM, et al. Incidence, predictors, and outcomes of perioperative stroke in noncarotid major vascular surgery. Anesth Analg 2013; 116: 424-34.
22) Goodney PP, Likosky DS, Cronenwett JL Vascular Study Group of Northern New E. Factors associated with stroke or death after carotid endarterectomy in Northern New England. J Vasc Surg 2008; 48: 1139-45.
23) Gialdini G, Nearing K, Bhave PD, et al. Perioperative atrial fibrillation and the long-term risk of ischemic stroke. JAMA 2014; 312: 616-22.
24) Mashour GA, Sharifpour M, Freundlich RE, et al. Perioperative metoprolol and risk of stroke after noncardiac surgery. Anesthesiology 2013; 119: 1340-6.
25) Ashes C, Judelman S, Wijeysundera DN, et al. Selective beta1-antagonism with bisoprolol is associated with fewer postoperative strokes than atenolol or metoprolol: a single-center cohort study of 44,092 consecutive patients. Anesthesiology 2013; 119: 777-87.
26) Group PS, Devereaux PJ, Yang H, et al. Effects of extended-release metoprolol succinate in patients undergoing non-cardiac surgery (POISE trial): a randomised controlled trial. Lancet 2008; 371: 1839-47.
27) Mortazavi SM, Kakli H, Bican O, et al. Perioperative stroke after total joint arthroplasty: prevalence, predictors, and outcome. J Bone Joint Surg Am 2010; 92: 2095-101.
28) Memtsoudis SG, Sun X, Chiu YL, et al. Perioperative comparative effectiveness of anesthetic technique in orthopedic patients. Anesthesiology 2013; 118: 1046-58.
29) Bijker JB, Persoon S, Peelen LM, et al. Intraoperative hypotension and perioperative ischemic stroke after general surgery: a nested case-control study. Anesthesiology 2012; 116: 658-64.
30) Mashour GA, Shanks AM, Kheterpal S. Perioperative stroke and associated mortality after noncardiac, nonneurologic surgery. Anesthesiology 2011; 114: 1289-96.
31) Maatz W, Kohler J, Botsios S, et al. Risk of stroke for carotid endarterectomy patients with contralateral carotid occlusion. Ann Vasc Surg 2008; 22: 45-51.
32) Jorgensen ME, Torp-Pedersen C, Gislason GH, et al. Time elapsed after ischemic stroke and risk of adverse cardiovascular events and mor-

33) Dhamoon MS, Sciacca RR, Rundek T, et al. Recurrent stroke and cardiac risks after first ischemic stroke: the Northern Manhattan Study. Neurology 2006; 66: 641-6.
34) Fleisher LA, Fleischmann KE, Auerbach AD, et al. 2014 ACC/AHA guideline on perioperative cardiovascular evaluation and management of patients undergoing noncardiac surgery: a report of the American College of Cardiology/American Heart Association Task Force on practice guidelines. J Am Coll Cardiol 2014; 64: e77-137.
35) Guyatt GH, Akl EA, Crowther M, et al. Executive summary: Antithrombotic Therapy and Prevention of Thrombosis, 9th ed: American College of Chest Physicians Evidence-Based Clinical Practice Guidelines. Chest 2012; 141: 7S-47S.
36) Cao L, Silvestry S, Zhao N, et al. Effects of preoperative aspirin on cardiocerebral and renal complications in non-emergent cardiac surgery patients: a sub-group and cohort study. PLoS One 2012; 7: e30094.
37) Mangano DT Multicenter Study of Perioperative Ischemia Research G. Aspirin and mortality from coronary bypass surgery. N Engl J Med 2002; 347: 1309-17.
38) Devereaux PJ, Mrkobrada M, Sessler DI, et al. Aspirin in patients undergoing noncardiac surgery. N Engl J Med 2014; 370: 1494-503.
39) 東海林秀幸, 伴　誠之, 村上憲孝ほか. 抗血小板療法中止により周術期脳梗塞を生じた1症例. 麻酔 2007; 56: 611.
40) 大宮博史, 岡嶋啓一郎, 阿部靖之ほか. 脊椎手術周術期の抗凝固・抗血小板薬の取り扱いについて. 整外と災外 2007; 56: 214-6.
41) Group GTC, Lewis SC, Warlow CP, et al. General anaesthesia versus local anaesthesia for carotid surgery (GALA): a multicentre, randomised controlled trial. Lancet 2008; 372: 2132-42.
42) Myles PS, Chan MT, Leslie K, et al. Effect of nitrous oxide on plasma homocysteine and folate in patients undergoing major surgery. Br J Anaesth 2008; 100: 780-6.
43) Myles PS, Leslie K, Chan MT, et al. The safety of addition of nitrous oxide to general anaesthesia in at-risk patients having major non-cardiac surgery (ENIGMA-II): a randomised, single-blind trial. Lancet 2014; 384: 1446-54.
44) Pinkerton JA Jr. EEG as a criterion for shunt need in carotid endarterectomy. Ann Vasc Surg 2002; 16: 756-61.
45) Fielmuth S, Uhlig T. The role of somatosensory evoked potentials in detecting cerebral ischaemia during carotid endarterectomy. Eur J Anaesthesiol 2008; 25: 648-56.
46) Jobsis FF. Noninvasive, infrared monitoring of cerebral and myocardial oxygen sufficiency and circulatory parameters. Science 1977; 198: 1264-7.
47) Bijker JB, Gelb AW. Review article: the role of hypotension in perioperative stroke. Can J Anaesth 2013; 60: 159-67.
48) Gandhi GY, Nuttall GA, Abel MD, et al. Intensive intraoperative insulin therapy versus conventional glucose management during cardiac surgery: a randomized trial. Ann Intern Med 2007; 146: 233-43.
49) Doenst T, Wijeysundera D, Karkouti K, et al. Hyperglycemia during cardiopulmonary bypass is an independent risk factor for mortality in patients undergoing cardiac surgery. J Thorac Cardiovasc Surg 2005; 130: 1144.
50) Hare GM, Worrall JM, Baker AJ, et al. Beta2 adrenergic antagonist inhibits cerebral cortical oxygen delivery after severe haemodilution in rats. Br J Anaesth 2006; 97: 617-23.
51) El Beheiry MH, Heximer SP, Voigtlaender-Bolz J, et al. Metoprolol impairs resistance artery function in mice. J Appl Physiol (1985) 2011; 111: 1125-33.
52) Ragoonanan TE, Beattie WS, Mazer CD, et al. Metoprolol reduces cerebral tissue oxygen tension after acute hemodilution in rats. Anesthesiology 2009; 111: 988-1000.
53) Saltman AP, Silver FL, Fang J, et al. Care and Outcomes of Patients With In-Hospital Stroke. JAMA Neurol 2015; 72: 749-55.
54) 三橋　立, 北村高之, 井関征祐ほか. 院内発症急性期脳卒中の現状と課題. 脳卒中 2017; 39: 333-8.
55) CAST: randomised placebo-controlled trial of early aspirin use in 20,000 patients with acute ischaemic stroke. CAST (Chinese Acute Stroke Trial) Collaborative Group. Lancet 1997; 349: 1641-9.
56) Chalela JA, Katzan I, Liebeskind DS, et al. Safety of intra-arterial thrombolysis in the postoperative period. Stroke 2001; 32: 1365-9.
57) Moazami N, Smedira NG, McCarthy PM, et al. Safety and efficacy of intraarterial thrombolysis for perioperative stroke after cardiac operation. Ann Thorac Surg 2001; 72: 1933-7. discussion 7-9.
58) Katzan IL, Masaryk TJ, Furlan AJ, et al. Intra-arterial thrombolysis for perioperative stroke after open heart surgery. Neurology 1999; 52: 1081-4.
59) Goyal M, Demchuk AM, Menon BK, et al. Ran-

60) Jauch EC, Saver JL, Adams HP, Jr, et al. Guidelines for the early management of patients with acute ischemic stroke: a guideline for healthcare professionals from the American Heart Association/American Stroke Association. Stroke 2013; 44: 870-947.
61) He J, Zhang Y, Xu T, et al. Effects of immediate blood pressure reduction on death and major disability in patients with acute ischemic stroke: the CATIS randomized clinical trial. JAMA 2014; 311: 479-89.
62) Vlisides P, Mashour GA. Perioperative stroke. Can J Anaesth 2016; 63: 193-204.

（播本　由香利）

2 頭蓋内出血

KEY WORD ▶ くも膜下出血，脳出血

　日本人の死亡原因として脳卒中は癌，心疾患についで第3位である[1]。日本脳卒中データバンクによると脳卒中のうち高血圧性脳出血13.7%，脳出血（その他）3.0%，くも膜下出血6.4%であり[2]，頭蓋内出血が1/4を占める。ここではくも膜下出血と脳出血に分けて対応を概説する。

A くも膜下出血

　くも膜下出血とは，くも膜下腔に出血が生じ，脳脊髄液中に血液が混入した状態である。わが国では人口10万人に対し年間約20人に発症し，全体の死亡率は約10-67%である。生存者のうち約40%は重度の障害を残すとされ，重篤な疾患である。原因により外傷性と非外傷性（特発性）に大別される。脳動脈瘤の破裂が最多であり，約70-80%を占める。

1 診断の基になる臨床所見[1]

1）術前臨床所見

(1) 家族歴
- くも膜下出血の家族歴
- 家族性脳動脈瘤（1親等以内）は4%に存在

(2) 既往歴
- 脳動脈瘤，脳静脈奇形
- 喫煙習慣，高血圧
- 飲酒（150g以上/1週間）：もっとも危険な因子
- 過去4週間以内の感染症

(3) 肥満度
- BMIはくも膜下出血の発症と逆相関
- 痩せた高血圧患者，喫煙者ではくも膜下出血の危険増大

2）術中臨床所見

　覚醒時であれば，突然の頭痛や意識障害，めまい，悪心・嘔吐を認めた場合にはくも膜下出血を想起する必要があるが，全身麻酔中は症状を把握することが難しく診断が遅れ重篤になることが懸念される。Bispectral index（BIS）やpatient state index（PSI）といった脳波モニタリングが想起の一助となる可能性がある。全身病態として，交感神経系緊張による心肺合併症が重要である。

(1) 心電図異常（75-92%）[3]
- 発症から48時間までに出現し，10日から最大6週間の経過で正常化する。心電図異常の発症は，頭蓋内の血液量に比例する。
- QT延長（最多），陰性T波，ST上昇または低下，U波，心房細動等

(2) 左室壁運動異常（7-10%）
- たこつぼ型心筋症，びまん性左室壁運動異常

表1 Hunt and Hess 分類

Grade I	無症状か，最小限の頭痛および軽度の項部硬直をみる
Grade II	中等度から強度の頭痛，項部硬直をみるが，脳神経麻痺以外の神経学的失調はみられない
Grade III	傾眠状態，錯乱状態，または軽度の巣症状を示すもの
Grade IV	昏迷状態で，中等度から重篤な片麻痺があり，早期除脳硬直および自律神経障害を伴うこともある
Grade V	深昏睡状態で除脳硬直を示し，瀕死の様相を示すもの

(Hunt WE, Hess RM. Surgical risk as related to time of intervention in the repair of intracranial aneurysms. J Neurosurg 1968; 28: 14-20 より引用)

表2 Hunt and Kosnik 分類

Grade 0	未破裂の動脈瘤
Grade I	無症状か，最小限の頭痛および軽度の項部硬直をみる
Grade I a	急性の髄膜あるいは脳症状をみないが，固定した神経学的失調のあるもの
Grade II	中等度から強度の頭痛，項部硬直をみるが，脳神経麻痺以外の神経学的失調はみられない
Grade III	傾眠症状，錯乱状態，または軽度の巣症状を示すもの
Grade IV	昏迷状態で，中等度から重篤な片麻痺があり，早期除脳硬直および自律神経障害を伴うこともある
Grade V	深昏睡状態で除脳硬直を示し，瀕死の様相を示すもの

重篤な全身性疾患（高血圧，糖尿病，著明な動脈硬化，慢性肺疾患）または脳血管造影でみられる頭蓋内血管攣縮が著明な場合には，重症度を1段階悪い方に移す。
(Hunt WE, Kosnik EJ. Timing and perioperative care in intracranial aneurysm surgery. Clin Neurosurg 1974; 21: 79-89 より引用)

(3) **神経原性肺水腫（13%）**

(4) **血液検査**
- 血清 CK 値軽度上昇，CK-MB 値軽度〜中等度上昇

(5) **脳波異常（76%）**[4-6]
- 持続性（81%），左右差（31%）
- びまん性 θ 波や δ 波，限局的あるいは広範囲に及ぶ徐波
- BIS 値が左右誘導で乖離

3) 術後臨床所見[7]

　明らかな覚醒遅延の原因がない場合，原因として中枢神経系の異常が生じた可能性を念頭に置くべきである。疑った際には，ただちに頭部 CT を撮影する。

- 診断率は発症 24 時間以内であれば 90% 以上あるが，時間の経過とともに低下する。

(2) **髄液検査**
- 頭部 CT で陰性でも症状から疑われる場合には，髄液の性状を確認する。発症直後では血性を示す。頭蓋内圧亢進患者では禁忌である。

(3) **頭部 MRI**
- CT と比較して急性期の診断率において劣るが，微小出血や亜急性期においては有用である。

　くも膜下出血患者の治療方針を決定するにあたっては，その重症度の判定が重要である。各重症度分類でグレードが一致しないこともあるが，一般にグレードが高いほど予後不良である（表1-3）[8-10]。

2 臨床診断基準

(1) **頭部 CT**
- くも膜下腔の高吸収域を検出することにより確定する。

3 術中（麻酔中）の治療手順[1]

　初期治療の目標は再出血の予防と脳循環維持および全身状態の改善にある。

表3 WFNS分類

Grade	GCS score	主要な局所神経症状（失語あるいは片麻痺）
I	15	なし
II	14-13	なし
III	14-13	あり
IV	12-7	有無は不問
V	6-3	有無は不問

(Report of World Federation of Neurological Surgeons Committee on a Universal Subarachnoid Hemorrhage Grading Scale. J Neurosurg 1988; 68: 985-6より引用)

表4 脳動脈瘤再出血の治療

重症でない例（Grade I-III）	早期（発症72時間以内）に再出血予防処置を行うよう勧められる
比較的重症例（Grade IV）	患者の年齢，動脈瘤の部位などを考慮し再出血予防処置の適否を考慮してもよい
最重症例（Grade V）	原則急性期の再出血予防処置の適応は乏しいが，状態の改善がみられれば考慮してもよい

予防処置として開頭による外科的治療あるいは血管内治療を行う。
(日本脳卒中学会 脳卒中ガイドライン委員会：脳卒中治療ガイドライン 2015. 東京：協和企画；2015より作成)

1）再出血予防

- 十分な鎮痛，鎮静が必要であり，降圧薬（ニカルジピンなど）を投与する。
- 血圧目標値：収縮期血圧＜160 mmHg[11]
- 再出血の多くで収縮期血圧 120-140 mmHg だったという報告[12]もあり，明確な基準は確立されていない。重症例において頭蓋内圧が亢進している場合の不用意な降圧は脳灌流圧の低下を招き，脳虚血を増悪させる場合があるため，降圧薬投与は慎重に行うべきである。

2）脳循環維持

頭蓋内圧上昇を呈している場合は，高浸透圧利尿薬を投与する。急性水頭症，脳内血腫を合併している場合には，外科的処置が必要なことがある。

3）全身状態改善

(1) 心電図異常
多くは自然軽快するが，致死的心室性不整脈を呈した場合はその治療法に準ずる。

(2) 神経原性肺水腫
人工呼吸器管理や利尿薬投与を行う。

4 術後管理手順[1]

1）脳動脈瘤再出血

(1) 検査
脳血管造影を行い脳動脈瘤を検出する。初回の出血源同定率は 60-80%であり，同定できなかった場合には再検を行う。3D-CTアンギオグラフィによる脳動脈瘤の検出も行われている。脳動脈瘤の 80-90%を診断できるといわれており，非侵襲的で短時間に行えるため診断に有用である。

(2) 治療（表4）

2）遅発性脳血管攣縮

くも膜下出血後 4〜14 病日に発生する脳主幹動脈の可逆的狭窄である。

(1) 検査
確定診断は脳血管造影によって行うが，経頭蓋的ドプラー検査も有用である。

(2) 治療
早期手術の際，脳槽ドレナージを留置して脳槽内血腫の早期除去を行う。薬物療法として，ファスジルやオザグレルナトリウムの投与を行

う．遅発性脳血管攣縮と診断された場合は，triple H 療法［循環血液量増加（hypervolemia），血液希釈（hemodilution），人為的高血圧（hypertension）］を考慮してもよいが，発症前の triple H 療法は科学的根拠がないので勧められない．

3）全身管理

発熱，貧血，高血糖は転帰不良因子であり是正する．重症例や水頭症合併例では，SIADH（syndrome of inappropriate secretion of antidiuretic hormone）を発症し，低ナトリウム血症がみられることが多く，水分とナトリウム出納を十分監視し，適宜補正を行う．

B 脳出血

脳血管の破綻により，血液が血管外の脳実質内へ出血した状態である．脳出血は病態により高血圧性とその他の脳出血に分類され，高血圧性脳内出血が82.4％を占める．その他の脳出血として，血管病変（脳動静脈奇形，脳動脈瘤，海綿状血管腫等），転移性脳腫瘍や血液凝固異常，感染性及び免疫性血管炎，アミロイド脳血管症等からの脳出血に分類される．近年，高齢者の増加により，アミロイド脳血管症を契機にした皮質下出血や抗血栓療法に伴う脳出血の症例が増加している．

1 診断の基になる臨床所見

1）術前臨床所見[1,13]

(1) **既往歴**
- 高血圧（最大の危険因子）
- もやもや病，脳動脈瘤
- 糖尿病
- 過剰な飲酒，喫煙

(2) **抗血栓療法**
- 虚血性疾患リスク低下と相反する脳出血合併増加を考慮した管理が必要

(3) **術式**
- 頭蓋内手術，脊椎手術，心臓血管外科手術（特に感染性心内膜炎に伴う弁逆流症）

2）術中・術後臨床所見[7]

一般的に脳出血の場合，頭痛や嘔気・嘔吐，運動・感覚障害で発症するが，術中は全身麻酔によりそれらの症状を把握することが難しい．そのため，術中に発症した脳出血は，術後に気付かれることが多い．麻酔の覚醒時に，説明のつかない覚醒遅延として現れることがある．

(1) **症状**
- 麻酔からの覚醒遅延，頭痛，悪心・嘔吐，体動の左右差，瞳孔不同，偏視，失語症，痙攣，意識変調など
- 脊椎手術後の頭蓋内出血の場合はドレーン排液多，淡血性（低髄液圧性頭蓋内出血）[14]

2 臨床診断基準

(1) **頭部単純 CT**
- 高吸収域である血腫を確認する．
- 出血部位，推定血腫量，血腫周囲の脳浮腫，急性閉塞性水頭症，脳ヘルニアを評価する．

(2) **頭部 MRI**
- 非高血圧性脳出血の場合，病態把握や原因検索のために有用である．

3 術中（麻酔中）の治療手順[1]

脳出血が発症した部位に応じて症状はさまざまだが，バイタルサインを安定させることが優先事項である．

1）血圧管理

できるだけ早期に収縮期血圧 140 mmHg 未

表5 手術適応

被殻出血	神経学的所見が中等症，血腫量が31 mL以上でかつ血腫による圧迫初見が高度な場合，手術適応を考慮。JCS20-30程度の意識障害を伴う場合は，定位的脳内血腫除去術が勧められ，開頭血腫除去術を考慮してもよい
視床出血	血腫除去術は勧められない。血腫の脳室内穿破を伴う場合，脳室ドレナージを考慮（脳室拡大の強いもの）
皮質下出血	脳表からの深さが1 cm以下のものでは手術適応を考慮
小脳出血	最大径が3 cm以上で神経学的症候が増悪している場合，または出血が脳幹を圧迫し脳室閉塞による水頭症を来している場合には，手術を考慮
脳幹出血	血腫除去術は勧められない。血腫の脳室内穿破を伴う場合，脳室ドレナージを考慮（脳室拡大の強いもの）

(日本脳卒中学会 脳卒中ガイドライン委員会：脳卒中治療ガイドライン2015. 東京：協和企画；2015より作成)

満に降圧させる。

(1) **降圧薬**
- カルシウム拮抗薬（ニカルジピン，ジルチアゼム）
- 硝酸薬（ニトログリセリン，ニトロプルシド）

2) 脳浮腫・頭蓋内圧亢進の管理

高張グリセロール静脈内投与：脳浮腫を改善し，脳代謝を改善。

(1) **マンニトール**

脳出血急性期に有用とする根拠はないが，進行性に頭蓋内圧が亢進した場合や臨床所見が増悪した場合は投与を考慮してもよい。

(2) **ベッドアップ**

上半身を30度挙上する。頭蓋内圧を低下させるが，脱水症例の場合は血圧低下に注意する。

4 術後管理手順[1]

1) 血圧管理

収縮期血圧140 mmHg未満を7日間維持する。可能であれば，点滴治療から早期に経口治療に切り替えることを考慮する。降圧薬としては，カルシウム拮抗薬，ACE阻害薬，ARB，利尿薬が推奨される。

2) 呼吸管理

急性期で意識障害が進行し，呼吸障害のある場合には気道確保が人工呼吸器管理を行う。軽症から中等症の脳卒中の患者に対して，ルーチンに酸素投与をすることは科学的根拠がないので，勧められない。

3) 上部消化管出血の管理

消化管出血は26.7％と高頻度に合併する。抗潰瘍薬の予防的投与を考慮してもよいが，肺炎を増加させるため全患者に予防投薬する必要はない。高齢や重症度（麻痺，意識障害を伴う）などの危険因子を考慮して判断する。

4) 再出血予防

高血圧性脳出血では血圧のコントロール不良例で再発が多い。再発予防のために血圧を140/90 mmHg未満に，可能であれば130/80 mmHg未満にコントロールするように勧められる。近年，$T2^*$画像で検出されるmicrobleeds（MBs）の重要性が明らかにされており，MBs合併例でのリスク管理，より厳格な血圧コントロールが必要である。

5) 痙攣対策

4-18％に痙攣発作を合併する。皮質型出血に多く，被殻や視床，テント下に限局する脳出血では合併は少ない。手術例以外では抗てんかん薬の予防的使用は勧められない。遅発性痙攣（発症2週間以降）の出現例では，高率に痙攣の再発を生じるため，抗てんかん薬の考慮を考慮する。

6) 手術適応

部位に関係なく，血腫量 10 mL 未満の小出血または神経学的所見が軽度な症例では手術を行わない．また意識レベルが深昏睡に対する血腫除去は科学的根拠がない（表 5）．

【参考文献】

1) 日本脳卒中学会脳卒中ガイドライン委員会：脳卒中治療ガイドライン 2015．東京：協和企画；2015．
2) 小林祥泰，大櫛陽一．脳卒中データバンク 2009．東京：中山書店；2009．
3) Lanzino G, Kongable GL, Kassell NF: Electrocardiographic abnormalities after nontraumatic subarachnoid hemorrhage. J Neurosurg Anesthesiol 6: 1994: 156-62.
4) 寺尾　章，景山精二，守本研二ほか．脳血管障害急性期の脳波．臨床神経 1974; 14: 738-44.
5) Claassem J, Mayer S, Hirsch L. Comtinuous EEG monitoring in patients with subarachnoid hemorrhage. J Clin Neurophysiol 2005; 22: 92-8.
6) 矢田部智昭，横山武志，横山麗子ほか．BIS 値が左右誘導で乖離したクモ膜下出血の 1 症例．麻酔 2007; 56: 1362-4.
7) 安田季道．術中脳出血．高崎真弓，河本昌志，白神豪太郎ほか編．麻酔偶発症 A to Z．東京：文光堂；2017．p.199-200．
8) Hunt WE, Hess RM. Surgical risk as related to time of intervention in the repair of intracranial aneurysms. J Neurosurg 1968; 28: 14-20.
9) Hunt WE, Kosnik EJ. Timing and perioperative care in intracranial aneurysm surgery. Clin Neurosurg 1974; 21: 79-89.
10) Report of World Federation of Neurological Surgeons Committee on a Universal Subarachnoid Hemorrhage Grading Scale. J Neurosurg 1988; 68: 985-6.
11) Connolly ES, Rabinstein AA, Carhuapoma JR, et al. Guidelines for the management of aneurysmal subarachnoid hemorrhage. Stroke 2012; 43: 1711-37.
12) Tanno Y, Homma M, Oinuma M, et al. Rebleeding from ruptured intracranial aneurysm in North Eastern Province of Japan. A cooperative study. J Neurol Sci 2007; 258: 11-6.
13) Seifman MA, Lewis PM, Rosenfeld JV, et al. Postoperative intracranial haemorrhage: a review. Neurosurg Rev 2011; 34: 393-407.
14) 合田慶介，小畑ダニエル，金澤伴幸ほか．脊髄腫瘍摘出後に頭蓋内出血，気脳症を発症した 1 症例．麻酔 2016; 65: 1271-5.

（藤井　由衣）

3 坐位手術での空気塞栓症

KEY WORD ▶ 坐位，静脈空気塞栓症（VAE），脳外科手術

静脈空気塞栓症（venous air embolism：VAE）は，ガス塞栓症の一形態であり，重篤かつ死亡に至る可能性を有する。その多くは主として医原性合併症であり，空気が静脈系に侵入したときに発生する[1]。

VAEの多くは無症候性であるため報告されないことも多い。通常，症状は非特異的であり，速やかな検査と適切な治療を開始するためには，VAEの可能性がある場合は臨床的疑念をもつことが必要である。

1）病態生理

VAEが発生するためには，以下の2つの前提条件が存在しなければならない[2,3]。
①空気源と脈管構造との間の直接的交通
②空気が循環血中へ入りやすい圧勾配

静脈空気塞栓における罹患率および死亡率の程度を決定する重要な因子としては，ガスの取り込み量，ガス集積率，イベント時の患者の体位がある[4-6]。

一般に，少量の空気は毛細血管床で崩壊し，症状を起こすことなく循環から吸収される。伝統的に，重大な傷害（ショックまたは心停止）が起こるには，5 mL/kg以上の静脈内への空気の侵入が必要であると推定されており[4]，臨床症状を誘発する可能性がある空気容量は，成人でおよそ100 mLである[7]。

また，大量の空気（>0.30 mL/kg/分）が静脈に急速に侵入すると，肺血管の空気濾過能を凌駕し，さまざまな細胞変化が生じる[8]。

肺脈管構造に対する空気塞栓の作用は，血管内皮の直接的傷害や血小板，フィブリン，好中球，脂肪滴などの蓄積により肺血管に重大な炎症性変化をもたらし得る。さらに，補体の活性化，メディエータやフリーラジカルの放出により，毛細血管漏出および非心原性肺水腫につながり得る[4,8,9]。

肺血管抵抗の変化および換気血流不均衡は，肺内の右左シャント増加，それに続く動脈血低酸素血症や高二酸化炭素血症を伴う肺胞死腔の増加につながる可能性がある[2,4]。

空気塞栓症はまた，内皮由来のサイトカインの放出によって引き起こされる全身性炎症反応症候群の潜在的原因として記載されている[3]。

2）坐位脳神経外科手術における空気塞栓

VAEは，潜在的に重大な脳神経外科手術の合併症であるが，その発生率は研究論文により16-86%と幅がある[10,11]。しかしながらほとんどの場合，有意な臨床症状を示さない。この論文間の発生率の差は，報告される手術手技や麻酔法の多様性にもよるが，それ以上に研究に用いた診断法が異なることによる。

脳神経外科手術のVAE関連死亡率は不明である[12]。しかしながら大きな空気塞栓の発生に引き続いて致命的となった症例報告がある[13]。小児の脳神経外科手術で報告されている発生率は0.42-9.8%におよび[14,15]，小児集団での死亡の要因となっている[16]。一般にVAEと関連し

ている手技は，坐位が必要となる後頭蓋窩手術と頭蓋骨癒合症修復術である[4,17]。VAEを進展させるリスクは，すべての種類の脳外科手技に対して存在するが，その発生率は坐位[18]または半坐位[19,20]での手術においてより高い。

このようにVAEの発生には坐位が大きく関与していると考えられるが，開頭術に坐位を使用するか否かは国によって大きな差がある。例えば，日本，北米では少数の施設に限定される。ドイツでは比較的一般的に行われるが，英国では27%の施設しか坐位を提供していない[21,22]。

坐位は仰臥位と比較していくつかの利点があり，特に後頭蓋窩の大きく血管に富む腫瘍の手術では，重力による血液ドレナージおよび小脳牽引により頭蓋内圧を低下させ，術野での出血を減少させる。また，腫瘍と正常脳組織の境界が明瞭になるため，凝固止血の必要性を減少させ[20]，より出血の少ない，安全で繊細な手術を行いやすくなる[23]。

しかし，坐位では脳灌流圧に影響する血行力学的不安定性がある。VAEの発生率増加，術後気脳症，硬膜下血腫，四肢麻痺，巨舌症，末梢神経障害の発生が増える傾向にある[24,25]。

1 予定手術としての坐位脳外科手術の術前評価

坐位手術を受ける患者に必要な術前評価についての決まったアプローチはないが，予防できるものであれば合併症を最小化する努力が必要である。

(1) 頸椎不安定性の診断

術前の全患者に頸椎X線写真（屈曲位，進展位）を撮影し，不安定性を評価する報告もある[20]。

(2) 術前の経頭蓋ドップラーによるスクリーニング

頸椎回転や進展，屈曲に伴う中大脳動脈の平均血流速度変化を測定している施設もある[26]。

(3) 心内シャント検索

・すべての坐位手術患者で心内シャントの術前スクリーニングを行う[10,27,28]
・術前の卵円孔閉鎖術を推奨する[29]
・麻酔導入後にのみPFO検索を行う[20,30]

など施設により実際のプラクティスは異なる。PFOが確認された場合，坐位での手術を断念する必要はないが，手術に先立って覚醒下に予定体位をとり，PFO検索を行うことが推奨される。

2 臨床診断基準

1) 身体所見（表1）

VAEの多くは無症候性であり，臨床的に問題となることは少ない。しかしながら重篤な症例では，心血管虚脱，脳，脊髄，心臓，皮膚など特定の臓器の急性機能不全の原因となる。前述のように，症状発現は取り込まれる空気塞栓の量と速度に大きく依存し[4-6]，イベントの時点での患者の体位にも依存する。

動脈空気塞栓は卵円孔開存（patent foramen ovale：PFO）の場合のように，右左シャントを通じて空気が通過する場合にも起こりうる[8,31]。冠動脈や脳循環に留まり，心筋梗塞や脳梗塞を来す。

その後の循環器，呼吸器，神経系の合併症は，ガスが全身循環に入り，微小循環を閉塞し，これらの末端臓器に虚血性障害を引き起こすことが主な原因である。

2) 血液検査

VAEの診断に有用な血液検査はない。ルーチンの血液検査で判断できるのは，空気塞栓症に起因した末端臓器障害でしかない。炎症組織への体液漏出により，検査所見としては血管内脱水と同様の結果にしかならない可能性がある。動脈血ガス分析では，右左肺シャントに引き続いて起こる低酸素血症，高二酸化炭素血症，代謝性アシドーシスを示すことが多い。

低酸素血症，血中二酸化炭素分圧の低下，呼

表1　VAEの臨床所見

A　心臓血管徴候

不整脈	頻脈性不整脈 心室性期外収縮 徐脈
「水車様」雑音	右心での気泡と血液の混合による一過性の大きな機械的音　前胸部でもっともよく聴取される（遅発性兆候）
頸静脈怒張	右心負荷所見
低血圧	
心筋虚血	STセグメントおよびT波の非特異的変化 右心梗塞の兆候
肺動脈圧上昇	
中心静脈圧上昇	
ショック・心停止	

B　呼吸器兆候

雑音（ラ音，喘鳴）	低酸素血症，酸素飽和度低下
頻呼吸	呼気二酸化炭素分圧（$ETCO_2$）低下
喀血	高二酸化炭素血症
チアノーゼ	肺血管抵抗および気道内圧上昇
無呼吸	肺水腫

C　神経学的兆候

急性の精神状態変化
痙攣
一時的あるいは永続的な局所神経症状（脱力，感覚異常，四肢の麻痺）
意識消失，卒倒
昏睡（脳浮腫に続発する）

(Natal BL, Doty CI. Venous air embolism. http://emedicine.medscape.com/article/761367-overview より引用改変)

吸性アルカローシスを伴う古典的肺塞栓症と同様の臨床像を呈する可能性がある。

3）他の診断法

(1) CTおよびMRI

コンピュータ断層撮影法（CT）は，中心静脈系（特に，腋窩および鎖骨下静脈），右心室，肺動脈における空気塞栓を検出することができる。造影CTスキャンの10〜25％に，通常は無症候性の小さな（＜1mL）空気による陰影欠損が発生する[4]。

頭部CTは，大脳内の空気，脳浮腫，または梗塞を示すことがある。術後であればCTを用いて診断することができる。硬膜静脈洞，皮質静脈，翼突筋静脈叢における空気の存在は診断可能である。MRIは塞栓症部分における水分濃度の増加を示すかもしれないが，この知見だけでは空気塞栓症の検出としては信頼性に欠ける。

(2) 呼気終末窒素（ETN_2）

呼気終末窒素（ETN_2）は，もっとも感受性の高いVAE検出方法である。それは0.04％という小さいETN_2増加をも検知でき，応答時間は$ETCO_2$よりもはるかに早い（30-90秒）。しかしながら，無症候性のVAEを検出できず，また低血圧により低下してしまうため，誤ってVAEの消失と捉えられてしまう可能性がある。それゆえ脳外科麻酔のモニタリングとしては広く使われてはいない[4]。

(3) 経頭蓋ドプラー

高感度ではあるが，VAEの診断における役割はPFOのある患者における動脈空気塞栓症の識別に限られる[30]。

3　術中モニタリング

(1) 観血的動脈圧

通常の脳外科手術と同様に多くの施設で用いられているが，大量の空気が流入した場合など重症例では循環動態が不安定となり，VAEの検出が困難である。ゼロ点校正したトランスデューサを室間孔（モンロー孔）の高さに設定している施設もある[27,28,30]。

(2) 中心静脈カテーテル

右房圧のモニタは精度は低いが，静脈内に流入した空気が右房でトラップされるため，空気を吸引できる場合があるため坐位手術では標準的モニタリングである。また肺動脈カテーテルを使用している研究もある[32]。先端は右房内に留置するべきであるが，留置位置を確認するた

めカテーテルを心内電極として利用した心電図を利用している施設もある[33]。

(3) 誘発電位：体性感覚誘発電位（Sensory-evoked potentials：SEP），運動誘発電位（Motor-evoked potentials：MEP）

経頭蓋電気刺激法によるSEP, MEPも標準的プロトコールとして体位設定時から用いられている[27,34]。

(4) 術中経食道心エコー検査（Transesophageal Echocardiography：TEE）

いくつかのドイツの病院では坐位手術時に標準モニターとして用いられている[27,34,35]が，ほかの国の場合はあてはまらず，前胸壁ドプラーの方が標準的である[20,21,30]。これらの特殊モニタリングが利用できない場合，患者は坐位手術をうけるべきではない[33]。経食道心エコー検査法（TEE）は，空気塞栓症の診断に加えて，多くの情報を得ることができ，正確な診断ができるという利点がある[27]。TEEの使用は，PFOの診断にとって必要不可欠である[23]ものの，人口の最大35％にPFOが存在し，脳塞栓症に帰着するという報告[36]もあり，ルーチンでの使用に関しては議論がある。

TEEは，奇異性空気塞栓を診断する能力に加え，VAEを診断するためのもっとも高感度な侵襲的方法である[4]。TEEは，心臓内の小さな気泡（0.01-0.19 mL/kg）の診断を可能にする[29]。ETTの不利な点は，費用がかかること，正確な診断のためには麻酔科医の専門的訓練を必要とするということである。ただし，TEEのルーチン使用によりすべての症例での空気塞栓症を診断できる保証はない。

(5) カプノグラム

低血圧を伴う呼気終末二酸化炭素分圧（以下$ETco_2$）の急激な低下は，VAEを強く示唆する。カプノグラムはVAEを診断するための中等度の感度と特異度をもつ。VAEは，換気血流不均衡および生理学的死腔の増加をもたらし，$ETco_2$低下を来す[1]。

(6) 前胸壁ドプラー

前胸壁ドプラーは，心腔内の気泡の存在を検出しうる。VAE診断においてカプノグラムと血行動態モニタリングのみを用いた従来の方法と比較すると非常に高感度である。しかしながら，主観的かつ非定量的方法であるため，偽陰性となる可能性がある。トランスデューサは右房の高さに置くべきである[37]。ルーチンテスト（空気 0.25-1 mL，生理食塩水 3-5 mL の混和したものをCVカテーテルから注入）を手術開始前に実施するべきで，麻酔科医は気泡が心腔内に流れ込むときの前胸部ドプラーの音をよく知っていなければならないとしている[12]。

4 治療手順

VAEの治療は，循環への空気の流入を止め，起こりうる合併症を管理することが目的となる。術前の適切な輸液は，VAEの発生を予防する一助となる。適切な循環血液量を維持することは，右心房と空気侵入路の間の圧勾配を減少させうる。

1) 静脈塞栓症が疑われる場合のフローチャート

①麻酔科医はただちに脳外科医に知らせる。
②手術を中断，硬膜閉鎖，術野を生理食塩水で満たすなど，空気流入源を断つ。
③吸入酸素濃度を100％とする。
④患者頭部を右房の高さに戻し，可能ならば気泡が右房に貯留するように左側臥位をとる。（Durant手技）（エアロックによる右室流出路障害をきたすのを防ぐため）
⑤中心静脈カテーテル留置中である場合，上大静脈，右房に留まった空気を吸引する努力をする。ただし，VAEによる血行動態が不安定な時期に空気吸引のため緊急的にカテーテルを留置することは支持されない[2,4,6]。
⑥循環虚脱の場合，心肺蘇生（CPR）を開始すべきである。

CPRは大きな気泡をより小さな気泡に砕き，右室から肺血管内に強制的に押し出し，心拍出

量を改善するのに役立つ[38]。

2）輸液蘇生

支持療法には，輸液蘇生が含まれるべきである。血管内容量を増加させ，静脈圧および静脈還流量を増加させる。また，ガス塞栓が相対的な血液濃縮を引き起こし，粘度を上昇させ，すでに悪化した循環をさらに損なうというエビデンスもある。動物実験では，ヘマトクリット値30％の中等度血液希釈が神経学的損傷を減少させる。晶質液は脳浮腫を引き起こす可能性があり，血液希釈のためには膠質液が好ましい[2,4,39]。

3）循環管理

昇圧薬の投与および機械的換気は，当然ながら必要とされる。

急性VAEを疑われた開頭術患者において，エフェドリンを用いた変力的治療で循環不全が急速に改善した報告もあり，VAEが疑われる場合には右室に対して早期の陽性変力作用薬による治療が推奨される[39]。

坐位を含む頭高位手術において，相対的低血圧による脳の虚血性傷害は，脳灌流圧の適切性に関する議論を巻き起こしてきた[24]。仰臥位から坐位への体位変換により，心係数，1回拍出係数，右房圧，平均動脈圧，平均肺動脈圧，肺動脈楔入圧では有意な低下を来す。一方体血管抵抗，肺血管抵抗は上昇する。

下肢に静脈血が貯留することにより，脳血流が危機に晒され，血行動態を悪化させる。肩の手術時にビーチチェア体位は今日よく行われており，同様に血行動態に影響するので注意が必要である[40]。

4）呼吸管理

(1) 亜酸化窒素の中止

亜酸化窒素には気体のガス容積を増大する効果があるため使用していれば中止する。100％酸素あるいは可及的に高い酸素濃度とすることで血中窒素分圧を低下させ，気泡の消失を促進する。

(2) PEEP使用の是非

脳外科手術でのVAEを改善するエビデンスがなく，患者の循環状態を悪化させる可能性がある[41]。また空気塞栓を予防せず，おそらく奇異性塞栓のリスクを増加する[1]ため，使用は慎重とならざるを得ない。VAE治療におけるその役割はまだ議論の余地がある。

5）高圧酸素療法

高圧酸素療法（hyperbaric oxygen therapy：HBOT）施設への移送を検討する。HBOTの適応症には，神経症状および心血管不安定性が含まれる。可能性のある利点として，既存の気泡の圧縮，気泡の分解を速めるための高い拡散勾配の確立，虚血組織の酸素化の改善，頭蓋内圧の低下などがある。脳動脈空気塞栓症においてはVAEよりさらに一般的である。VAEが診断された場合，速やかなHBOTが推奨される。治療が6時間を超えて開始されても，予後は良好である可能性がある。HBOTセンターへの迅速な転院搬送は，脳空気塞栓症患者の死亡率を低下させると報告されている[2,4,9,39]。

5 予防策

(1) 坐位手術におけるキーポイント

VAEの最適な管理は予防である。空気の流入しうる部位と右心房との圧勾配を最小限に抑えることは，VAEの予防において不可欠である。脳神経外科手術中のVAEのリスクおよび重症度を低減するため，

- 修正半坐位をとる（頭部が脚部よりも低く，静脈洞に陽圧を生じさせるための体位）
- 坐位での過換気を避ける
- 既知の卵円孔開存がある患者の手術の場合，厳密なプロトコール下に坐位をとることが必要である。（表2参照）

表2　坐位手術におけるキーポイント

1. 卵円孔開存の有無確認	術前に確認すべき。 卵円孔開存がある場合，坐位が禁忌となるわけではないが，VAE検出・奇異性空気塞栓の予防のため厳密な周術期プロトコールが必要となる。
2. 頭低位かつ脚高位の体位（修正半坐位）	VAEの頻度を減少させる。 SEP，MEPモニタリングを推奨。
3. 特殊モニター（前胸壁ドプラー，経食道心エコー）	必須。
4. CVカテーテル	先端は右房内に留置すべき。
5. 過換気を避ける	脳血流を減少させてしまうため過換気を避ける。 脳酸素化の非侵襲的なモニタリングが必要。
6. チーム協調的作業	坐位手術における患者安全性のため。 体位に伴う合併症の診断・治療の早期開始がその重症度を低減し予後を改善する。

(Gracia I, Fabregas N. Craniotomy in sitting position: anesthesiology management. Curr Opin Anaesthesiol 2014; 27: 474-83 より引用改変)

【参考文献】

1) Natal BL, Doty CI. Venous air embolism. http://emedicine.medscape.com/article/761367-overview（2018.11.17 アクセス）
2) Muth CM, Shank ES. Gas embolism. N Engl J Med 2000; 342: 476-82.
3) Kapoor T, Gutierrez G. Air embolism as a cause of the systemic inflammatory response syndrome: a case report. Crit Care 2003; 7: R98-R100.
4) Mirski MA, Lele AV, Fitzsimmons L, et al. Diagnosis and treatment of vascular air embolism. Anesthesiology 2007; 106: 164-77.
5) Pronovost PJ, Wu AW, Sexton JB. Acute decompensation after removing a central line: practical approaches to increasing safety in the intensive care unit. Ann Intern Med 2004; 140: 1025-33.
6) Sheasgreen J, Terry T, Mackey JR. Large-volume air embolism as a complication of augmented computed tomography: case report. Can Assoc Radiol J 2002; 53: 199-201.
7) Pahnon SC, Toung T. Special article SP venous air embolism: a review. 1997; 8180: 97.
8) van Hulst RA, Klein J, Lachmann B. Gas embolism: pathophysiology and treatment. Clin Physiol Funct Imaging 2003; 23: 237-46.
9) Moon RE. Air or gas embolism. Feldmeier JJ. Hyperbaric Oxygen Therapy: Committee Report. Kensington, MD: Undersea and Hyperbaric Medical Society; 2003. 5-10.
10) Ganslandt O, Merkel A, Schmitt H, et al. The sitting position in neurosurgery: indications, complications and results. a single institution experience of 600 cases. Acta Neurochir (Wien) 2013; 155: 1887-93.
11) Tobias JD, Johnson JO, Jimenez DF, et al. Venous air embolism during endoscopic strip craniectomy for repair of craniosynostosis in infants. Anesthesiology 2001; 95: 340-2.
12) Giraldo M, Lopera LM, Arango M. Venous air embolism in neurosurgery. Colombian J Anesth 2015; 43 (Supp 1): 40-4.
13) Wei S-T, Chen D-C. Catastrophic venous air embolism during craniotomy in the supine position: the bleeding pattern as awarning sign? J Craniofac Surg 2013; 24: e228-9.
14) Harrison EA, Mackersie A, McEwan A, et al. The sitting position for neurosurgery in children: a review of 16 years' experience. Br J Anaesth 2002; 88: 12-7.
15) Aleksic V, Radulovic D, Milakovic B, et al. A retrospective analysis of anesthesiologic complications in pediatric neurosurgery. Paediatr Anaesth 2009; 19: 879-86.
16) Faberowski LW, Black S, Mickle JP. Incidence of venous airembolism during craniectomy for craniosynostosis repair. Anesthesiology 2000; 92: 20-3.
17) Felema GG, Bryskin RB, Heger IM, et al. Venous air embolism from Tisseel use during endoscopic cranial vaultremodeling for craniosynostosis repair: a case report. Paediatr Anaesth 2013; 23: 754-6.
18) Israelian L, Shimanskii V, Otamanov D, et al. Patient positioning on the operating table in neurosurgery: sitting or lying. Anesteziol Reanimatol. 2013: 18-26.
19) Chang EF, Cheng JS, Richardson RM, et al. Incidence and management of venous air embolisms during awake deep brain stimulation surgery in a large clinica lseries. Stereotact Funct Neurosurg 2011; 89: 76-82.
20) Ammirati M, Lamki TT, Shaw AB, et al. A streamlined protocol for the use of the semi-sitting position in neurosurgery: a report on 48

consecutive procedures. J Clin Neurosci 2013; 20: 1-6.
21) Jürgens S, Basu S. The sitting position in anaesthesia. Eur J Anaesthesiol 2013; 30: 1-3.
22) Misra BK. Neurosurgery in the semisitting position in patients with a Patent Foramen Ovale. World Neurosurg 2013; 3: 7-8.
23) Nozaki K. Selection of semisitting position in neurosurgery: essential or preference? World Neurosurg 2014; 81: 62-3.
24) Leslie K, Kaye AH. The sitting position and the patent foramen ovale. Commentary: "a streamlined protocol for the use of the semi-sitting position in neurosurgery". J Clin Neurosci 2013; 20: 35-6.
25) Hindman BJ, Palecek JP, Posner KL, et al. Cervical spinal cord, root, and bony spine injuries a closed claims analysis. Anesthesiology 2011; 114: 729-31.
26) Fudickar A, Leiendecker J, Köhling A, et al. Transcranial Doppler sonography as a potential screening tool for preanaesthetic evaluation: a prospective observational study. Eur J Anaesthesiol 2012; 29: 471-6.
27) Feigl GC, Decker K, Wurms M, et al. Neurosurgical procedures in the semisitting position: evaluation of the risk of paradoxical venous air embolism in patients with a patent foramen ovale. World Neurosurg 2014; 81: 159-64.
28) Lindroos ACB, Niiya T, Silvasti-Lundell M, et al. Stroke volume-directed administration of hydroxyethyl starch or Ringer's acetate in sitting position during craniotomy. Acta Anaesthesiol Scand 2013; 57: 729-36.
29) Fathi A-R, Eshtehardi P, Meier B. Patent foramen ovale and neurosurgery in sitting position: a systematic review. Br J Anaesth 2009; 102: 588-96.
30) Hervias A, Valero R, Hurtado P, et al. Detection of venous air embolism and patent foramen ovale in neurosurgery patients in sitting position. Neurocirugia (Astur) 2014; 25: 108-15.
31) Sviri S, Woods WP, van Heerden PV. Air embolism--a case series and review. Crit Care Resusc 2004; 6: 271-6.
32) Schäfer ST, Sandalcioglu IE, Stegen B, et al. Venous air embolism during semisitting craniotomy evokes thrombocytopenia. Anaesthesia 2011; 66: 25-30.
33) Gracia I, Fabregas N. Craniotomy in sitting position: anesthesiology management. Curr Opin Anaesthesiol 2014; 27: 474-83.
34) Jadik S, Wissing H, Friedrich K, et al. A standardized protocol for the prevention of clinically relevant venous air embolism during neurosurgical interventions in the semisitting position. Neurosurgery 2009; 64: 533-9.
35) Schlundt J, Tzanova I, Werner C. A case of intrapulmonary transmission of air while transitioning a patient from a sitting to a supine position after venous air embolism during a craniotomy. Can J Anesth 2012; 59: 478-82.
36) Shaikh N, Ummunisa F. Acute management of vascular air embolism. J Emerg Trauma Shock 2009; 2: 180-5.
37) Schubert A, Deogaonkar A, Drummond JC. Precordial Doppler probe placement for optimal detection of venous air embolism during craniotomy. Anesth Analg 2006; 102: 1543-7.
38) Ho AM. Is emergency thoracotomy always the most appropriate immediate intervention for systemic air embolism after lung trauma?. Chest 1999; 116: 234-7.
39) Archer DP, Pash MP, MacRae ME. Successful management of venous air embolism with inotropic support. Can J Anaesth 2001; 48: 204-8.
40) Closhen D, Berres M, Werener C, et al. Influence of beach chair position on cerebral oxygen saturation: a comparison of INVOS and FORE-SIGHT cerebral oximeter. J Neurosurg Anesthesiol 2013; 25: 414-9.
41) Basaldella L, Ortolani V, Corbanese U, et al. Massive venous air embolism in the semi-sitting position during surgery for a cervical spinal cord tumor: anatomic and surgical pitfalls. J Clin Neurosci 2009; 16: 972-5.

（持田　晋輔）

4 脊髄虚血

KEY WORD ▶ 脊髄虚血，運動誘発電位，脳脊髄液ドレナージ

　胸腹部大動脈瘤（throracoabdominal aortic aneurysm：TAAA）に対する人工血管置換術は，侵襲が大きく腎不全，呼吸不全などの術後合併症が発症しやすい。近年では血管内治療の普及により短時間で侵襲の少ない手術が行われるようになったが，これらの手術でもっとも重大な合併症は脊髄虚血とそれに引き続く対麻痺である。

1）脊髄への血液供給

　一般的に前脊髄動脈（anterior spinal artery：ASA）は大動脈の分枝である肋間動脈あるいは腰動脈由来の大根動脈（いわゆるAdamkiewicz動脈）から血液が供給されていると考えられてきた。この概念は1世紀以上もの間，正当化された原則となり，TAAA手術で肋間動脈や腰動脈の再建を正当化する理論的根拠となったが，このアプローチで脊髄障害（spinal cord injury：SCI）を回避するさまざまな試みがなされたにもかかわらず，TAAA手術後の不可逆的なSCIが生じ続けている[1-3]。

　脊髄への動脈血供給は，頭側はその前方部分を供給するために両方の椎骨動脈から生じているASAによって提供される（図1）[4]。椎骨動脈から生じている一対の後脊髄動脈（posterior spinal artery：PSA）は脊髄後方に供給する。尾側については，ASAは内腸骨動脈と仙骨動脈（sacral arteries）からと下腸間膜動脈から動脈の側副血流を受け取る。ASAは脊髄横断面の腹側2/3，PSAは背側は1/3の血行を支配する。PSAは全長にわたって連続的につながっているのに対し，ASAは上下の連続性に乏しく，付加的供給は，下行大動脈と腹部大動脈から起始する肋間動脈や腰動脈などのsegmental artery（SA）などによって提供される。

2）Collateral Network Concept

　2007年にGrieppらにより提唱された考えである。脊柱管の中で，脊髄を供給する主要動脈と同様に各々でつながる小動脈のネットワークがある[5]。脊髄血流は根動脈と骨盤循環が主要な血液供給源となるが，それ以外にも鎖骨下動脈，内胸動脈，腰動脈および下腹壁動脈から複雑な側副血行路を通って流入し，脊柱管内と椎体周囲組織と傍脊柱筋肉で小動脈のネットワークが形成されている。これらの小動脈は，各々とまたASAとPSAとつながり血流を脊髄に供給している。もし一部が損なわれても，このネットワークは別な供給源から血流を増やすことができる。逆に，低抵抗回路が生じた場合には盗血現象が起こり，脊髄血流は減少しうる。

1 診断の基になる臨床所見

　脊髄虚血は術中も発症しうるが，術後数日経ってからも発症しうる。ステントグラフト内挿術（thoracic endovascular aortic repair：TEVAR）に伴う対麻痺は遅発性に起こりやすい。Maedaらによると遅発性に生じたものは

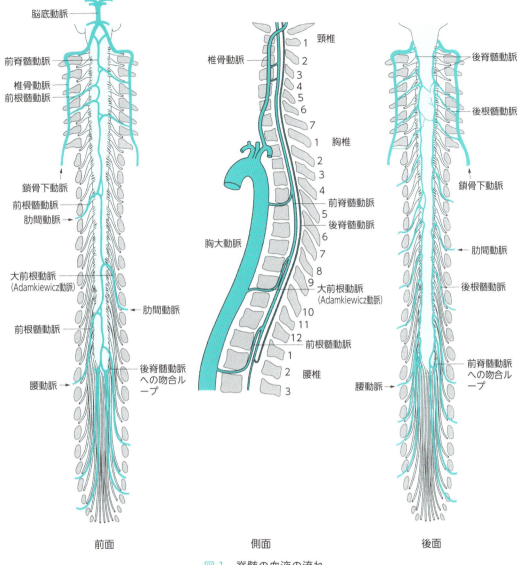

図1 脊髄の血液の流れ
(高崎眞弓, 菅沼龍夫. 2. 脊椎・脊髄の機能解剖. 高崎眞弓編. 麻酔科診療プラクティス5 麻酔科に必要な局所解剖. 東京: 文光堂; 2002. p.13より引用)

TEVARで66.7％，開胸開腹下人工血管置換術で16.7％と差を認め，その原因は不明としながらもTEVARの場合，SAが徐々に血栓化し，遅発性麻痺に至る機序を考察している[6]。

2 臨床診断基準

脊髄虚血の早期検出は虚血が梗塞となる前に早期の介入を行うために重要である。

脊髄機能モニタリングは主に感覚系と運動系モニタリングに分けられる。

1）体性感覚誘発電位（SEP）

体性感覚誘発電位（somatosensory evoked potential：SEP）は四肢の末梢神経を電気刺激し，脊髄後索から脳まで上向した電位を，頭皮上から記録する後索路のモニターである。得られる誘発電位はμV単位ときわめて小さく電気ノイズに弱い。明瞭な再現性のある波形を得る

ためには500回以上の加算を要し，1回の記録は数分間に及ぶ．したがって，SEPは頻回に測定しにくい欠点がある．長所は非侵襲的であることである．SEPモニタリングの限界は脊髄前方に起因する脊髄虚血は感覚を保ったまま選択的な運動神経麻痺を来すかもしれないということである．この状況ではSEPモニタリングは脊髄虚血を検出することはできない．

2）運動誘発電位（MEP）

運動誘発電位（motor evoked potential：MEP）は大脳運動野を刺激して四肢の骨格筋などで記録する方法である．経頭蓋的電気刺激により大脳皮質運動野の神経を興奮させ，この刺激が主に錐体路を下降し，シナプスを介して脊髄運動神経に伝わる．脊髄運動神経は軸索から神経・筋接合部を介してその支配する骨格筋を収縮させる．得られる電位はmV単位と大きく，SEPと異なり加算の必要が少ない．したがって，瞬時に測定が可能である．

Kakinohanaらはラットの脊髄虚血モデルでのMEPとSEPの虚血検出力の比較検討し，大動脈遮断による脊髄虚血の検出速度はSEPと比較しMEPはそのおよそ20倍速いことを示した[7]．Meylaertsらも，SEPモニタリングはMEPに比較して脊髄虚血検出に2-34分の遅れが見られたと報告している[8]．

またTAAAの脊髄虚血に対するSEPの大規模な前向き研究で偽陰性反応が13%，偽陽性反応が67%と報告され，さらに神経学的予後が改善しなかったとされている[9]．それに対し脊髄虚血のMEPの総説では感度72%，特異度96%としている[10]．

以上のことからSEPよりもMEPが測定の主流となっている．

3）誘発電位の変化

SEPとMEPモニタリングの臨床的な目的は適切な脊髄灌流が確立されているか否かということで，これは術中に再建のいる重要な血管の同定と適切な平均動脈圧が維持されているかということに関わる．

術中の誘発電位の変化または消失は必ずしもSCIによるものではない．上肢，下肢ともMEPが減弱した場合は麻酔薬関連の影響が考えられる．末梢神経の虚血によってもSEPとMEPの電位の変化はおこりえる．もし下肢の血管への血流障害が生じれば，SCIがなくとも末梢の誘発電位の消失が起こりえる．下肢のみのMEPが減弱した場合，大腿動脈送血側のみであれば，送血のトラブルということになる．下肢の灌流障害は大動脈解離でも生じるし，動脈塞栓や体外循環の大腿動脈への不適切なカニュレーションも原因となる．また脳梗塞でも誘発電位の変化が生じるかもしれない．両下肢が減弱した場合にはSCIが考えられ，脊髄灌流を増加させる手段を講じなければならない．

3 治療手順

1）脊髄灌流の増加

近位大動脈遮断を行うと，平均大動脈圧は上昇し，左室後負荷に対して補正がなされる．脳血流は増加し，これは脳脊髄液（cerebro spinal fluid：CSF）の過剰産生をもたらし，CSF圧の上昇を来すかもしれない．Follisらは，ラットで大動脈遮断解除後の脊髄血流の変化を検討し，11分間の大動脈遮断後再灌流した場合に低灌流が6時間以上も持続すると報告している[11]．

CSFドレナージの生理学的な位置付けは脊髄灌流圧（spinal cord perfusion pressure：SCPP）＝平均動脈圧（mean arterial pressure：MAP）－CSF圧もしくは中心静脈圧（central venous pressure：CVP）により決定される．しかるに，CSF圧の上昇はSCPPを低下させる．CSFのドレナージはCSF圧を低下させることでSCPPを上昇させる可能性がある．

胸部下行大動脈/胸腹部大動脈瘤の手術中の経験から，この介入は神経学的予後についてよ

い結果が出ている。一般的に CSF カテーテルの挿入は手術前に行われるが，術後に神経学的症状が進行した場合にも挿入されることもある。予防的な CSF ドレナージの有用性は明らかでないという報告もあるが[12]，欧州の学会ではすべての胸部/胸腹部大動脈手術患者もしくは胸腹部ステントグラフト内挿術で CSF ドレーンを挿入し，少なくとも 48 時間後まで CSF 圧を測定することを勧めている[13]。CSF は 10 mmHg となるようにドレナージされ管理する。もしくは CSF カテーテルを留置した直後の開放圧をその患者独自のベースラインの圧として目標としてもよい。CSF ドレナージは体外循環で抗凝固を行う場合の患者でさえも安全な方法で，この手技での合併症（頭蓋内圧低下，硬膜下血腫，頭蓋内出血，硬膜穿刺後頭痛，難治性 CS 漏出，髄膜炎など）は 1% 以下である。出血性合併症を避けるために CSF ドレナージを手術前日に挿入する施設もある。

もっとも重大な合併症は CSF ドレナージの急速または多すぎるドレナージから引き起こされる頭蓋内圧低下である。CSF 圧を持続的に測定し，調整された間欠的な CSF ドレナージ，凝固能の評価などの注意事項を遵守することで CSF ドレナージのリスクを減少させることができる。

平均動脈圧の上昇は SCI の治療法として重要な方法である。一般的に，ノルアドレナリンなどの血管収縮薬を平均動脈圧を 80-100 mmHg に維持し SCPP を少なくとも 70 mmHg を確保するように投与する。最近の研究では TAAA 手術で患者個人の術前の動脈圧のベースラインを術後早期に維持し損ねると術後の遅発性 SCI と密接に関連するとしている。難治性の SCI では 5 mmHg ずつ平均動脈圧を上昇させる。動脈圧が上昇するに従い，十分な心拍出量と至的な酸素供給（ヘモグロビン調整下）が保証される。

患者によっては，SCI は自律神経障害を伴う神経学的ショックによるものと関係している。この状況では低血圧は原因でなく，SCI の早期のサインで悪循環の始まりである。（迅速な治療は永続的な SCI を予防するのに重要である。）多くの遅発性 SCI 患者では症状に先立ち循環の不安定な時期が確認されている。

MEP 振幅の低下には 2 種類のパターンがあり，大動脈クロスクランプ直後から低下する場合と，すぐに変化は見られないが開窓し，SA から逆血が認められた場合である。前者では脊髄血流がその分節に存在する SA に対して大きく依存しているということであるので，この場合は SA の速やかな再建，もしくは選択的灌流を行うべきである。後者では大きく依存しているわけではないが，逆血が盗血現象を引き起こし脊髄灌流が低下しているということなので，その開口部にバルーンカテーテルを挿入あるいは結紮することで虚血時間を短縮することができる。

2）ナロキソン

モルヒネを代表とするオピオイド投与が脊髄虚血による神経障害を増悪させ，その拮抗薬であるナロキソンの静脈投与が，症状を改善したという報告がある。Kakinohana らが周術期のモルヒネの使用に関して，本来単独では脊髄障害が起こらない程度の虚血で痙性麻痺が生じる危険性を報告している[14]。投与量についてのはっきりとしたエビデンスはなく，1 μg/kg/hr の投与量で脊髄虚血発生率減少の報告がある[15,16]。

4 術後管理手順や指示

1）循環管理

遅発性 SCI の独立して証明されたリスクファクターには次のものがある。
① 周術期の平均血圧が 70 mmHg 未満
② CSF ドレナージの合併症
③ 腹部大動脈瘤の以前の手術歴（下腹壁動脈の損傷）
④ 術前の腎機能障害

⑤左鎖骨下動脈の再建なしのグラフト留置
⑥3か所以上のステントグラフト（処置時間と同様にカバーした分節の長さ）

　動物実験では肋間動脈閉塞後，新たな脊髄循環が確立するまで5日程度要することが報告されているので，グラフト留置後数日間は，血圧管理や患者の症状に留意する必要がある[17]。

　TAAA修復術終了後に降圧療法が開始されるときには予期せぬ低血圧を引き起こさないように動脈圧は注意深くモニターされなければならない。ニトロプルシドは動静脈シャントを生じかねないので使用してはならない。

2）疼痛管理

　ステントグラフト挿入術であれば，術後の創痛はそれほど強くないので，アセトアミノフェンを中心に鎮痛を行う。下行大動脈置換術の場合，肋間開胸に加え腹部まで創がおよび術後の創痛は著しいものとなる。また手術中は分離肺換気が行われ，肺の圧排などから術後の肺合併症の可能性が高くなるので，この場合の鎮痛は重要となる。フェンタニルに加え，肋間神経ブロックや傍脊椎ブロックも選択肢となる[18,19]。脊髄虚血のリスクが高い症例では，ケタミンやμ受容体の部分作動薬であるペンタゾシンも考慮される。

【参考文献】

1) Acher CW, Wynn MM, Mell MW, et al. A quantitative assessment of the impact of intercostal artery reimplantation on paralysis risk in thoracoabdominal aortic aneurysm repair. Ann Surg 2008; 248: 529-40.
2) Safi HJ, Miller CC III, Carr C, et al. Importance of intercostal artery reattachment during thoracoabdominal aortic aneurysm repair. J Vasc Surg 1998; 27: 58-66.
3) Cambria RP, Davison JK, Carter C, et al. Epidural cooling for spinal cord protection during thoracoabdominal aneurysm repair: a five-year experience. J Vasc Surg 2000; 31: 1093-102.
4) 高崎眞弓，菅沼龍夫．2．脊椎・脊髄の機能解剖．高崎眞弓編．麻酔科診療プラクティス5 麻酔科に必要な局所解剖．東京：文光堂；2002．p.13.
5) Etz CD, Kari FA, Mueller CS, Silovitz D, et al. The collateral network concept: a reassessment of the anatomy of spinal cord perfusion. J Thorac Cardiovasc Surg 2011; 141: 1020-8.
6) Maeda T, Yoshitani K, Sato S, et al. Spinal cord ischemia after endovascular aortic repair versus open surgical repair for descending thoracic and thoracoabdominal aortic aneurism. J Anesth 2012; 26: 805-11.
7) Kakinohana M, Nakamura S, Fuchigami T, et al. Transcranial motor-evoked potentials monitoring can detect spinal cord ischemia more rapidly than spinal cord-evoked potentials monitoring during aortic occlusion in rats. Eur Spine J 2007; 16: 787-93.
8) Meylaerts SA, Jacobs MJ, van Iterson V, et al. Comparison of transcranial motor evoked potentials and somatosensory evoked potentials during thoracoabdominal aortic aneurysm repair. Ann Surg 1999; 230: 742-9.
9) Crawford ES, Mizrahi EM, Hess KR, et al. The impact of distal aortic perfusion and somatosensory evoked potential monitoring on prevention of paraplegia after aortic aneurysm operation. J Thorac Cardiovasc Surg 1988; 95: 357-67.
10) Tanaka Y, Kawaguchi M, Noguchi Y, et al. Systematic review of motor evoked potentials monitoring during thoracic and thoracoabdominal aortic aneurysm open repair surgery: a diagnostic meta-analysis. J Anesth 2016; 30: 1037-50.
11) Follis F, Miller K, Scremin OU, et al. Experimental delayed postischemic spinal cord hypoperfusion after aortic cross-clamping. Can J Neurol Sci 1995; 22: 202-7.
12) Wong CS, Healy D, Canning C, et al. A systematic review of spinal cord injury and cerebrospinal fluid drainage after thoracic aortic endografting. J Vasc Surg 2012; 56: 1438-47.
13) Etz CD, Weigang E, Hartert M, et al. Contemporary spinal cord protection during thoracic and thoracoabdominal aortic surgery and endovascular aortic repair: a position paper of the vascular domain of the European Association for Cardio-Thoracic Surgery. Eur J Cardiothorac Surg 2015; 47: 943-57.
14) Kakinohana M, Marsala M, Carter C, et al. Neuraxial morphine may trigger transient motor dysfunction after a noninjurious interval of spinal cord ischemia: a clinical and experimental study. Anesthesiology 2003; 98: 862-70.
15) Acher CW, Wynn MM. Multifactoral nature of spinal cord circulation. Semin Thorac Cardiovasc Surg 1998; 10: 7-10.
16) Bobadilla JL, Wynn M, Tefera G, et al. Low inci-

dence of paraplegia after thoracic endovascular aneurysm repair with proactive spinal cord protective protocols. J Vasc Surg 2013; 57: 1537-42.
17) Etz CD, Kari FA, Mueller CS, et al. The collateral network concept: a reassessment of the anatomy of spinal cord perfusion. J Thorac Cardiovasc Surg 2011; 141: 1020-8.
18) 佐藤奈々子, 杉浦孝広, 高橋京助ほか. 胸腹部大動脈術後の疼痛管理における傍脊椎ブロックの検討. 麻酔 2014; 63: 640-43.
19) Minami K, Yoshitani K, Inatomi Y, et al. A retrospective examination of the efficacy of paravertebral block for patients requiring intraoperative high-dose unfractionated heparin administration during thoracoabdominal aortic aneurysm repair. J Cardiothorac Vasc Anesth 2015; 29: 937-41.

（山﨑　和雅）

5 腹臥位や頭低位での眼球虚血・視覚障害

KEYWORD ▶ POVL, 体位, VEP

周術期の失明（perioperative visual loss：POVL）はきわめてまれだが重大な合併症である。直接的に視覚路を外科的に操作しうる脳神経外科手術のほか脊椎手術や心臓血管外科手術，頭頸部の手術後に比較的多く発症するといわれ，その発生率は腹臥位での脊椎脊髄手術で0.03-0.1％[1]，心臓血管手術で0.06-0.33％[2]と報告されている。その他頭低位の手術や腹腔鏡手術などでも術後視機能障害が起こりうる。多種多様な手術でPOVLを生じる可能性があり，そのリスクについて把握しておくことは重要である。

1 周術期のリスクと対応

POVLを術中に発見するのはきわめて困難である。術中に視力モニタリングする方法として，視覚誘発電位（visual evoked potential：VEP）がある。全身麻酔でのVEPモニタリングは眼瞼上から光刺激を行い網膜に入力された信号が最終的に大脳皮質視覚領域へ到達し後頭部の頭皮上から電位を記録するものである[3]。しかし現時点ではPOVLを来しうるすべての手術にVEPを使用するのは現実的といえず，POVLの発症リスクが高い状況を回避し発症の予防に努めるのが望ましい。

1) POVLの発症リスクが高い状況

POVLの発症機序としては虚血性視神経症（ischemic optic neuropathy：ION）が89％を占めるといわれており[4]，ほかに網膜中心動脈閉塞症（central retinal artery occlusion：CRAO），皮質盲（cortical blindness：CB），腹臥位手術などでの直接的な圧迫が原因となる。それぞれの危険因子として，IONでは貧血，糖尿病，男性，肥満が挙げられる。また，CRAOでは首の角度など不適切な体位，CBでは腹臥位や肥満がある[5]。

麻酔中の環境としては以下の状況が危険因子となる[6]。
①高気道内圧
②頭低位
③高二酸化炭素血症
④直接的な眼球圧迫
⑤ドライアイ
⑥長時間手術
⑦術中低血圧
⑧過剰な術中失血
⑨吸入麻酔薬の使用
⑩晶質液のみの投与

2) 対策

上記のような状況を回避することが重要である。リスクの高い患者に対しては術中の血圧モニタリングのために観血的動脈圧測定を持続的に行う，気道内圧は30 cmH$_2$O以下に保つ，呼気終末二酸化炭素濃度は40 mmHgを超えないよう維持する，眼球を直接的に圧迫していないか確認し体位を調整する，眼が開いていればア

イパッチをしたり眼軟膏を塗布したりするといった対策を講ずる。そのうえで危険な状況が長時間に及べば，執刀医と相談し体位の変換なども考慮する必要がある。

また，肥満などリスクの高い患者の場合は術前に患者や家族にPOVLを生じるリスクを併せて説明し理解を得ておくこと，すなわちインフォームド・コンセントが重要である。

2 術後の対応

POVLは一般的には術後に患者から症状を訴えられたり他覚的に視覚障害を認めたりすることで発見される。術直後は症状がはっきりとしない場合もあり，麻酔科医は患者に対し術前と見え方に違いはないか，視野がかすんだり欠けたりしないかなど詳細な問診をするのが望ましい。

POVLが発生したら麻酔科医がすべきことは眼科医へのコンサルトである。発症機序によって対処方法が変わってくるため，迅速に専門家へ精査を依頼することがもっとも重要である。

【参考文献】

1) Shen Y, Drum M, Roth S. The prevalence of perioperative visual loss in the United States: a 10-year study from 1966 to 2005 of spinal, orthopedic, cardiac, and general suegery. Aneth Analg 2009; 109: 1534-45.
2) Kalyani SD, Miller NR, Dong LM, et al. Incidence of and risk factors for perioperative optic neuropathy after cardiac surgery. Ann Thorac Surg 2004; 78: 34-7.
3) 林浩伸，赤崎由佳，川口昌彦．全身麻酔下における視覚誘発電位モニタリングの進歩　日臨麻会誌 2014; 34: 885-90.
4) Lee LA, Roth S, Posner KL, et al. The American Society of Anesthesiologists Postoperative Visual Loss Registry: analysis of 93 spine surgery cases with postoperative visual loss. Anesthesiology 2006; 105: 652-9.
5) Epstein NE. Perioperative visual loss following prone spinal surgery: A review. Surg Neurol Int 2016; 7: S347-60.
6) 林　浩伸．全身麻酔下手術時の眼圧と術後視機能障害．臨麻 2015; 39: 297-308.

〈菅澤　萌〉

6 周術期の痙攣・不随意運動

KEY WORD ▶ てんかん，不随意運動，痙攣，抗痙攣薬，局所麻酔薬中毒

　麻酔管理中の痙攣や不随意運動は，区域麻酔中では明瞭に確認できるが，全身麻酔中は麻酔薬や筋弛緩薬の影響でその発現を認識することは困難である．しかし，交絡因子の少ない麻酔導入時や覚醒時には，痙攣や不随意運動の発現を容易に視認することができる．麻酔管理中に痙攣や不随意運動を生じさせる原因には，表1に示すような多様な因子が存在する．既往歴から痙攣や不随意運動を生じる疾患を有する患者では，常用薬物の不要な中止や誘発薬物の投与で，現病の増悪から痙攣や不随意運動の発症が促進される．麻酔薬では，イソフルランやセボフルラン，ケタミン，プロポフォール，フェンタニル，レミフェンタニルなどが，痙攣の誘発を促進することが知られている．麻酔法や麻酔管理，手術手技に関係する局所麻酔薬中毒や水中毒，脳血管障害，体温異常，低血糖などでは，その発症原因を推定することは容易である．

　術前に痙攣性疾患に罹患している患者層では，若壮年者で抗痙攣薬の処方数が多く，最後の痙攣から手術までの時間が短く，術前の痙攣発作の頻度が高いほど，周術期の痙攣発作が有意に増加する[1]．しかし，手術法や麻酔法は周術期の痙攣発作には影響しないといわれている[1,2]．

1 診断の基になる臨床所見

1）術前臨床所見

(1) 既往歴
- 痙攣性疾患や不随意運動を伴う疾患：てんかん，パーキンソン病，ミオクローヌス，アテトーゼ，ジストニアなどの有無（表2)[3]．

(2) 現病歴
① 痙攣性疾患：抗痙攣薬の処方数，直近の痙攣発作時期，痙攣発作の頻度の確認．
② 不随意運動疾患：処方薬物の確認と術前中止の有無，発作の頻度，誘発因子の有無の確認．
③ 深在静脈血栓症および内頸動脈狭窄や内頸動脈血栓症の有無．
④ 心不全や冠動脈疾患の有無．
⑤ 脳梗塞や脳動脈瘤，もやもや病や脳動静脈奇形の有無．
⑥ 経口糖尿病薬やインスリン使用の有無．
⑦ 副甲状腺疾患や腎疾患，ビタミンD欠乏症などの有無（低カルシウム血症の存在）．

2）術中臨床所見

(1) 区域麻酔中・局所麻酔中
① 顔面の表情筋や四肢の運動筋，頸部や体幹の支持筋の突然の緊張と不随意運動，痙攣．
② 脳波モニタリング〔BIS (bispectral index) やPSI (patient safety index)〕による発作波の出現：幅の広い尖った大きな上向き波形の

表1 術中術後の痙攣や不随意運動の原因

	頻度の高い疾患・薬物	頻度の低い疾患・薬物
神経疾患	てんかん既往 不随意運動既往 脳梗塞 くも膜下出血，脳出血	頭部打撲・慢性硬膜下血腫 脳腫瘍 髄膜炎・脳炎 光刺激性痙攣
全身性疾患	電解質異常・水中毒 （Ca↓，Na↓↑，Mg↓） 局所麻酔薬中毒 代謝性アシドーシス 悪性高熱症 悪性症候群 心室細動 低酸素血症 低血糖	アルコール中毒・離脱症 オピオイド中毒 肝性脳症
麻酔薬	セボフルラン ケタミン プロポフォール フェンタニル レミフェンタニル	エンフルラン イソフルラン

表2 各不随意運動の特徴

		頻度（Hz）	持続時間（sec）	分布
筋線維束性収縮		1回/1-30秒	0.03以下	全身
ミオキミア		さまざま	0.1以下	全身
振戦	パーキンソニズム	4-6	0.05-0.1	四肢
	本態性	4-6	0.05-0.1	四肢，頸部
ミオクローヌス	皮質性	1回/1-30秒	0.05以下	四肢遠位，顔面
	脳幹性	1回/1-30秒	0.5以下	四肢近位筋，体幹筋，屈筋群優位
	脊髄性	1回/1-30秒	0.5以下	一肢，両下肢，隣接する体幹筋
バリズム		0.5-2	0.2-1.5	四肢近位，通常片側
舞踏運動		0.4-1.5	0.1-1.0	顔面，四肢遠位
ジスキネジア		さまざま	さまざま	全身
アテトーゼ		0.1-0.3	1.0-3.0	四肢遠位
ジストニア		持続性	3.0以上	顔面，頸部，体幹，四肢近位

（能勢裕里江，横田隆徳．不随意運動―部位とパターンをどう診るか．medicina 2014; 51: 1254-9 より引用）

「鋭波」やトゲのように鋭くとがった上向き波形の「棘波」，棘波と徐波が混在する「棘徐波結合波」の出現．
③血圧や心拍数の上昇，あるいは低下．
④末梢酸素飽和度（SpO_2）の低下，チアノーゼ
⑤呼気二酸化炭素分圧の低下（肺塞栓，脳梗塞）や上昇（高体温）．
⑥高体温（>40℃）や低体温（<34℃）．
⑦脳虚血を引き起こす低血圧や不整脈，心機能低下．
⑧意識喪失を伴う水中毒による低ナトリウム血症や低血糖を引き起こす輸液や，局所麻酔薬中毒を引き起こしやすい部位への局所麻酔薬の大量使用量．
⑨低カルシウム血症（<7 mg/dL）を引き起こしやすい病態や手術部位，大量輸血．
⑩鎮静や鎮痛に使用する痙攣を誘発しやすい薬物の使用．

(2) 全身麻酔中
①筋弛緩が継続しているときには明らかな痙攣

や不随意運動の出現は観察されない。
② BIS や PSI の脳波波形の変化：発作波の出現。
③ 前項の③〜⑩の項目に該当する事象が発生したときには，痙攣や不随意運動の出現を疑う。

3）術後臨床所見

① 顔面，四肢，体幹に発生する骨格筋の緊張や不随意運動，痙攣。
② 意識レベルの低下：BIS や PSI の低値，あるいは発作波の出現，脳血管障害（脳梗塞，くも膜下出血）。
③ 自発呼吸の消失あるいは再開不良，抜管後の不安定な呼吸様式。
④ 体温の異常：低体温，あるいは高体温：シバリングの可能性。
⑤ 不安定な循環動態：心電図で ST 変化や QT 延長，不整脈の存在，および心臓超音波検査による心機能低下。
⑥ 血液検査による低血糖や低ナトリウム血症，低カルシウム血症，低マグネシウム血症の存在。

2 術前治療手順

① 抗痙攣薬の手術当日までの服用を指示する。
② 抗凝固薬や抗血小板薬の適正な中止と継続：ヘパリンへの転換も考慮する。
③ 現病の症度の把握と術前薬物の適切な継続と中止を指示する。

3 術中治療手順

1）局所麻酔中・区域麻酔中

① 痙攣を誘発する可能性のある薬物の投与（鎮静薬，鎮痛薬，局所麻酔薬）を中止する。
② 抗痙攣薬の投与：ミダゾラムあるいはジアゼパムを 2-5 mg を単回静注投与する。痙攣が治まらないときには，1-2 mg を追加投与する。
③ 気道確保と 100％酸素投与：自発呼吸が安定して得られるならば，マスクによる酸素投与を継続する。声門上器具を挿入するときには，プロポフォール 1-1.5 mg/kg か，ミダゾラム 2-5 mg を追加投与する。血圧や心拍が不安定な時には，プロポフォールの投与を避ける。気管挿管が必要な時には，筋弛緩薬を追加投与する。このとき，可能ならば歯牙損傷や口腔内損傷を防止する目的で，バイトブロックを最初に挿入する。
④ 脳虚血や出血が疑われるとき：瞳孔の左右差，BIS や PSI の波形の確認；左右差や低電位があれば脳 CT 検査を依頼。
⑤ 局所麻酔薬中毒が疑われるとき（表3）[4]：図1 に従って対応する。重度の低血圧や不整脈を伴う場合には，図2 に従って脂肪乳剤を投与する。さらに進行する場合には，蘇生や人工心肺の準備も考慮する。
⑥ 低血圧のときには昇圧薬（フェニレフリン，エフェドリン）を適宜投与する。徐脈のときには，硫酸アトロピンや β_1 刺激薬を投与する。
⑦ 不整脈に対しては，それぞれの不整脈に対応した処置を実施する。
⑧ 採血して，低血糖や低ナトリウム血症，低カルシウム血症の有無を確認する：低血糖であれば，50％ブドウ糖 20 mL を緩徐に静注する。低ナトリウム血症では，輸液を生理食塩液に変更する。低カルシウム血症では，塩化カルシウム 20 mL を持続静注するか，グルクロン酸カルシウムを緩徐に静注する。
⑨ 心不全や冠状動脈疾患による脳虚血が疑われる場合：心エコー検査や心電図波形を参考に，カテコラミンや PDⅢ阻害薬，冠拡張薬を持続投与する。

2）全身麻酔中

① 麻酔導入中や麻酔覚醒中での痙攣や不随意運動では，速やかに気道確保するか，気道確保状態を維持する。バイトブロックを挿入し，気道確保器具や患者の舌および歯牙の安全を

表3 局所麻酔薬中毒の診断

観察とモニタリング	局所麻酔薬中毒の診断は，局所麻酔薬の使用後に発現する臨床症候に基づいて行われるため，十分な患者観察とモニタリングが重要である。
中枢神経系の症候	・初期：大脳皮質の抑制系の遮断に伴う刺激症状（舌，口唇のしびれ，金属様の味覚，多弁，呂律困難，興奮，めまい，視力，聴力障害，ふらつき，痙攣など） ・その後：興奮経路の遮断による抑制症状（譫妄，意識消失，呼吸停止など） ・典型的な神経症状が緩徐に悪化する経過をとらず，直接に痙攣や心停止で発見されることもあるため注意
心血管系の症候	・初期の神経症状に伴った，高血圧，頻脈，心室性期外収縮 ・その後，洞性徐脈，伝導障害，低血圧，循環虚脱，心静止などの抑制微候 ・局所麻酔薬の直接の血管内への注入の場合などは，神経症候なしで循環虚脱 ・心電図上は，PR延長，QRS幅の増大が特徴的
非典型的症候	・先駆症状を呈する症例は16% ・症候の発現の遅延または神経症状なしでの循環症状の出現がみられる症例は41% ・全身麻酔下や深鎮静下では症状の発現の発見が遅れるので注意
発症までの時間	発症までの時間はさまざまであり，状況に応じて十分な観察が必要である。

(日本麻酔科学会編．局所麻酔薬中毒への対応プラクティカルガイド．http://www.anesth.or.jp/guide/pdf/practical_localanesthesia.pdf より引用)

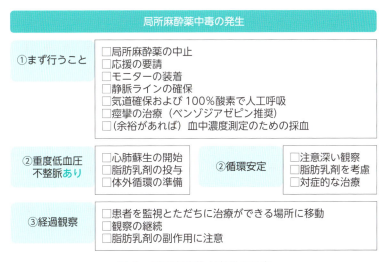

図1 局所麻酔薬中毒時の対応
(日本麻酔科学会編．局所麻酔薬中毒への対応プラクティカルガイド．http://www.anesth.or.jp/guide/pdf/practical_localanesthesia.pdf より引用)

担保する。
②抗痙攣薬の服薬既往のある患者では，ミダゾラムあるいはジアゼパムを2-5 mgを単回静注投与する。痙攣が治まらないときには，1-2 mgを追加投与する。
③水中毒や局所麻酔薬中毒，低血糖，電解質異常が疑われるときには，区域麻酔中と同様の処置を実施する。
④筋弛緩の拮抗後に痙攣や不随意運動が生じたときには，麻酔深度を深くして，痙攣や不随意運動の原因を検索する。
⑤小児や高齢者のセボフルランやデスフルラン麻酔からの覚醒中に興奮や痙攣には，小児では，プロポフォール0.5-1.0 mg/kgの静注やデクスメデトミジン1 μg/kgの緩徐（10分）な静注，ミダゾラム0.5-1.0 mg/kgやケタミン0.25 mg/kgを静注する[5]。高齢者では，プロポフォール0.3-0.5 mg/kgを静注する。
⑥気道確保した状態で，脳CTや心エコー検査を依頼する。

20%脂肪乳剤の投与法
1.5 mL/kg（100 mL）を約1分かけて投与
0.25 mL/kg/min（17 mL/min＝1,000 mL/h）で持続投与開始
5分後 循環の改善が得られなければ，再度1.5 mL/kg（100 mL）を投与 同時に持続投与量を2倍の0.5 mL/kg/min（2,000 mL/hr）に上昇
さらに5分後 再度1.5 mL/kg（100 mL）を投与（bolus投与は3回が限度）
循環の回復・安定後もさらに10分間は脂肪乳剤の投与を継続 最大投与量の目安は12 mL/kg

（　）内は体重70kgの場合

図2　局所麻酔薬中毒発症時の脂肪乳剤の投与法
（日本麻酔科学会編．局所麻酔薬中毒への対応プラクティカルガイド．http://www.anesth.or.jp/guide/pdf/practical_localanesthesia.pdf より引用）

⑦高次病床（ICU，CCU，SCU）や人工呼吸管理が可能な病床へ入室させる。

3）術後治療手順

①気道確保されていない患者では，呼吸状態に細心の注意を払い，呼気二酸化炭素分圧（ET$_{CO_2}$）や呼吸音（RRa）の連続測定や頻回の目視を実施する。反応は遅いが，心電図や末梢動脈血酸素飽和度（Sp$_{O_2}$）の装着は必須である。気道確保されている患者では，抗痙攣効果も考慮して，ミダゾラムやプロポフォール，デクスメデトミジン（0.4-0.7 μg/kg/hr）で鎮静する。

②気道確保されていない患者では，抗けいれん薬（興奮系を抑制するカルバマゼピンやバルプロ酸ナトリウム，フェニトイン，抑制系を増強するクロナゼパムやフェノバルビタール）を経口投与する。気道確保されている患者では，経鼻胃管を介して投与する。

③痙攣が継続しているときには，フェニトイン125-250 mgを緩徐に（5分以上）静注あるいはフェノバルビタール100-200 mgを筋注する。それでも継続する場合には，チオペンタール50-200 mgを緩徐に静注する。

④電解質や血糖，代謝性アシドーシスの有無を検索し，是正する。体温も連続あるいは間欠的に測定して，高体温にならないように注意する。

⑤頭蓋内疾患の有無を確認するために，脳CTやMRI，脳波検査を実施する。心原性の痙攣の有無を検索するため，12誘導心電図や心エコー検査を実施する。

⑥気道確保された患者では，痙攣が安定し，意識レベルが向上した時点で，人工呼吸器から離脱させる。

【参考文献】

1) Kopp SL, Wynd KP, Horlocker TT, et al. Regional blockade in patients with a history of a seizure disorder. Anesth Analg 2009; 109: 272-8.
2) Niesen AD, Jacob AK, Aho LE, et al. Perioperative seizures in patients with a history of a seizure disorder. Anesth Analg 2010; 111: 729-35.
3) 能勢裕里江，横田隆徳．不随意運動―部位とパターンをどう診るか．medicina 2014; 51: 1254-9.
4) 日本麻酔科学会編．局所麻酔薬中毒への対応プラクティカルガイド．http://www.anesth.or.jp/guide/pdf/practical_localanesthesia.pdf（2019.4.7 アクセス）
5) Messieha Z. Prevention of sevoflurane delirium and agitation with propofol. Anesth Prog 2013; 60: 67-71.

（稲垣　喜三）

II

上気道系

1 喉頭浮腫・舌腫大
2 両側声帯麻痺
3 気道異物誤嚥
4 レーザーによる気道熱傷
5 抜管後の換気障害，呼吸停止
6 腹臥位での気管チューブトラブル

1 喉頭浮腫・舌腫大

KEY WORD ▶ 麻酔計画，カフリークテスト，抜管のリスク

　喉頭浮腫また舌腫大は麻酔導入また術中術後に気道狭窄を招く代表的な器質的要因である。喉頭浮腫に関しては一般的に細い気管内にまた気管径に対してチューブが太く，また空気の漏れが少ない場合，喉頭の断面積が著しく減少し気管粘膜が炎症浮腫を来す病態である。抜管後の喉頭浮腫は 2-22％[1]と，他の気管内挿管による合併症である反回神経麻痺（0.05％）[2]や披裂軟骨脱臼（0.1％）[3]に比して高い頻度を示す。また術後の気道閉塞による再挿管の頻度は0.17-0.19％である[4]。加えて長期に挿管を施行している場合は，喉頭浮腫を念頭に抜管を行わなければならない。またアナフィラキシーショックにおいても喉頭浮腫が生じうる。

　舌腫大は小児に特徴的で，小児の舌は生理的に大きい。また先天性疾患であるダウン症候群やムコ多糖症，末端肥大症の患児の舌は生理的に大きいため，麻酔導入また麻酔管理中は注意を要する。舌が大きい小児の気管挿管の際には挿管前の十分な口腔内の観察と挿管計画が必要となる。加えて口蓋形成術などの口腔内の手術においては気管チューブや開口器が舌を圧排するために，舌が腫大し抜管困難を呈したり，また抜管後に呼吸状態の悪化を来したりすることがあるため注意が必要となる。小児は一般的に肺胞換気量に比して機能的残気量が少ないため，呼吸が不安定になると短時間でも急激に動脈血酸素飽和度が低下する。慌ててマスク換気を試みても喉頭の過敏性に起因する声門の閉鎖によりマスク換気が上手く行えず，さらに呼吸状態が悪化する場合があるため注意を要する。

　咽頭と喉頭は，抜管後に気道閉塞しやすい部位であるが，両部位での気道閉塞のメカニズムは大きく異なる。

　咽頭での閉塞は，術前のOSAの存在，残存筋弛緩，残存麻酔薬，咽頭浮腫などさまざまなメカニズムが関与するが，基本的に完全覚醒していれば生じにくい。また侵襲による高度の咽頭浮腫などを除けば，術前から予測可能である場合が多い。治療は比較的非侵襲的に対応可能であり，再挿管の必要性は低い。

　一方喉頭レベルでの閉塞は，その原因が麻酔導入前に存在することは少なく，全身麻酔導入後に加わった危険因子あるいは麻酔管理に関連して生じることが多い。咽頭閉塞とは対照的に，喉頭閉塞は意識レベルの回復によっても大きな改善は期待できない。典型的な危険因子が存在すれば，覚醒・抜管前に喉頭閉塞のリスクを認識することは可能であるが，抜管前に抜管後の呼吸状態を正確に予測することは容易ではない。

1 診断の基になる臨床所見

1）術前臨床所見

(1) 既往歴
①病歴—過去に喉頭浮腫・舌腫大の症状が原因で気道確保の問題を起こしたことがないかど

表1 巨舌を伴う先天性疾患

疾患	解説
ピエール・ロバン症候群	・小さい口，巨舌，下顎骨異常。 ・新生児では意識下挿管が必要となる。
ムコ多糖症	・巨舌を呈することが多い。
ベックウィズ・ウィードマン症候群	・臍帯ヘルニア，巨舌，巨体を呈す。
血管腫性巨舌症	・巨舌を呈することが多い。
アミロイドーシス	・巨舌を時に呈することがある。
甲状腺機能低下症	・巨舌と軟部組織の異常（粘液水腫）のため，換気と挿管は難しくなる。

(Ronald D Miller. 表42-2 挿管困難を伴う先天性症候群Ⅲ麻酔管理総論. Miller's Aneasthesia 2007; sixth edition: 1261 より引用)

うか，診療録や麻酔記録から以下のことを確認する。
・マスク換気が可能であったかどうか
・スタイレットの使用の有無
・気管挿管できるまでの回数
・その他の気道確保のための手段や機材の使用の有無

②気道系障害：嗄声，狭窄音，喘鳴，嚥下障害，呼吸困難，体位によって生じる気道閉塞などの症状を有するかどうか確認する。

③小児：4歳以下，生理的に舌が大きい。

④病的肥満：短頸あるいは頸部や気道の軟部組織の増加だけでなく，肥大した扁桃，アデノイドにより閉塞性睡眠時無呼吸 (obstructive sleep apnea：OSA) を生じる。たとえやせ型の患者でもOSAが潜在している可能性もあるため注意を要する。またOSAの患者は意識消失後に気道閉塞を起こすリスクがあることから挿管困難を呈しやすいため，必然的に抜管リスクを有する。

→質問表などを用いて術前の状態を確認しておく[5]
・睡眠中にいびきをかくか
・睡眠中に努力様呼吸をするか
・睡眠中に呼吸の中断があるか

問診の項目を満たすとき，小児OSAの可能性が高いため，OSAに準じた麻酔管理を計画する。

(2) 解剖学的評価
●口腔：巨舌や開口障害の要因がないか確認する。

・先端巨大症：下顎の肥大や舌，喉頭蓋の肥大化を呈す。声帯も肥大するので声門も狭くなる場合がある。
・21トリソミー（ダウン症）：環軸椎亜脱臼や巨舌を来す場合がある。他の疾患については表1に示す。

(3) 術式
①口蓋形成術や顎変形症手術などの頭頸部の手術を受ける患者，口腔内の手術において開口器が舌を長時間圧排するような術式かどうか確認する。そのような舌や喉頭を圧排する可能性がある場合，術者と相談の上術中カフリーク圧を確認したり，カフリークテストを施行したり，必要ならば内視鏡検査を行うなどの麻酔計画を建てる。

②手術の影響による喉頭浮腫や舌腫大による抜管後の気道閉塞が疑われる場合は術前にCTやMRIなどの画像診断を行ったり，また気管支ファイバースコープによる評価が有効である。

2）術中臨床所見

(1) 体位
頭低位や側臥位の体位では静脈還流が障害され，顔面浮腫が生じる場合があり，喉頭浮腫に留意する。

(2) 術式
口蓋形成手術の際の開口器が舌を過度に圧排していないか術者に尋ね確認する。

(3) 喉頭浮腫・舌腫大の影響により気管チューブが歪曲した場合
- 以下の病態を想定する。
  - Sp_{O_2}（oxigen saturation of peripheral artery）の低下
  - 気道内圧の上昇
  - カプノメータの消失
  - HR（heart rate）上昇
  - 高血圧
  - アシドーシスの進行

3) 術後臨床所見

(1) 喉頭浮腫・舌腫大の影響
- 肺水腫：長時間の上気道閉塞や術後の喉頭痙攣などによる吸気努力の継続が原因で肺水腫を来すことがある。
- 呼吸不全，呼吸回数上昇，吸気時の喘鳴や努力呼吸。
- シーソー呼吸：吸気時に胸部が陥没し腹部が膨隆する。
- Sp_{O_2}低下。
- 循環虚脱，ショック。
- 頻脈。
- 高血圧。
- アシドーシスの進行。

2 臨床診断基準

①術前より既往歴や解剖学的評価を行い，またアレルギー歴を確認して，アナフィラキシーショックの既往がないかどうか確認する。
②舌腫大が認められる場合は耳鼻咽喉科医による診断を行う。また喉頭腫大を認める場合は呼吸困難がない場合でも入院による治療（気道確保の準備をしたうえで抗菌薬，ステロイドの全身投与）が必要である。
③内視鏡または間接喉頭鏡で診断され，特に小児では内視鏡検査や間接鏡による観察時の咽頭絞扼反射などにより急激な呼吸困難を来すことがあるので，気管切開などの気道確保の準備をしたうえでの検査が望ましい。
④頸部側面X線検査（高圧X線撮影）では，腫脹した舌腫大や喉頭腫大が描出される。

3 術中の治療手順

(1) 気道評価
術前の既往歴，身体所見を考慮し，その他必要な検査に基づいた注意深い気道評価を行う。

(2) ステロイド点滴
抜管12時間前から4時間ごとにメチルプレドニゾロンを投与する[6]。

(3) 加温加湿した酸素

(4) ラセミ体のアドレナリンの噴霧（0.25 ml）
わが国で使用されているアドレナリンはラセミ体ではなく，力価の強いL体である。

(5) デキサメタゾン静注（0.5 mg/kg，最大10 mg）

(6) アトロピン
投与し口腔内分泌物を抑える。

(7) カフリーク圧測定
自発呼吸下でも自発呼吸のない調節呼吸下でも測定できる。麻酔器に患者呼吸回路が接続された状態で行うのがもっとも簡便で，フレッシュガスを酸素流量6 L/minだけとしてAPL（adjustable pressure limiting）バルブを閉鎖回路内圧が一定に達した時点での回路圧をカフリーク圧と定義する。自発呼吸下では圧が変動するので，呼気終末の圧を使用するとよい。カフリーク圧は声門を含む上気道の抵抗を反映していると考えられる。

カフリーク圧測定を口腔外科手術の前後に行った研究では，65例中43例で術前に比べ術後に増加が認められ，頸部郭清術など気管切開術を前提とした症例では顕著な増加が認められた。しかしながら有効な評価法の一つであると考えられるが，単独で十分な感度があるテストであるとはいえないため，やはり抜管には多角的な評価が必要となる[7]。

(8) カフリークテスト

自発呼吸下で気管チューブのスリップジョイント部を閉塞し，カフを虚脱させ，チューブの外側に気流が生じるかどうかを確認するテストである．気流が生じる場合抜管しても気道が保たれるであろうと予測する．もう一つのやり方が，従量式人工呼吸器で換気を行い，テスト時にカフを虚脱させた状態で換気し，回路内で測定した呼気量がどのくらい減少するかで判断する．

小児の麻酔の場合，長時間手術になると気道が圧排され，気道内圧が上昇する可能性があるため，手術を一時中断しカフリークテストを行う．しかしながらカフリークテストが有効であるとする報告の多くは集中治療室で中長期間挿管されていた症例などで多く，手術直後の抜管のための判断基準としては確実性を欠く[8]．

(9) 内視鏡検査

全身麻酔からの覚醒前に声門上器具を挿入し，気管チューブを抜去した後に声門の可動性と開通性を内視鏡的に観察する．内視鏡検査はファイバースコープを用いて行う．観察ポイントは声帯を含む喉頭浮腫の程度を観察することである．しかしながら難点は喉頭に浮腫が生じていても，実際にそれが気道閉塞の原因になるかは抜管してからでないと分からないことである．また口腔内の観察において分泌物や出血などがないかを見るだけでなく，気道の広さそのものも評価しておきたい．そして反回神経の機能が温存されているか，つまり嚥下や咳，呼吸に伴って声帯が動くか否かである．そのためにも完全な覚醒時に患者に深呼吸を促し，その際両側の声帯が外転すれば，すくなともその時点は反回神経は問題ないと言えよう．ただ気管チューブ留置中は喉頭の開存性が保たれているようにみえることがあるため，注意が必要である．抜管後の声門の浮腫は急速に進行する可能性がある[7]．

(10) 麻酔深度

術中中途覚醒を起こすと喉頭痙攣から上気道閉塞を起こす可能性も否定できないため麻酔深度を十分に保つ．

(11) 反回神経モニタリング

反回神経麻痺の有無については，気管挿管中には不可能であるため，NIM（nerve integrity monitor）神経モニタリングシステムを用いて評価を行う．このモニタリングシステムは，反回神経の機能を術中からモニターすることができるが，抜管可能かどうかまたは喉頭機能が温存できているかどうかについての指標になる．

4 術後の治療手順

(1) 抜管のリスク

術前の既往歴，身体所見を加味し，手術の術式による気道チューブの抜管のリスク（表2）について再度評価を行う．気管挿管自体が声帯の浮腫を起こし得ることを留意する．気管チューブを使用しての気道管理は，声門上器具を使用しての管理に比較して明らかに声帯浮腫を起こしやすい．特に分離肺換気に用いれる二腔チューブのように径が大きいチューブの使用は，長時間になるとその影響は深刻になるといえる．

(2) 筋弛緩モニター

筋弛緩モニターを使用し，筋弛緩状態からの回復度合いを確認する．非脱分極性筋弛緩薬の残存効果が，上部食道括約筋の機能を損なわせるため，機能回復には尺骨神経刺激—母子内転筋の収縮における四連反応（train-of-four：TOF）比で 0.9 以上であることが薦められる．

(3) 麻酔器具

あらかじめ喉頭浮腫や舌腫大が予想される場合は，マックグラスを使用しなるべく細い径の気管チューブを使用する．そして上級医の指示を仰ぐ．気道確保に難があれば，周囲のナースや医師に手伝ってもらう．

(4) 喉頭展開

喉頭展開の際に喉頭浮腫が舌腫大が確認された場合は，まず(3)と同様上級医などの人を呼び，適切な判断を仰ぐ．そして気道確保され換

表2 気管チューブ抜管のリスクが通常より高いと考えられる症例

手術		要因
頭頸部の手術	甲状腺癌手術(特に頸部郭清を伴うもの)	反回神経麻痺・声帯浮腫
	頸椎前方固定	反回神経麻痺・声帯浮腫
	食道癌手術(特に頸部郭清を伴うもの)	反回神経麻痺・声帯浮腫
	下顎骨の切除を伴う手術	マスク換気困難(マスクフィットが悪い)
	皮弁による再建を伴う手術	皮弁による上気道閉塞
胸腔内の手術	胸部大動脈瘤	反回神経麻痺
	呼吸器外科手術(DLTを使用する例)	声帯浮腫
	胸部食道癌(DLTを使用する例)	声帯浮腫
開頭出術	小脳橋角部の手術	迷走神経の機能不全
その他	鼻腔・咽頭・口腔の出血	
	導入時気道確保が困難であった症例	
	麻酔下での抜管	
	フルストマックの症例	
	重症睡眠時無呼吸症候群	

(石川輝彦. 抜管の条件―上気道機能の評価―. 臨麻 2014; 38: 2014-6 より引用)

気ができるのであれば,マックグラスやエアウェイスコープなどのデバイスを用い,十分な口腔内視野を確保することができるよう努力する.また準備の時間があるのならば,ファイバー挿管を試みることができる.

(5) 体位

逆流防止の観点からファウラー体位が推奨される.この体位は気道の開存性や,機能的残気量の維持にも有利である.

(6) 吸引

口腔内の血液や分泌物を可及的に吸引除去する.

(7) リバース

筋弛緩状態を完全に拮抗し,麻酔の影響を排除した状況で抜管可能かどうか判断する.

(8) カフリーク圧測定

術中と同様術後抜管前に再度行い,抜管可能かどうか判断する.

(9) カフリークテスト

術後抜管前に行い,抜管可能かどうかの指標とする.

(10) 内視鏡検査

術後抜管前に行い,口腔内を観察する.

(11) 抜管

内視鏡検査やカフリークテストなどの検査にて異常なく,また表3の抜管基準に照らし合わせ問題がなければ抜管を行う.

(12) 抜管後

抜管したならば,患者へ深呼吸を促し,胸腹部のシーソー呼吸の有無から上気道閉塞の有無を確認する.この時点で上気道閉塞パターンとなった場合は,喉頭レベルでの気道閉塞をまず疑う.完全な気道閉塞であれば,狭窄音は聞こえないが,部分閉塞で狭窄音が聴取できる.頸部を聴診し,吸気時に比較的高い音が聴取されれば喉頭レベルでのストライダーである可能性が高い.低い音が顎下部付近に聴取されれば咽頭レベルで生じているいびき音である可能性が高い.また下顎挙上などの気道確保や経鼻エアウェイ挿入によっても改善しない狭窄音は,喉頭レベルである可能性が高い.喉頭レベルでの気道閉塞が予測される場合は,前述のように声門上器具を挿入した状態で気管チューブを抜去し,喉頭レベルでの気道開通性や声門の動きを内視鏡的に評価するのが合理的である.

(13) 2つの抜管方法

抜管の方法にも浅麻酔下抜管と深麻酔下抜管の2つの方法があるため説明する(表4参照).

① 覚醒下抜管:もっとも広く行われており,覚醒後のゆえに安全な抜管方法である.筋弛緩モニターを参考にしながら残存している筋弛緩薬を確実に拮抗する必要がある.また鎮静

表3 抜管基準

意識	呼名開眼，従命反応（握手，手を開く）
呼吸	・自発呼吸がある ・呼吸数，1回換気量が十分 ・口腔内，気管内に分泌物がない ・気管吸引でのバッキングがない
循環動態（血圧，脈拍）安定	
筋弛緩薬の作用が消失し，筋力が回復している　臨床的徴候	・頭部保持5秒間 ・手を強く握れる ・舌圧子を強く反発
モニタリング	・TOF比0.9以上 ・DBS（double burst stimulation）でのフェード（減衰）がない

（日本麻酔科学会周術期管理チーム委員会．周術期管理チームテキスト．2016, p.374より引用）

表4 浅麻酔下抜管と深麻酔下抜管の比較

	利点	欠点
浅麻酔下抜管	①意識が回復している ②咳嗽反射が回復している	①抜管時のバッキングや咳嗽によって問題が生じる可能性がある ②抜管時の記憶が残る可能性がある
深麻酔科抜管	①抜管時にバッキングが生じない ②気管チューブによる気道刺激が生じない ③抜管時の記憶が残らない	①誤嚥の可能性がある。誤嚥の契機とした気管支攣縮の危険性がある ②抜管後も気道管理が必要である

（萩平 哲．抜管の方法―浅麻酔下抜管と深麻酔下抜管―．臨麻 2014; 38: 2014-6より引用）

状態として自発開眼を目安とする。また十分な鎮痛状態での抜管が望ましく，鎮痛が不十分であると抜管時に激しいバッキングを起こして抜管後に喉頭痙攣や覚醒時興奮のリスクが上昇する。覚醒下抜管の利点は上気道閉塞を起こすリスクが少ないこと，また気道反射が回復しているため誤嚥リスクが最小限となる。

②深麻酔下抜管：気管チューブ留置による気道刺激や循環動態などに不利益が生じると考える場合（脳外の術後や気管切開後），あるいは患者にストレスを与えたくない小児などの場合選択される。例えば喉頭痙攣を回避する目的であれば，深麻酔科での抜管が有利といえる。しかしながら基本的には覚醒後に抜管を行うことは，自発呼吸を確認し，残存筋弛緩薬，残存麻酔薬，咽頭での閉塞（OSAの患者）などの気道閉塞の有無を確認できるため，完全覚醒を目指すべきである。

⑭ 抜管後の上気道閉塞

抜管後の上気道閉塞に備えて，経口エアウェイまた経鼻エアウェイや人工呼吸（non-invasive positive pressureventilation：NIPPV）を準備する。経口エアウェイは咽頭反射がないことを確認してから挿入する。経鼻エアウェイの無理な挿入は控えるべきである。鼻出血により上気道閉塞を再度起こしかねない。これらの処置をしても気道閉塞が持続し，吸気時にハイピッチな喘鳴が聞こえる場合は喉頭痙攣や声門下浮腫などの喉頭浮腫を疑う。声門下浮腫は挿管後に喉頭が炎症を起こすことにより二次的に発生する。生後3-4歳までに多くみられる。原因としては太すぎる気管チューブのサイズ選択（気道内圧20-40 cmH$_2$Oかけてもリークしない），乱暴な挿管や何度も挿管を繰り返した場合，挿管や体位変換時にバッキングがみられた場合などが挙げられる。

⑮ 抜管後の気道維持

実際抜管後に意識レベルが悪く，呼吸状態が

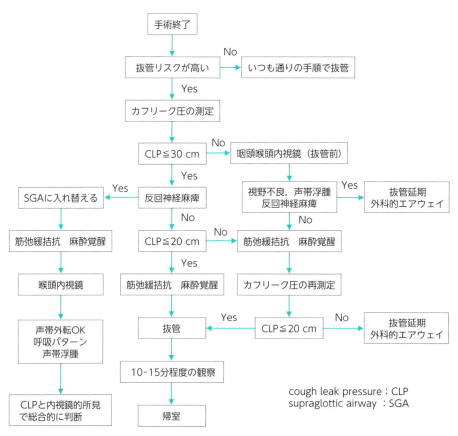

図 1　気管チューブ抜管リスクの高い症例での抜管アルゴリズム
（石川輝彦．抜管の条件―上気道機能の評価―．臨麻 2014; 38: 2014-6 より引用）

安定しないならば，頸部進展，下顎挙上，開口の体位などを行い，気道の維持に努める。帰室後は十分に呼吸状態を確認する。傾眠傾向であることが多く，特に舌が大きい患者は残存麻酔薬の影響で入眠することが多い。

⒃ 外科的気道確保

経鼻エアウェイまたは NIPPV などの手段によっても気道確保が困難な場合は，外科的気道確保が用いられる。つまり気管切開や輪状甲状膜切開を行う。

⒄ 抜管後の十分な観察

抜管直後は問題なくても，数時間後に再挿管が必要になることもあるため，十分な観察を怠ってはならない。または無理な抜管を控え，集中治療室にて抜管のタイミングを見計らうことも一案である。千葉大学麻酔科施設において使用されている気管チューブ抜管リスクの高い症例での抜管アルゴリズムを図1に示す。

5 患者と家族への説明

①現在の状況を丁寧に説明し，注意深い呼吸の観察が必要なことを説明する。
②集中治療室での気道管理が必要である場合は，気道確保のため気管チューブを挿入したまま，帰室することになる可能性があることを説明する。
③無事抜管した後にも呼吸不全を呈した場合は，再挿管する可能性があることを説明する。
④再挿管の際に挿管困難に陥った場合には，経皮的気管切開を行う可能性もあることを説明する。
⑤舌腫大が原因での抜管困難な状態において，舌腫大自体は術後 24-48 時間以内にピークがあることが多く，改善までには平均で 5 日程度（2-11 日）を要することを説明する。

⑥喉頭浮腫または舌腫大に対してステロイドによる治療を行い，状態が改善されれば抜管を行い，問題がなければ一般病棟に帰ることになることを説明する。

【参考文献】

1) Stauffer JL, Olson DE, Petty TL. Complications and consequences of endotracheal intubation and tracheotomy. A prospective study of 150 critically ill adult patients. Am J Med 1981; 70: 65-76.
2) Kambic V, Radsel Z. Intubation lesions of the larynx, Br J Anaesth 1987; 50: 584-90.
3) 河北誠二，兵頭政光，山形和彦ほか．挿管性反回神経麻痺の臨床的検討．耳鼻臨床 2002; 95: 945-9.
4) Gaynor JW, Wernovsky, Jarvic GP, et al. Patient charasteristics are important determinants of neurodevelopmental outcome at one year of age after neonatal and infant cardiac surgery. J Thorac Cardiovasc Surg 2007: 133; 1344-53.
5) Schnoor J, Busch T, Turemuratov N, et al. Pre-anesthetic assessment with three core questions for the detection of obstructive sleep apnea in childhood: An observational study. BMC Anesthesiol 2018; 18: 25.
6) Francois B, Bellissant E, Gissot V. et al. Association des Reanimateurs du Centre-Ouest (ARCO). 12-h pretreatment with methylprednisolone versus placebo for prevention of postextubation laryngeal oedema: a randomised double-blind trial. Lancet 2007; 369: 1083-9.
7) 石川輝彦，磯野史朗．気道評価の実際．臨麻 2011; 35: 497-504.
8) Ochoa ME, Marin Mdel C, Frutos-Vivar F. et al. Cuff-leak test for the diagnosis of upper air way obstruction in adults: a systematic review and meta-analysis. Intensive Care Med 2009; 35: 1171-9.

（小山　茂美）

2 両側声帯麻痺

KEY WORD ▶ 声帯麻痺，緊急気道確保，抜管ガイドライン

声帯麻痺とは，声帯の可動性が消失または制限された運動麻痺の状態をさす。以前は反回神経麻痺と同一視されることもあったが，皮質運動野→延髄→迷走神経→反回神経→内喉頭筋群・声帯にいたる，さまざまな部位の障害で発症し得るため，声帯麻痺の呼称が適切であろう[1]。

声帯の動きは内喉頭筋群により調整され，それらは輪状甲状筋を除いて，全て反回神経－下喉頭神経により支配される。声帯を開大させる作用を有するのは後輪状披裂筋だけである（表1・図1）。

声帯麻痺の原因としては，声帯自体の可動制限と，支配神経や筋肉の機能的な問題に大別される。また，術式や全身管理の進歩に伴い，中枢性麻痺を起こしうるさまざまな全身疾患合併患者の麻酔管理を行うこともまれではなく，適切な気道管理を行うとともに，多方面からの原因検索が求められる。

両側声帯麻痺の頻度は，声帯麻痺症例全体の10％前後とされる[2-6]。その原因としては，手術後多く，特に甲状腺疾患術後が最多で，食道癌，肺癌によるものがこれに続くとされるが[2-4]，心・血管系手術後が最も多かったとの報告もあり[5]，各施設の特性を反映しているものであろう（表2）。

1 診断の基になる臨床所見

声帯の固定位置によって症状は異なる（図2）。両側声帯麻痺では，正中位固定と傍正中位固定がほぼ同数[3,4]で，術後性では正中位固定が多く見られた[3]との報告もある。

中間位は正中位と側位（深吸気時の位置）との中間の位置を表し，筋弛緩剤使用下の喉頭展開時に観察できる状態がこれに近い。

(1) 呼吸困難

両側声帯の正中位固定や，声門開大不全で呼吸困難を生じる。吸気時に強い気道狭窄音（ストライダー）や，陥没呼吸が見られる場合は，緊急気道確保が必要である。正中位でなくても，ベルヌーイ効果により，声帯が気道に引き込まれることにより，喘鳴や呼吸困難を引き起こす。

(2) 嗄声

発声時に声門閉鎖不全を生じるため，気息性嗄声が特徴的である。

(3) 誤嚥

声門閉鎖不全による誤嚥を認めることがある。長期的には，摂食障害や誤嚥性肺炎を繰り返すことが問題となる。

(4) 陰圧性肺水腫[7]

周術期の発症頻度は約0.1％と比較的まれであるが，上気道閉塞を起こした患者で11-12％と高頻度である。急激な酸素飽和度の低下に伴うピンク色の泡沫状分泌物が特徴的である。

表1　声帯運動に関わる内喉頭筋群

名称	起始部	付着点	支配神経	作用	声帯の動き
輪状甲状筋（前筋）	輪状軟骨前外側部	甲状軟骨下縁・下角	迷走神経〜上喉頭神経	甲状軟骨を前下方へ引き寄せる	声帯緊張
後輪状披裂筋（後筋）	輪状軟骨後面	披裂軟骨筋突起	反回神経〜下喉頭神経	披裂軟骨を外転させる	声門開大
外側輪状披裂筋（側筋）	輪状軟骨外側面			披裂軟骨を内転させる	声門閉鎖
横・斜披裂筋（横筋）	披裂軟骨後内側面	対側の披裂軟骨		左右の披裂軟骨を近づける	声門閉鎖
甲状披裂筋（内筋）	甲状軟骨正中後面	披裂軟骨前外側面		披裂軟骨を前方に引く	声門閉鎖

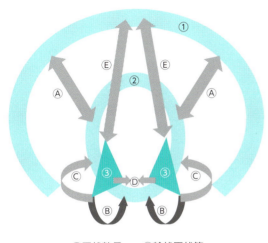

①甲状軟骨　Ⓐ輪状甲状筋
②輪状軟骨　Ⓑ後輪状披裂筋
③披裂軟骨　Ⓒ外側輪状披裂筋
　　　　　　Ⓓ横披裂筋
　　　　　　Ⓔ甲状披裂筋

図1　声帯運動に関わる内喉頭筋群

表2　声帯麻痺の原因

術後性		
手術	頸部	・甲状腺疾患 ・頸部郭清 ・頸椎前方固定術
	胸部	・食道癌 ・肺癌 ・縦隔腫瘍 ・胸部大動脈瘤 ・開心術
	頭部	・頭蓋内腫瘍
手術以外の要因	挿管性	・声帯に対する直接的障害 ・気管チューブのカフ圧迫による循環障害 ・披裂軟骨脱臼 ・後部声門癒着
	体位	・頭頸部の位置異常 ・過剰な頸部後屈
	その他	・経食道心エコー
非術後性		
末梢性	頸部疾患	・甲状腺疾患
	胸部疾患	・食道癌 ・胸部大動脈瘤
	その他	・経鼻胃管症候群 ・関節リウマチ
中枢性	脳血管障害	・多発脳梗塞 ・延髄梗塞
	脳腫瘍	・多発腫瘍（転移性）
	神経変性疾患	・パーキンソン病 ・多系統委縮症
	筋疾患	・重症筋無力症 ・筋ジストロフィー
特発性		・発症頻度は文献によってさまざま ・経時的な観察により，原因が判明することもある

2　臨床診断基準

　術直後からの呼吸困難やストライダーがあれば，喉頭鏡（ビデオ喉頭鏡が望ましい）で，声帯の動きと位置を観察することで，緊急時の診断は可能である。

　呼吸困難が軽微な症例は，専門科医に紹介し，喉頭ファイバーやストロボスコピーによる詳細な声帯の観察に加えて，CT・MRIといった画像検査や，声帯筋電図などから，総合的に確定診断を行う[1,8]。

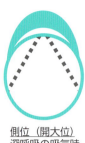
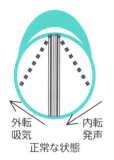
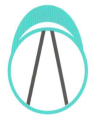
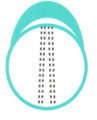

図2 声帯位置

1) 鑑別を要する病態

(1) 中枢疾患に伴う声帯開大障害[9]

パーキンソン病や多系統委縮症などの神経変性疾患，重症筋無力症や筋ジストロフィーなどの筋疾患に合併する病態である．後輪状披裂筋（開大筋）の緊張がその他の内喉頭筋群（閉鎖筋）よりも相対的に低下した状態で，臨床的には両側声帯麻痺と診断される．

(2) 披裂軟骨脱臼

発生頻度は，気管挿管全身麻酔の0.023%～0.1%程度とされ[10,11]，まれな合併症ではあるが，披裂軟骨脱臼の85%が挿管に続発した喉頭内腔からの外力によるとされる[11]．経食道心エコーも原因になり得る．CTなどの画像診断が有用で，術後に嗄声や嚥下痛が見られた場合は，不可逆的になる前の早期に治療開始することが，機能回復の質を左右する．

(3) 後部声門癒着[1,8]

内視鏡下に詳細に観察すると，披裂間部の癒合を認めたり，また，両声帯がまったく外転しないといった特徴を有する．病歴として挿管歴を有する場合が多い．

(4) 輪状披裂関節の固着[8]

リウマチなどの自己免疫性疾患において，輪状披裂関節の炎症が契機となり生じる．発症早期であれば，ステロイドパルス療法が有効な場合もある．25-86%と比較的発症頻度が高いとされる．

(5) 経鼻胃管症候群[12]

経鼻胃管（naso gastric tube：NGT）挿入後に，両側声帯の外転麻痺，咽頭痛，喉頭浮腫を発症することが報告されている．低栄養・低免疫状態を背景とすることが多く，潰瘍の治癒遅延や，後輪状披裂筋の細菌感染から声帯の正中固定を来すと考えられる．NGT挿入患者の1.74%，脳卒中患者の1.4%に両側声帯麻痺を認めた報告もある．

3 治療手順

抜管後に両側声帯麻痺が疑われた場合，呼吸困難の有無により対応が異なる．

1) 呼吸困難（＋）の場合

①ストライダーや，陥没呼吸がある場合は，緊

表3 抜管に向けた上気道評価

カフリークテスト（質的評価）	①自発呼吸下に気管チューブのカフを虚脱させる ②スリップジョイントを閉塞させる ③音漏れ（リーク音）が聴取されるか評価する ＊カフリークテストが陽性であれば，抜管後の上気道閉塞のリスクは高いが，陰性であっても安全とは限らない。
カフリークテスト（量的評価）	①Vt1：気管チューブのカフを入れた状態の1回換気量 　Vt2：カフを虚脱させた状態の1回換気量 ②Vt1−Vt2（カフリーク量）を算出 ③Vt1−Vt2＜110 mL→陽性＝上気道狭窄の存在リスク（＋） 　Vt1−Vt2＞110 mL→陰性 　変化率：(Vt1−Vt2)/VT1≧10％→陽性 ＊ICUで人工呼吸器離脱の際，抜管後上気道狭窄の評価に有用
カフリーク圧（CLP）測定	①酸素流量6 L/min ②麻酔器のAPLバルブを閉鎖 ③回路内圧10 cmH$_2$Oまで上昇したところで気管チューブのカフを虚脱 ④回路内圧が一定に達した時点での回路圧をCLPと定義 ＊CLPが20 cmH$_2$O以上の場合，「上気道閉塞のリスクあり」と判断

急気道確保がほぼ必須である。
②気道確保が必要と判断した場合，術後の浮腫や呼吸苦による不穏状態など，気管挿管の難易度は上昇していることが多く，可能な限り人員を集めつつ，日本麻酔学会気道管理アルゴリズム[13]に沿って，気道確保を行うことが望ましい。
③声門上器具（supraglottic airway：SGA）使用に関しては，中枢側の気道閉塞であるため，有効な換気が得られないことも予測される。
④気管切開や輪状甲状膜切開も，手術による解剖学的位置の変位や術創のため，より難度の高い手技が求められる。

2）呼吸困難（−）の場合：早期に専門科医に紹介する

(1) 薬物療法
副腎皮質ステロイド，末梢循環改善薬，ビタミン剤など[1]。

(2) 発声療法
健常筋による声門閉鎖力と発声に必要な呼気力の強化を目的とする。自然治癒例は6カ月以内に多く，手術療法はその後に検討するべきである[1,3]。

(3) 手術療法
1年以上の経過や，回復困難な場合，患者のライフスタイルやQOLに合わせて，発声や嚥下に対する希望を確認した上で，適切な手術療法を検討する[1-6]。

4 術後管理の手順

両側声帯麻痺が危惧される病態や術式を理解し（表2），発症が予測される場合は，予防的気管切開術を検討する。また，単一原因と断定せず，判別困難な病態（一側性麻痺と披裂軟骨脱臼の合併，脳梗塞による両側対麻痺など）や，併存疾患の進行による麻痺の顕在化など，さまざまな原因を想定し，各状況に応じて慎重に対応することが重要である。

抜管を検討する場合は，Difficult Airway Societyの"抜管ガイドライン"を参考に，計画を立てることを推奨する[14]。

1）抜管に向けた上気道評価（表3）

声帯麻痺以外の気道狭窄を除外する。
カフリークテストは，もともと抜管後の喉頭浮腫に対して行われてきた方法であるが，上気道閉塞や再挿管の危険性を予測するのに有用で

表4 安全な抜管のためのチェック項目

バイタルサインの安定	・循環（血圧・脈拍）の安定 ・安定した呼吸パターン 　（呼吸数，一回換気量，奇異性でない）） ・低体温でない（36℃以上目安）
筋弛緩の消失	・スガマデクスの投与 ・TOF＞0.9 ・頭部の保持が5秒以上可能
適切な鎮痛	・痛みによる浅促な呼吸ではない ・麻薬による呼吸抑制がない
気道の維持	・咳反射，嚥下反射が見られる ・出血や浮腫がない ・分泌物の除去 ・気道確保が困難であったかどうか ・手術や体位による気道への影響
意識の回復	・呼名反応 ・従命（開眼，開口，挺舌，離握手） ・拘束や鎮静を必要とする興奮がない

ある[15]。

自発呼吸出現に関わらず，麻酔覚醒前の上気道狭窄の評価方法として，カフリーク圧（cuff leak pressure：CLP）測定が有用であるとの報告もある[16]。口腔外科手術前後でCLPを測定したところ，気管切開を前提とするような症例で顕著な増加が認められた[17]。

2）内視鏡検査

声門間隙が2-3 mm以上あれば緊急気管切開となることは少ない[2]。

(1) 挿管下にファイバースコープで観察する

声帯の浮腫や，術後の解剖学的変化，出血などの静的状況を観察する。

自発呼吸下では，声帯の動的評価もある程度可能であるが，ストレスも大きく，喉頭痙攣や新たな挿管外傷を生じるリスクがあり熟練を要する。

深呼吸を促して，吸気時に外転運動が目視できることが重要である[16]。

(2) 抜管後に，経鼻または経口的にファイバースコープを挿入し，声帯の運動障害を評価する

抜管直後に麻酔薬の影響が残存している状況で，咳反射や嚥下反射を起こすことは容易ではなく，適切に評価するためには，完全覚醒下で行うことが望ましい。

(3) 経鼻エアウェイやSGAを介してファイバースコープを挿入する

SGAに入れ替えの際は，喉頭痙攣や咳反射を防止するために，麻酔深度を調節する必要がある。

3）術中神経モニタリング[16]

表面電極付き気管チューブ（NIM® EMGチューブ）を用いて，反回神経を直接刺激し，惹起された声帯筋活動を捉えることにより，あるいは運動誘発電位と同様な方法で神経を同定評価する方法である。EMGチューブを適切な位置に留置しなければならないことや，モニター中は筋弛緩剤の使用を控えるといった制約がある。神経の温存や再建に有用であるとされているが，神経損傷を予見できるわけではなく，抜管可能かどうかは，総合的に評価する必要がある。

4）エアウェイ エクスチェンジ カテーテル（airway exchange catheter：AEC）[14]

術前評価で声帯麻痺が予測される症例や，カフリークテスト陽性症例では，AECも有用な選択肢である。再挿管が必要となった場合は，ガイドとしての利用や，付属のアダプターを用い

てAECの内腔から酸素投与やジェット換気も可能である．ただし，圧損傷の危険性もあり，評価の分かれるところである．

抜管時の呼吸器合併症は，挿管時に比べて種類も頻度も多いとされ，抜管可能かどうかの判断（表4）は慎重に行うべきである．術後の上気道機能評価で完全な方法はなく，抜管後も数時間は観察を続けることが重要である．

5 患者と家族への説明

一般に挿管に伴う声帯麻痺は，数カ月で改善することが多いが[3,4,6]，術後性麻痺（甲状腺癌の治療的反回神経切断，心臓血管術後など）は不可逆的で遷延することも多く，気管切開の必要性を含めた麻酔前説明が重要である[4,5]．

【参考文献】

1) 久 育男．声帯麻痺．今日の診断指針第7版．II疾患編．19耳鼻咽喉疾患．東京：医学書院；2015．
2) 都築 達，福田宏之，藤岡 正ほか．両側性反回神経麻痺症例の臨床的観察．耳鼻臨床 1991; 84: 1457-62．
3) 脇坂仁美，大野恒久，佐藤進一ほか．当院における両側声帯麻痺症例の検討．喉頭 2015; 27: 6-9．
4) 齋藤康一郎，塩谷彰浩，大久保啓介ほか．両側反回神経麻痺症例の臨床的監察．喉頭 2003; 15: 23-7．
5) 春日井 滋，渡辺昭司，赤澤吉弘ほか．成人両側喉頭麻痺症例の臨床的検討．頭頸部外 2014; 24: 69-73．
6) 木倉睦人，鈴木祐二，板垣大雅ほか．気管挿管に伴う声帯麻痺について．麻酔 2015; 64: 57-9．
7) 青山万里子，山崎眞一．甲状腺全摘後，両側声帯麻痺による上気道閉塞が誘因となり陰圧性肺水腫をきたした1例．内分泌甲状腺外会誌 2016; 33: 189-93．
8) 安達一雄．両側声帯運動障害．耳鼻 2011; 57: 184-8．
9) 安間文彦．気道確保を必要とする神経疾患―球麻痺と声帯開大障害．麻酔科診療プラクティス11．東京：文光堂；2003, p.188-93．
10) Szigeti CL, Baeuerle JJ, Mongan PD, et al. Arytenoid dislocation with lightend stylet intubation: case report and retrospective review. Anesth Analg 1994; 78: 185-6.
11) 浅岡恭介，濱島有喜，村上信五．披裂軟骨脱臼7症例の検討と整復術における工夫．喉頭 2012; 24: 20-4．
12) 櫻井謙三，田中成明，柳澤俊之ほか．経鼻胃管挿入者にみられる両側声帯麻痺：nasogastric tube syndrome 4例の検討．臨神経2015; 55: 555-60．
13) 日本麻酔学会．日本麻酔学会気道管理ガイドライン2014（日本語訳）．より安全な麻酔導入のために 2014．
14) Difficult Airway Society Extubation Guidelines Group; Popat M, Mitchell V, Dravid R, et al. Difficult Airway Society Guidelines for the management of tracheal extubation. Anaesthesia 2012; 67: 318-40.
15) Miller RL, Cole RP. Association between reduced cuff leak volume and postextubation stridor. Chest 1996; 110: 1035-40.
16) 石川輝彦．抜管の条件-上気道機能の評価-．臨麻 2014; 38: 873-80．
17) 細濱教子，佐野智恵美，宮本 郷ほか．手術前後のカフリーク圧に及ぼす因子の検討．日本睡眠学会 第36回定期学術集会プログラム 2011; 36: S79．

（佐々木 敦子）

3 気道異物誤嚥

KEY WORD ▶ 窒息，歯牙，嘔吐

　小児では小さなプラスチック片などの玩具類や，ピーナッツ・飴玉・ゼリーなどの食物，紙片など，成人では義歯や，豆類・餅・うどんなどの食物が気道を閉塞したり，気道異物となるが，術中の気道異物となると，その原因はかなり限定されてくる[1)2)]。気管挿管下で異物が疑われた場合は気管内に嵌入する危険性が低く，捜索が容易である。大切なのはどのようなものが原因となりうるのか，また気道異物となった場合，どのように除去し，呼吸・循環に与える影響を最小限に抑えるのかシミュレーションしておくことである。さらに術前に患者や家族にその危険性を十分説明し，インフォームド・コンセントを得ておくことが重要である。

1 術中の気道異物とは

　主な原因は動揺歯や義歯（部分義歯，ブリッジなど：ブリッジとは欠損歯の代わりとなる人工の歯を，両隣の歯にかぶせる冠と一体でつくったもの）・差し歯・仮歯などで固定が不安定なものや，治療中の歯の詰め物や歯冠などが，挿管操作や口腔内吸引などの操作，抜管時に破損したり脱落することである。

　特殊なものでは，気管内チューブに入れた金属製スタイレットが，頻回の使用による金属疲労で挿管時に折損し，気管内に脱落した例もあるが，気管内チューブに付属した使い捨てのスタイレットではまず起こらない。まれではある

が，術前に気管支喘息と誤診されていた患者の全身麻酔の導入時に，気管内チューブによって既存の気管腫瘍が剥離し，気管内に脱落した症例もある。

　また気道異物として重要かつ重症になりうるのは嘔吐物の誤嚥である。嘔吐物は酸度の低い胃液を含んでおり，そのpH値や量によっては重篤な誤嚥性肺炎を惹起して致命的になりうる[3)]。したがって，麻酔の導入から覚醒まで嘔吐などに気を配る必要があるが，特に緊急手術やフルストマックなどの手術では一層の注意を要する。

2 術前からの予測

　術前診察時に，口腔内の観察や患者の自己申告によっておおむね動揺歯や義歯，差し歯などの情報は得られるが，わからない場合もある。患者自身が診察時にしっかり歯を触って確認し，また診察麻酔科医が歯並びや歯・歯茎の色など，口腔内をチェックし，どの部分に問題があるのか記載しておく。

　口腔内を観察することは挿管困難の予測にも役立つ。厄介なのは胃液を含む食物残渣の嘔吐による気道異物すなわち誤嚥である。予定手術で，きちんと絶飲食が守られている場合は問題となることはほとんどないが，緊急手術などでは誤嚥のリスクも高くなる。絶飲食時間が長くても疼痛などによる交感神経の緊張状態では消

化管の運動が止まり，胃内の食物残渣が停滞している危険性がある．術前の腹部CTで胃内容物の量などは判断できるが，胃管を挿入してもこれを排出できるとは限らない．したがって麻酔の導入や術中には嘔吐の危険性をよく考えて対処する必要がある．

3 術前の対応

歯に関しては，術前の患者は歯科口腔外科を受診して口腔内の環境をチェックを受けるとともに，動揺歯などの対策はもちろん，口腔内ケアを行って常在菌数の減少などを図ることが望ましい．これによって動揺歯の治療や必要ならばマウスピースの作成によって歯牙の保護を行うことができ，術後肺炎などの予防にも役立つ．

院内に歯科口腔外科がなければ，あらかじめかかりつけの歯科医院で治療をしたり，術中に歯牙の損傷があった場合は術後に治療が必要となる場合があることを説明し，歯科医院の了解をとっておくべきである．

胃内に停滞した食物残渣や胃液などを排出させ，胃内圧の低下を図るために，胃管を挿入することはある程度意義はあるが，胃管を挿入することによって，下部食道括約筋の圧低下の原因[4]となって，胃食道逆流が起こりやすい[5]ともいわれている．同様の機序で胃食道逆流症の患者も嘔吐の危険性がある．胃管を挿入してできるだけ残渣を排出させ，その後に抜去するということも考慮してもよいが，通常は挿入して手術室に入室することがほとんどであろう．この場合も患者や家族に誤嚥の危険性をよく説明し，万が一には術後気管挿管で人工呼吸し，呼吸管理が必要になる場合もあることや，誤嚥性肺炎を惹起すれば予後は不良であることなども説明しておく必要がある．メトクロプラミドなどの制吐剤・消化管運動促進剤や，胃酸分泌抑制作用のあるH_2拮抗薬，プロトンポンプ阻害薬を併用する手段もあるが，嘔吐や誤嚥を防げるわけではないので注意を要する[6]．

4 気道異物を防ぐために

いずれにしても予防が第一である．そのためにも気道異物となりうるものを予測し，義歯など術前に外すことが可能なものは外しておく．患者は義歯を外すと容貌が変わったり，しゃべりにくくなるという理由で装着を希望する場合がある．手術室入室時までは装着を許可してもよいが，損傷や紛失を防ぐ意味でも麻酔導入前には外して保管する旨を話し，承諾を得る．

挿管・抜管操作，口腔内吸引操作などにおいて，歯牙の脱落のきっかけを作らないよう丁寧な操作を心がける．

手術終了後の覚醒の過程では患者は無意識に気管内チューブやラリンジアルマスク（laryngeal mask airway：LMA），バイトブロックを強い力で噛む場合があり，これを無理やり抜こうとすると歯に負荷がかかって抜けたり，ぐらつく原因になるので注意を要する．このような場合は無理に抜こうとせずに，覚醒までしばらく待つか，口唇の間隙から吸引チューブを挿入して，口腔内，咽頭後壁を吸引刺激すると開口する場合があるので，そのタイミングで速やかに抜去する．最終的に歯牙の脱落などがなかったか確認することが大切である．金属疲労によるスタイレットの破損では，抜去したスタイレットの確認を行う．

緊急手術やフルストマックでの誤嚥の予防は，麻酔導入を覚醒導入するか，迅速導入するかの判断，クリコイドプレッシャーの併用，丁寧で手際のよい挿管操作を心がけ，胃内圧を上昇させるような換気や咳嗽反射などは避けるべきである．通常は麻酔導入前に十分な時間，純酸素で酸素化を図り，無呼吸に耐える状況を作っておく．

麻酔導入中に嘔吐して口腔内に吐物が認められれば，ただちに頭部低位にして，口腔内を吸引し，気管内に吐物が逆流しないように素早く対処する．

5 気道異物が疑われたら

本来あるべきところに歯がない，歯茎から出血していて歯が見当たらないなど，歯牙の損傷や脱落が疑われたら，まずどこにあるのか検索する必要がある。とりあえず口腔内を捜索し，異物が見当たらない場合はX線撮影を行う。歯牙や歯冠はおおむねX線撮影で確認できるが，材質によっては薄い白に写るため見逃さないようにする。撮影部位としては顔面から頸・胸部，場合によっては腹部に至るX線撮影を行う。

鋭利な金属が付属した義歯でなければ，消化管に落ち込んだ歯牙は放置してもそのまま排便に伴って排出されるので問題はないが，気管内に落ち込んだ場合は速やかに除去する必要がある。耳鼻咽喉科または胸部外科など専門家にコンサルトして対応を依頼する。

6 気道異物の症状

覚醒時に咳嗽反射が強い，喘鳴などの気道狭窄音が聴取される，気道内圧が上昇する，Sp_{O_2}の低下や呼気二酸化炭素濃度（Et_{CO_2}）の波形異常，換気不全などがあれば気道異物も疑う。高齢者では咳嗽反射が弱く，気道異物を見逃す場合があるので注意を要する。

7 気道異物の除去における呼吸管理方法と麻酔方法

呼吸管理の方法は，自発呼吸を温存した方法と硬性気管支鏡の側管を用いる筋弛緩薬を併用した調節呼吸法がある。ジェットベンチレーションを使用する方法もあるが術直後の気道異物ではほとんどないと考える。自発呼吸の利点は，完全な気道閉塞が起こりにくいことや換気が維持できることであるが，気道反射の抑制が困難であることが欠点である。一方，調節呼吸では気道の不動化により異物を除去しやすいが，異物が一方弁のように働いて肺の過膨張を生じる危険性がある[7]。

小児の気道異物では，自発呼吸でも調節呼吸でも低酸素血症の頻度には差がないが，調節呼吸では喉頭痙攣の頻度が低く，異物除去の所要時間も短かったという報告がある[7]。また，硬性気管支鏡で自発呼吸下に気道異物の摘出を行った小児では，レミフェンタニルとプロポフォールで維持した群に比較し，セボフルランとプロポフォールで維持した群の方が，術中の咳，息こらえ，体動，気管支痙攣，喉頭痙攣などの合併症の頻度が有意に低かったという報告がある[8]。

異物が気管に留まり，気道を閉塞して呼吸（換気）がまったくできない場合は緊急を要する。歯牙の脱落などでは，現実的にはほとんど換気不全に陥ることはないが，万が一換気が異物によってまったくできないとなれば，気管にある異物を挿管によって一旦は気管支に送り込んで片肺でも換気が可能になるようにするのも一つの手段である。緊急気管切開も一手段ではあるが，挿管操作に長けた麻酔科医であればまず気管挿管を行う。換気を改善することが第一であり，その後，気道異物除去の対応を考える。具体的な気道異物の除去法に関しては，異物の種類や発生状況によって異なる。

気管挿管下全身麻酔で，抜管前に歯牙の脱落などが判明した場合は，口腔内を捜索し，それで見つかれば除去する。LMAで気道確保している場合は，麻酔深度を深くし，気管内に嵌入しないように注意してLMAを抜去してから異物を捜索して除去することになる。抜管後に判明した場合は，口腔内になければ，気管内もしくは食道内に嵌入した可能性がある。咳嗽反射が強い，喘鳴などの気道狭窄音を聴取するなど気道異物が疑われ，緊急性がなければ，プロポフォールで入眠させ，LMAを挿入して気道を確保する[9]。自発呼吸があれば自発呼吸を温存させておくほうが有利である。その後，喉頭ファイバーで声門部から気管内を精査して異物の位置を確認する。異物把持鉗子やバスケット

鉗子，Fogartyバルーンカテーテルなどを用いて異物を除去する[10]。これらの方法で除去できない場合は，硬性気管支鏡による除去を検討するが，耳鼻咽喉科の専門家を交え，チーム医療で対処することが重要である。

誤嚥の場合は，胸部X線撮影やSp_{O_2}の値，呼吸・循環動態の安定性などを考慮し，気管挿管して人工呼吸管理とするのか，酸素マスクで経過観察するのか判断するが，いずれにしてもICUに収容して全身管理を行う必要がある。

詳細な気道異物における麻酔方法や除去手術法，誤嚥性肺炎の術後管理に関しては成書や，本書III-6．誤嚥性肺炎の項に譲る。

【参考文献】

1) 橘　一也，木内恵子，竹内宗之．気道異物症例の周術期管理．日臨麻会誌 2011; 31: 946-51.
2) 佐々木信嘉．食道，気道異物の麻酔．耳展 1997; 40: 334-8.
3) Roberts R, Shirley M. Reducing the risk of acid aspiration during cesarean section. Anesth Analg 1974; 53: 859-63.
4) 稲田　晴生．リスクマネージメント基礎知識　胃食道逆流症．MEDICAL REHABILITATION 2005; 57: 172-7.
5) 櫻井洋一．経腸栄養管理．才藤栄一．向井美惠監修．摂食・嚥下リハビリテーション第2版．東京：医歯薬出版．2007．p.259-60.
6) 田中源重，杉田　潔，赤塚正文ほか．麻酔導入時の誤嚥性肺炎の危険性とH_2-ブロッカーの効果．日臨麻会誌 1991; 11: 27-31.
7) Liu Y, Chen L, Li S. Controlled ventilation or spontaneous respiration in anesthesia for tracheobronchial foreign body removal: a meta-analysis. Pediatr Anesth 2014; 24: 1023-30.
8) Chai J, Wu XY, Han N, et al. A retrospective study of anesthesia during rigid bronchoscopy for airway foreign body removal in children: propofol and sevoflurane with spontaneous ventilation. Pediatr Anesth 2014; 24: 1031-6.
9) 岡田信一郎，山内淑行，佐藤昇一ほか．ラリンゲルマスクを用いた気道異物に対する内視鏡治療．日呼吸会誌 1998; 36: 601-6.
10) 山本　滋，氷室直哉，門倉光隆．気道異物の治療．昭和医会誌 2012; 72: 428-34.

（廣澤　壽一・菅澤　萌）

4 レーザーによる気道熱傷

KEY WORD ▶ レーザー手術,気道熱傷,気道火災,手術室火災

　レーザーとは,励起状態にある媒質から誘導放出によって取り出せる単一位相・単一波長の電磁波で,波長としては紫外域〜赤外域にあるものをさす。拡散しない収束光として扱えるため広く工業分野・日常生活に応用使用されている。

　医療分野では,高エネルギーを限られた領域に照射させることが可能なため,切開や焼灼・蒸散・凝固・止血に用いられたり,単一波長である特性を生かして光線力学的治療に用いられる。

　レーザーは,励起される物質やその励起状態によって,固有の波長をもち,主として媒質によって分類・命名されている。

　現在,医療分野で用いられる主なレーザーを,表1[1,2]にまとめる。

　使用される手術領域としては,耳鼻咽喉科,皮膚科,泌尿器科,眼科,血管外科,呼吸器内科・外科,消化器内科・外科など多岐にわたっている。

　レーザーは,高エネルギーの収束光であるため,予期せぬ場所に照射された場合,手術室火災の原因となる。

　特に気管チューブに引火した場合は,重篤な気道熱傷を引き起こすため,気道に近い領域を扱う耳鼻咽喉科や気道内処置時は常に注意を払う必要がある。レーザーの特徴を把握し,火災予防を行うことが大切であるが,万一火災を起こしてしまった場合の対応・治療について述べる。

1 気道火災時の対応

　気管チューブが発火した場合,異臭・煙・異音・閃光などが発生する。また,気管チューブに穴が空けば換気困難に陥る。

　レーザー手術時にこれらの異常を認めた場合は,急速に気管チューブが延焼し,重篤な気道熱傷を引き起こす可能性があるためただちに対処が必要となる。

　またレーザーを使用しない場合でも,気管切開時の電気メス使用で,気道火災を引き起こす可能性があり注意喚起されている[3]。

　気管チューブの火災を疑ったら,すぐに抜管し,生理食塩液や蒸留水を散布し,まず消火をはかる。

　消火が確認できたら,マスク換気を開始し,可能であれば再挿管を行う。

　手術はいったん中止とし,気管支ファイバーを用いて気道熱傷の評価を行う。

　気道内に,異物(燃え残った気管チューブやカフの残骸)があれば可能な限り除去し,黒いススがあれば,洗浄することを考慮する。気道火災を含めた手術室火災に対して,アメリカ麻酔科学会(American Society of Anesthesiologists:ASA)が,火災予防とその対処について行動指針(2013年改訂版)を発表している[4]。また,手術室火災対応のレビュー論文[5]も発表されており参考になる。手術室火災の対応アルゴリズムを図1に示す。

表1 医療分野で使われる主なレーザー

レーザーの種類	波長		主な用途
CO_2（二酸化炭素）レーザー	10,600 nm	中間赤外	切開止血凝固
Ho：YAG レーザー	2,080 nm	近赤外	切開止血凝固，尿路結石
Nd：YAG レーザー	1,064 nm	近赤外	切開止血凝固，色素性病変
KTP レーザー*	532 nm	可視	切開止血凝固，色素性病変
アルゴンレーザー	514 nm	可視	色素性病変，血管病変
エキシマレーザー	193-351 nm**	紫外	眼科領域，血管病変

Ho：ホルミウム，YAG：イットリウム-アルミニウム-ガーネット，Nd：ネオジム，KTP：チタン・リン酸カリウム
*KTP レーザーは，Nd：YAG レーザーの第二次高調波で，KTP：Nd：YAG レーザーとも表記される。
**エキシマレーザーの波長は，使用するガス組成で異なる。
(日本レーザー医学会．保険収載されているレーザー治療表．http://www.jslsm.or.jp/common/pdf/table1.pdf)
(Rampil IJ, レーザー手術の麻酔. Miller RD 編, 武田純三監修. ミラー麻酔科学. 東京：メディカル・サイエンス・インターナショナル；2007. p.1991-2002 より引用改変)

2 レーザーによる気道熱傷の診断

気管チューブに燃焼の痕があれば，気道熱傷を起こしていると疑う。

診断・重症度の判定のためには，気管支ファイバー検査を行うことが推奨されているが，ファイバー検査単独で，必ずしも重症度が確定されるわけではない[6]。

熱傷治療ガイドラインによれば，臨床所見もあわせて判断することが重要とされている。

全身麻酔中に注意深く口腔・咽頭部を観察し，丁寧に聴診を行う。また，胸部単純X線撮影で，経時的に画像をフォローする（表2）。

3 気道熱傷の予防

気道火災を起こさないように日頃から対策をすることが肝要である。術者-麻酔科医-手術室看護師間で，危険性について十分に情報共有し，万が一にそなえて訓練しておくことが望ましい。手術室でのサインインやタイムアウト時に，使用するレーザー機器，レーザーへの対応策，火災時の消火プラン（消火剤の配置）や役割分担について確認する。麻酔科医がとれる対策としては，30％以下に酸素濃度を下げる（可能な限り，酸素化が保たれる最低限の濃度にす

る），助燃性のある亜酸化窒素を使用しない，レーザー耐性のある難燃性の気管チューブを用いることが挙げられる[4,7]。

2019年3月現在，日本国内でレーザー手術用に入手可能な気管チューブは2種類ある。1つは，RUSCH レーザーチューブ™（製造発売元：テレフレックスメディカルジャパン，販売元：東レ・メディカル）（図2），もう1つは，レーザー・フレックス™気管内チューブ（外国製造業者名：Mallinckrodt Medical，製造販売元：コヴィディエンジャパン）（図3）である。

RUSCH レーザーチューブ™は，2重構造になったカフと，金属ホイル・吸水性スポンジに覆われた天然ゴムチューブで構成され，アルゴンレーザー，KTP レーザー，Nd：YAG レーザー，CO_2レーザーを含む488-10,600 nm の波長のレーザーに耐性がある[8]。内径5.0, 6.0, 7.0, 8.0 mm の4種類が販売されている。レーザー・フレックス™気管内チューブは，独立した2つのカフと，ステンレスで覆われたポリ塩化ビニルチューブで構成され，KTP レーザー，CO_2レーザーに対応しているが，Nd：YAG レーザーに対しては適応禁止となっている[9]。内径4.5, 5.5, 6.0 の3種類が発売されている。いずれのチューブも，2つのカフにそれぞれ，生理食塩液を注入して使用する[8,9]。なお，前述のASA 手術室火災対応指針[4]では，カフ破損にすぐに気が付くように，生理食塩液にメチレン

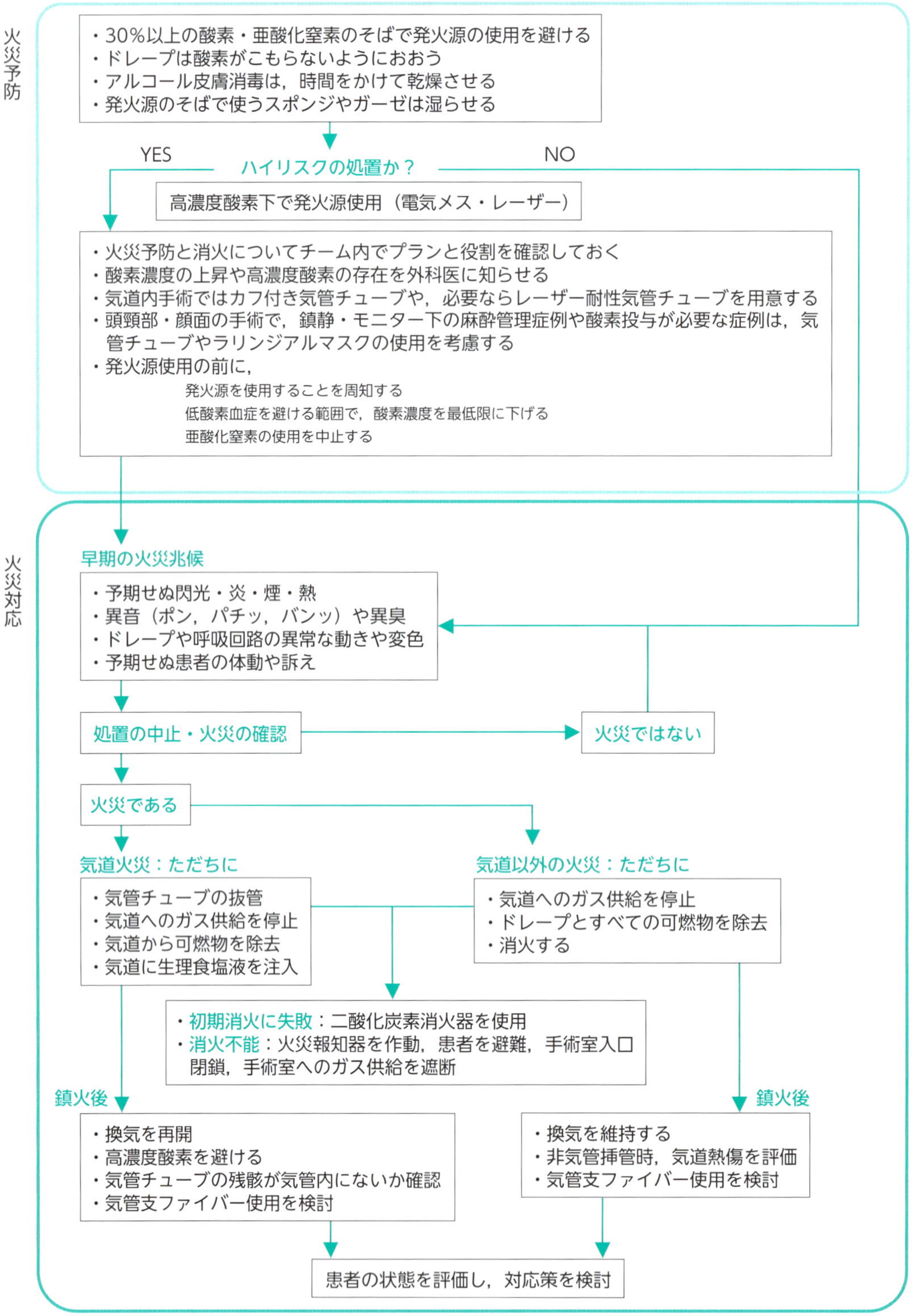

火災予防

- 30%以上の酸素・亜酸化窒素のそばで発火源の使用を避ける
- ドレープは酸素がこもらないようにおおう
- アルコール皮膚消毒は，時間をかけて乾燥させる
- 発火源のそばで使うスポンジやガーゼは湿らせる

ハイリスクの処置か？
高濃度酸素下で発火源使用（電気メス・レーザー）

YES →

- 火災予防と消火についてチーム内でプランと役割を確認しておく
- 酸素濃度の上昇や高濃度酸素の存在を外科医に知らせる
- 気道内手術ではカフ付き気管チューブや，必要ならレーザー耐性気管チューブを用意する
- 頭頸部・顔面の手術で，鎮静・モニター下の麻酔管理症例や酸素投与が必要な症例は，気管チューブやラリンジアルマスクの使用を考慮する
- 発火源使用の前に，
  - 発火源を使用することを周知する
  - 低酸素血症を避ける範囲で，酸素濃度を最低限に下げる
  - 亜酸化窒素の使用を中止する

火災対応

早期の火災兆候
- 予期せぬ閃光・炎・煙・熱
- 異音（ポン，パチッ，バンッ）や異臭
- ドレープや呼吸回路の異常な動きや変色
- 予期せぬ患者の体動や訴え

処置の中止・火災の確認 → 火災ではない

火災である

気道火災：ただちに
- 気管チューブの抜管
- 気道へのガス供給を停止
- 気道から可燃物を除去
- 気道に生理食塩液を注入

気道以外の火災：ただちに
- 気道へのガス供給を停止
- ドレープとすべての可燃物を除去
- 消火する

- **初期消火に失敗**：二酸化炭素消火器を使用
- **消火不能**：火災報知器を作動，患者を避難，手術室入口閉鎖，手術室へのガス供給を遮断

鎮火後
- 換気を再開
- 高濃度酸素を避ける
- 気管チューブの残骸が気管内にないか確認
- 気管支ファイバー使用を検討

鎮火後
- 換気を維持する
- 非気管挿管時，気道熱傷を評価
- 気管支ファイバー使用を検討

患者の状態を評価し，対応策を検討

図1　手術室火災の対応アルゴリズム

(Apfelbaum JL, Caplan RA, Barker SJ, et al. American Society of Anesthesiologists Task Force on Operating Room Fires: Practice advisory for the prevention and management of operating room fires: An updated report by the American Society of Anesthsiologists Task Force on Operating Room Fires. Anesthesiology 2013; 118: 271-90.
Jones TS, Black IH, Robinson TN, et al. Operating Room Fires. Anesthesiology 2019; 130: 492-501 より引用改変)

表2　気道熱傷の診断法と重症度判定

①口腔・咽頭内スス付着，嗄声，ラ音聴取などの臨床所見による診断がもっとも基本となる（B#）。
②気管支ファイバースコープによる診断が推奨される（B#）。
③経時的に胸部単純X線撮影を行い診断することは呼吸障害の発見に有用であり推奨される（B）。
④現在のところ，重症度診断の指標として単独で確定的なものはない（C）。

ABCは推奨グレードを表す。#は，臨床的に重要なもの，gold standardとして定着していることを示す。
（日本熱傷学会．熱傷診療ガイドライン改訂第2版 2015．http://www.jsbi-burn.org/members/guideline/pdf/guideline2.pdfより引用）

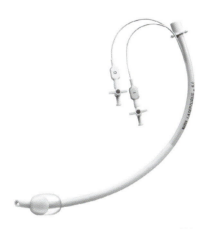

図2　RUSCHレーザーチューブ™

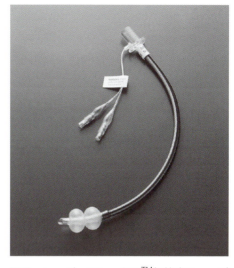

図3　レーザーフレックス™気管内チューブ

ブルーを混ぜることが推奨されている。

　各施設のレーザー装置に合わせてチューブを選択するとよい。

　通常の気管チューブに市販のアルミテープを巻き，カフを生理食塩液で膨らませて使用したり，濡れたガーゼでチューブを保護する方法もあるが，清潔度や手間がかかる問題がある[2]。その他に，SHERIDAN社とMedtronic社もレーザー耐性チューブを製造しているが，現在，日本国内では販売されていない。

　ただし，これらのレーザー耐性があるとされる気管チューブを使用しても，レーザー強度や照射時間によっては発火する可能性がある。また，そもそもカフ・先端部・内腔にはレーザー耐性はなく，100％完全に気道火災を防げる保障はない。また，上記2種のレーザー耐性チューブも含め，チューブ内腔にレーザー耐性をもった気管チューブは現在存在しないので，挿管全身麻酔下で，気道内レーザー治療を行う場合には，改めて注意が必要である[10]。

4　気道熱傷の治療

　集中治療医・救急医，呼吸器内科医，耳鼻咽喉科医らと協議し，気道熱傷の程度に応じて治療を進める。

　口腔・咽頭内スス付着などの臨床所見や，気管支ファイバースコープによる診断が，前述のようにガイドラインで推奨されている[6]が，単独で確定的な重症度診断の指標はないとされている。また，経時的に胸部単純X線撮影を行い撮影することも有用と推奨されている。

　ガイドライン上は，予防的な早期気管挿管を考慮してもよいが，慎重なモニタリングのうえ，上気道閉塞症状が出現した時点で挿管する方針でもよいとされている。軽症であると判断できるならば，手術室での抜管を考慮してもよい。しかし，軽症に見えても，吸引したススや

表3　成人気道熱傷の初期治療

① 予防的な早期気管挿管を考慮してもよい（C）が，慎重なモニタリングのうえ，上気道閉塞症状が出現した時点で挿管する方針でもよい（C）
② 抗菌薬のルーチンの予防的投与は望ましくない（B）。
③ ステロイドの投与は推奨されない（B）。
④ 初期の標準的人工呼吸モードとして，終末呼気陽圧（PEEP）あるいは持続気道陽圧（CPAP）など終末呼気陽圧（呼吸・換気）が推奨される（C）。
⑤ 高頻度パーカッション換気法（HFPV）は成人では酸素化の改善，肺炎合併率および死亡率の低下が期待できるため考慮してもよい（C）。
⑥ 急性肺障害（ALI）・急性呼吸窮迫症候群（ARDS）を呈する症例には，低1回換気量換気（1回換気量6 mL/kg体重以下，プラトー圧30 cmH$_2$O以下）を行ってもよい（A）。
⑦ ヘパリンとN-アセチルシステインのネブライザー吸入投与は考慮してもよい（C）。

ABCは推奨グレードを表す。
（日本熱傷学会．熱傷診療ガイドライン改訂第2版 2015. http://www.jsbi-burn.org/members/guideline/pdf/guideline2.pdf より引用）

煙によって，あとから急性肺障害・急性呼吸窮迫症候群となる可能性があるため，可能なかぎり，術後は集中治療室での管理が望ましい。

自施設での対応が困難であれば，集中治療管理が可能な，より高次の医療施設への転院搬送を検討すべきである。

初期治療での抗菌薬の予防投与や，ステロイド投与は推奨されていない。

集中治療室では，肺保護戦略にのっとって呼吸管理を行う。

熱傷診療ガイドライン第2版より初期治療の推奨項目を示す（表3）。

【参考文献】

1) 日本レーザー医学会．保険収載されているレーザー治療表．http://www.jslsm.or.jp/common/pdf/table1.pdf（2019.3.22 アクセス）
2) Rampil IJ，レーザー手術の麻酔．Miller RD 編，武田純三監訳．ミラー麻酔科学．東京：メディカル・サイエンス・インターナショナル；2007. p.1991-2002.
3) 医薬品医療機器総合機構 PMDA 医療安全情報，No. 14，2010年2月．
4) Apfelbaum JL, Caplan RA, Barker SJ, et al. American Society of Anesthesiologists Task Force on Operating Room Fires: Practice advisory for the prevention and management of operating room fires: An updated report by the American Society of Anesthsiologists Task Force on Operating Room Fires. Anesthesiology 2013; 118: 271-90.
5) Jones TS, Black IH, Robinson TN, et al. Operating Room Fires. Anesthesiology 2019; 130: 492-501.
6) 日本熱傷学会　熱傷診療ガイドライン改訂第2版 2015　http://www.jsbi-burn.org/members/guideline/pdf/guideline2.pdf（2019.3.22 アクセス）
7) Modest VE, Alfille PH, Anesthesia for Laser Surgery. In: Miller RD, editor. Miller's Anesthesia. Vol 2. 8th ed. Philadelphia: Elsevier Saunders; 2015, p.2598-611.
8) RUSCH レーザーチューブ　添付文書．認証番号 22300BZX00332000．
9) レーザー・フレックス気管内チューブ　添付文書．認証番号　20100BZY00884000．
10) 佐藤雅美，近藤　丘．内視鏡下治療の適応と安全性―高出力レーザー治療を安全に施行するために―気管支学 2002; 24: 119-27.

（藤井　高宏）

5 抜管後の換気障害，呼吸停止

KEY WORD ▶ 上気道狭窄・閉塞，閉塞性睡眠時無呼吸（OSA），喉頭痙攣，頸部の血腫

　手術終了後の抜管は，覚醒して自発呼吸が再開し，さらに安定して維持可能かどうかを見極めて行う必要がある。しかし，穏やかに覚醒してくるとも限らず，冷静な評価を行う間もなく抜管を迫られるケースもまれではない。循環・呼吸ともに不安定な時期であり，判断を誤ると抜管後に換気障害・呼吸停止を生じることになる。

　抜管後に換気障害・呼吸停止を生じた場合，まず気道確保を行い換気するのが原則である。ここで換気が可能であれば焦らず原因を検索して対処すればよいが，換気が困難・不可能の場合には緊急事態となり，早急に対応を迫られることになる。このような事態に対処するためには，換気障害，呼吸停止がどのような状況で何が原因となって起こり得るかを知っておかねばならない。

1 抜管後の換気障害，呼吸停止の原因

　全身麻酔終了後，抜管を行った後で生じる換気障害，呼吸停止を生じる原因として，表1のものが挙げられる。
　気道狭窄・閉塞による換気障害は，補助呼吸，人工呼吸が困難な場合も多く，対処を間違えると重篤な結果を招くことになりかねないので注意が必要である。特に上気道狭窄・閉塞では気管挿管が困難な症例もまれではなく，外科的な気道確保が必要となることもあり得ることを念頭に置いて対処しなければならない。これに対して，麻酔効果残存による換気障害・呼吸停止については，補助呼吸，人工呼吸を行ってそれらの影響が減少・消失するのを待つ，もしくは拮抗薬等を投与することでほとんどが対処可能である。

　個々の症例において，閉塞性睡眠時無呼吸（OSA）や肥満，声帯浮腫，血腫等の気道狭窄・閉塞を生じ得るリスクを抱えているかどうかを念頭に置いて抜管の判断をすることが重要である。

　本項では上気道の狭窄・閉塞による抜管後の換気障害・呼吸停止を中心に述べる。

2 診断の基になる臨床所見

　一般的に上気道狭窄では吸気時の喘鳴を聴取するが，完全に閉塞すると呼吸音は消失して陥没呼吸，シーソー呼吸などを生じる。これが進むと，低酸素血症，高二酸化炭素血症，呼吸性アシドーシスを呈し，チアノーゼ，頻脈，高血圧を生じ，さらにこの状態が続くと，徐脈，低血圧，心停止を生じることになる。上気道が閉塞した状態で呼吸努力が大きい場合には，陰圧性肺水腫を生じ，低酸素血症，血性泡沫状分泌物がみられることがある。

　末梢気道狭窄・閉塞では通常，呼気の喘鳴が聴取されるが，重症になると呼吸音が減弱し，喘鳴は聴取できなくなる。

表1 抜管後の換気障害・呼吸停止の原因

上気道狭窄・閉塞	閉塞性睡眠時無呼吸（OSA） 高度肥満 気道の腫脹による狭窄・閉塞 　舌腫大，喉頭浮腫，声帯浮腫 気道外からの圧迫 　頸部手術後出血，内頸静脈穿刺時の動脈誤穿刺
機能的な狭窄・閉塞	喉頭痙攣，声帯麻痺，息こらえ
末梢気道狭窄・閉塞	気管支喘息，気管支痙攣，気管支異物
麻酔薬の効果残存	筋弛緩薬，吸入麻酔薬，静脈麻酔薬，高位および全脊髄くも膜下麻酔

換気状態の表現方法	V1	V2	V3
換気の状態	正常	正常ではない	異常
典型的なカプノグラムの波形	INSP I/II/III	INSP	INSP

図1　カプノグラムの波形を用いた換気状態の三段階評価分類
〔日本麻酔科学会気道管理アルゴリズム作成委員会．日本麻酔科学会気道管理ガイドライン2014（日本語訳）-より安全な麻酔導入のために- http://www.anesth.or.jp/guide/pdf/20150427-2guidelin.pdf より引用改変〕

麻酔効果残存状態では換気量が少ないことが多い。通常，低換気状態で抜管すると判断することはないと考えがちだが，麻酔が浅くなり覚醒してきた際には挿管チューブなどの刺激によって呼吸努力が促されていることもある。換気量が十分だと判断して抜管した後に，呼吸刺激がなくなり，自発呼吸が減弱，消失することもあり得る。ただし，麻酔効果残存のみが原因の場合には，換気困難となることは少ないと思われる。

3 診断および対処

換気障害の原因を速やかに診断することが必要である。状況によっては一刻をも争う事態に陥るため，診断を待って対処するわけにはいかない。常に換気改善を試みる努力を行っている中で診断をしていくことになる。

原因が何であれ，基本通り，気道確保をして換気を試みる。フェイスマスクでの換気が困難であるならば，まず酸素濃度を100％として酸素化の改善を試み，エアウェイ（経鼻・経口）挿入，ラリンジアルマスク挿入，麻酔薬物の拮抗薬投与などで換気改善を試みる。麻酔効果残存，舌根沈下による気道閉塞のほとんどはこれで改善する。酸素化の評価については，SpO_2が有効であるが，SpO_2の低下を呈する状況では，すでに換気障害が生じてからある程度の時間が経過しているため，客観的な換気状態の評価とはなり得ないことに注意しなければならない。「日本麻酔科学会気道管理ガイドライン2014」[1]では，麻酔中の換気の有効性を評価する信頼できる手段として，カプノグラムの波形を利用することを推奨している。本ガイドラインでは麻酔覚醒時の推奨される手順については述べられていないが，換気の評価を行ううえでは重要な事項であろう（図1）。

換気困難と客観的に判断された場合，JSA気道管理アルゴリズムではただちに施行可能な方法で一度挿管を試みるとなっている。しかし，このような状況下で再挿管を行う場合には，その前に応援を要請して対応した方がよい。最初の挿管が容易であっても，再挿管も容易であるとは限らない。むしろ，術前にはなかった換気困難となる何らかの変化を生じているために再

挿管は容易でないと考えるべきである。換気障害を来す背景を考慮し，特に甲状腺手術後などの血腫による気道狭窄・閉塞が疑われるような場合には，挿管の準備を進めるとともに気管切開，輪状甲状間膜穿刺などの準備をしておくべきである。

喉頭浮腫・舌腫大，声帯麻痺，および末梢気道狭窄・閉塞によるものについては，本書別項に詳細な記載があるので参照いただきたい。本項ではそれ以外の「閉塞性睡眠時無呼吸」，「喉頭痙攣」，「頸部の血腫による上気道狭窄・閉塞」について説明する。

A 閉塞性睡眠時無呼吸（OSA）

睡眠時無呼吸は原因によって，上気道閉塞により無呼吸を呈する閉塞性睡眠時無呼吸（obstructive sleep apnea：OSA）と呼吸中枢の障害によって無呼吸を呈する中枢性睡眠時無呼吸（central sleep apnea：CSA）に分類されるが，ほとんどの症例がOSAである。睡眠時，上気道開大筋の緊張が低下するが，OSAではこれによって上気道閉塞および狭窄が生じ，一時的な無呼吸を繰り返す。上気道周囲の脂肪沈着が多いと上気道は狭くなるとともに内腔を保ちにくくなるため，肥満はOSAの重要な因子である。しかし，扁桃肥大，舌肥大，鼻炎・鼻中隔弯曲，小顎，下顎後退などもOSAの原因となり得るため，痩せた人でもOSAを呈することはまれではない。OSAは単一の原因で生じるのではなく，複数の要因が関わっているものと思われる。

OSAは高血圧，不整脈，心血管系疾患，心不全，脳血管疾患，2型糖尿病などの疾患との関連性がよく知られているが，麻酔科領域では特に周術期における気道管理が問題とされる。

1 睡眠時無呼吸の症状

自覚症状としては，日中の過剰傾眠，夜間の頻尿，起床時の頭痛，熟眠感の欠如，全身倦怠感などの症状を呈することが多い。本人に自覚症状がなくとも，いびき，睡眠中の無呼吸，夜間体動異常を家族に指摘されることが多い。

周術期に生じる症状としては，気道閉塞に関連するものに注意が必要である。完全に覚醒をしていない状況での抜管は，上気道の開放性を維持することができずに舌根沈下を生じ，低換気を招き，低酸素血症，高二酸化炭素血症を来す危険性が高くなる。また，自発呼吸下で気道狭窄・閉塞が急速に生じると，過剰な胸腔内陰圧を形成し，陰圧性肺水腫を引き起こし，換気状態が改善した後にも低酸素血症を呈することになる。

2 OSAの診断

OSAの診断では無呼吸低呼吸指数（apnea hypopnea index：AHI）で評価されることが多い。AHIは，睡眠中の無呼吸と低呼吸の総数を睡眠時間で除し，1時間あたりとしたものをいう。ただし，真のAHIを調べるには終夜睡眠ポリグラフ検査（polysomnography：PSG）が必要である。入院しての検査となるため，通常は簡易検査から行われることが多い。問診および病歴聴取によってOSAが疑われた場合には，簡易検査としてメモリー機能付パルスオキシメータを用い，終夜の末梢動脈血酸素飽和度（SpO_2）の連続モニタリングをスクリーニングとして行う。自宅などで睡眠中のSpO_2を記録し，睡眠中の低酸素回数および低下の程度から酸素飽和度低下指数（oxygen desaturation index：ODI）を算出する。

ODIはSpO_2低下の総数を睡眠時間で除し，1時間あたりとしたものであり，2％，3％，4％低下などを算出する。「循環器領域における睡

眠呼吸障害の診断・治療に関するガイドライン」[2)]における診断のアルゴリズムではこの際の域値は3％が用いられており，3％ODIと表記される。ODIはAHIと高い相関を示すため，スクリーニングとして有効といわれている。

しかし，肥満患者では機能的残気量が少なく，短時間の無呼吸でもSpO_2低下がより大きく低下するため，ODIはAHIとの相関が低くなる。そのため，確定診断を行うにはPSGを行う。PSGは睡眠状態を評価したり睡眠中に生じる異常な生体現象を客観的に捉えるために行われる検査であり，睡眠時無呼吸症候群（sleep apnea syndrome：SAS）の診断検査としてもっとも精度が高い。脳波，眼球運動，頤筋電図の記録により睡眠段階を評価し，さらに気流，胸腹壁の呼吸運動，SpO_2，体位，前脛骨筋電図，心電図，いびき，食道胸腔内圧，体温，二酸化炭素分圧などを同時記録する。これらの情報を解析して睡眠の質，睡眠中の呼吸障害，循環状態，パラソムニア（睡眠随伴症：睡眠中の異常行動や身体現象）などの有無が評価される。PSGにてAHI≧5，閉塞性が50％以上であるとOSAと判定される。さらに，5≦AHI＜15（軽症），15≦AHI＜30（中等症），30≦AHI（重症）とに分類される[2)]。

このような診断は通常，循環器疾患のリスクとしてのOSASのスクリーニング診断のため，慢性心不全に合併するSASの診断・治療のために行われる。手術を受ける患者すべてにOSAの有無の診断を行うことは非現実的であるが，術前診察においてOSAを合併する可能性の高い身体所見，病歴等を有する患者においては，周術期のリスクのみならず循環器系疾患等，長期的な予後に関わることであり，できるだけ検査を受けることを勧めるべきである。

3 OSAの治療と対処

一般的なOSAの治療としては，減量，生活習慣の是正と運動，体位療法，薬物療法，持続気道陽圧（CPAP），その他の陽圧治療，口腔内装置，外科療法がある。これらは長期的な予後を改善するために行うべき治療であり，未治療のOSAの患者が手術を受けるに当たっては，これらの治療を先行させて効果を得てから手術を行うのは非現実的である。前述したOSAの重症度に加え，OSAに合併する可能性の高いとされる高血圧，不整脈，心血管系疾患，心不全，脳血管疾患，2型糖尿病などの評価を行い，生活習慣改善，服薬コンプライアンスの改善，CPAPなどをできるだけ早期に開始しておく。

周術期・術中管理としてもっとも問題になるのは，肥満の合併率が高く，気道確保困難が予想されることである。麻酔導入では常に酸素化に務めるとともに，挿管困難に対処可能な準備をもって導入を行う。術中管理は，常に術後の気道トラブルを回避することを念頭に置いて進める。麻酔維持には可能な限り蓄積性の少ない薬物を選択することが好ましい。オピオイドはレミフェンタニルを使用してフェンタニル，モルヒネなどの使用量を少なくし，術後鎮痛にはNSAIDsや局所麻酔（硬膜外麻酔，末梢神経ブロックなど）を中心に行うことが望ましい。上気道手術においては抜管後の気道浮腫を軽減させるために輸液制限，デキサメサゾンなどのステロイド投与を行う。

抜管はもっとも危険な時期であり慎重な判断が必要となる。薬物効果の残存による意識レベルの低下，筋力低下は上気道の開放性を維持困難とするため，抜管時には完全覚醒であることが望ましい。自発開眼があり四肢の従命行動が可能であり，換気量が十分確保されている（1回換気量＞200 mL，分時換気量＞2.5 L/分）こと，深呼吸が可能であること，呈舌が可能であることを確認する。さらに上気道，口腔内に出血，分泌物貯留がないことを確認したうえで抜管する[3)]。

抜管後，しばらくは慎重に呼吸状態を監視する必要があるが，上気道狭窄・閉塞の兆候があれば，エアウェイを挿入，逆トレンデンブルグ体位もしくは半坐位として気道開存に務める。

4 術後管理

術後鎮痛は硬膜外鎮痛，末梢神経ブロック，NSAIDsやアセトアミノフェンなどを積極的に用いてオピオイドの使用量を少なくする方が望ましい。術前からCPAP，NIPPVを使用されていたOSA患者では，術後早期より使用することが望ましい。呼吸状態に関してはSpO_2をモニタリングすることになるが，SpO_2が低値を示したときには，すでに換気障害が生じてからある程度の時間が経過して低酸素血症が進行している状況であることを念頭に置いておかねばならない。

5 その他

手術が無事に終わっても，OSAの持つ長期的なリスクは残存したままである。すでにOSAの治療を受けていた場合にはその主治医に引き続きフォローを依頼する。受けていなければ循環器内科，耳鼻咽喉科などに紹介し，OSAのフォローを受けることを勧める。

特に周術期に何らかのエピソードがあった場合には，その内容を記載した紹介状を作成し，次回，他院で手術を受けることになった場合でもその内容が伝わるようにしておくべきである。

B 喉頭痙攣

内喉頭筋群（甲状披裂筋，外側輪状披裂筋，輪状甲状筋）の攣縮によって声帯の持続的な閉鎖を生じる病態である。本来，誤嚥や異物の下気道への流入を防ぐための生体防御反応であるが，誘発する刺激が消失した後も喉頭閉鎖が持続したものと考えられる。

通常，重篤な事態を招くことはまれではあるが，小児の場合には 機能的残気量が少なく，低酸素血症が急速に進行し，短時間で徐脈，低血圧，心停止といった経過を生じ得るので適切な対処が必要である。麻酔深度が浅い時に，分泌物や血液の喉頭への流入，喉頭鏡，挿管チューブ，ラリンジアルマスク，吸引チューブ，胃管等の刺激が契機となって生じることが多い。

小児や術前から上気道に炎症がある場合，喫煙などが危険因子とされる。麻酔の導入時，覚醒時に多く見られるが，非挿管下での全身麻酔維持中でも麻酔深度が不十分の場合に外科的刺激を契機として生じることもある。

1 喉頭痙攣の症状

軽度のもので不完全な声門の閉塞であれば吸気時に喘鳴を生じる。完全な閉塞となると呼吸音が消失し，シーソー呼吸（奇異性呼吸運動）がみられる。麻酔導入中では換気困難となる。換気障害が持続し，低酸素血症，高二酸化炭素血症を生じると，頻脈，高血圧を生じるが，それが改善されないと，徐脈，低血圧，心停止へと移行することもある。また，声門の完全閉塞の状態で呼吸努力が大きい場合には，著しい胸腔内陰圧によって陰圧性肺水腫を生じることがあり，それによる低酸素血症を呈する。

2 喉頭痙攣の診断

上記症状は喉頭痙攣特有の症状ではなく，麻酔薬効果残存による舌根沈下や喉頭浮腫，声帯麻痺など他の上気道狭窄・閉塞によっても生じ得るため，しばしば診断に迷うことになる。常に酸素化の努力を行いながら診断を行うことになるが，換気困難となった経緯，状況から推測して診断することが重要である。口腔内分泌物を吸引して咳き込んだ後，体動や体位変換などのイベントがあった後に生じた換気障害は喉頭痙攣を強く疑う。

舌根沈下による閉塞であれば経鼻・経口エア

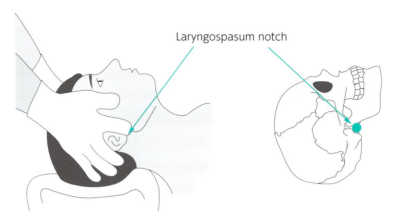

図2 Laryngospasum notch の部位
(Larson CP Jr. Laryngospasm-the best treatment. Anesthesiology 1998; 89: 1293-4 より引用改変)

ウェイ，ラリンジアルマスクの使用によって改善されるが，喉頭浮腫，声帯麻痺の場合には気管挿管，気管切開が必要となることが多い。気道再開通後，低酸素血症，血性泡沫状分泌物がみられる場合には，陰圧性肺水腫を疑う。

3 喉頭痙攣の治療

まずは原因の除去（分泌物や血液の吸引，気道刺激となる操作の中止など）を行い，純酸素投与したうえで以下の方法を行う。

(1) 持続的気道陽圧法

軽度の不完全閉塞の場合には，純酸素を投与しながら頭部後屈—頤部挙上を行い，フェイスマスクで持続的気道陽圧（continuous positive airway pressure：CPAP）をかけることによって気道閉塞が解除されることが多い。しかし，完全閉塞には無効であり，さらなる手段を取る必要がある。

(2) Larson's maneuver (laryngospasm notch 圧迫)

上方を頬骨弓，後方を側頭骨乳様突起，下方を下顎骨下顎顆に囲まれた部位で，開口すると耳の前方にできるくぼみの部位を laryngospasm notch という（図2）。ここを両側から内側前方へ強く圧迫することによって喉頭痙攣が解除できるとされる。舌咽神経から迷走神経に刺激を与えることによって迷走神経の過緊張を解除するとの仮説が立てられているが，はっきりとした機序はわかっていない[4]。喉頭痙攣での対処の課程で，筋弛緩薬や気管挿管の準備が整うまでの間に試みる価値はあると思われる。

(3) 麻酔薬・筋弛緩薬の投与

プロポフォールの投与が有効な場合が多く，0.5-1 mg/kg 程度の投与によって速やかに気道閉塞が解除され得る。無効であれば筋弛緩薬を投与する。スキサメトニウムの投与が推奨されてきたが，通常の麻酔で使用されることが少なくなり，手元にない施設も多いと思われる。同様に作用発現が早いロクロニウムの使用でよい。ただし，抜管時にはスガマデクスが使用されていることが多いと思われるため，再挿管を行う場合には通常の投与量 0.6 mg/kg より多く 0.9 mg/kg の投与を要することを考慮しなければならない。

(4) リドカイン

リドカインによって喉頭痙攣が解除されるかどうかの明確なエビデンスはない。ただし，リドカインを挿管，抜管の前に 1-2 mg/kg 投与することによって喉頭痙攣が予防される[5]。

4 喉頭痙攣解除後の管理

　喉頭痙攣が解除されて酸素化が改善すれば，再度，喉頭痙攣を生じないように覚醒させる。再挿管を行った場合には，十分覚醒させてから抜管を行う。再度，喉頭痙攣が生じることはまれと思うが，抜管前にリドカインを投与しておくと予防効果が期待できる。抜管前に口腔内の分泌物をしっかり吸引しておく。容易に解除されたものの場合には通常通りの術後酸素投与を行うのみでよいことが多いが，陰圧性肺水腫が生じる可能性がありしばらくは厳重に状態を観察する必要がある。

5 その他

　陰圧性肺水腫を生じた場合には，一時的に酸素療法，人工呼吸療法などが必要となるが，予後は良好であることを家族や本人に説明する。また，軽度の喉頭痙攣でも遅れて陰圧性肺水腫を生じる可能性があるため，予後は良好であるが，呼吸状態が悪化する可能性が残っていることを説明しておく。

C 頸部の血腫による上気道狭窄・閉塞

　頸部の血腫によって上気道を直接圧迫，または静脈灌流が阻害されることによって急速に浮腫が生じて上気道の狭窄・閉塞を生じることがある。血腫の原因としては頸部手術（甲状腺手術，頸椎手術，頸動脈内膜剥離術など），中心静脈カテーテル留置における内頸静脈穿刺時の動脈誤穿刺，出血傾向のある患者への穿刺などが挙げられる。
　術後出血による血腫形成では手術直後よりも病棟に帰室してから生じることが多く，緊急対応可能な人員や機器が不十分な中での対応を迫られることもあり得る。また，上気道の閉塞・狭窄，浮腫などのために気管挿管が困難・不可能の場合も多く，緊急で輪状甲状間膜穿刺，気管切開などが必要となることもある。
　内頸静脈穿刺時に誤穿刺する動脈としては総頸動脈，鎖骨下動脈，椎骨動脈，頸横動脈，下甲状腺動脈などが挙げられる。現在，穿刺手技として超音波ガイド法が一般的であり短軸交差法が用いられることが多い。短軸交差法では動静脈の位置関係はわかりやすいが，穿刺針が超音波走査線内に入るまでは穿刺針の位置が分かり難い。短軸像を確認しただけで穿刺すると，静脈の走行と異なる方向に穿刺針を向けてしまう可能性があり，静脈を斜めに貫通すると動脈誤穿刺の原因となり得る。穿刺前に慎重にスキャンして静脈の走行を確認し，静脈の走行に沿って穿刺を行うよう心がけ，また，常に針先の位置を確認しながら穿刺針を進めることが大事である[6]。日本医療安全機構による「中心静脈穿刺合併症に係わる死亡の分析―第1報―」では死亡例10例の検討がなされている[7]。この内の6例は超音波ガイド法で行っており，さらにその内の少なくとも3例は明らかな動脈の誤穿刺を生じて死に至っている。超音波ガイド法によって必ずしも動脈誤穿刺が防げるものではないことを認識しておかなければならない。

1 症状

　甲状腺などの手術直後に頸部腫脹が現れた場合，抜管前ならば術者が気付いて対処し，抜管を延期することが考慮される。しかし，抜管後，病棟に帰室した後に再出血，血腫の増大，気道狭窄・圧迫を生じ，呼吸困難感を患者が訴える例も少なくない。
　内頸静脈穿刺時の動脈誤穿刺の場合，穿刺時に血腫を形成して頸部の腫脹が現れることがほとんどである。しかし，凝固機能異常を来している患者などでは圧迫止血が困難な場合もあり，一旦は止血し得たと思われても抜管時の

バッキングや血圧上昇によって再出血する可能性もあるので、終始、頸部の状態や呼吸状態に注視する必要がある。術後の管理目的等で中心静脈カテーテル留置依頼を受けることがあるが、留置は手術終了後ではなく、麻酔導入直後に行うことが望ましい。その方が動脈誤穿刺を起こしても、気管挿管をされている間に血腫形成がないか観察する時間が十分とれる。

これらの状況が不幸にして抜管時もしくは抜管後に生じた場合、通常の上気道狭窄・閉塞の症状、すなわち、奇異性呼吸、吸気時の喘鳴がみられることになる。また、出血によっては頻脈、血圧低下などの循環変動を生じることもあり得る。

2 診断および治療

診断のために治療を疎かにすることは許されない。診断よりも治療が優先であるし、急速に呼吸困難が進行する場合には、悠長にCT撮影など行っている暇はない。ただちに気管挿管もしくは気管切開、輪状甲状間膜穿刺を行って気道確保、酸素化を図る。

術後再出血による血腫増大による気道狭窄・閉塞では、すぐに止血術の準備にかかるが、明らかに頸部の腫脹があり、血腫の増大が疑われても、止血術の際に出血点がはっきりしないこともまれではない。そのため、診断に時間を掛ける意味が薄いと思われるが、血腫が表面に現れず、上気道の後方より血腫の圧迫があることが疑われる場合には、気道確保がされたうえでCTなどを撮影した方がよいと思われる。

内頸静脈穿刺後の血腫については、気管挿管、気管切開を行ったうえで対処する。保存的に止血が可能かどうか、血腫の増大傾向が収まるのかどうかを見極める必要がある。外科的に血管修復が必要となることもある。

3 術後管理

血腫の状態にて血腫除去、保存的に経過観察を行うが、いずれにしてもその後しばらくは気管挿管下、気管切開下での呼吸管理が必要である。もっとも問題となるのは抜管のタイミングである。気道の開存性をカフリークテストを行って確認してから抜管を行う。リークが認められない場合は上気道閉塞、再挿管のリスクが高く抜管すべきではないが、リークが認められたとしても決して安全に抜管可能というわけではない[8]。CT、エコー、喉頭ファイバーなどでの確認と合わせて抜管の可否を決定すべきである。上気道閉塞が生じ、再挿管が必要となる可能性があるならば、抜管前にチューブエクスチェンジャー（エアウェイエクスチェンジカテーテル）を気管チューブ内に挿入し、それを留置したまま抜管し、上気道閉塞が生じないことを確認するまで様子を見るとよい[9]。

4 その他

これらは医原性の事象となるため、患者、家族とのトラブルになる可能性がある。術後出血、中心静脈穿刺時の合併症などは術前に説明していたとしても、起こったことについての説明を丁寧に行う。医師個人が対応するのではなく院内の医療安全対策室と緊密に連絡を取りながら、病院として対応を行う方がよい。

【参考文献】
1) 日本麻酔科学会気道管理アルゴリズム作成委員会. 日本麻酔科学会気道管理ガイドライン2014（日本語訳）—より安全な麻酔導入のために— http://www.anesth.or.jp/guide/pdf/20150427-2guidelin.pdf （2019.3.22 アクセス）
2) 日本循環器学会、日本呼吸器学会、日本呼吸ケア・リハビリテーション学会ほか. 循環器領域における睡眠呼吸障害の診断・治療に関するガイドライン 2012/11/28更新版 http://www.j-circ.or.jp/guideline/pdf/JCS2010, momomura.h.pdf （2019.3.22 アクセス）

3) 稲垣喜三. 閉塞性睡眠時無呼吸患者の周術期管理. 口咽科 2017; 30: 9-16.
4) Larson CP Jr. Laryngospasm-the best treatment. Anesthesiology 1998; 89: 1293-4.
5) Xiaojing Q, Zhoupeng L, Si L, et al. The efficacy of lidocaine in laryngospasum prevention in pediatric surgery: a network meta-analysis. Scientific Report.(6). London: Nature Publisher Group; 2016. 32308.
6) 日本麻酔科学会安全委員会. 安全な中心静脈カテーテル挿入・管理のためのプラクティカルガイド 2017. http://www.anesth.or.jp/guide/pdf/JSA_CV_practical_guide_2017.pdf(2019.3.22 アクセス)
7) 日本医療安全調査機構医療事故調査・支援センター. 中心静脈穿刺合併症に係る死亡の分析―第1報―. 平成29年3月. https://www.medsafe.or.jp/uploads/uploads/files/publication/teigen-01.pdf（2019.3.22 アクセス)
8) Maria EO, Maria CM, Fernando FV, et al. Cuff-leak test for the diagnosis of upper airway obstruction in adults: a systematic review and meta-analysis. Intensive Care Med 2009; 35: 1171-9.
9) Popat M, Mitchel V, Dravid R, et al. Difficult Airway Society Guidelines for the management of tracheal extubation. Anaesthesia 2012; 67: 318-40.

（上田　敬一郎）

6 腹臥位での気管チューブトラブル

KEY WORD ▶ 事故抜管，機械的狭窄，ラリンジアルマスク

　本項では，腹臥位手術における気管チューブ(endotracheal tube：ETT)の機械的狭窄，事故抜管，インフレーティングチューブの断裂，カフ破損について述べる。本項の趣旨上，挿管直後に現れるETTトラブルについては省略した。

　頸部の過屈曲や側弯症手術などがETTの機械的狭窄の誘因にはなりうるが，特に腹臥位でETTの機械的狭窄の頻度が増すか不明である。もちろん，腹臥位でETTの機械的狭窄が発生したら対応はより困難なものになる。

　腹臥位での事故抜管は後頭蓋窩手術[1]，頸椎手術[2,3]，側弯症手術[3]，乳児[1,2]などで少数の報告があるのみである。救命例ばかりが報告されている可能性があり，腹臥位での事故抜管の全体像は不明である。重力・唾液によるETT固定性の障害，麻酔科医の頭元での作業の制限，術式に関連した多様な医療機器の存在などで，腹臥位では事故抜管の頻度が増すと推定される。

　腹臥位での事故抜管では仰臥位に戻ることが麻酔科医にとって基本原則であるが，術中に緊急で腹臥位に戻ること自体が生命予後を脅かすことがあるのが，事故抜管の対処を難しくする最大の点である。例えば大開頭下の小脳手術中においては硬膜を閉じずに仰臥位に戻ることで，小脳挫傷，小脳脱出，小脳出血，脳ヘルニア，脳神経損傷，髄液の流失などの危険が生じる。緊急で腹臥位に戻る時の一時的な創処置や体位変換の方法について，平時に脳外科医師と話し合っておくべきである。

　腹臥位での事故抜管は究極の困難気道であり，未だ公的なガイドラインが示されていない。事故抜管はモニター上では予兆に乏しいが，背景因子やきっかけとなる操作はいくつかある。担当麻酔科医は事故抜管を疑ったら，躊躇せず直近の麻酔科医や麻酔科上級医を呼ぶべきである。事故抜管であるのに，ETT先端が上気道に残っていたら，気道分泌物貯留やETT狭窄などと誤診しがちである。腹臥位での気道トラブルでは，呼吸回路のはずれ・狭窄が否定できたら，ETTの門歯あるいは口角での位置を真っ先に確認すべきである。

1 腹臥位手術とその管理の特徴

　腹臥位手術には各術式に応じた管理が必要となる(表1)。後頭蓋窩・頸椎・脊髄腫瘍手術では，手術台周辺の多様な医療機器により，麻酔科医の口元へのアクセスや作業が著しく制限されることはもちろんのこと，迅速に仰臥位に戻ること自体が非常に困難である。これらの手術では，術前からの困難気道や，術中の頸部の過屈曲による舌・咽喉頭の浮腫などから，仰臥位での再挿管も困難かもしれない。

　一部の施設では，2時間以内の腰椎手術や体表などの手術に対し，腹臥位下に頭頸部を一方向に回旋しておいて，麻酔導入・ラリンジアルマスク(laryngeal mask airway：LMA)挿入し，麻酔管理している[4]。腹臥位でのLMA挿入

表1　腹臥位手術と管理

	頭部固定	頸部姿勢	麻酔器の位置/ライン類	気道管理	その他
後頭蓋窩・脊髄腫瘍・頸椎の手術	メイフィールド3点ピン固定	中間位あるいは屈曲位	体側/動脈ライン	困難気道の可能性	手術顕微鏡 X線診断装置 MEP NIM-tube
側弯症手術	円座 馬蹄型枕 プローンビュー®	一方向に回旋あるいは中間位	頭側/動脈ライン・輸血ライン	気管変位の可能性	X線診断装置 MEP
腰椎手術	円座 馬蹄型枕 プローンビュー®	一方向に回旋あるいは中間位	頭側	LMAで気道管理する施設あり	X線診断装置
体表・上下肢骨折・下肢静脈・アキレス腱・毛巣瘻・痔の手術	円座 馬蹄型枕	一方向に回旋	頭側	LMAで気道管理する施設あり	

(注) MEP：運動誘発電位，NIM-tube：NIM専用EMG気管チューブ，LMA：ラリンジアルマスク

表2　ETTの機械的狭窄の原因分類

	PVCチューブのキンク	PVCチューブ壁がカフにより内方圧排	スパイラルチューブ壁が解離	ETT遠位開口部をカフが覆う	ETT遠位開口部が気管壁に衝突
兆候	気道抵抗↗	気道抵抗↗	気道抵抗↗	気道抵抗↗	気道抵抗↗
契機	体温でETTが軟化	体温でETTが軟化，N_2O	N_2O	N_2O，ETTを浅くする，頸部の伸展・回旋	体位変換，頭頸部を動かす，側弯の矯正，N_2O
背景	soft nasal tube，マギル鉗子，AWS，細すぎるETT	細すぎるETT	製造工程でスパイラルチューブのワイヤー層に気泡混入，EOG再滅菌	高容量・低圧カフ，カフを膨らませたままETTを浅くする，頸部の伸展・回旋	気管の蛇行（側弯症・縦隔腫瘍など），細すぎるETT，マーフィー孔なし，偏芯性のカフの膨み
カプノグラム	第3相急峻化 $EtCO_2$↗	第3相急峻化 $EtCO_2$↗	第3相急峻化 $EtCO_2$↗	第3相急峻化 $EtCO_2$↗	第3相急峻化 $EtCO_2$↗

(注) PVCチューブ：ポリ塩化ビニルチューブ，ETT：気管チューブ，EOG：エチレンオキシドガス，AWS：エアウェイスコープ

は，重力により舌が前方に移動するので，比較的容易であるという．助手に頤部を押してもらうとLMA挿入の助けになる．

2　ETTの機械的狭窄の原因分類(表2)と鑑別診断

(1) ポリ塩化ビニル (polyvinyl chloride：PVC) チューブのキンク

インフレーティングチューブのETT壁への入口部とカフへの入口部の2か所がPVCチューブの脆弱部位である．エアウェイスコープで挿管するとこの脆弱部位にキンクが起こることがあるという[5]．PVCチューブは体温で温められると軟化し，キンクから閉塞に至る．鼻腔通過を容易にするためにETTを温生食で事前に柔らかくしておいてから経鼻挿管すると，直後から換気不能になることがある．

(2) PVCチューブ壁がカフにより内方圧排

体温で軟化したPVCチューブにおいて，亜酸化窒素により内圧の上昇したカフがカフ部のETT壁を内腔中心へと圧排することが，わが国

では1989年に報告されている[6]。

(3) スパイラルチューブ壁が解離

スパイラルチューブの製造工程でワイヤー層に気泡が混入し，エチレンオキシドガス再滅菌でその気泡が拡大し，亜酸化窒素吸入でスパイラルチューブの二重壁がワイヤー層で完全に解離することがある[7]。ETTを抜去することが唯一の対処となってしまう場合がある。

(4) ETT遠位開口部をカフが覆う

カフを膨らませたままETTを浅くすると，カフのみがETT遠位端開口部に残る。亜酸化窒素により徐々にカフ内容量が拡大し，徐々にETT遠位端開口部を覆うことがある[8]。逆に，亜酸化窒素によりカフ内容量が増大している状況で，頸部の伸展・回旋をきっかけにしてETTが浅くなり，同様の機序で突然に完全閉塞になることがある[9]。

(5) ETT遠位開口部が気管壁に衝突

気管の変形[9]やカフの偏芯性の膨らみ[10]を背景に，体位変換や頭頸部を動かすことでETTの開口部が気管壁に正対・衝突し，突然に完全閉塞になることがある。もちろん，頸部の屈曲・回旋によりETTが深くなり，片肺挿管になることもある。

(6) 鑑別診断

慢性気管支炎，気管支拡張症，人工鼻の不使用，低室温，新生児・乳幼児を背景として，ETT内に痰栓が形成されることがある[11]。また，喘息，気管支痙攣，アナフィラキシー，緊張性気胸などが鑑別診断に挙がる。機械的なETT狭窄と確診できる前に気管支拡張療法が試みられていることがしばしばある。

3 ETTの機械的狭窄への予防

①マーフィー孔付きのスパイラルチューブの使用。
②ETTは再滅菌・再使用しない。
③事前のカフのリークテスト，ETT壁内やETT内腔の異常な構造物のチェック。
④亜酸化窒素を使用しない。カフ圧の定期的な調整。
⑤カフを膨らませたままETTを浅くしない。
⑥頭頸部を動かすときは麻酔科医に知らせる。

4 ETTの機械的狭窄への対処

①体温によるETT壁の軟化や亜酸化窒素によるカフ圧・量の漸増だけが契機であれば，気道抵抗やカプノグラムの変化に注視していれば，完全閉塞に至る前に診断・対処が可能である。しかし，体位変換や頭頸部を動かすなどの契機で突然に完全閉塞になれば，診断・対処に時間的な余裕はない。
②ETTの門歯あるいは口角での位置の再確認。
③カフ圧が高くないか。カフ圧を是正したら症状が改善しないか。ETTの機械的狭窄の原因分類のうちカフ圧上昇に関連する機械的狭窄が改善されるはずである。
④ETT内の痰栓や内因性疾患との鑑別。
⑤気管吸引で分泌物が吸引できるか。吸引チューブがETTを通過するか。
⑥酸素化・換気がある程度保証されていて，時間的な余裕があると判断できるか。
  ・時間的余裕があれば，気管支ファイバーでETT内の観察，X線診断。
  ・時間的余裕がなければ仰臥位に戻る。

5 PVCチューブのキンクへの特殊な対処

頸部の過屈曲を緩めて改善しなければ，次の2つを選択する。
①気管支ファイバー，ガムエラスティックブジー，チューブエクスチェンジャーなどをETT内に挿入して屈曲部位を修正する。
②経口でファイバー挿管する時に使うバーマンエアウェイをETTの屈曲部の外周に通し，屈曲部位を修正する。

表3 事故抜管の鑑別診断

	事故抜管	インフレーティングチューブの断裂	カフ破損
兆候	ETTの脱出 リーク音 換気量下限アラーム	リーク音 換気量下限アラーム	リーク音 換気量下限アラーム
契機	X線診断装置の操作 MEP測定刺激 体位変換 wake-up test 術者が頭頸部を動かす きっかけなしもある	X診断装置の操作	挿管操作（歯・下鼻甲介・マギル鉗子）
背景	固定テープのゆるみ（唾液・鼻汁・消毒液・血液・ひげ），呼吸回路等の固定の不具合，プローンビュー®，NIMチューブ，新生児・乳児，カフなしスパイラルチューブ，スフィンクス体位	インフレーティングチューブの遊び	挿管困難 経鼻挿管
カプノグラム	波形の消失 第3相の消失	第3相の消失	第3相の消失

（注）ETT：気管チューブ，MEP：運動誘発電位，NIMチューブ：NIM専用EMG気管チューブ

6 ETT遠位開口部が気管壁に衝突することへの特殊な対処

気管支ファイバー下にETTを適切な位置に進めるあるいは浅くする。

7 事故抜管の鑑別診断（表3）

①事故抜管の契機はいくつか挙げられる。Wake-up testでETTがプローンビュー®のヘルメット部分に引っ掛かり，事故抜管に至ることがある。もちろん，契機なく固定テープの緩みだけでETTが自然脱落することも少なくない。インフレーティングチューブの断裂はX線診断装置の操作・移動などで起こるが，事故抜管も同時に起こるかもしれない。カフ破損は挿管操作が契機となるので，挿管直後に症状発現するはずであるが，腹臥位後にカフ漏れが明らかになった症例がある[11]。

②腹臥位での事故抜管において鑑別診断で重要な気道トラブルとは，実は前述のETT狭窄などである。ETTが完全に口から脱出すると気道内圧波形は消失するが，ETT先端が咽頭に残る場合は狭い咽頭腔が気流抵抗となる。実際は事故抜管であるのに，気道内圧波形が一見正常を示すので"単純なカフ漏れ"，もしくは気道内圧モニターが高値を示すので"分泌物貯留による気道内圧上昇に伴うカフ漏れ"[1]などと誤診することがある。この時に換気量の実測値が低値なら，真っ先に事故抜管を疑ってチューブが浅くなっていないか口元を確認すべきである。

③ETTが気管内で浅くなっていても，カフ漏れが生じない限りカプノグラムで異常は出現しない。ETTが徐々に浅くなって，カフの中心が声帯に懸かるようになるとカフ漏れが生じるかもしれない。ETTが浅くなっているのをカフ量が少ないと判断して，カフに空気を追加注入したところで，ETT先端が完全に声門から逸脱してしまうことがある。

8 事故抜管の予防

(1) 麻酔カートにLMAを準備

- ETTの導管になり，ドレーンチューブが備わっているLMAが望ましい。

(2) **体位変換用のストレッチャーの常置**
- 手術室に最寄りの場所。

(3) **ETT の固定法**
①ETT の固定テープは上顎に貼付する。下顎に貼付すると開口運動でテープ固定にずれが生ずる。MEP の測定刺激では開口運動が起こる[3]。
②顔面に垂れ落ちる分泌物などで顔面の固定テープが湿り、ETT の固定が脆弱になる。固定テープの上を覆うようにして透明ドレッシング剤を顔面に貼るとその部位のテープの湿りが防止できる。それでも、ETT に巻き付けたテープ部分が湿り、ETT が滑り落ちた症例がある[3]。
③経鼻挿管でも鼻炎・鼻汁のために固定テープが湿り、ETT が滑り落ちることがある。小児などの事故抜管の危険が高いものは、経鼻挿管であれば鼻中隔に縫合固定することがある。
④カフなしのスパイラルチューブは腹臥位での事故抜管の危険が高まると懸念されている[1]。

(4) **腹臥位に変換前に事故抜管のハイリスク例はブリーフィング**

(5) **腹臥位直後のチェック項目**
①ETT の固定の確認。
②ETT に呼吸回路の重さが直接に伝わらないように、呼吸回路をメイフィールドフレームと手術台側面の数か所で固定する。麻酔ガスのサンプリングラインやインフレーティングチューブも呼吸回路と一括して束ねておく。
③小児ハイリスク例では気管支ファイバー、X線診断装置で ETT の位置確認。
④LMA 易挿入や上気道の浮腫予防のために頸部の過度の屈曲を避ける。

(6) **術中のチェック項目**
①カフ圧の定期的な調整。
②頭頸部を動かす時、ETT 周辺で X 線診断装置を操作・移動する時は麻酔科医に知らせる。
③小児などのハイリスク例では、自作の画像システム（小型カメラと LED 照明）で顔面を常時可視化しておく取り組みがなされている[2]。

(7) **シミュレーション教育**
①メイフィールドフレームで頭部固定され、麻酔器が体側にあり、術野が清潔敷布で覆われている状況で、いかに口元での作業が制限されるか、平時に体感しておく。
②マネキンにより腹臥位下の LMA 挿入を平時にトレーニングしておく。

9 事故抜管の対処

事故抜管に対する治療アルゴリズムを図1に示す。シナリオは対処の困難な後頭蓋窩手術を念頭に作成した。

(1) **担当麻酔科医**
①呼吸回路の外れがないか。麻酔ガスサンプリングチューブが人工鼻や呼吸循環監視装置から外れてないか。
②高流量の酸素で用手換気を試みる。
③直近の麻酔科医、麻酔科上級医を呼ぶ。
④ETT 先端が声門上に位置していると「高流量の酸素」で用手換気すると、リークはあるが換気可能で、カプノグラムの波形が再現する可能性がある。すなわち、ETT が声門上器具の役割を果たすことがある。
⑤浅い ETT を介して用手換気できるなら、気道確保の確実性では LMA に劣るが、動脈血酸素飽和度が 90% 以上を維持できれば、愛護的な体位変換のための時間的余裕ができる。
⑥麻酔器を頭元に移動する。

(2) **頭元で作業する麻酔科医（応援麻酔科医）**
①ETT の口からの完全脱出あるいは門歯での位置を確認する。
②ETT が口から完全に脱出している時は、ただちにマスク換気（両手法）から LMA 挿入を試みる。マスク換気では経鼻エアウェイや経口エアウェイも利用する。
③ETT が明らかに浅くなっていて、かつ ETT を介して有効に換気できない場合は、ETT を抜去して、マスク換気から LMA 挿入を試みる。

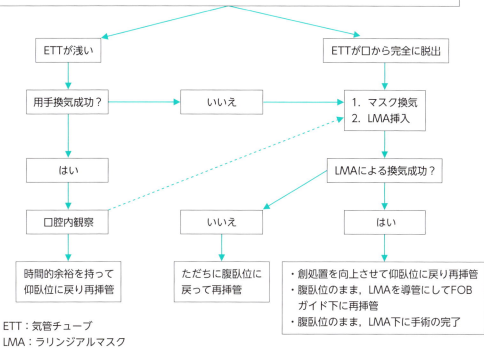

図1 腹臥位での事故抜管時の気道管理アルゴリズム（後頭蓋窩手術）

④口元での作業空間を確保するために，床に座るか，ベッド挙上あるいは逆トレンデレンブルグ位にすると麻酔科医の作業空間が広がるかもしれない。しかし，ベッドを挙上することは同時進行の他のスタッフの作業を妨げるだろう。

⑤LMAでの換気が成功しなければ，ただちに腹臥位に戻るしかないが，その場合もマスク換気だけは継続する。

⑥ETTは明らかに浅くなっているが，ETTを介して用手換気出来る時に，「ETTの位置をそのままにするか？」，「ETTを盲目的に進めるのか？」，「ETTを抜去してLMA挿入を試みるのか？」は判断に迷うところである。リーダーにその指示を仰ぐ。ETTを進めたら先端が食道側に向いてしまい，換気不能になることがある。

(3) 麻酔科上級医（リーダー）

①重大な気道トラブルが発生し，緊急で仰臥位に戻ることを宣言する。

②体位変換の準備の間に，応急的な換気の確保に最大限に努力する。

③応急的な換気ができなければ，ただちに仰臥位に戻るしかない。

④交錯する作業空間の中で，作業の優先順位を各グループに指示する。

⑤応急的な換気が確保できたなら,「仰臥位に戻って再挿管するのか? その前に創処置を向上させるのか?」,「腹臥位のまま,LMAを導管にしてFOBガイド下に再挿管するのか?」,「手術終了まで,LMAで管理するのか?[1]」を脳外科医と協議する。

⑥再挿管できたら,根治手術の中止(中止後の創処置は?)や再開(再開前のCT検査の必要性は?)などについて脳外科医と協議し,病状説明を家族に行う。

⑦術中にMEP測定のために筋弛緩薬を追加投与しない症例がある。事故抜管の対処中に自発呼吸が出現して後遺症なく救命できた症例がある[3]。筋弛緩薬を追加投与している場合,「腹臥位のままで積極的に筋弛緩薬を拮抗すべきなのか?」は"導入時の予期せぬ困難気道"の状況に比べてその決定は困難である。

(4) 脳外科医
①創部を滅菌ガーゼで覆い,その上からイソジンドレープを貼る。
②頭部のピン固定はそのままにして,手術台とメイフィールド頭部固定装置のロック部分をいつでも外せるようにしておく。
③応急的な気道の確保ができなければ,ただちに体位変換せざるを得ない。
④応急的な気道確保ができたなら,今後の計画について麻酔科上級医と協議する。

(5) 看護師
● 体位変換用のストレッチャーにも創部に対応して清潔敷布を敷いておく。

10 カフ破損への対処

(1) 手術の進行状況に応じて次の3つを選択
①腹臥位のままで咽頭にガーゼパッキング。
②腹臥位のまま同ETT挿入下にLMAを挿入し,LMAのカフを膨らませ,LMAの呼吸回路接続口は絆創膏等で密封して,リークを止める[11]。ETTが挿入されていてもLMA挿入は容易という。胃チューブが挿入できるドレーンチューブが備わっているLMAが望ましい。
③仰臥位に戻ってETT交換。

11 インフレーティングチューブの断線への対処

パイロットバルン側のチューブ断端とETT側のチューブ断端を21G針で接合できるという[12]。

【参考文献】
1) 中山英人. 2018のシェヘラザードたち. (第十七夜)腹臥位での術中事故抜管 不都合な真実. LiSA別冊 2018; 25: 109-12.
2) 中里 茜, 近藤陽一, 中村信人ほか. 腹臥位手術中の事故抜管とその予防法. 日本小児麻酔学会誌 2013; 19: 142-6.
3) 坂梨真木子, 中島芳樹. 腹臥位手術中の気管チューブ事故抜管症例. 蘇生 2015; 34: 244.
4) 清水 功. ラリンジアルマスク再考. 腹臥位手術とLMA とくに腹臥位挿入について. 臨床麻酔 2005; 29: 543-6.
5) 大畠博人, 飯田祐子, 鬼頭和裕ほか. 不適切なエアウェイスコープ操作が気管チューブの口腔咽頭内における屈曲形成の要因となったと考えられた1症例. 麻酔 2013; 62: 674-7.
6) 山田守正, 尾上公一, 下村 啓ほか. 体温による気管内チューブ壁軟化により内腔狭窄をきたしたと思われる1症例. 臨床麻酔 1989; 13: 978.
7) 山田圭輔, 名倉真紀子, 山本 健. 再使用したらせん入り気管チューブ内腔が閉塞し換気困難が生じた1症例. 臨床麻酔 2014; 38: 669-70.
8) 渡辺章久, 加藤利政, 土肥修司ほか. カフの異常膨張による気道閉塞. 臨床麻酔 1991; 15: 515.
9) 高橋浩子, 村上 衛. 気管内挿管中の気道狭窄および閉塞. 臨床麻酔 1985; 9: 97-8.
10) 梁 勉, 細川豊史, 橋本 悟ほか. 喉頭微細手術中のチューブトラブルによる気道閉塞の1例. 臨床麻酔 1988; 12: 1360.
11) 宮崎秀行, 浅井 隆, 神原知子ほか. 気管チューブ周囲からのガス漏れをラリンジアルマスクにより軽減できた症例. 麻酔 2009; 58: 193-4.
12) 吉岡征夫, 渡邊 至. 腹臥位手術中に気管チューブからパイロットバルーンが完全に離断された一症例. 日本臨床麻酔学会誌 2012; 32: S290.

(大嶋 嘉明・大槻 明広)

呼吸器系

1. 閉塞性換気障害
2. 拘束性換気障害
3. 物理的換気障害
4. 肺水腫
5. 肺血栓塞栓症
6. 誤嚥性肺炎
7. 縦隔気腫・皮下気腫

1 閉塞性換気障害

KEY WORD ▶ JGL2018，GINA2018，アドヒアランス，急性増悪

A 喘息

　気道の慢性炎症疾患であり，気道過敏性の亢進により喘鳴，咳嗽，呼吸困難の症状を来たす。その症状は経過により変化し，適切な治療や喘息そのものの経過で治癒することが特徴である。日本アレルギー学会による「喘息予防・管理ガイドライン（JGL2018）」や欧米では「Global Strategy for Asthma Management and Prevention 2018 update（GINA2018）」が喘息管理の知名のガイドラインである。いずれのガイドラインも改定を重ね図表も多くなり呼吸器非専門医だけでなく，周術期管理に携わる麻酔科医にとっても大いに参考にすべきものである。

1 喘息の症状

　麻酔中の喘息の急性増悪（これまでJGLでは喘息発作という用語を使用していたがJGL2018より急性増悪に改めた。なおGINA2018ではこれまでexacerbationsからflare-upsと表現を改めた）を疑ったら，発作性の呼気性喘鳴がびまん性，散在性に聴取される。また胸郭変形や呼吸補助筋の強調を認める。同時に気胸や縦隔気腫を合併したときは皮下気腫を生じることもあるため注意する。挿管管理中であれば気道内圧上昇，カプノメーター波形の変化または減少，消失，一回換気量減少を認める。同時に気管チューブの屈曲，痰による閉塞，人工呼吸器トラブルを除外することも重要である。

2 臨床診断基準

　通常の臨床診断は①発作性の呼吸困難，喘鳴，胸苦しさ，咳の反復，②可逆性の気流制限，③気道過敏性の亢進，④気道炎症の存在，⑤アトピー素因，⑥他疾患の除外である。①，②，③，⑥は診断に重要である。④が好酸球性の場合は診断的価値が高い。⑤は喘息の診断を支持する[1]。

　気流制限の程度や気道可逆性を調べる際に推奨されるのはスパイロメトリーによる努力性肺活量（FVC），1秒量（FEV_1）の評価である。1秒率（FEV_1/FVC）の低下により気流制限の程度を評価し，治療や自然経過による治癒後にFEV_1が12％以上，かつ200 mL以上増加で可逆性があると判断する。

3 治療手順

　術中の喘息急性増悪の治療はJGL2018の「急性増悪（発作）への対応（成人）」に準ずる（表1）。

表1 喘息の発作治療ステップ

治療目標：呼吸困難の消失，体動，睡眠正常，日常生活正常，PEF値が予測値または自己最良値の80%以上，酸素飽和度＞95%，平常服薬，吸入で喘息症状の悪化なし。
ステップアップの目安：治療目標が1時間以内に達成されなければステップアップを考慮する。

	治療	対応の目安
発作治療ステップ1	短時間作用性β₂刺激薬吸入[*2] ブデソニド/ホルモテロール吸入薬追加（SMART療法施行時）	医師による指導のもとで自宅治療可
発作治療ステップ2	短時間作用性β₂刺激薬ネブライザー吸入反復[*3] 酸素吸入（SpO₂ 95%前後を目標） ステロイド薬全身投与[*5] アミノフィリン点滴静注併用可[*4] 0.1%アドレナリン（ボスミン®）皮下注[*6]使用可	救急外来 ・2～4時間で反応不十分 ・1～2時間で反応なし ｝入院治療 入院治療：高度喘息症状として発作治療ステップ3を施行
発作治療ステップ3	短時間作用性β₂刺激薬ネブライザー吸入反復[*3] 酸素吸入（SpO₂ 95%前後を目標） ステロイド薬全身投与[*5] アミノフィリン点滴静注（持続）[*7] 0.1%アドレナリン（ボスミン®）皮下注[*6]使用可 吸入短時間作用性抗コリン薬併用可	救急外来 1時間以内に反応なければ入院治療 悪化すれば重篤症状の治療へ
発作治療ステップ4	上記治療継続 症状，呼吸機能悪化で挿管[*1] 酸素吸入にもかかわらずPaO₂ 50 mmHg以下および/または意識障害を伴う急激なPaCO₂の上昇人工呼吸[*1]，気管支洗浄を考慮 全身麻酔（イソフルラン，セボフルランなどによる）を考慮	ただちに入院，ICU管理[*1]

*1：ICUまたは，気管内挿管，補助呼吸などの処置ができ，血圧，心電図，パルスオキシメータによる継続的モニターが可能な病室。気管内挿管，人工呼吸装置の装着は，緊急処置としてやむを得ない場合以外は複数の経験のある専門医により行われることが望ましい。

*2：短時間作用性β₂刺激薬pMDIの場合：1-2パフ，20分おき2回反復可。

*3：短時間作用性β₂刺激薬ネブライザー吸入：20-30分おきに反復する。脈拍を130/分以下に保つようにモニターする。

*4：本文参照：アミノフィリン125-250 mgを捕液薬200-250 mLに入れ，1時間程度で点滴投与する。副作用（頭痛，吐き気，動悸，期外収縮など）の出現で中止。発作前にテオフィリン薬が投与されている場合は，半量もしくはそれ以下に減量する。可能な限り血中濃度を測定しながら投与する。

*5：ステロイド薬点滴静注：ベタメタゾン4-8 mgあるいはデキサメタゾン6.6-9.9 mgを必要に応じて6時間ごとに点滴静注。
アスピリン喘息（NSAIDs過敏喘息）の可能性がないことが判明している場合，ヒドロコルチゾン200-500 mg，メチルプレドニゾロン40-125 mgを点滴静注してもよい。以後ヒドロコルチゾン100-200 mgまたはメチルプレドニゾロン40-80 mgを必要に応じて4～6時間ごとに，またはプレドニゾロン0.5 mg/kg/日，経口。

*6：0.1%アドレナリン（ボスミン®）：0.1-0.3 mL皮下注射20-30分間隔で反復可。原則として脈拍は130/分以下に保つようにモニターすることが望ましい。虚血性心疾患，緑内障［開放隅角（単性）緑内障は可］，甲状腺機能亢進症では禁忌，高血圧の存在下では血圧，心電図モニターが必要。

*7：アミノフィリン持続点滴時は，最初の点滴（*6参照）後の持続点滴はアミノフィリン125-250 mgを5-7時間で点滴し，血中テオフィリン濃度が8-20 μg/mLになるように血中濃度をモニターして中毒症状の発現で中止する。

（日本アレルギー学会喘息ガイドライン専門部会監，「喘息予防・管理ガイドライン2018」作成委員編．喘息予防・管理ガイドライン2018．第1版．東京；協和企画：2018より引用）

GINA2018との違いは短時間作用性β₂刺激吸入薬とステロイド全身投与の治療内容に対してJGL2018ではアミノフィリン併用を日本での有効性報告を考慮して投与可能としている。いずれのガイドラインも治療開始1時間以内に症状評価の行い治療目標を達成しなければ治療ステップアップすることを推奨している。これは喘息症状の変動性という特徴を反映している。

挿管管理中であれば100%酸素による用手換気を行い，気道抵抗評価の参考にする。

セボフルラン吸入濃度を上げ，静脈麻酔薬であればケタミンやプロポフォールを追加投与し麻酔深度を深くする。I：E比を調整して呼気を延長させるなど気道内圧低下を工夫する。細い気管チューブより加圧噴霧式定量吸入器（pressurized metered dose inhaler：pMDI）により投与された短時間作用性β_2刺激吸入薬はわずか12.3％しか患者に取り込まれないという報告もある[2,3]。有効な治療濃度域を得るために多めの投与（8-10パフ）が必要となる[4]。

4 術後管理手順

抜管は浅麻酔を避け完全に覚醒した状態で行う。術中の喘息症状が重症，または手術終了時に症状が残存または気道確保に難渋した場合は術後も挿管管理を継続し喘息治療を行う。術前6カ月に2週間以上の全身ステロイド投与を受けた患者もしくは長期間高用量の吸入ステロイド薬治療を受けた患者は副腎不全リスクを考慮し術前・術中にステロイドの点滴静注を行う。術前にヒドロコルチゾン100 mg，術中はヒドロコルチゾン100 mgを8時間ごとに投与し術後24時間以内に減量する[1,5]。

5 患者と家族への説明，次回麻酔への注意事項

喘息症状がコントロールされた状態での全身麻酔が望まれる。喘息長期治療中に約50％もの患者は指示どおりの時間に吸入薬を内服していないという報告もあり[6]，吸入治療薬の投与量や正しい吸入テクニックのアドヒアランス（厳守）の徹底が喘息治療には重要である。喘息症状コントロールに対して悪影響を及ぼす併存症もあり，併存症治療も積極的に行うことが推奨される。特に以下に示す臨床上よく遭遇する併存症については注意が必要である。

(1) 肥満
- 喘息症状と増悪頻度に関連しQOLが低下する可能性があることが知られている。
- また肥満は吸入ステロイド薬に対する反応性を低下させる。

(2) 鼻炎・副鼻腔炎
- わが国における疫学調査では70％近くの喘息患者に鼻炎の合併を認めた。またその合併は喘息コントロールに悪影響を与える[7]。
- 成人発症喘息における好酸球性副鼻腔炎合併は増悪リスクを高める。

(3) 胃食道逆流症（GERD）
- 合併機序は不明であるがGERD症状保有者は喘息有病率が高いことが知られている。いくつかの研究では喘息治療薬のβ作動薬やテオフィリンの下部食道括約筋の弛緩作用の関与をあげている[4]。
- GERD合併喘息患者は非合併患者と比べ喘息コントロールが悪いことが知られる。

同様に環境因子についても喘息治療において注意が必要であり積極的な介入と患者自身のの理解必要とされる。

(4) 喫煙
- 喫煙は呼吸機能や喘息症状を悪化させる。また吸入ステロイド薬の効果を減弱させ，テオフィリンのクリアランスを上昇させる。
- GINA2018では喘息の非薬物療法として強く患者に禁煙を勧め，その具体的な方策を患者に対して講じる必要性を強調している。
- 術前禁煙の重要性については外科医にも共通認識として医療施設内での徹底が必要と考える。

(5) 妊娠
- 妊娠は喘息コントロールに影響を与える。1/3の患者でコントロールは悪化し，1/3は改善し，残り1/3は変化がないとされる[5]。
- 妊娠中の喘息急性増悪は胎児の流産や胎児発育不全のリスクとなり，妊婦に対しては妊娠高血圧症のリスクとなり得る。

麻酔薬についてはフェンタニル，レミフェンタニル，ロクロニウムおよびスガマデスクは喘

息患者に対して使用した場合に気管支攣縮を起こす恐れがありうるとの表記が添付文書にあることを担当麻酔科医として留意しておいてもよいかもしれない。

B 慢性閉塞性肺疾患（COPD）

慢性閉塞性肺疾患（chronic obstructive pulmonary disease：COPD）はタバコ煙を主とする有害物質を長期に吸入曝露することなどにより生ずる肺疾患であり，呼吸機能検査で気流閉塞を示す。気流閉塞は末梢気道病変と気腫性病変がさまざまな割合で複合的に関与し起こる。臨床的には徐々に進行する労作時の呼吸困難や慢性の咳・痰を示すが，これらの症状に乏しいこともある[8]。

1 慢性閉塞性肺疾患（COPD）の症状

COPDの気流閉塞は気腫様病変と末梢気道病変とのそれぞれの病態生理的変化の結果引き起こされる。末梢気道においては炎症細胞浸潤により気道壁の炎症と肥厚，壁の繊維化が起こる。この気道炎症性狭窄が気流閉塞の主な原因として現在は理解されている。気腫様病変は末梢気道への肺胞接着性の消失（loss of alveolar attachments）と肺弾性収縮性（lung elastic recoil）の低下をもたらし気流閉塞の原因となる。また気腫様病変は肺胞構造の破壊の結果ガス交換能低下や肺毛細血管床低下を引き起こし，換気血流比の不均等の原因となる。軽症COPD患者では，動脈血二酸化炭素分圧上昇に対して中枢性刺激により肺胞換気を上昇させ動脈血二酸化炭素分圧を正常に保つ。しかし重症患者になると肺胞低換気により高二酸化炭素血症となる。

COPD患者では肺高血圧は緩徐に進行することが知られている。その原因は気腫様病変による毛細血管床破壊による血管抵抗増大，低酸素により惹起された低酸素性肺血管収縮反応と炎症性反応による肺血管内膜肥厚である。

COPD患者では気流閉塞によりair trappingを生じ肺の過膨張を起こす。肺過膨張により残気量が増大して最大吸気量（inspiratory capacity：IC）を減少させる。

運動時にはさらにair trappingが増悪し（動的過膨張；dynamic hyperinflation），呼気終末肺気量（end expiratory lung volume；EELV）が増加しICが減少する。これが労作時呼吸困難や耐運動能低下の原因となる。

2 臨床診断基準

①長期の喫煙歴などの暴露因子があること。
②気管支拡張薬吸入後のスパイロメトリーでFEV/FVCが70％未満であること。
③他の気流閉塞を来しうる疾患を除外すること[8]。

1）COPD急性増悪の定義

「息切れの増加，咳や痰の増加，胸部不快感・違和感の出現あるいは増強などを認め，安定期の治療の変更が必要な状態をいう。ただし，他疾患（心不全・気胸・肺血栓塞栓症など）の先行の場合を除く。症状の出現は急激のみならず緩徐の場合もある」とガイドライン[8]では定めている。

COPD急性増悪の重症度を示す徴候と身体所見はチアノーゼ，胸鎖乳突筋や斜角筋など呼吸補助筋使用や奇異性呼吸等の呼吸運動異常と下肢の浮腫，頸静脈怒張，肝腫大などの右心不全徴候がある。また意識レベル低下にも気をつける必要がある。

3 治療手順

定期手術であればCOPD急性増悪時は手術

を延期し，COPD治療を優先する。急性増悪については患者本人あるいは医師に認識されてない急性増悪（unreported exacerbation）があることが知られている。認識される急性増悪（reported exacerbation）と比べて呼吸苦，喀痰量，喀痰正常変化などの症状が同時に出現することが少なく症状出現時間も短いため急性増悪として診断されにくいのである。これは急性増悪の半数にも及ぶという報告もあり[9,10]麻酔管理中のCOPD急性増悪に対する管理を把握しておく必要がある。術中増悪時には執刀医にも呼吸状態を説明し手術に関して協議することも忘れてはならない。

急性増悪時の薬物療法の基本はABCアプローチでA（antibiotics），B（bronchodilators），C（corticosteroids）である[8]。

(1) 気管支拡張薬
- 増悪時の第一選択薬は短時間作用性β_2作動薬（short-acting β_2-agonist：SABA）吸入で状況に応じて1～数時間毎に反復投与する。
- SABA吸入のみで十分な効果が得られなければ短時間作用性抗コリン薬（short-acting muscarinic antagonist：SAMA）併用も可能とされている。

(2) ステロイド
- プレドニゾロン換算で1日量30-40 mgが使用される。投与期間は10-14日間投与。
- 急性増悪時のステロイド全身投与は呼吸機能や低酸素血症の改善や早期再発リスクの低下，治療失敗頻度の減少，入院期間短縮の効果があることが知られている[11]。

(3) 抗菌薬
- 急性増悪の原因としてウイルスもしくは細菌感染の関与が指摘されている。膿性痰があれば細菌感染が疑われ抗菌薬の使用が推奨される。

4 術後管理手順

急性増悪時は気道感染関与の有無にかかわらず喀痰量の増加することが知られている。気管支拡張薬，抗菌薬，ステロイドはいずれも気道分泌減少させることが期待できる。去痰薬投与に関するエビデンスは乏しい[8]。

COPD患者の抜管に関する明確な基準は存在せず，個々の症例について創部痛のコントロールの程度，覚醒の程度，血液ガス検査値や呼吸パターンを注意深く観察し判断する。

5 患者と家族への説明，次回麻酔への注意事項

COPD治療において病診連携を推奨している。これは治療，リハビリを継続して受けることが可能なようにプライマリケア医と呼吸器専門医の相補的関係が望まれる，手術・麻酔に関しても侵襲の高い手術から低い手術まで麻酔法，術式，周術期合併症を含めて呼吸器専門医の意見を求めることを推奨している。

COPD治療目標は症状とQOLを改善し運動耐容能と身体活動性の向上すること，将来の急性増悪リスクの予防である。これらCOPD管理目標を達成することにより，COPD進行抑制と生命予後改善が期待できることを患者自身が理解しCOPD治療を継続することが必要とされる。

【参考文献】

1) 「喘息予防・管理ガイドライン2018」作成委員編．喘息予防・管理ガイドライン2018（第1版）．東京：協和企画：2018．
2) Yaylor RH, Leman J. High-efficiency delivery of salbutamol with a metered-dose inhaler in narrow tracheal tubes and catheters. Anesthesiology 1991; 74: 360-3.
3) Crogan SJ, Bishop MJ Delivery efficiency metered dose aerosols given via endot racheal tubes. Anesthesiology 1989; 70: 1008-10.
4) Woods BD, Sladen RN. Perioperative considerations for the patient with asthma and bronchospasm. Br J Anaesth 2009; 103（Suppl 1）: i57-65.
5) Global Strategy for Asthma Management and Prevention（2018 update），Available from www.ginasthma.org（2019.3.22アクセス）

6) Goutts JA, Gibson NA, Paton JY. Measuring compliance with inhaled medication in asthma. Arch Dis Cilid 1992; 67: 332-3.
7) Ohta K, Bousquet PJ, Aizawa H, et al. Prevalence and impact of rhinitis in asthma. SACRA, cross-sectional nation-wide study in Japan. Allergy 2011; 66: 1287-95.
8) 日本呼吸器学会COPDガイドライン第5版作成委員会編．COPD（慢性閉塞性肺疾患）診断と治療のためのガイドライン（第5版）．東京：メディカルレビュー社：2018.
9) Langsetmo L, Platt RW, Ernst P, et al. Underreporting exacerbation of chronic obstructive pulmonary disease in a longitudinal cohort. Am J Respir Crit Care Med 2008; 177: 396-401.
10) Seemungal TA, Hurst JR, Wedzicha JA. Exacerbation rate, health status and mortality in COPD—a review of potential interventions. Int J Chron Obstruct Pulmon Dis 2009; 4: 203-23.
11) Paggiaro PL, Dahle R, Bakran I, et al. Multicentre randomized placebo-controlled trial of inhaled fluticasone propionate in patients with chronic obstructive pulmonary disease. International COPD Study Group. Lancet 1998; 351: 773-80.

（高橋　俊作）

2 拘束性換気障害

KEY WORD ▶ コンプライアンス，グラフィックモニター，突発性肺線維症

　拘束性換気障害はスパイロメトリーで診断される疾患群であり，肺活量（vital capacity：VC）が，性別，年齢，身長から求めた予測値（表1）の80％未満に低下した状態をいう。拘束性換気障害の病態は肺の拡張障害であり，肺自体に障害がある場合と，胸膜や胸郭の異常，神経・筋疾患など肺以外に障害があり二次的に肺の拡張が障害される場合に分類できる（表2）。

　拘束性換気障害を来す代表的な疾患として，間質性肺炎が挙げられる。間質性肺炎には，膠原病によるもの，じん肺，薬剤性，放射線性，サルコイドーシス，過敏性肺炎などの原因が明らかなものと，原因不明の特発性間質性肺炎（idiopathic interstitial pneumonias：IIPs）がある。特発性肺線維症（idiopathic pulmonary fibrosis：IPF）は慢性かつ進行性の経過をたどり，高度の線維化が進行して不可逆性の蜂巣肺形成を来す予後不良の疾患であり，IIPsの中でもっとも頻度が高い。

1 診断の基になる臨床所見

1）術前臨床所見

(1) 一般的な拘束性換気障害について

- スパイロメトリーはもっとも基本的な呼吸機能検査であり，一般的に術前の呼吸機能評価として実施されていることが多いが，拘束性換気障害の重症度は測定されたVCのみでは判断できない。他の呼吸機能評価のパラメーターとして，Hugh-Jones分類，日常生活での活動度，臨床症状，身体所見，血液ガス分析，胸部画像所見などをもとに総合的に判断する。

- 拘束性換気障害では肺胸郭コンプライアンスが低下し，特に吸気方向の弾性仕事量が増大している。仕事量を小さくするために1回換気量を減少させ，呼吸回数を増加することで適応しているため，浅く速い呼吸パターンとなる。

- 拘束性換気障害の鑑別には，胸部画像所見が有用である。また，肺胸郭コンプライアンスの低下を伴う拘束性肺疾患と呼吸筋力が低下する神経筋疾患では肺気量分画のパターンが異なるため，ガス希釈法などによる残気量測定も有用である。機能的残気量（functional residual capacity：FRC）は肺組織や胸郭の変化で低下するが，神経筋疾患はほぼ正常であるし，残気量（residual volume：RV）は肺切除後や胸郭内腫瘍など容積を占める病態で減少し，コンプライアンスの低下ではほとんど減少しないが，神経筋疾患では増加する。

(2) 特発性肺線維症（IPF）について

- IPFの進行は通常緩徐で，乾性咳嗽と労作時呼吸困難を主症状とする。肺底部で捻髪音（fine crackles）が聴取され，IPFの早期診断に有用である[4]。進行するにつれてチアノーゼ，肺性心，末梢性浮腫などがみられる。呼吸機能検査ではVCや全肺気量（total lung

表1　VCの主な予測式

Baldwinの基準値[1]	男性：$(27.63-0.112\times a)\times h$ 女性：$(21.78-0.101\times a)\times h$
日本呼吸器学会の基準値（2001）[2]	男性：$0.045\times h-0.023\times a-2.258$ 女性：$0.032\times h-0.018\times a-1.178$
日本呼吸器学会のLMS法による新基準値（2014）[3]	男性：$\exp(-8.8317+2.1043\times \ln(h)-0.1382\times \ln(a)+m\text{-}s)$ 女性：$\exp(-8.0707+1.9399\times \ln(h)-0.1678\times \ln(a)+m\text{-}s)$

h：身長（cm），a：年齢（歳），m-s：年齢（a）ごとのMspline（日本呼吸器学会のホームページを参照）

表2　拘束性換気障害を来す疾患

肺内性因子	肺弾性収縮力の増加	間質性肺炎，ARDS
	肺容量の減少	無気肺，肺水腫，肺胞出血，腫瘍，肺切除後，陳旧性肺結核
肺外性因子	胸郭・胸膜病変	気胸，胸水，血胸，胸膜炎，胸膜肥厚
	胸郭の変形	脊柱後側弯症，強直性脊椎炎，漏斗胸，外傷
	神経・筋疾患	重症筋無力症，筋萎縮症，横隔神経麻痺
	横隔膜伸展の制限	肥満，妊娠，腹水，気腹，腹部手術時における腹部牽引

表3　IPFの重症度分類判定表（安静時室内気）

重症度	安静時動脈血酸素分圧	6分間歩行時SpO_2
I	80 Torr以上	
II	70 Torr以上80 Torr未満	90％未満の場合はIIIにする
III	60 Torr以上70 Torr未満	90％未満の場合はIVにする（危険な場合は測定不要）
IV	60 Torr未満	測定不要

capacity：TLC）の減少，肺拡散能（carbon monoxide diffusing capacity：DLco）の低下が特徴的であるが，喫煙者では気腫性病変を併発し，肺の縮小が妨げられることからTLCが保たれ，拘束性換気障害を呈さないこともある．胸部CTでは，両側肺底部胸膜直下優位に蜂巣肺所見を伴う網状影を認める．

- 術前に診断がつけば，IPFの活動性を臨床症状，呼吸機能検査，高分解能CT（high resolution CT：HRCT）所見，血液ガス分析，血清マーカー（KL-6，SP-A，SP-D）などから総合的に評価する必要がある．日本におけるIPFの重症度分類では，安静時の動脈血酸素分圧値と歩行時のdesaturationの有無により重症度I度からIV度までに分類されている（表3）[5]．
- 術前診察では臨床所見，画像所見，膠原病の既往などを手掛かりにして，IPFが疑われる症例を見逃さないことが重要である．特に肺癌患者ではIPFの合併率が高いため，強く疑って診察に当たる必要がある．

2）術中臨床所見

拘束性換気障害はスパイロメトリーによって術前の段階で診断されていることが多いが，患者の協力が得られない場合や緊急手術時など，検査が実施できない場合もある．また，無気肺，肺水腫，気胸，気腹による腹腔内圧上昇など，術中に新たに拘束性換気障害が発生する場合がある．

術中に拘束性換気障害を発見する契機としては，従量式換気（volume control ventilation：VCV）中での気道内圧の上昇，従圧式換気（pressure control ventilation：PCV）中での1回換気量の低下が考えられる．人工呼吸器・回路や気管チューブの異常を除外したうえで，コ

表4 気道抵抗とコンプライアンスの計算式

気道抵抗＝$(P_{max}-P_{plat})/\dot{V}$
Cdyn＝$V_T/(P_{max}-PEEP)$
Cst＝$V_T/(P_{plat}-PEEP)$

P_{max}：最高気道内圧，P_{plat}：プラトー圧，
$\dot{V}$：吸気流量，V_T：1回換気量（tidal volume），
PEEP：呼気終末陽圧（positive end expiratory pressure）

ンプライアンスの低下（拘束性換気障害）によるものなのか，気道抵抗の上昇（閉塞性換気障害）によるものなのかを鑑別する必要がある。

呼吸器のグラフィックモニターは肺メカニクスを評価するのに有用である。特に吸気流量が一定のパターン（矩形波）であるVCVは気道抵抗の評価に適しており，コンプライアンスの低下と気道抵抗の上昇を鑑別することができる。以下，VCVでの評価方法を示す。

(1) 気道内圧曲線

- 肺の膨らみやすさを示すコンプライアンス（C）は，ある圧（△P）をかけたときにどの程度容量（△V）が変化するかで定義され（C＝△V/△P），気流が存在する状態から求められる動肺コンプライアンス（dynamic compliance：Cdyn）と，気流が存在しない状態での静肺コンプライアンス（static compliance：Cst）がある。
- コンプライアンス測定には通常，食道バルーンを用いた間接的な胸腔内圧の測定が必要であり，日常検査としてはあまり実施されていないが，全身麻酔の人工呼吸管理中においては，Cdynは最高気道内圧，Cstは吸気ポーズを置いて測定したプラトー圧を用いて簡易的に推定することができる（表4）。
- P_{max}には気道抵抗とコンプライアンスの2つが反映されるが，P_{plat}は気道抵抗の因子が除かれるため，Cstでは，コンプライアンスのみの評価が可能である。明確な基準はないが，Cst＜40 mL/cmH$_2$Oではコンプライアンスの低下を考える。閉塞性換気障害による気道抵抗の増加ではVCVの気道内圧曲線上，P_{max}とP_{plat}が解離するが，拘束性換気障害によってコンプライアンスが低下すると，P_{max}もP_{plat}も一様に上昇を示す（図1）。

(2) 圧-換気量曲線

- コンプライアンスの低下を評価するには圧-換気量曲線が適している。圧-換気量曲線では，吸気相と呼気相とで異なる軌跡を描きヒステリシスを形成し，曲線の勾配はコンプライアンスを，曲線の幅は気道抵抗を反映する。
- コンプライアンスが低下すると勾配が低くなり，曲線が右下方へ移動する（図2）。吸気相で下に凸の変曲点（lower inflection point：LIP）が認められることがあるが，これは徐々に肺胞が開き始める圧を示しており，呼気終了時に肺胞虚脱を来していることを示唆する。吸気の後半に上に凸の変曲点（upper inflection point：UIP）を認める場合には，肺の容量を超えた換気によって過膨張を来していることを示唆する（この異常波形はくちばしのように見えるため，beakingと呼ばれる）。また，気道抵抗の上昇に伴って圧-換気量曲線は幅広になる。

2 合併症の治療

1) 一般的な拘束性換気障害の術中管理

拘束性換気障害の治療は原因疾患によって異なる。原因疾患が術中に治療可能な疾患であれば，人工呼吸管理を行いながら原因疾患を治療していく。

術中の拘束性換気障害に対する人工呼吸管理についての十分なエビデンスはなく，換気設定についても，特定のモードや様式の優位性を示すものはない。一般的には人工呼吸器関連肺損傷（ventilator associated lung injury：VALI）の発生を回避するために，1回換気量と気道内圧を制限する肺保護換気が行われている。1回換気量は6-8 mL/kg（予測体重）に設定するが，VCVの場合はプラトー圧が，PCVの場合は吸気圧＋PEEPが30 cmH$_2$Oを超えないよう

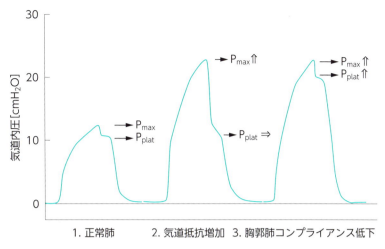

図1 正常肺，気道抵抗増加，肺胸郭コンプライアンス低下における気道内圧曲線

(中沢弘一. 麻酔と気道確保 (3) 麻酔中の換気状態の評価. 日臨麻会誌 2014; 34: 464-71 より引用)

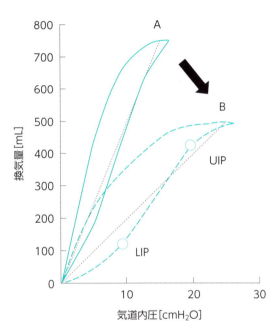

図2 正常肺，肺胸郭コンプライアンス低下における圧-換気量曲線

(中沢弘一. 麻酔と気道確保 (3) 麻酔中の換気状態の評価. 日臨麻会誌 2014; 34: 464-71 より引用)

た拘束性換気障害では呼気時間が短縮するため，息が吐ききれないことが問題になることは少ない。肺保護換気により Pa_{CO_2} が蓄積する場合があるが，ある程度 pH が保たれている限り高 Pa_{CO_2} を許容し，肺保護換気を優先する(permissive hypercapnia)。酸素濃度は60%以下を目標に必要最小限とする。

手術終了時には筋弛緩薬を確実に拮抗する必要がある。術後痛は深呼吸や咳嗽の妨げとなり呼吸器合併症（無気肺・肺炎・低酸素血症など）の誘因となるため，特に拘束性換気障害では十分な鎮痛を行う必要がある。鎮痛法は呼吸抑制を予防する面では，オピオイドの全身投与よりも硬膜外麻酔や神経ブロックが望ましいと考えられる。ただし，麻酔域が頸部や上胸部に及ぶと呼吸筋運動が抑制される可能性があるため，局所麻酔薬の投与量や濃度を調整することで，呼吸抑制のリスクを最小限に止める必要がある。また，多様式鎮痛法（multimodal analgesia）によって鎮痛効果を高め，副作用を軽減することができる。

2) IPF の術中管理

IPF に対する麻酔管理法は確立されていないが，術後の急性増悪のリスク因子を回避するこ

にする。PEEP は Pa_{O_2}，気道内圧，循環抑制の程度をみながら 5-10 cmH$_2$O で用い，肺胞虚脱を予防する。低容量換気を代償するために，換気回数は高めに設定し分時換気量を維持する。呼吸回数を高めに設定すると1回あたりの呼吸時間が短くなるが，コンプライアンスの低下し

表5 IPFの急性増悪の診断基準[10]

1. IPFの経過中に，1カ月以内の経過で
   ① 呼吸困難の増強
   ② HRCT所見で蜂巣肺所見＋新たに生じたすりガラス影・浸潤影
   ③ 動脈血酸素分圧の低下（同一条件下でPa$_{O_2}$ 10 mmHg以上）のすべてがみれる場合を「急性増悪」とする
2. 明らかな肺感染症，気胸，悪性腫瘍，肺塞栓や心不全を除外する
   参考所見：(1) CRP, LDHの上昇　(2) KL-6, SP-A, SP-Dなどの上昇

(谷口博之, 近藤康博. 特発性肺線維症の急性増悪の新しい診断基準について. 厚生労働科学研究費補助金難治性疾患克服研究事業びまん性肺疾患調査研究班平成15年度研究報告書 2004; 114-9より引用)

とがポイントとなる。リスク因子としては，術中の高濃度酸素への曝露，高1回換気量，輸液過多などが指摘されている。

IPFではARDS様の肺障害を来すため，基本的にはARDSに準じて肺保護換気を行う。IPFの低酸素血症は，肺胞もしくは肺間質の障害により肺胞から毛細血管への酸素の拡散が障害される拡散障害が主体であり，リクルートできる肺胞が少ない。そのため，PEEPは無気肺損傷（atelectrauma）の起こらない程度に低めに抑える。

3 術後管理手順

1) 一般的な拘束性換気障害の術後管理

呼吸状態が悪い場合には，集中治療室で人工呼吸管理を継続する。抜管した場合であっても引き続き呼吸状態の悪化に備える必要がある。呼吸回数の増加や換気パターンの悪化などが観察されたら再挿管を考慮する。非侵襲的陽圧換気療法（noninvasive positive pressure ventilation：NPPV）や高流量鼻カニュラ酸素療法（high flow nasal cannula oxygen：HFNC）を行うことも考慮するが，適切な再挿管の時期を逸しないように注意する。

疾患ごとにNPPVのエビデンスレベルは異なり，急性呼吸不全に対するNPPVでは拘束性換気障害の中でも，心原性肺水腫，拘束性胸郭疾患の増悪には強いエビデンスがあるが，間質性肺炎，ARDS，重症肺炎，胸部外傷に対しては弱いエビデンスしかない。周術期の呼吸器合併症の予防・治療する目的に使用された場合については，エビデンスが十分とはいえないが，NPPVに習熟していれば有効性が期待できる[7]。

術後呼吸器合併症の予防策として，呼吸器リハビリテーションや早期離床，口腔衛生などが有用である。拘束性換気障害が術後呼吸器合併症のリスク因子であることは証明されていないが，これらの予防策に取り組むことでリスクを最小限に止めるように努めるべきである。

2) IPFの術後管理

IPFの術後管理では急性増悪が問題となる。急性増悪は，IPFの慢性経過中に両肺野に新たな肺の浸潤影の出現とともに急速な呼吸不全の進行がみられる病態である（表5）。手術後以外にも，ステロイドの減量，分子標的薬などの薬剤性，胃酸の吸引などが誘因となる。術前に臨床的に診断されていないsubclinicalなIPFからも術後急性増悪を来しうるため注意が必要である[8]。急性増悪は麻酔中に発症することは少なく，術後2日目から1カ月後に発症することがほとんどであり[9]，少なくともこの期間は慎重に経過をみる必要がある。

IPFの急性増悪ではステロイドや免疫抑制薬の使用により，人工呼吸器関連肺炎（ventilator-associated pneumonia：VAP）のリスクが高まる。NPPVは免疫抑制状態にある呼吸不全患者に対し，VAPの頻度を減少させ死亡率を改善することが報告されている[8]。IPFの急性増悪における挿管人工呼吸管理はきわめて予後不良とされるため，NPPVの導入も考慮する。

急性増悪時の薬物治療として，パルス療法を含めたステロイド，免疫抑制薬，好中球エラス

ターゼ阻害薬，リコンビナントトロンボモジュリンの投与や，エンドトキシン吸着療法（polymyxin B-immobilized fiber column direct hemoperfusion）などが行われているが，いずれも有効性は確立されていない．

4 患者と家族への説明，次回麻酔時の注意事項

次回手術時においては，周術期に呼吸機能が悪化しないように術前の段階から対策を講じる必要がある．心不全のコントロール，肥満患者の体重減量などの是正可能な拘束性換気障害の治療のほかに，禁煙，呼吸器リハビリテーションなどによって呼吸機能を改善したうえで手術に臨む．

【参考文献】
1) Baldwin ED, Cournand A, Richards DW. Pulmonary insufficiency; physiological classification, clinical methods of analysis, standard values in normal subjects. Medicine (Baltimore) 1948; 27: 243-78.
2) 日本呼吸器学会肺生理専門委員会．日本人のスパイログラムと動脈血液ガス分圧基準値．日呼会誌 2001; 39: 1-17.
3) Kubota M, Kobayashi H, Quanjer PH, et al. Reference values for spirometry, including vital capacity, in Japanese adults calculated with the LMS method and compared with previous values. Respir Investig 2014; 52: 242-50.
4) Corttin V, Cordier JF. Velcro crackles: the key for early diagnosis of idiopathic pulmonary fibrosis? Eur Respir J 2012; 40: 519-21.
5) 日本呼吸器学会びまん性肺疾患診断・治療ガイドライン作成委員会．特発性間質性肺炎診断と治療の手引き（改訂第3版）．東京：南江堂；2016.
6) 中沢弘一．麻酔と気道確保（3）麻酔中の換気状態の評価．日臨麻会誌 2014; 34: 464-71.
7) 日本呼吸器学会NPPVガイドライン作成委員会．NPPV（非侵襲的陽圧換気療法）ガイドライン（改訂第2版）．東京：南江堂；2015.
8) 松田知之，橋本壮志，山根毅郎ほか．肺癌手術後に急性増悪をきたし顕在化した特発性間質性肺炎の1例．日臨麻会誌 2017; 37: 585-90.
9) Sato T, Teramukai S, Kondo H, et al. Impact and predictors of acute exacerbation of interstitial long diseases after pulmonary resection for lung cancer. J Thorac Cardiovasc Surg 2014; 147: 1604-11. e3.
10) 谷口博之，近藤康博．特発性肺線維症の急性増悪の新しい診断基準について．厚生労働科学研究費補助金難治性疾患克服研究事業びまん性肺疾患調査研究班平成15年度研究報告書 2004. p.114-9.

（倉敷　達之）

3 物理的換気障害

KEY WORD ▶ 気胸, 血胸, 喀痰, 出血, 無気肺

　術中にはさまざまな原因で物理的換気障害が起こり得る。しかし，局所麻酔・覚醒下手術以外では，患者は症状を訴えることはできない。麻酔科医は見る・聞く・触るなどの感覚を研ぎ澄ませて早期に異常を発見し対応する能力が求められ，素早い対応が術後の状態を左右すると考える。

A 気胸

　術中にはさまざまな要因で気胸を生じることがある。なかでも緊張性気胸はもっとも重篤な病態であり，適切な治療を行わなければ，数分以内に心停止を来すことがある。

　緊張性気胸は肺胞と胸腔に交通がある患者に発症するが，自発呼吸と調節呼吸では循環虚脱までの時間が異なる。自発呼吸では，壁側胸膜が一方向弁のようになり気胸が徐々に進展するため，初期には心臓への静脈還流は保たれる。一方，陽圧換気中は，胸腔内圧が一気に上昇して早期に循環虚脱となり心停止に至る[1]。術中は気管挿管・陽圧換気をしていることが多く，緊張性気胸が発症しやすい状況にある。

　危険因子のある患者（表1)[2]では，厳重な経過観察と治療の準備が必要である。術前に気胸が存在する場合は，あらかじめ胸腔ドレーンを挿入しておくことが重要である[2]が，ある程度スペースがないとドレーンは挿入できない。術前の気胸がごくわずかである場合，可能なら自発呼吸で維持し，術中・術後に気胸の進行が認められた場合は胸腔ドレーンを挿入する。

1 緊張性気胸の兆候[2,3]

①気道内圧上昇。
②患側での呼吸音減弱・停止。
③胸郭の呼吸性変動低下。
④低酸素血症，呼気終末二酸化炭素濃度（end-tidal CO_2：$ETco_2$）上昇。
⑤低血圧・頻脈やがて徐脈・心停止。
⑥皮下気腫，気管の偏位など。

2 臨床診断基準

　緊張性気胸はまれではあるが，放置すれば死に至る緊急性の高い病態である。緊張性気胸が疑われれば，迅速な診断と処置が必要となる（表2)[2,3]。

3 治療手順

(1) 脱気

● 緊張性気胸が疑われれば，先述の検査を施行するが，単純X線撮影は結果が出るまでにある程度時間を要する。しかし，緊張性気胸は

表1　緊張性気胸の誘因

中心静脈カテーテル留置	鎖骨下静脈 内頸静脈
末梢神経ブロック	腕神経叢ブロック(鎖骨上アプローチ) 肋間神経ブロック 星状神経節ブロック
手術	腹腔鏡手術 腎摘出術 脾摘出術 気管切開術
圧外傷	過剰な1回換気量 呼吸回路呼気側の閉塞 気管支腫瘍などによるチェックバルブ
外傷	胸部・上腹部外傷 交通外傷 肋骨骨折
処置	喉頭鏡 気管支鏡 食道内視鏡 胸腔穿刺,胸腔ドレーン抜去後 経皮的肺生検・肝生検 胸骨圧迫

(原 哲也. 緊張性気胸. 横山正尚編. 麻酔科医のための周術期危機管理と合併症への対応. 東京:中山書店;2016. p.144-50 より引用改変)

表2　緊張性気胸を疑った際の検査

検査	所見
単純X線撮影	縮小した肺と壁側胸膜の間に肺紋理がない double diaphragm sign 心臓シルエットの鮮鋭化 deep sulcus sign 気管・縦隔の偏位
超音波検査	lung sliding の消失 seahore sign の消失 commet tail artifact の消失

(原 哲也. 緊張性気胸. 横山正尚編. 麻酔科医のための周術期危機管理と合併症への対応. 東京:中山書店;2016. p.144-50.
高橋伸二. 胸腔内圧の異常:緊張性気胸. LiSA. 2015; 22: 838-43 より引用改変)

一刻を争う病態であるため,X線撮影の結果を待たずにドレナージしなければならない。
- 胸腔ドレーンを留置する時間がない場合には,緊急胸腔穿刺を行う。気胸側の鎖骨中線上の第2肋間を18G以上の太い口径の静脈留置針で穿刺する[2]。
- 緊急胸腔穿刺に続いて,胸腔ドレーンを第5または第6肋間の中腋窩線から挿入し[2],後述する再膨張性肺水腫に注意しながら持続吸引したり,水封で管理したりする。

(2) 循環の維持
- カテコラミンなどで血圧を維持する。心電図が頻拍から徐拍化しても,アトロピンは無効で[3],一刻も早い脱気が最優先である。

4 術後管理のポイント

(1) 再膨張性肺水腫
- 気胸の脱気後,再膨張性肺水腫が発生するこ

とがある[4-6]。ただちに発生する場合もあれば，数時間後に徐々に発生する場合もある[4]。若年，筋肉質，大きな気胸，長い虚脱時間，急激な再膨張などがハイリスクである[6]。酸素吸入，輸液あるいは利尿薬，ステロイド，循環補助，人工呼吸や非侵襲的陽圧換気療法（non invasive positive pressure ventilation：NPPV）による持続陽圧換気などの治療が有効である[4-6]。
- 緊張性気胸による肺の虚脱時間は短いため，気胸解除後の再膨張性肺水腫は起こり難いとされている[2]。

(2) 胸腔ドレナージ
- 再膨張性肺水腫に注意しながら患側肺の膨張を促す。

(3) 循環管理

(4) 気胸の原因検索

B
血胸

血胸の誘因は以下のようなものがある。

(1) 外傷
- 肋骨骨折を合併するときは要注意で，一般的に肋骨骨折の数が多くなるほど血胸のリスクが高まることが知られている。受傷直後には画像所見が顕著でなくても，後日，遅発性の血胸になることがあるため[7]，外傷既往がある手術の際は要注意である。また，肋骨骨折を認める場合，体位変換で肋間動脈を損傷し，血胸を生じることがあるため，体位変換後の呼吸状態の変化にも気を配る必要がある[8]。

(2) 胸部下行大動脈瘤の破裂[9]
- 気管支動脈瘤・肺動静脈奇形の破裂[10,11]。

(3) 中心静脈カテーテル（CVC）挿入
- 総頸動脈，鎖骨下動脈，肋間動脈の誤穿刺時に生じることがある[12]。また，中心静脈カテーテル（central venous catheter：CVC）が静脈内に留置されていても，先端が静脈壁に接した状態や，中心静脈以外の静脈に迷入した状態が続くと，血管穿孔を起こすことがある[13,14]。左内頸静脈や鎖骨下静脈にCVC挿入が行われた場合には，解剖学的にCVC先端が静脈壁に接している可能性があるため，この場合も血管穿孔を起こす危険性がある[15]。

(4) Porous diaphragm syndrome[16]
- 腹腔内の物質が横隔膜の穴を通って胸腔内に流れ込む種々の病態をいう。腹腔内出血に伴う血胸がこの概念に当てはまる。

(5) その他
- 自然気胸に伴うもの，血液凝固異常，悪性腫瘍，血管病変（von Recklinghausen病など）[17]。

1 臨床症状

胸腔内に大量の血液が充満した場合，space occupied effectが生じ，心臓が周囲から圧迫され拡張障害を生じる。すると静脈還流量が低下し，血圧低下，不整脈，低酸素血症が生じる。これを緊張性血胸という。緊張性気胸と同様，きわめて緊急性の高い病態である[18]。

2 臨床診断基準（緊張性血胸の場合）[9]

①急激な血圧の低下，不整脈，中心静脈圧（central venous pressure：CVP）上昇。
②気道内圧の上昇，低酸素血症，$ETco_2$の上昇。
③非代償性アシドーシス。
④患側の呼吸音減弱。
⑤胸部X線で縦隔の偏位，患側肺の透過性低下。
⑥経食道心エコーでの右室・左室内腔虚脱，胸腔内血液貯留など。

3 治療手順

胸腔ドレナージ，血管内治療（transcatheter artery embolization：TAE），外科的止血術がある．一般的に胸腔ドレーンからの出血量が1時間当たり500 mLを超えるようであれば，外科的止血術を検討する[17]．

緊張性血胸の場合は，迅速減圧ドレナージが行われないと救命は望めない．十分な輸血準備を整えたうえで，胸腔ドレーンを挿入し，呼吸・循環動態を安定化させる．胸腔ドレナージにより緊張性血胸を解除した後に一時的にドレーンをクランプし，出血量をコントロールする．そうしなければ持続的な大量出血が起こり，致死的な凝固障害へ進行する可能性がある[9]．呼吸・循環の評価を繰り返し行い，悪化が認められたら再度ドレナージを行う．血液ガス所見の改善や，気道内圧の低下，換気量の増大，経食道心エコーにおける右室・左室内腔虚脱の改善所見が参考となる[9]．

4 術後管理のポイント

(1) 再膨張性肺水腫
- 気胸の際と同様，長時間，高度の肺虚脱を生じた際は注意が必要である．血胸の場合，胸腔内血腫が多量になるため気胸よりも肺虚脱が強くなる傾向があり，再膨張性肺水腫に対してのリスクは高い[19]．

(2) 胸腔ドレナージ
(3) 循環管理
(4) 血胸の原因検索

C 喀痰

喀痰を生じる疾患や病態は以下のようなものがある[20]．

① 感染性呼吸器疾患
- 肺炎：粘液性膿性
- 肺膿瘍：腐敗臭を伴う多量の膿性痰
- 膿胸：気管支胸膜瘻を形成すると多量の膿が喀出される

② 慢性閉塞性肺疾患
③ 気管支喘息：漿液性痰
④ 気管支拡張症：痰量は拡張の程度による，膿性・血性痰
⑤ 腫瘍：肺胞上皮癌では大量の漿液性痰を認める
⑥ 肺水腫：泡沫性漿液性痰，血液が混入して鮮紅色を帯びることもある
⑦ 喫煙

1 喀痰貯留の兆候

麻酔器の種類によってはグラフィックモニターが搭載されているものがある．その中で，圧－容量曲線（pressure-volume curve：P-Vカーブ），流量－容量曲線（flow-volume curve：F-Vカーブ）に注目する．喀痰が貯留してくると，P-Vカーブのループの角度が低下してくる，すなわちコンプライアンスの低下がみられる．また，F-Vカーブでは呼気時に線が細かく揺れてくる（図1）[21]．

2 治療手順

治療は気管内吸引である．盲目的な気管内吸引のほか，気管支ファイバーを用いることで，選択的な吸引を行うことができる．

中山がユニークな吸引方法を紹介している．通常の吸引方法では肺門部の喀痰は吸引カテーテルで吸引できるが，末梢部には届かない．そこでサクションチューブを直接気管チューブに接続して，2秒ほど直接陰圧（−60 kPa）をかけることでまず末梢部の喀痰を肺門部に集め，その後吸引カテーテルで通常の吸引を行うと，

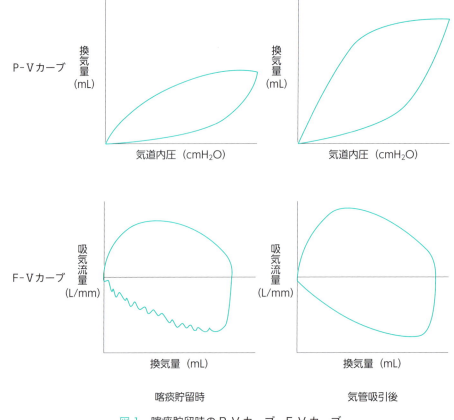

図1 喀痰貯留時のP-Vカーブ, F-Vカーブ
(中山禎人. 肺外科手術の麻酔：安全な管理への戦略. LiSA別冊 2016; 23: 56-67 より引用改変)

一網打尽にすることができる，というものである．ただし，何秒間も陰圧にしてしまうと陰圧性の肺水腫になるのでその点には十分注意する[21]）。

3 喀痰が多い患者の管理ポイント

前述のような喀痰を生じやすい疾患・病態をもつ患者には，待機手術の場合は原則術前から呼吸リハビリテーションを開始し，術後も継続して行うことが重要である．よって，理学療法士との連携が重要となる．

1) 術前リハビリテーション[22]

呼吸練習では，術後の深吸気困難を想定し，深呼吸による肺容量拡張を指導する．術後の排痰困難を想定し，咳嗽とハフィング（声門を開いた状態での強制呼気），アクティブサイクル呼吸法（安静呼吸，深吸気運動，強制呼出手技の3つの手技を組み合わせ，その一連のサイクルを繰り返すことで排痰を促す方法）など，患者自身で排痰できる方法を指導する．特に術後は咳嗽時に創部痛を生じるので，予定術式に基づいて，術創の部位を徒手的に圧迫すると咳嗽時の創部痛の軽減に有用であることを認識させる．

2) 術後リハビリテーション

(1) 術後鎮痛
● 深呼吸，咳嗽，排痰を十分行うには，術後疼痛対策が重要である．持続硬膜外鎮痛，末梢神経ブロック，持続麻薬静注，鎮痛薬の定期内服など多岐にわたる疼痛対策が必要である．

(2) 早期離床[22]
● 術後の安静臥床状態は，短期間であっても呼

吸機能に悪影響を及ぼす。起き上がって坐位になることで肺容量，特に機能的残気量が増大し，横隔膜運動を改善して虚脱肺領域の再拡張が得られる。また，気道の線毛輸送機能も活発となり，分泌物の移動が促進され，気道クリアランスと無気肺予防にも有用である。

(3) **体位ドレナージ**[22]
- 末梢領域に有意な分泌物貯留を示唆する場合は，体位ドレナージが必要である。深呼吸やハフィング，徒手的呼吸介助手技などの併用を検討する。

(4) **気道の湿潤，去痰薬の吸入**
- 乾燥した酸素吸入は喀痰が粘稠になり排痰困難となる。必ず加湿して酸素投与を行う。また，以下に示すような吸入を行い，排痰しやすくする。
  - 例）ブロムヘキシン塩酸塩吸入液 2 mL，生理食塩水 5 mL　1日3回ネブライザーで吸入

(5) **ミニ気管切開**[22]
- 自己喀出による排痰効果が期待できない場合は，一時的な気管内吸引や気管支ファイバーによる除去が必要となる。場合によっては，トラヘルパー®やミニトラック®を用いたミニ気管切開も考慮する。

D 出血

気道出血には，痰の中に血液が混入する"血痰"と，血液そのものを喀出する"喀血"がある。これらは気管支動脈系からの出血が90%を占める[23]。気道出血の原因は非常に多彩であるが，大量喀血の頻度はきわめて低く，全喀血の約1.5%に過ぎないといわれている[24]。表3に示すような大量喀血を来す疾患・病態[25]では原因の特定がしばしば困難であり，また速やかに対応しなければガス交換が不能となり，低酸素血症，ショックに陥ることになる。術中は患者の頭側にいることが多い麻酔科医なので，大量喀血の場合，皮膚・粘膜が血液に触れる可能性が非常に高い。よって，マスク，手袋，ゴーグルなど感染予防対策は万全に行う必要がある。

1 臨床症状

大量喀血の場合は，挿管チューブから血液があふれ出てくる。また，ガス交換が不能となり，低酸素血症，ショックになる。

2 臨床診断基準[26]

①出血源を同定するために，気管支鏡検査または肺血管造影，胸部造影CT検査を行う。
②うっ血性心不全や肺血栓塞栓症などの循環器疾患を疑った場合には，心臓超音波検査も考慮する。

3 治療手順

大量喀血を呈する患者の初期治療では以下のことを行う[27]。

(1) **適正な体位**
- 患側が同定できる場合には，患側を下にした側臥位をとることで，健側肺を血液から保護できる。

(2) **気道確保と適正なガス交換**
- 気管挿管されていれば，出血を抑え込むために，耐えられる範囲でできるだけ高いレベルの呼気終末陽圧（positive end-expiratory pressure：PEEP）をかける。出血がコントロールできない場合は，シングルルーメンチューブを健側の主気管支内に挿管したり，またはダブルルーメンチューブを挿管して即座に分離肺換気を行ったりする。

(3) **出血のコントロール**
- シングルルーメンチューブが挿管されている場合，気管支鏡下に気管支ブロッカーを出血

表3 大量喀血を来し得る原因とその分類

分類	原因
感染症，炎症	気管支拡張症 肺結核 真菌感染症（肺アスペルギローマを含む） 急性・慢性気管支炎
悪性腫瘍	気管支癌 肺癌
免疫性疾患	Goodpasture症候群 多発性血管性肉芽腫症 全身性エリテマトーデス 特発性肺ヘモジデリン沈着症 顕微鏡的多発血管炎
出血傾向	播種性血管内凝固症候群 血小板機能不全 抗凝固・抗血小板薬服用
心血管疾患 （医原性を含む）	胸部大動脈瘤 肺動静脈奇形 僧帽弁狭窄症 肺血栓塞栓症 肺動脈カテーテルによる肺動脈穿破 肺高血圧を伴う先天性心疾患 うっ血性心不全

(Ingbar DH. Massive hemoptysis: Causes. 2015 Up To Date より引用改変)

源に誘導し，バルーンを膨らませる。あるいは，トロンビンやアドレナリンの局所投与で止血を試みる。それでも出血がコントロールできない場合は，気管支動脈塞栓術（bronchial artery embolization：BAE）や外科的治療を行う必要があるため，各所に準備を依頼する。

(4) 心血管機能の保持
- 必要に応じて心血管作動薬を使用したり，血液製剤を使用したりする。

(5) 呼吸・循環動態の破綻に備える
- 上記で出血が短時間で抑えられないことを考慮し，体外式膜型人工肺（extracorporeal membrane oxygenation：ECMO）や人工心肺装置（percutaneous cardiopulmonary support：PCPS）の準備を依頼する。

4 術後管理のポイント

気管支鏡による止血困難な大量喀血に対する治療にはBAEと外科的治療があるが，喀血の原因疾患の種類に応じて治療法を選択する必要がある。なかでも，肺アスペルギローマに対しては，抗真菌薬の全身投与による完治が期待できないことが多く[28]，また，再喀血による喀血死を引き起こす危険性があることから，BAEにより一時的に止血に成功した場合でも，全身状態が手術に耐えうる状況なら，待機的外科的治療を考慮すべきである[29]。

E 無気肺

全身麻酔中のトラブルの中で一番多いのが低酸素血症で，その原因の多くは無気肺である[30]。全身麻酔下では，長時間，同一体位でいることになるため，無気肺が生じやすい。仰臥位の場合，肺は自重によって背側がつぶれやすくなる。また，肺は横隔膜運動によって胸郭の大きさを保っているが，筋弛緩薬を使用し調節呼吸を行うと，横隔膜運動がなくなり横隔膜の頭側への変位が起こり，肺がつぶれやすい状況

下に置かれる[31]．そこへ，種々の術中操作が加わり横隔膜の頭側への変位が助長されて，機能的残気量が減少し無気肺が発症しやすくなる[32]．それ以外にも，喀痰による気道閉塞，高い吸入酸素濃度なども無気肺の発生に影響する．

無気肺が生じるとシャントが起きて混合静脈血が増加し[33]，その程度が大きいと低酸素血症になる．程度の差はあれ，全身麻酔を受ける患者の約90％に無気肺が生じるが，覚醒して自発呼吸が再開すると24時間以内に消失するとの報告がある[34]．

1 臨床症状

無気肺の程度にもよるが，広範囲の無気肺では低酸素血症を生じる．

2 臨床診断基準

ある程度の大きさの無気肺は胸部単純Ｘ線正面像で描出できるが，小さな無気肺は検出できない[30]．

3 治療手順[30]

(1) リクルートメントとPEEP
- 無気肺を生じてからの治療も大切だが，それ以上に無気肺を作らない予防策が重要である．それには，リクルートメントとPEEPを使用し，肺が虚脱しないようにする．
  例） リクルートメント（40 cmH$_2$O 15秒
     あるいは 30 cmH$_2$O 30秒）
     PEEP（6-8 cmH$_2$O）

(2) 呼吸筋の温存
- 自発呼吸で麻酔維持できる手術では，安易に人工呼吸をせず，呼吸筋の緊張を温存することも重要である．

(3) 高濃度酸素投与はできるだけ短時間に
- 高濃度酸素をなるべく使用しないことも大切である．ただし，気管挿管に慣れていないために，挿管中にSp$_{O_2}$が低下してはいけないので，全身麻酔導入時はある程度高濃度の酸素投与を行い，挿管が終了した時点で酸素濃度を下げることも考慮する．

4 術後管理のポイント

挿管したままICU入室となった場合は，術中同様，リクルートメントやPEEPの使用を考慮する．また，なるべく自発呼吸で管理することを心がける．

術後の安静臥床状態は，短期間であっても呼吸機能に悪影響を及ぼすため早期離床を促す．起き上がって座位になることで機能的残気量が増大し，横隔膜運動を改善して虚脱肺領域の再拡張が得られ無気肺予防となる[22]．

【参考文献】

1) Roberts DJ, Leigh-Smith S, Faris PD, et al. Clinical presentation of patients with tension pneumothorax: A systematic review. Ann Surg 2015; 261: 1068-78.
2) 原 哲也．緊張性気胸．横山正尚編．麻酔科医のための周術期危機管理と合併症への対応．東京：中山書店；2016．p.144-50.
3) 高橋伸二．胸腔内圧の異常：緊張性気胸．LiSA 2015; 22: 838-43.
4) Beng ST, Mahadevan M. An uncommon life-threatening complication after chest tube drainage of pneumothorax in the ED. Am J Emerg Med 2004; 22: 615-9.
5) Sherman SC. Reexpansion pulmonary edema: a case report and review of the current literature. J Emerg Med 2003; 24: 23-7.
6) Yoon JS, Suh JH, Choi SY, et al. Risk factors for the development of reexpansion pulmonary edema in patients with spontaneous pneumothorax. J Cardiothorac Surg 2013; 8: 164.
7) 劉 和輝，竹下秀之，田久保興徳ほか．血胸，気胸，肺挫傷を伴う肋骨骨折症例の検討．骨折 2006; 28: 13-5.
8) 西塚一男，広田幸次郎，塗谷栄治ほか．術中に予期しない胸腔内大量出血を来した緊急手術の1症例．麻酔 2000; 49: 330.

9) 長嶺祐介, 倉橋清泰. 緊張性血胸を合併した胸部下行大動脈瘤破裂に対する緊急ステントグラフト内挿術の麻酔管理. Cardiovascular Anesthesia 2012; 16: 81-6.
10) 勝田倫子, 望月吉郎, 中原保治ほか. 血胸で発見された気管支動脈瘤の1例. 日呼吸誌 2009; 47: 895-9.
11) 橋詰直樹, 穴山貴嗣, 久米基彦. 出血性ショックに至った肺動静脈奇形の1例. 日呼外会誌 2011; 25: 406-12.
12) 植木隆介, 奥谷 龍, 福島 歩ほか. 内頸静脈穿刺に伴う医原性胸膜外血腫の1症例. 麻酔 2000; 49: 37-9.
13) 日明亜紀子, 山片重人, 阿古英次ほか. 大腿静脈から留置20日目に発症した中心静脈カテーテルのmislodgingによる腹水貯留の1例. 日臨外会誌 2009; 70: 2190-4.
14) 工藤明敏, 能得和久, 森田克彦ほか. 中心静脈カテーテル留置による合併症—高カロリー輸液内容の漏出した2症例. 日消外会誌 2005; 38: 603-7.
15) 梶山誠司, 右田貴子, 佐伯 昇ほか. 術後コンピュータ断層撮影で診断された輸血ポンピングが原因と考えられた左内頸静脈カテーテル先端の血管穿孔症例. 麻酔 2011; 60: 1199-201.
16) Kirschner PA. Porous diaphragm syndromes. Chest Surg Clin N Am 1998; 8: 449-72.
17) 沼倉忠久, 松浦圭文, 滝口寛人ほか. 手術にて救命した大量血胸合併 von Recklinghausen 病の1症例. 日呼吸誌 2013; 2: 410-3.
18) 相引眞幸. 心外拘束性および心外閉塞性ショック. Shock 2011; 26: 54-7.
19) 山口 聡, 平川 啓. 自然気胸手術中に再膨張性肺水腫を来した1例. 麻酔 2015; 64: 635-8.
20) 中田紘一郎. 第2章 呼吸器疾患の診かたのポイント 患者の訴えと問診からどう迫るか. 工藤翔二編. 呼吸器疾患診療マニュアル(第1版). 東京: 南山堂; 2008. p.42-3.
21) 中山禎人. 肺外科手術の麻酔: 安全な管理への戦略. LiSA別冊 2016; 23: 56-67.
22) 神津 玲, 及川真人. 呼吸器疾患患者の周術期管理 周術期リハビリテーション. LiSA 2017; 24: 954-6.
23) 高橋和久, 田村尚亮. 痰・血痰. 高橋和久, 熱田了編. 呼吸器内科診療マニュアル. 東京: 日本医学館; 2014. p.45-51.
24) Corder R. Hemoptysis. Emerg Med Clin N Am. 2003; 21: 421-35.
25) Ingbar DH. Massive hemoptysis: Causes. 2015 Up To Date.
26) 高木 陽, 高橋和久. 血痰, 次にどうする? 成人病と生活習慣病 2015; 45: 709-11.
27) 石川晴士. 肺動脈カテーテルによる肺動脈穿破. LiSA 2016; 23: 122-6.
28) 金澤 實. 肺アスペルギルス症に対する抗真菌薬治療とその限界. Prog Med 2006; 26: 801-9.
29) 中山光男, 鷹野敦史, 福田祐樹ほか. 喀血の治療—肺アスペルギローマを中心に—. 日胸 2006; 65: 705-12.
30) 小谷 透. 術後につなげる術中の人工呼吸管理. LiSA別冊 2017; 24: 14-27.
31) Hedenstierna G. Atelectasis during anesthesia: can it be prevented? J Anesth 1997; 11: 219-24.
32) Willi CW, Benumof JL. Respiratory physiology and respiratory function during anesthesia. In: Miller RD, editor. Miller's anesthesia. Vol 1. 6th ed. New York: Churchill Livingstone; 2005. p.679-722.
33) Lumb AB, Pearl RG. Nunn's Applied Respiratory Physiology. 7th ed. London: Churchill Livingstore, 2010.
34) Magnusson L, Spahn DR. New concepts of atelectasis during general anesthesia. Br J Anesth 2003; 91: 61-72.

(徳永　紗織)

4 肺水腫

KEY WORD ▶ 周術期低酸素血症，ピンク色泡抹状喀痰，ARDS，人工呼吸法

　肺水腫とは，肺における血管外に水分が貯留した状態[1]で，間質さらには肺胞に液体が貯留した状態である。健康な人の肺においては毛細血管と間質，肺胞上皮との間で液体成分の移動があり，通常は間質に移動した成分とほぼ同量の液体成分が毛細血管やリンパ管にドレナージ，排除され，肺胞内に液体は貯留しない。しかし，何らかの原因で水分移動のバランスが崩れると間質さらに肺胞に液体貯留が起こり肺水腫となる。

1 肺水腫の発生機序

　半透膜とみなされる肺毛細血管で静水圧と膠質浸透圧のバランスで水が移動するという考えは，有名な Hrnest Henry Starling により示され，Starling equation[1]として多くの教科書に取り上げられている。

$$液体の濾過流量 = Kf[(P_{cap}-P_{is}) - \sigma(\pi_{cap}-\pi_{is})]$$

Kf＝毛細血管のろ過係数，P_{cap}＝肺毛細血管静水圧，P_{is}＝間質液静水圧，σ＝膜の膠質に対する浸透係数，π_{cap}＝毛細血管膠質浸透圧，π_{is}＝間質膠質浸透圧

　毛細血管から血管壁を通過する液体の流量は，毛細血管内外の静水圧較差（$P_{cap}-P_{is}$）すなわち水が毛細血管から間質へ移動しようとする力と，膠質浸透圧較差（$\pi_{cap}-\pi_{is}$）すなわち水を毛細血管内に留めておこうとする力の差によって決まる。代表的な左心不全による肺水腫は静水圧上昇で起こる。低アルブミン血漿では膠質浸透圧が低下し水が血管外に漏出する。多くの生理現象はこれで説明できるが，説明できない部分もある。血漿膠質浸透圧は血清アルブミン濃度に依存し，栄養失調，ネフローゼ症候群などで低アルブミン血症（例えば血清アルブミン濃度 1.0 g/dL 程度）となり，全身浮腫や腹水，両側胸水貯留が認められても，肺水腫とはならない[1]。これは肺の毛細血管においては，全身の他の細胞とは違う働きが存在しているためである。近年，毛細血管内皮細胞の機能と構造で，内皮グリコカリックス層（endothelial glycocalyx layer：EGL）の働き[2]が明らかとなるとともに，血管内皮障害の本態は EGL の障害であることも分かってきた。つまり，肺水腫の発症メカニズムは多機能膜である EGL の障害であり，静水圧上昇型肺水腫であっても血管透過性亢進がその病態の本質である[3]。

2 肺水腫の原因と分類（表1）

　肺水腫の原因は血管透過性亢進がその病態の本質であるが，かつて大きく次の2種類に分類されていた。第一は，左心不全から肺毛細血管の静水圧が限度を超えて上昇する心原性（圧上昇型）肺水腫。第二は，心疾患がない状態で，直接的には腐食性ガスの吸入や，胃液の誤嚥による肺障害で，間接的には敗血症，重症膵炎な

表1 周術期肺水腫の主な原因と分類

心原性（圧上昇型）肺水腫	非心原性（透過性亢進型）肺水腫	圧上昇と透過性亢進両要素の肺水腫
左心不全 　冠動脈疾患 　弁膜症 　心筋症 過剰輸血，過剰輸液 腎不全	直接的肺障害 　腐食ガスの吸入，胃液の誤嚥 間接的肺障害 　敗血症，重症膵炎，アレルギー 輸血関連肺障害 再膨張性肺水腫	陰圧性肺水腫 　喉頭痙攣，喉頭浮腫，気道閉塞 神経原性肺水 　くも膜下出血，頭部外傷，痙攣重積 高所肺水腫

表2 ARDSの新しい診断基準（The Berlin Definition）

急性発症	明らかな誘因または呼吸器症状の出現または悪化から1週間以内
胸部画像 （単純X線またはCT）	両側性陰影（bilateral opacities） 両側に胸水，無気肺，結節のみでは説明できない陰影
肺水腫の原因	心不全や輸液過剰のみでは説明できない 心エコーなどで圧上昇によるものでないことの客観的評価が必要
酸素化障害　軽度 　　　　　　中等度 　　　　　　重度	$200\ \mathrm{mmHg} < \mathrm{Pa_{O_2}}/\mathrm{Fi_{O_2}} \leq 300\ \mathrm{mmHg}$（PEEP/CPAP $\geq 5\ \mathrm{cmH_2O}$） $100\ \mathrm{mmHg} < \mathrm{Pa_{O_2}}/\mathrm{Fi_{O_2}} \leq 200\ \mathrm{mmHg}$（PEEP $\geq 5\ \mathrm{cmH_2O}$） $\mathrm{Pa_{O_2}}/\mathrm{Fi_{O_2}} < 100\ \mathrm{mmHg}$（PEEP $\geq 5\ \mathrm{cmH_2O}$）

$\mathrm{Pa_{O_2}}$：動脈血酸素分圧
$\mathrm{Fi_{O_2}}$：吸入酸素分画
PEEP：positive end expiratory pressure
CPAP：continuous positive airway pressure

どによる肺障害で毛細血管膜に障害が生じ，膜の透過性が亢進する非心原性（透過性亢進型）肺水腫[1]。そして非心原性肺水腫で重症なものはいわゆる急性呼吸促迫症候群（acute respiratory distress syndrome：ARDS）である。The Berlin DefinitionのARDSの診断基準[4]を表2に示す。心不全がないのに，過剰な輸血や輸液，腎不全による溢水からの静水圧の上昇に起因する肺水腫は心原性肺水腫に分類し，肺の移植後や虚脱肺の再膨張後の肺水腫は静水圧の関与は少なく血管透過性亢進のタイプとすると理解しやすい。気圧の低い場所で起こる高所肺水腫や，中枢神経障害に伴い発生する神経原性肺水腫は，静水圧上昇の機序と透過性亢進の機序があり，2つのタイプで分類するのは困難である[1]。急な気道閉塞後に生じる陰圧性肺水腫も同様に分類が困難である。輸血後肺障害などアレルギーの機序で発生することもある。いずれにしても，肺水腫，ARDSとなると肺コンプライアンスが低下し，気道抵抗は増加，ガス交換が障害されもっとも重大な低酸素血症となり命に関わる事態となる。

肺水腫の原因はさまざまであり，呼吸不全として救急外来を受診したり，入院中に呼吸状態が悪化し肺水腫，ARDSに至ることもあるが，周術期にも当然起こり得る合併症である。Coopermanらは，周術期肺水腫40例について検討した。年齢層に偏りはなく，通常は手術終了後30分以内に判明し，半数は術前から心血管系疾患の併存あり，1/3は緊急手術であった。8人が肺水腫の改善なく死亡したと報告している[5]。

3 周術期肺水腫の特徴（図1）

1）心原性肺水腫

術前より心血管系疾患を併存することが多く，問診や術前評価が大切である。冠動脈疾患，心筋症，弁膜症などから心不全症状があれば診断できる。左房圧上昇，肺毛細血管圧上昇によ

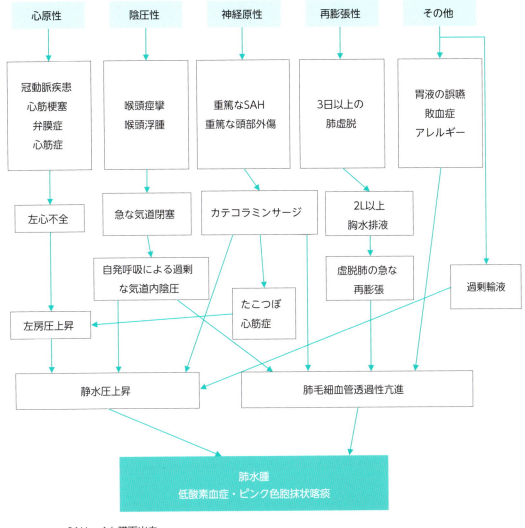

SAH：くも膜下出血

図1 周術期肺水腫の特徴と臨床所見

り誘発されるもので，心臓超音波検査が診断に有用で，壁運動異常や大動脈弁僧帽弁の状態，下大静脈IVCの太さの評価を行う。胸部X線撮影で両側のびまん性陰影の確認，心胸郭比CTRの拡大，大動脈弓部の左鎖骨下動脈分岐部からの垂線と，右主気管支レベルの上大静脈SVCまでの距離を表すvascular pedicle width (VPW)の拡大などの所見がみられる。VPW 70 mm以上の拡大はCTRの拡大よりvolume overloadに対して相関性が高いという[6]。最近は肺動脈カテーテルの有用性は少なくなったが，測定可能なら肺動脈楔入圧PCWPの18 mmHg以上の上昇が所見となる。血液検査所見では脳性ナトリウム利尿ペプチド（B-type natriuretic peptide：BNP）の上昇などが参考となる。

2）陰圧性肺水腫

胸腔内陰圧は，安静呼吸時は$-2 \sim -5$ cmH$_2$O程度であるが，睡眠時無呼吸の人で-100 cmH$_2$O[7]，強い吸気努力により-133 cmH$_2$Oに及ぶ[8]。小児の急性喉頭蓋炎，クループ症候群，異物による窒息，絞首などでも気道閉塞を来すが，麻酔の導入時や抜管時に喉頭浮

腫や喉頭痙攣で，急な上気道閉塞が生じ陰圧性肺水腫を誘発することがある．埼尾は，調査した陰圧性肺水腫約250例では2例の死亡があるが，適切な処置があれば予後は良好と報告している[9]．胸腔内が強い陰圧となり，静脈還流の増加から肺毛細血管圧が上昇し静水圧上昇となる．一方，強い陰圧で毛細血管壁も障害され血管透過性亢進する．陰圧性肺水腫の症例で3例は，水腫液と血漿の蛋白濃度比が0.7以上であり，透過性亢進型タイプを示唆するものであったという[9]．

麻酔科医なら麻酔の導入や抜管時，喉頭痙攣を誘発しマスク換気に難渋したことが誰しもあると思う．全身麻酔関連では気管チューブ抜去後の喉頭痙攣がもっとも多いが，通常はマスク換気で重篤な低酸素に至る前に改善してくる．乳様突起と下顎頭で囲まれた部分 laryngospasm notchを示指で強く内側かつ頭蓋に向けて圧迫を加える Larson's maneuver が有効なことがある[10]．それでも難しい場合，何とか気道確保し，ARDSに準じて人工呼吸管理に移行する．

3）再膨張性肺水腫

気胸や血胸で虚脱した肺を胸腔ドレナージで再膨張させた後に再膨張した側の肺に片側性に来るのが特徴で，虚脱していた期間が3日以上，ドレナージされた胸水が2L以上の時が多い[7]．再膨張は胸腔内に陰圧をかける胸腔ドレナージでも，気管内の加圧による膨張でも誘発する．再膨張させた後1時間以内に誘発することが多い．しかし，数時間の無気肺の再膨張後や，胸部手術を補助するための一側肺換気での上側肺の再膨張後や，不注意による右主気管支への深すぎた片肺挿管を是正した後でさえ急性の再膨張性肺水腫が生じることがある[11]．再膨張性肺水腫が生じる明らかな機序は不明であるが，虚脱した肺胞が再膨張することは，虚血心筋の再灌流障害と同様な，活性酸素やケミカルメディエータにより膜の透過性亢進が誘発される機序があるのかもしれない．片側の肺障害が健側肺に波及してARDSへ進展することや，片側性の心原性肺水腫の報告もあり，画像診断における片側・両側は異なる病期をみているだけかもしれない[3]．いずれにしても血胸や胸水などをドレナージする場合は，虚脱肺を少量ずつ再膨張させることが大切である．

4）神経原性肺水腫

重症の急性くも膜下出血（subarachnoid hemorrhage：SAH）や頭部外傷，てんかん発作後などに伴い急速に進行する肺水腫を神経原性肺水腫というが，発生機序は明らかではない．心肺停止やSAH発症後は，ストレス反応のため交感神経緊張亢進と副腎髄質を介した体内カテコラミン過剰状態（カテコラミンサージ）を惹起する[12]．実際これらの重症病態では，来院時の血中カテコラミン値が異常高値であることが報告[13]されている．このカテコラミンサージにより肺毛細血管は収縮し静水圧は上昇する．一方で毛細血管収縮は微小血栓発生から血管内皮障害を誘発し，血管透過性亢進となる．さらに心筋においてはたこつぼ心筋症を誘発し[12]肺水腫の原因となる．SAHで救急搬送された140人のなかで肺水腫を併発したグループ15人と，とそうでないグループ125人について検討した結果，両グループ間に平均血圧などに差はないが，肺水腫を併発したグループで$Pa_{O_2}/F_{I_{O_2}}$は有意に低く，血糖値，乳酸値は有意に高く，乳酸アシドーシスが強かったとの報告がある[14]．SAHに肺水腫を併発するとより重篤で複雑な病態を呈していることが窺える．肺水腫に続発する低酸素血症は，当然，原疾患に相乗的に悪影響をもたらすため，SAH，頭部外傷などの緊急手術では，慎重な麻酔管理が要求される．

5）その他

腐食性ガスの吸入や高所肺水腫は周術期には関係しないが，胃液の誤嚥は絶食ができていない緊急手術では要注意である．特に汎発性腹膜炎では嘔吐しやすく，胃液の誤嚥に加えて，病

態的に敗血症の要素もあり，これらによる肺水腫は常に意識する必要がある．また，腎不全や大量出血があると，水分出納が複雑となり過剰輸血や過剰輸液から肺水腫を誘発し得る．輸血関連肺障害や薬物によるアレルギーも肺水腫となり得る．

4 診断の基になる臨床所見（図1）

1）低酸素血症

肺水腫の臨床所見は原因によらず，何といってもガス交換の障害による，チアノーゼ，経皮的酸素飽和度の低下，低酸素血症である．心原性肺水腫以外で酸素化障害が軽度なものは肺水腫と表現され，$Pa_{O_2}/F_{I_{O_2}} \leq 300$ mmHg はARDSと認識される．ARDSに対しては，1994年に発表された American European Consensus Conference の診断基準（AECC基準）では，酸素化障害の程度により，200 mmHg < $Pa_{O_2}/F_{I_{O_2}} \leq 300$ mmHg を急性肺傷害（acute lung injury：ALI）と分類していたが，これまでは呼気終末陽圧（positive end-expiratory pressure：PEEP）の影響は考慮されておらず，ベルリン定義ではPEEPの因子も導入され，ALIの表現はなくなり，すべてARDSで軽症中等症重症と分類された（表2）．またARDSに対し，これまでさまざまな治療法が試みられてきたが，特に薬物療法では大規模臨床試験で生命予後を改善することが示されたものはない．AECCの診断基準が曖昧な点もあり，現在はベルリン定義によりその妥当性や有用性について検証が進められている[15]．人工呼吸中であれば，この診断基準を参考に酸素化障害の程度を評価する．

2）ピンク色で泡沫状喀痰

肺水腫液中には蛋白成分が漏出し，水腫液はピンク色で泡沫状の喀痰となる．水腫液と血漿の蛋白濃度比は，心原性肺水腫<0.7，透過性亢進型肺水腫>0.7[1]といわれる．

3）切迫した呼吸

自発呼吸下で意識があれば，呼吸困難を表明できるが，全身麻酔中は頻呼吸，頻脈，喘鳴など呼吸状態の変化を観察する．筋弛緩剤による調節呼吸下では変化の認識が困難となり，低酸素と泡沫状喀痰のみで認識することも多い．聴診上は stridor, rhonchi, wheezes, crackle などさまざまな雑音を聴取．

4）画像検査

周術期にも可能であれば胸部CT撮影も考慮するが，まずはポータブルの胸部単純X線撮影を行う．肺水腫であれば，多くは両側のびまん性陰影，ベルリン定義では bilateral opacities とされている所見が見られる（表2）．CTRやVPWの評価も行う．

5）超音波検査

AECC基準では，必須ではないが肺動脈楔入圧PCWP測定の記載もあったが，ベルリン定義では除かれ，心不全や輸液過剰を心エコーなどで客観的評価を行うことが必要としている（表2）．

5 治療手順

肺水腫の本態は各種ケミカルメディエーターによるEGLの障害であり，その因子を除去すること，EGLの内皮機能を正常化させることが治療の根幹となる[3]．しかし，特異的治療法が解明されたわけではなく，肺水腫の治療としては対症療法が中心で，酸素化障害を改善させることが目標となる．当然，肺水腫の元となる原疾患の治療を行いながら，肺水腫の程度に応じた呼吸管理を導入していくことになる．心原性肺水腫であっても呼吸管理と並列で左心不全の治療を進める．各種原疾患の治療は他を参照いただき，肺水腫といわゆるARDSの治療について

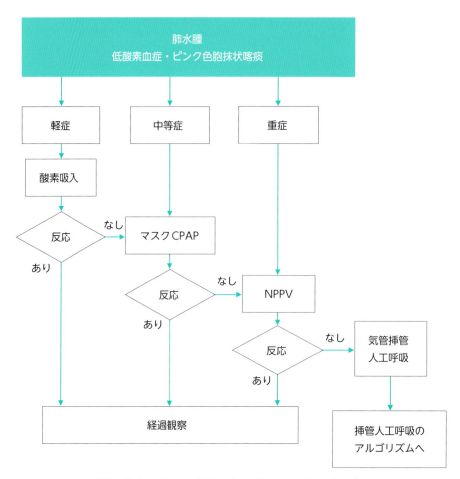

図2 肺水腫の治療（その1）：酸素療法のアルゴリズム

解説する。

軽症肺水腫であれば，図2のアルゴリズムで動脈血酸素飽和度95％を目標に酸素療法開始する。フェイスマスクやネーザルカニューレで酸素投与。必要以上の酸素は酸素の毒性もあり注意。高流量の酸素吸入，例えば100％酸素15 L/分を試みても，口元では多くの空気を同時に吸い込むため肺内酸素濃度は50％程度が限度となる。持続気道陽圧（continuous positive airway pressure：CPAP）を作れる，リザーバーバッグ付きマスクCPAP回路であれば，呼吸器を用いない一段階上の酸素投与が可能である。

重症度にかかわらず，酸素化が維持できなければ，非侵襲的陽圧換気（non-invasive positive pressure ventilation：NPPV）を考慮する。NPPVには専用のマスクや人工呼吸器が必要となるが，各メーカーから，鼻だけ覆うものから顔面全体を覆うタイプのマスクや，さまざまな機種が開発されている。メーカー推奨の設定を参考に，患者の状態に合わせたマスクを用いる。特に心原性肺水腫はNPPVのよい適応であり，周術期の呼吸不全にも有効性が期待できる[16]。ARDSに対しても有効なことがあるが，メタアナリシスによれば約50％の症例で失敗しており，NPPV開始後1時間程度で酸素化の改善が得られなければ躊躇せず挿管管理とする[15]。

気管挿管による人工呼吸が必要となれば，図3のアルゴリズムに従う。人工呼吸関連肺障害（ventilator-induced lung injury：VILI），人工呼吸関連肺炎（ventilator associated pneu-

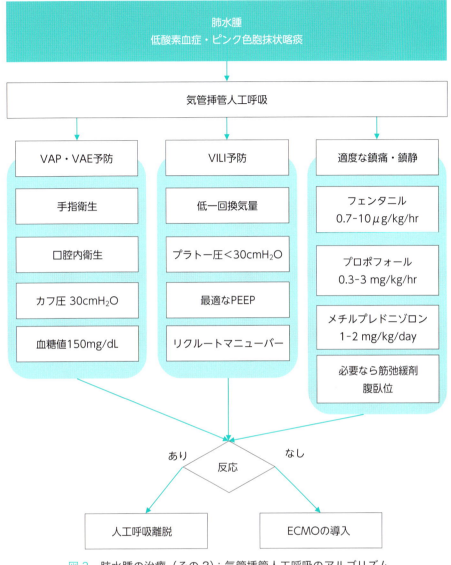

図3 肺水腫の治療（その2）：気管挿管人工呼吸のアルゴリズム

monia：VAP）など人工呼吸に伴う悪影響を常に念頭に管理する。1回換気量は，身長から割り出す理想体重で6-8 mL/kgと低い目に設定，プラトー圧＜30 cmH$_2$Oを維持する範囲で，高めのPEEP設定，一時的な気道内圧の加圧をすることで無気肺となっている肺胞を再開通させ，虚脱しないPEEPをかけるrecruitment maneuver，肺胞低換気による高CO$_2$血症が生じても許容するpermissive hypercapniaの考えで臨む。気管挿管中は，適度な鎮痛鎮静は必要で，例えばフェンタニル0.7-10 μg/kg/hr，プロポフォール0.3-3 mg/kg/hr，必要に応じ

で筋弛緩薬，腹臥位などを導入する。メチルプレドニゾロン1-2 mg/kg/日程度の少量ステロイドは有効であるが，好中球エラスターゼ阻害薬の使用は推奨されない。人工呼吸中の輸液に関しては，ショック状態でなければ水分を制限した管理を提案するとしている[17]。

またVAPの考えも最近では人工呼吸器関連イベント（ventilator associated event：VAE）という概念で研究されるようになった。気管チューブを介して，口腔内細菌がカフの外側をすり抜けて気管内へ侵入する（silent aspiration）ことがあり，カフ圧は30 cmH$_2$Oとなる

よう調節する．人工呼吸回路や加湿器からの汚染，口腔内細菌や胃液の誤嚥などが原因となり肺炎を悪化させる．医療従事者の手指衛生や，患者の口腔内衛生，患者は仰臥位のときは頭部を30度は挙上する，血糖値150 mg/dL 程度を目標に血糖コントロールすることなどが紹介されている[18]．一日でも早く人工呼吸からの離脱を試みることは必要であるが，人工呼吸を継続しても酸素化が改善しなければ，人工呼吸療法の限界と考えられる．6時間以上の最適な人工呼吸療法にもかかわらず，$F_{IO_2}>0.9$ の条件で $Pa_{O_2}/F_{IO_2}<100$ であれば，体外式膜型人工肺 (extracorporeal membrane oxygenation：ECMO)の導入を考慮する[19]．ECMO を導入する場合，24時間体制での厳重な集中治療が可能な施設が必要となる．重症肺炎に再膨張性肺水腫を併発した重篤な低酸素血症（Pa_{O_2}/F_{IO_2} 56.6）の42歳男性でECMOを導入し救命し得た報告[20]があるが，麻酔科集中治療医，循環器科医，心臓血管外科医，パラメディカルの協力なしでは達成できない．

【参考文献】

1) Murray JF. Pulmonary edema: pathophysiology and diagnosis. Int J Tuberc Lung Dis 2011; 15: 155-60.
2) Collins SR, Blank RS, Deatherage LS, et al. Special article: the endothelial glycocalyx: emerging concepts in pulmonary edema and acute lung injury. Anesth Analg 2013; 117: 664-74.
3) 三井誠司, 橋本 悟. 肺水腫の発生機序と治療. LiSA 2015; 22: 1136-41.
4) The ARDS Definition Task Force: Acute respiratory distress syndrome. The Berlin definition. JAMA, 2012; 23: 2526-33.
5) Cooperman LH, Price HL. Pulmonary Edema in the Operative and Postoperative Period: A Review of 40 Cases. Ann Surg 1970; 172: 883-91.
6) Wang H, Shi R, Mahler S, et al. Vascular pedicle width on chest radiograph as a measure of volume overload: Meta-Analysis. West J Emerg Med 2011; 12: 426-32.
7) Timby J, Reed C, Zeilender S, et al. Mechanical Causes of Pulmonary Edema. Chest 1990; 98: 973-9.
8) Cook CD, Mead J. Maximum and minimum airway pressures at various lung volumes in normal children and adults. Fed Proc 1960; 19: 377.
9) 埼尾秀彰. 陰圧性肺水腫を見逃すな. J Jpn Soc Intensive Care Med 2008; 15: 276-8.
10) 大森敬文, 中沢弘一. 陰圧性肺水腫. LiSA 2015; 22: 1158-61.
11) 武田純三監修. 胸部外科手術の麻酔 ミラー麻酔科学. 東京：メディカル・サイエンス・インターナショナル；2007; 6: 1453-522.
12) 下山 哲, 守谷 俊. 神経原性肺水腫. LiSA 2015; 22: 1142-7.
13) 櫻井 淳, 雅楽川 聡, 木下浩作. 重症患者の抹消血中のドパミン濃度上昇の意義について. 日臨救急医会誌 2001; 4: 468-71.
14) Satoh E, Tagami T, Watanabe A, et al. Association between Serum Lactate Levels and Early Neurogenic Pulmonary Edema after Nontraumatic Subarachnoid Hemorrhage: J Nippon Med Sch 2014; 81: 305-12.
15) 田坂定智. ベルリン定義からみた ARDS の病態と呼吸管理：日本呼吸ケア・リハビリテーション学会誌 2015; 25: 66-71.
16) 日本呼吸器学会 NPPV ガイドライン作成委員会. NPPV（非侵襲的陽圧換気療法）ガイドライン（改訂第2版）. 日呼吸誌 2015; 4: 267-71.
17) ARDS 診療ガイドライン作成委員会. ARDS 診療ガイドライン 2016. 日集中医誌 2017; 24: 57-63.
18) 得津裕俊, 森永俊彦. Ventilator associated Event (VAE) 対策とその他の管理. 救急・集中治療 2017; 29: 753-9.
19) 坂口健人, 中根正樹. 人工呼吸法の限界とほかの治療法. 救急・集中治療 2017; 29: 770-3.
20) 野亦悠史, 伊藤志門, 西村正士ほか. 重症肺炎に併発した対側緊張性気胸ドレナージ後の再膨張性肺水腫を ECMO で救命し得た1例. 日呼吸外会誌 2018; 32: 14-8.

（佐々木　晃）

5 肺血栓塞栓症

KEY WORD ▶ 肺血栓塞栓症，右心不全，肺循環障害，抗凝固療法

　肺血栓塞栓症（pulmonary thromboembolism：PTE）は肺動脈が塞栓子により閉塞する疾患である。塞栓子は下肢および骨盤などの深部静脈に生じた血栓（deep venous thrombosis：DVT）由来のものが多い（脂肪，腫瘍，空気などもある）。これが肺動脈を閉塞し肺循環障害を引き起こすため，重症であれば肺高血圧，低酸素血症さらには右心不全を来し，ショック，心肺停止に至ることもある。近年，生活習慣の欧米化，人口の高齢化の進行，癌患者の増加，また震災関連疾患として注目される機会が増えてきたことにより，診断頻度は増えてきている[1]。

　静脈血栓の形成要因は，1856年にVirchowの提唱した，①血流停滞，②血管内皮障害，③血液凝固能亢進に分類されており（表1）[2]，周術期患者はこれらの危険因子を複数有していることが多い。この疾患が問題となるのは，急性の致死性疾患であるにも関わらず特異的な症状がないため，診断が遅れたり，見落とされたりしやすいことである。

　2004年には日本循環器学会などが日本初の予防ガイドライン[3]を発表し，2017年には改訂版として「肺血栓塞栓症および深部静脈血栓症の診断，治療，予防に関するガイドライン（2017年改訂版）」[2]が発表された。日本麻酔科学会の調査（2016年JSA-PTE調査）によれば，アンケート回答施設のうち64.3％が院内予防ガイドラインありと回答している[4]。また，日本医療安全調査機構は2017年に医療事故の再発防止に向けた提言第2号「急性肺血栓塞栓症に係る死亡事例の分析」を公表した。その中で，疾患の認識と患者参加による院内全体での予防体制整備の重要性を訴え，早期発見・早期診断を促している[5]。

1 診断の基になる臨床所見

　JSA-PTE調査2014〜2016年によれば，周術期の肺血栓塞栓症は術前から術中に発症するものが約25％，術後発症は約75％で推移している[4]。

1）術前臨床所見

　肺血栓塞栓症の主要症状は呼吸困難，胸痛であるが，頻呼吸，発熱，咳嗽，喘鳴，冷汗，失神，血痰，動悸などが認められることもある[2]。DVTに基づく所見として，下腿浮腫，疼痛，色調変化などがあるが，患者からの訴えがなくとも，活動性の癌，下肢麻痺，安静臥床期間などを有する者においては，臨床的なDVTの確率に基づいてD-ダイマー検査（表2）[6]と画像診断を組み合わせて除外診断を行う（表3）[7]。血栓が否定された場合には，周術期の予防ガイドラインに沿った予防法を実施して手術に臨む。

2）術中臨床所見

　意識がある場合には，術前臨床所見で述べたような自覚症状を訴える。

表1 静脈血栓塞栓症の主な危険因子

	後天性因子	先天性因子
血流停滞	長期臥床 肥満 妊娠 心肺疾患（うっ血性心不全，慢性肺性心など） 全身麻酔 下肢麻痺，脊椎損傷 下肢ギプス包帯固定 加齢 下肢静脈瘤 長時間坐位（旅行，災害時） 腸骨静脈還流障害（先天性 iliac band, web, 腸骨動脈による iliac compression＊）	
血管内皮障害	各種手術 外傷，骨折 中心静脈カテーテル留置 カテーテル検査・治療 血管炎，抗リン脂質抗体症候群，膠原病 喫煙 高ホモシステイン血症 静脈血栓塞栓症の既往	高ホモシステイン血症
血液凝固能亢進	悪性腫瘍 妊娠・産後 各種手術，外傷，骨折 熱傷 薬物＊＊（経口避妊薬，エストロゲン製剤など） 感染症 ネフローゼ症候群 炎症性腸疾患 骨髄増殖性疾患，多血症 発作性夜間血色素尿症 抗リン脂質抗体症候群 脱水	アンチトロンビン欠乏症 プロテインC欠乏症 プロテインS欠乏症 プラスミノーゲン異常症 異常フィブリノーゲン血症 組織プラスミノーゲン活性化因子インヒビター増加 トロンボモジュリン異常 活性化プロテインC抵抗性（第V因子 Leiden） プロトロンビン遺伝子変異（G20210A）

＊先天性 iliac band, web, iliac compression：腸骨静脈が狭窄する原因となる構造物や圧迫.
＊＊薬物：エストロゲン製剤（若年者：月経困難症，避妊，高齢者：骨粗鬆症などで処方される）．そのほかステロイド，抗癌剤などもある．
（日本循環器学会ほか．2016-2017年度活動：肺血栓塞栓症および深部静脈血栓症の診断，治療，予防に関するガイドライン（2017年改訂版）．https://www.j-circ.or.jp/guideline/pdf/JCS2017_ito_h.pdf より引用）

表2 D-ダイマーの特徴

D-ダイマーとは	凝固・線溶系マーカーの一つ．フィブリンがプラスミンにより分解されてできたもの．フィブリン形成後にしか生成されないので，凝固系活性化の鋭敏なマーカーであるとともに，線溶系のマーカーでもある．生体内での血栓形成の鋭敏なマーカーとなる．
上昇する原因	血栓症，加齢，外傷，手術後，妊娠，悪性腫瘍，肝硬変，炎症性疾患，急性大動脈解離，動脈瘤，閉塞性動脈硬化症，播種性血管内凝固症候群，感染など
評価のポイント	陽性的中率が低い＝高値でも必ずしも肺血栓塞栓症，深部静脈血栓症ではない．
	施設により測定方法が一定でない．カットオフ値を各施設で設定する必要性がある．
	正常値ならば血栓症は否定できる（感度は高いが特異度が低いので，除外診断に有用）．
	再発の指標となる（抗凝固療法の継続期間や終了時期の判断に参考となる）．

（日本心臓財団．循環器最新情報．診療のヒント．D-dimerとはどういう意味を持つ検査ですか．https://www.jhf.or.jp/publish/pro/hint/c8/hint002 より引用）

表3 Wellsスコア（DVTの可能性予測スコア）

臨床的特徴	点数
活動性の癌（6カ月以内の治療や緩和的治療を含む）	1
完全麻痺，不全麻痺あるいは最近のギブス装着による固定	1
臥床安静3日以上または12週以内の全身あるいは部分麻酔を伴う手術	1
下肢深部静脈分布に沿った圧痛	1
下肢全体の腫脹	1
腓腹部（脛骨粗面の10 cm下方）の左右差＞3 cm	1
症状のある下肢の圧痕性浮腫	1
表在静脈の側副血行路の発達（静脈瘤ではない）	1
深部静脈血栓症の既往歴	1
深部静脈血栓症と同じくらい可能性のある他の診断がある	−2
DVTの確率は　　低確率	0
中確率	1〜2
高確率	≧3

(Wells PS, Owen C, Doucette S, et al. Does this patient have deep vein thrombosis? JAMA 2006; 295: 199-207 より引用)

表4 急性肺血栓塞栓症の所見の定義

臨床指標	ショック 低血圧*
右室機能不全の指標	心エコー上の右室拡張，壁運動低下，圧負荷 CT上の右室拡張 BNPあるいはNT-proBNPの高値 右心カテーテル検査で右心圧上昇
心筋損傷の指標	トロポニンTあるいはトロポニンI陽性

*新たに生じた不整脈，脱水，敗血症を原因としない収縮期血圧90 mmHgあるいは40 mmHg以上の血圧低下が15分以上継続。
(Konstantinides SV, Torbicki A, Agnelli G, et al. Task Force for the Diagnosis and Management of Acute Pulmonary Embolism of the European Society of Cardiology (ESC). 2014 ESC guidelines on the diagnosis and management of acute pulmonary embolism. Eur Heart J 2014; 35: 3033-69, 3069a-3069k より引用)

意識がない場合には，モニター画面上，突然の頻脈，血圧低下，酸素飽和度（SpO_2）低下や呼気終末二酸化炭素濃度（E_TCO_2）低下といったバイタルサインの変化を認める[2]。その際には危険因子を考慮した上で，肺血栓塞栓症を疑ってみる必要がある。手術中には呼吸・循環維持に努めながら診断と治療を並行して行う。

2 臨床診断基準

血栓による肺動脈の閉塞と肺血管攣縮により換気血流比不均衡を来すため，SpO_2の低下，E_TCO_2の低下を認める。血栓が大きい場合には，低血圧，ショック，心停止に至ることもある（表4）[2]。

周術期の肺血栓塞栓症全体のうち約5%は手術中（体位変換時など）に発症している[4]。肺血栓塞栓症の可能性が高いと判断された場合，エコー（経胸壁，経食道，下肢静脈）やCTアンギオグラフィで診断するが，ショックや低血圧を呈するか否かという重症度や，患者を移送してCTアンギオグラフィを実施可能か否かにより対応は大きく左右される（図1）[8]。ショックや低血圧を伴うがCTアンギオグラフィを直ちに実施できない場合には速やかに未分画ヘパ

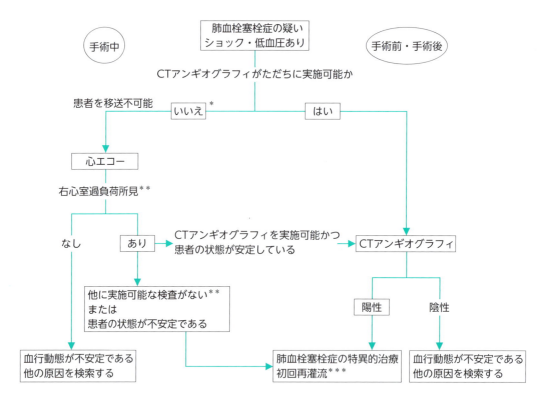

*患者の状態がきわめて重篤で，ベッドサイドでの検査しかできない場合を含む。
**右心室機能不全の診断以外に，ベッドサイドでの経胸壁心エコー検査により，右心系にある可動性血栓を確認でき肺血栓塞栓症を確定できる場合もある。ベッドサイドでの補助的な検査には，経食道心エコー検査，下肢静脈エコー検査がある。経食道心エコー検査では肺動脈とその主要分枝の塞栓を検出でき，下肢静脈エコー検査では深部静脈血栓を検出できる可能性があり，緊急時の治療方針決定に有用である。
***血栓溶解。代わって外科的塞栓摘除術，カテーテル治療もある。

図1 肺血栓塞栓症の疑いが高確率である場合の診断アルゴリズム（ショックまたは低血圧を伴う）

日本循環器学会ほか．2016-2017年度活動：肺血栓塞栓症および深部静脈血栓症の診断，治療，予防に関するガイドライン（2017年改訂版）．https://www.j-circ.or.jp/guideline/pdf/JCS2017_ito_h.pdf
(Konstantinides SV, Torbicki A, Agnelli G, et al. Task Force for the Diagnosis and Management of Acute Pulmonary Embolism of the European Society of Cardiology (ESC). 2014 ESC guidelines on the diagnosis and management of acute pulmonary embolism. Eur Heart J 2014; 35: 3033-69, 3069a-3069k より引用改変)

リン5,000単位を静注し，抗凝固療法を開始する。ショックや低血圧を伴わない場合は，術中は疑診にとどまり，確定診断，治療を進めるのは術後になるであろう。

1) 心電図

右心負荷を呈するようになると，V1-4の陰性T波，洞性頻脈，心房細動，S1Q3T3パターン（I誘導で深いS波，III誘導で異常Q波および陰性T波を認める所見），右脚ブロック，ST低下，肺性Pなどが認められることもあるが，これらは特異的な所見ではない[2]。

2) 血液ガス分析

動脈血酸素分圧（Pao_2）低下，動脈血二酸化炭素分圧（$Paco_2$）は正常もしくは上昇する（特に$Paco_2 - E_Tco_2$が乖離する）のが特徴的である。肺胞気－動脈血酸素分圧較差（$A-aDO_2$）の開大が認められる。ただし，肺血管床の閉塞の程度によっては正常値のこともある[2]。

3) 血液凝固・線溶系検査（D-ダイマー）

D-ダイマーは非特異的検査であるが，低値の場合はDVTや肺血栓塞栓症を否定する除外

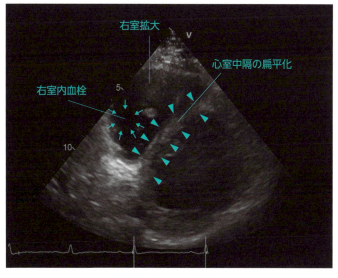

図2 心エコー画像
右室拡大，右室内血栓と心室中隔の扁平化を認める。
(山陰労災病院循環器内科　尾崎就一先生のご提供)

診断としては有用である（表2）[6]。

4）胸部 X 線写真

心拡大や肺動脈中枢側の拡張が見られ，末梢肺血管陰影が消失すると肺野の透過性亢進が認められることがあるが特異的所見ではない。呼吸困難を起こす他の心肺疾患の除外診断には有用である[2]。

5）超音波（エコー）検査

経胸壁心エコーは肺血栓塞栓症の他，ショックの鑑別にも有用である。右心負荷所見，すなわち McConnell 徴候といわれる右室拡大と右室心尖部以外の右室自由壁運動低下や，心室中隔の扁平化，左室圧排を伴う右室径/左室径の増大が認められる。右室内に血栓を描出できることもある（図2）。

経食道心エコーは，気管挿管中には比較的容易に施行でき，血栓を描出できれば確定診断につながる。

下肢静脈エコーは，Bモードで大腿から下腿まで全長を描出する全下肢静脈超音波検査を静脈圧迫法にて行う。探触子により静脈を圧迫し，圧排されるかどうかで血栓の有無を判断する。適宜カラードプラ法を併用する。ベッドサイドで簡便に検査できる（図3）。

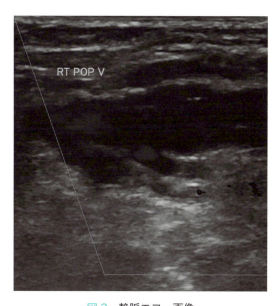

図3 静脈エコー画像
血栓の存在により，膝窩静脈を圧迫しても内腔が消失しない。
(山陰労災病院循環器内科　太田原　顕先生のご提供)

6）CT アンギオグラフィ

multi-detector（多列検出器型）CT では中枢側肺動脈から葉動脈，区域気管支動脈までの血

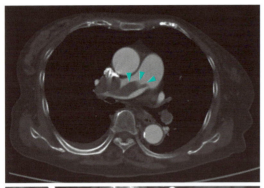
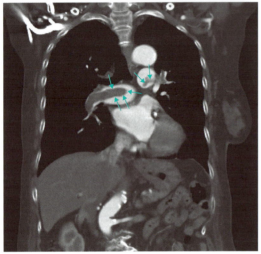

図4 CTアンギオ画像
左右の肺動脈に造影欠損域を認める。
(山陰労災病院循環器内科　太田原　顕先生のご提供)

栓を描出できる（図4）。塞栓子が小さすぎる場合には抗凝固療法を行わず経過観察のみとなることもある[9]。右心系の拡大から右心不全の評価が可能で，予後判定にも役立つ。塞栓源であるDVTの診断も可能であるが，X線被曝線量が5-10 mSVと比較的高いこと，造影剤アレルギー例や腎機能低下例では施行できないこともある点が難点である[10]。

7）肺血流シンチ

CTの診断能の向上に伴い，肺シンチグラフィの使用頻度は減少しているが，造影剤を使う必要がないこと，被曝量が少ないため有用性はある。

3 術中の治療手順

周術期の肺血栓塞栓症の致死率は，約10％で年々低下傾向にある[4]。

1）呼吸・循環管理

Pao_2が60 Torr（mmHg）以下（Spo_2で90％以下）では酸素吸入し，低酸素血症が改善されなければ人工換気（1回換気量6 mL/kg，プラトー圧<30 cmH_2O）を導入する[8]。しかし人工換気により胸腔内圧が増加すると静脈還流が減少し，右心不全を悪化させる可能性があり，特にPEEPの付加には注意を要する。容量負荷は逆に左心拍出量を低下させることもあるので，心エコーなどで評価しながら適切な前負荷を維持する。血圧や心拍出量低下の程度に応じて，ドパミン，ドブタミン，ノルアドレナリンなどを投与する。心肺停止で発症した蘇生困難例，薬物療法にても呼吸循環を安定化できない例には経皮的心肺補助（percutaneous cardiopulmonary support：PCPS）を導入する。

2）薬物療法（抗凝固療法，血栓溶解療法）

抗凝固療法は急性肺血栓塞栓症の死亡率および再発率を減少させることが明らかになっており，治療の第一選択となっている（図5）。抗凝固療法が禁忌でない限り，重症度によらず診断され次第，なるべく早く治療を開始する。未分画ヘパリンは半減期が60分と短く，活性化凝固時間（activated clotting time：ACT）でモニタリングが可能であり，硫酸プロタミンで中和可能であるため，疑診段階でも投与してよい[2]。右心機能障害を有し，心臓バイオマーカーが陽性（トロポニンTあるいはトロポニンIの上昇，BNPあるいはNT-proBNPの上昇）であれば循環動態のモニタリングをし，悪化徴候があれば血栓溶解療法を考慮する。

血栓溶解療法は血栓塞栓子の溶解による速やかな肺循環の改善を目的とし，血行動態的に不

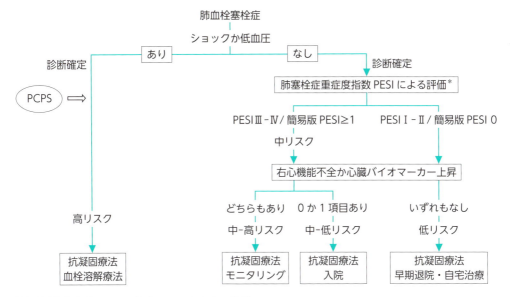

図5 肺血栓塞栓症の治療

(日本循環器学会ほか．2016-2017年度活動：肺血栓塞栓症および深部静脈血栓症の診断，治療，予防に関するガイドライン（2017年改訂版）．https://www.j-circ.or.jp/guideline/pdf/JCS2017_ito_h.pdf
Konstantinides SV, Torbicki A, Agnelli G, et al. Task Force for the Diagnosis and Management of Acute Pulmonary Embolism of the European Society of Cardiology (ESC). 2014 ESC guidelines on the diagnosis and management of acute pulmonary embolism. Eur Heart J 2014; 35: 3033-69, 3069a-3069k より引用改変)

安定な急性肺血栓塞栓症に対して行うことが多い。遺伝子組換え組織プラスミノーゲンアクチベータ（tissue plasminogen activator：t-PA）であるモンテプラーゼが保険適応となっている。血栓溶解療法の重大な合併症は出血であり、重篤化のリスクとの天秤にかけて血栓溶解療法の適応を迅速に判断する必要がある。

3）カテーテル治療

急性広範型肺血栓塞栓症のうち、さまざまな内科的治療を行ったにも関わらず不安定な血行動態が持続する患者が対象となる。カテーテル的血栓溶解療法とカテーテル血栓除去術がある。全身の血栓溶解療法が禁忌の場合はよい適応である。

4）外科的治療

重篤なショックあるいは心肺停止を伴う急性広範型肺血栓塞栓症で、血栓溶解療法が禁忌・無効な例、PCPS導入例、昇圧薬投与でも循環動態の維持が困難な例には直視下肺塞栓摘除術（人工心肺使用）を行う。

5）下大静脈フィルター

抗凝固療法を行うことができない症例あるいは，十分な抗凝固療法中の肺血栓塞栓症増悪・再発例に対して下大静脈フィルターを留置するが，必要性がなくなった場合は早期に抜去を行う。抗凝固療法が可能でも残存血栓の再度の塞栓化により致死的となりうる肺血栓塞栓症に対し，下大静脈フィルター留置を考慮する。しかし下大静脈フィルターの留置は 30 日死亡率の上昇と関連しているとの最近の報告もあり，慎重な適応が望ましい[11]。

4 術後の治療手順

呼吸循環管理が最優先であり，危機的状況を脱した後は再発予防として抗凝固療法を継続する。肺血栓塞栓症と DVT の発症リスクは退院後も 3-6 週間にわたって高い。抗凝固療法の投与期間は初期治療期（発症から 7 日まで），維持治療期（初期治療後から 3 カ月），延長治療期（3 カ月以降）に分けられる。血行動態が安定している初期治療期，維持治療期には，非経口抗凝固薬あるいは経口直接作用型 Xa 阻害薬（direct oral anticoagulants：DOAC）を投与する。エドキサバンは，非経口抗凝固薬による適切な初期治療後に投与する。リバーロキサバンおよびアピキサバンは，高用量による初期治療後に常用量にて投与する[2]。ワルファリンに代わって処方されることが増えてきている DOAC は投与法が簡便で出血性合併症が少ないなどの利点があるが，腎不全患者には禁忌であるなどの注意点もある。

5 患者と家族への説明

肺血栓塞栓症や DVT を発症すると多くは急性期を脱すれば自然寛解するが，血栓が残存して器質化し，肺高血圧や慢性肺血栓塞栓症に移行することがあるため，治療の継続の重要性を説明する。また，次回麻酔を受ける際には，再発のリスクが高いので，肺血栓塞栓症や DVT の既往歴，抗凝固薬の投薬状況を主治医や担当麻酔科医には必ず申告するように指導する。

【参考文献】

1) Nakamura M, Yamada N, Ito M. Current management of venous thromboembolism in Japan: Current epidemiology and advances in anticoagulant therapy. J Cardiol 2015; 66: 451-9.
2) 日本循環器学会ほか．2016-2017 年度活動：肺血栓塞栓症および深部静脈血栓症の診断，治療，予防に関するガイドライン（2017 年改訂版）．https://www.j-circ.or.jp/guideline/pdf/JCS2017_ito_h.pdf（2019.3.22 アクセス）
3) 日本循環器学会ほか．循環器病の診断と治療に関するガイドライン（2002-2003 年度合同研究班報告）：肺血栓塞栓症および深部静脈血栓症の診断・治療・予防に関するガイドライン．http://www.j-circ.or.jp/guideline/pdf/JCS2004_andoh_h.pdf（2019.3.22 アクセス）
4) 日本麻酔科学会．JSA 肺血栓塞栓症発症調査結果の概要 2014 年，2015 年，2016 年．
 https://www.anesth.or.jp/med/pdf/kekka_haikessen2014.pdf
 https://www.anesth.or.jp/med/pdf/kekka_haikessen2015.pdf
 https://www.anesth.or.jp/med/pdf/kekka_haikessen2016.pdf（2019.3.22 アクセス）
5) 医療事故調査・支援センター，日本医療安全調査機構．急性肺血栓塞栓症に係る死亡事例の分析（平成 29 年 8 月）．https://www.medsafe.or.jp/uploads/uploads/files/teigen-02.pdf（2019.3.22 アクセス）
6) 日本心臓財団．循環器最新情報．診療のヒント．D-dimer とはどういう意味を持つ検査ですか．https://www.jhf.or.jp/publish/pro/hint/c8/hint002
7) Wells PS, Owen C, Doucette S, et al. Does this patient have deep vein thrombosis? JAMA 2006; 295: 199-207.
8) Konstantinides SV, Torbicki A, Agnelli G, et al. Task Force for the Diagnosis and Management of Acute Pulmonary Embolism of the European Society of Cardiology (ESC). 2014 ESC guidelines on the diagnosis and management of acute pulmonary embolism. Eur Heart J 2014; 35: 3033-69, 3069a-3069k.
9) Kearon C, Akl EA, Ornelas J, et al. Antithrombotic Therapy for VTE Disease: CHEST Guideline and Expert Panel Report. Chest 2016; 149: 315-352.

10) 日本医学放射線学会および日本放射線科専門医会・医会. 静脈血栓塞栓症の画像診断ガイドライン. 2007年版.
11) Turner TE, Saeed MJ, Novak E, et al. Association of Inferior Vena Cava Filter Placement for Venous Thromboembolic Disease and a Contraindication to Anticoagulation With 30-Day Mortality. JAMA Netw Open 2018; 1 (3): e180452.

（上田　真由美）

6 誤嚥性肺炎

KEY WORD ▶ 誤嚥, 成人肺炎診療ガイドライン, HAP

2008年刊行日本呼吸器学会「成人院内肺炎診療ガイドライン」にて「嚥下障害並びに誤嚥が証明された（あるいは強く疑われた）症例に生じた肺炎を誤嚥性肺炎とする」との記述がある[1,2]が，成人肺炎診療ガイドライン2017[3]においては「現在のところ誤嚥性肺炎の明確な定義はなく，日本呼吸器学会の『成人院内肺炎診療ガイドライン』において，嚥下性肺疾患研究会が提唱した嚥下機能障害を来しやすい病態が示されている程度である」との記述にとどまっている。

肺炎の診断は，問診（呼吸器症状や全身症状），診察所見（聴診，バイタルサイン），血液検査所見（好中球優位の白血球数増加，CRP上昇，血沈亢進，プロカルシトニン上昇），胸部X線所見（典型例では気管透亮像を伴う浸潤影）より総合的に判断される[3]。そのうち誤嚥性肺炎は，明らかな誤嚥が直接観察され（食物，吐物など），それに引き続き肺炎を発症した例，肺炎例で気道より誤嚥内容が吸引などで確認された例を確実例とされる[1]。

1 診断の基になる臨床所見と診断

麻酔科医が接する可能性のある局面は必ずしも誤嚥の瞬間だけではない。消化管の閉塞が明らかな症例や嚥下機能が低下している症例では，すでに誤嚥性肺炎を生じている場合がある。もちろん麻酔導入時に嘔吐誤嚥を生じてしまうものもあろう。また，術後管理のなかで誤嚥性肺炎が明らかになってくるものもある。一般的な診断フローチャートを供覧する（図1）[1]。

術前より誤嚥性肺炎が判明している症例では，明らかな嘔吐や嚥下障害のエピソードがあったり，咳嗽，頻呼吸などの症状や，血液検査，胸部X線などにて所見が得られている症例が多いと思われる。

麻酔導入時から術中にかけて誤嚥性肺炎が判明する症例では，胸部X線や血液検査の結果が得られるよりも早く，挿管時の視野に明らかな吐物を認めたり，誤嚥された物質が気管内より吸引されることが診断の契機となろう。誤嚥されるものとしては唾液，胃液，胃内に貯留していた食物残渣，腸液などが挙げられ，唾液，腸液は細菌性肺炎が主体となるが，胃液では酸性度や誤嚥された量によって重症度が変わる。pH2.5以下の胃液が25 mLを超えて誤嚥された場合には，短時間で塩酸による直接的組織障害と続発する炎症正反応を認め，典型例では誤嚥後1-2時間で非心源性肺水腫を呈し，ガス交換が悪化する（化学性肺炎，Mendelson症候群）。食物残渣が物理的に気管や気管支の閉塞子となる場合があり，これも早い段階で低酸素血症を呈する場合があると推測される。気道内圧上昇やカプノグラムの波形で気付かれる場合もあろう。胃内容誤嚥の危険因子示す（表1）[4]。リスクを踏まえたうえで診療にあたることが，早期に誤嚥に気付き素早く対処する手掛かりになるのはいうまでもない。

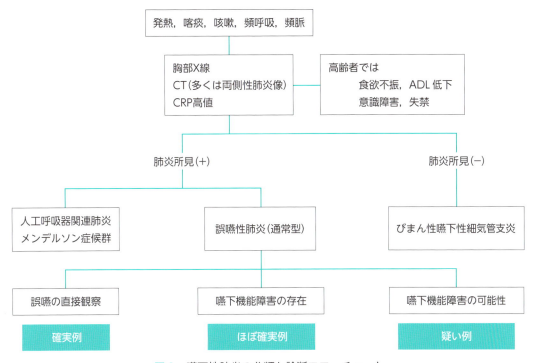

図1 嚥下性肺炎の分類と診断フローチャート
(日本呼吸器学会 医療・介護関連肺炎 (NHCAP) 診療ガイドライン作成委員会. 医療・介護関連肺炎 (NHCAP) 診療ガイドライン. p.34 より引用)

何事もなく手術が終了したのちも，誤嚥性肺炎の危険がある．腹部手術後における術後誤嚥性肺炎の罹患は，術後患者の1%にも満たないが，ひとたび発症するとその死亡率は30%にものぼる[5]．

2 誤嚥性肺炎の予防

1）術前の絶飲食

選択的に麻酔，鎮静を行う場合，術前に適切な時間の絶飲食を設け，胃内容を極力減らすことが嘔吐誤嚥のリスク低減につながる．標準的な術前絶飲食時間を以下に挙げる[4,6]．
①clear water：2時間
②母乳：4時間
③固形物，離乳食，調乳：6時間
④揚げ物や脂っこい食べ物：8時間以上

胃内容の減量を目的として消化管運動促進薬(e.g. メトクロプラミドなど)を前投薬として

表1 誤嚥のリスクが高い症例

・フルストマック
・GERD (symptomatic gastroesophageal reflux disease)
・食道裂孔ヘルニア
・経鼻胃管挿入中
・病的肥満
・糖尿病性胃不全麻痺
・妊娠中

投与してもよい[4,7]．経鼻胃管を挿入し胃内容の吸引，減量を図ることも選択肢に挙がるが，挿入時に嘔吐を誘発する可能性も念頭において慎重に適用する．経鼻胃管そのものが食道括約筋の機能を損なうことを考慮すると，胃内容を可能な限り吸引したのちに導入時には抜去しておくのが望ましいが，症例により判断することが必要である．

2）H_2拮抗薬投薬

胃内pHを上げる目的で前投薬として使用される．胃液中の塩酸を中和させる目的でBicitra（クエン酸塩）の投薬も選択されうる．消化管運

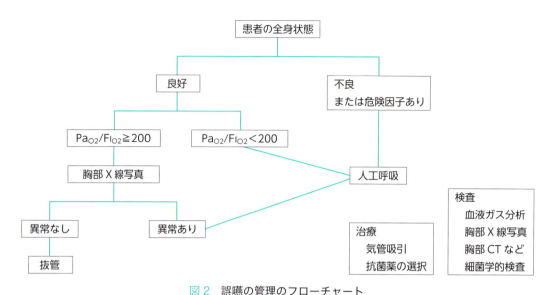

図2 誤嚥の管理のフローチャート
(田中裕之. 胃液が気管に入った. 高崎眞弓. 麻酔トラブルシューティング AtoZ. p.445 より引用)

動促進薬も含めて,それぞれ単独あるいは組み合わせでの投薬も考慮される[4,7]。

3) 意識下挿管

イレウス状態のため術前に時間をおくことに意味がない症例や,緊急に救命的麻酔管理や手術が必要な症例では,フルストマックのまま麻酔を施行せざるを得ないこともしばしばある。日本麻酔科学会気道管理ガイドライン2014では,フルストマックの患者では意識下挿管を選択肢にいれるべき,とされるが[8],同時に,小児や非協力的患者には適応が難しいことも記載されている。意識下挿管ではリドカインを舌根部から咽頭にかけて十分に噴霧しながら行う[9]。

4) Rapid sequence induction (RSI)

100%の酸素による pre-oxygenation に引き続き,静脈麻酔薬と onset の早い筋弛緩薬を素早く静注し,マスク換気を施行せずに筋弛緩効果が得られた時点で気管挿管を施行する手技である。挿管前に患者が意識を失った時点で cricoid pressure[10]を加え,食道を輪状軟骨と椎体の間で閉塞し逆流を防ぐ手技が用いられているが,cricoid pressure による逆流防止効果のエビデンスは乏しく[11],喉頭展開時の視野が悪

化することもあり,積極的には勧められない。

3 誤嚥性肺炎の治療

誤嚥を生じた場合,気管挿管後速やかに気管内吸引を施行する。誤嚥したものの確実な吸引除去のために気管ファイバー使用も考慮する。理学所見,動脈血ガス分析,胸部レントゲンなどにより重症度を判定し,手術の緊急度と全身状態から手術の可否を検討する。脱水が著明な症例では早期の胸部レントゲンで consolidation が明瞭にならないものもあるため注意を要する。図2に誤嚥の管理フローチャートを示す[12]。

pH の低い胃液を大量に誤嚥した場合には化学性肺炎を起こすことがあり,Mendelson 症候群と呼ばれ,発症すると致死率が高く,ARDS に準じた呼吸管理を要する。口腔内衛生状態が悪い場合には嫌気性菌も病態に関与するため,抗生剤使用も余儀なくされる場合が少なくはないと思われるが,各種培養検査を施行しながら適切な抗生剤を選択する。

胃切除後の患者や H_2 拮抗薬使用中の患者,唾液の誤嚥などでは細菌性肺炎が主体となるた

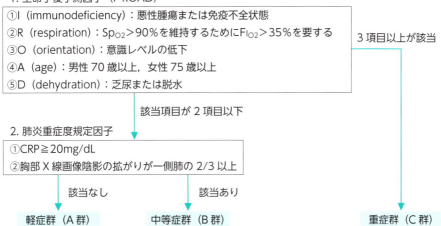

図3 HAPの重症度分類
(日本呼吸器学会成人肺炎診療ガイドライン2017作成委員会. 成人肺炎診療ガイドライン2017. p.41より引用)

院内肺炎(HAP):I-ROADで中等症群と重症群を「重症度が高い」と判定する。

敗血症	I-ROAD	重症度	耐性菌リスク	治療方針
なし	軽症群	高くない	なし	escalation治療
			あり	de-escalation単剤治療
なし	中等症群以上	高い	なし	de-escalation単剤治療
			あり	de-escalation多剤治療
あり	軽症群	高い	なし	de-escalation単剤治療
			あり	de-escalation多剤治療
あり	中等症群以上	高い	なし	de-escalation単剤治療
			あり	de-escalation多剤治療

図4 HAPのエンピリック治療方針
(日本呼吸器学会成人肺炎診療ガイドライン2017作成委員会. 成人肺炎診療ガイドライン2017. p.44より引用)

め, 重症度に応じて抗生剤の使用が必要となる。われわれが治療対象とする誤嚥性肺炎は, HAP (hospital-acquired pneumonia) と考えられるため, I-ROADシステムによる重症度分類 (図3)[3]) が適用される。重症度, 敗血症の有無に基づいたエンピリック治療方針を図4, 表2[3])に示す。

重症度が高くないと判断され, かつ耐性菌リスク (表3) が低い場合, escalation治療による初期治療が推奨される。敗血症, 重症例, または耐性菌のリスクが高いと判断された群にはde-escalation治療を選択する。

4 術後誤嚥性肺炎の予防

ICUでは, 30°の上体挙上, 小腸栄養が誤嚥性肺炎のリスクを減らすとされる[13]。術後全般において経管栄養が適用される症例は一部であり, 上記のうちどのような症例にも適用しやすいのは上体挙上であろう。病態として禁忌でなければ積極的に上体挙上を心がける。

経鼻胃管をルーチンに挿入し減圧を図る方法については, 誤嚥性肺炎の予防効果は認められていない[5,14]。

鎮静薬の使用については, 嚥下機能を抑制し, 咳嗽反射なども抑制する可能性から誤嚥性

表2　HAP/NHCAP のエンピリック治療抗菌薬

Escalation 治療	De-escalation 単剤治療	De-escalation 多剤治療
・敗血症（−）で，重症度が高くない*1 かつ ・耐性菌リスク*2（−）	・敗血症（+），または，重症度が高い*1 または ・耐性菌リスク*2（+）	・敗血症（+），または重症度が高いかつ ・耐性菌リスク*2（+）
内服薬（外来治療が可能な場合） ・β-ラクタマーゼ阻害薬配合ペニシリン系薬*3＋マクロライド系薬*4 ・レスピラトリーキノロン*5, *6 注射薬 ・スルバクタム・アンピシリン ・セフトリアキソン*7，セフォタキシム*7 非定型肺炎が疑われる場合 ・レボフロキサシン*6, *7	注射薬（単剤投与） ・タゾバクタム・ピペラシリン ・カルバペネム系薬*8 ・第四世代セフェム系薬*7, *9 ・ニューキノロン系薬*6, *7, *10	注射薬（2剤併用投与，ただし β-ラクタム系薬の併用は避ける） ・タゾバクタム・ピペラシリン ・カルバペネム系薬*8 ・第四世代セフェム系薬*7, *9 ・ニューキノロン系薬*6, *7, *10 ・アミノグリコシド系薬*7, *11, *12 MRSA 感染を疑う場合*13 ＋ ・抗 MRSA 薬*14

*1：重症度が高い：HAP では I-ROAD で中等症（B群）以上。
*2：表3参照
*3：スルタミシリン，アモキシシリン・クラブラン酸（いずれも高用量が望ましい。）
*4：クラリスロマイシン，アジスロマイシン
*5：ガレノキサシン，モキシフロキサシン，レボフロキサシン，シタフロキサシン，トスフロキサシン
*6：結核に対する抗菌力を有しており，使用に際しては結核の有無を慎重に判断する。
*7：嫌気性菌感染を疑う際には使用を避けるか，クリンダマイシンまたはメトロニダゾールを併用する。
*8：メロペネム，ドリペネム，ビアペネム，イミペネム・シラスタチン。
*9：セフォゾプラン，セフェピム，セフピロム
*10：レボフロキサシン，シプロフロキサシン，パズフロキサシン（パズフロキサシンは高用量が望ましい。）
*11：アミカシン，トブラマイシン，ゲンタマイシン。
*12：腎機能低下時や高齢者には推奨されない。
*13：以前に MRSA が分離された既往あり，または，過去90日以内の経静脈的抗菌薬の使用歴あり。
*14：リネゾリド，バンコマイシン，テイコプラニン，アルベカシン。
（日本呼吸器学会成人肺炎診療ガイドライン2017作成委員会．成人肺炎診療ガイドライン2017．p.43 より引用改変）

表3　耐性菌のリスク因子

1．過去90日以内の経静脈的抗菌薬の使用歴
2．過去90日以内に2日以上の入院歴
3．免疫抑制状態
4．活動性の低下：PS≧3*1，バーセル指数*2＜50 歩行不能，経管栄養または中心静脈栄養法

→2項目以上で耐性菌の高リスク群

*1：PS3：介護の基準．限られた自分の身の回りのことしかできない。日中の50％以上をベッドか椅子で過ごす〔ECOG による Performance status（PS）〕
*2：バーセル指数：1．食事　2．移動　3．整容　4．トイレ動作　5．入浴　6．歩行　7．階段昇降　8．着替え　9．排便　10．排尿について各々0～15点で評価し，0～100点でスコアリングする。
（日本呼吸器学会成人肺炎診療ガイドライン2017作成委員会．成人肺炎診療ガイドライン2017．p.41 より引用改変）

肺炎のリスクともなりうるが，腹部手術術後における誤嚥性肺炎に与える影響について調べられた報告はないようである[5]。

大腿骨頸部/転子部骨折診療ガイドライン[15]では，術後内科的合併症として多いものに肺炎があげられ，入院中の死亡原因となる合併症として肺炎が30-44％を占めるとされる。当ガイドラインが高齢者を対象としていることから，肺炎の中でも誤嚥性肺炎が多いことが推測される。手術時期として3日以内の早期手術が合併症，生存率，入院期間の面で好ましいとされており，明記されてはいないが早期の手術で誤嚥性肺炎のリスクも減らせる，と解釈できそうである。

【参考文献】

1) 日本呼吸器学会医療・介護関連肺炎（NHCAP）診療ガイドライン作成委員会．医療・介護関連肺炎（NHCAP）診療ガイドライン．2011．p.33
2) 日本呼吸器学会　呼吸器感染症に関するガイドライン作成委員会．成人院内肺炎診療ガイドライン．

東京：日本呼吸器学会．2008．
3) 日本呼吸器学会成人肺炎診療ガイドライン2017作成委員会．成人肺炎診療ガイドライン2017．
4) Ronald D. Miller, et al. eds. Miller's Anesthesia 8th edition Chapter55
5) Studer P, Räber G, Ott D et al.: Risk factors for fatal outcome in surgical patients with postoperative aspiration pneumonia. Int J Surg 2016; 27: 21-5.
6) Practice guidelines for preoperative fasting and the use of pharmacologic argents to reduce the risk of pulmonary aspiration: application to healthy patients undergoing elective procedures: an updated report by the American Society of Anesthesiologists Committee on Standards and Practice Parameters. Anesthesiology 2011; 114: 495-511.
7) Artime CA, Hagberg CA. Awake intubation. Abdelmalak B, Doyle DJ eds. Anesthesia for otolaryngologic surgery. Cambridge University Press: London; 2012.
8) Japanese Society of Anesthesiologists. JSA airway management guideline 2014: to improve the safety of induction of anesthesia. J Anesth 2014; 28: 482-93.
9) 高畑　治．嘔吐を繰り返している．高崎眞弓．麻酔トラブルシューティングAtoZ．東京：文光堂；2010. p.122-3.
10) Sellick B. Cricoid pressure to control regurgitation of stomach contents during induction of anesthesia. Lancet 1961; 278: 404-6.
11) Algie C, Mahar RK, Tan HB, et al. Effectiveness and risks of cricoid pressure during rapid sequence induction for endotracheal intubation. Cochrane Database Syst Rev 2015; (11): CD011656.
12) 田中裕之．胃液が気管に入った．高崎眞弓．麻酔トラブルシューティングAtoZ．東京：文光堂；2010．p.444-5.
13) Metheny NA, Davis-Jackson J, Stewart BJ. Effectiveness of an aspiration risk-reduction protocol. Nurs Res. 2010; 59: 18-25.
14) Nelson R, Edwards S, Tse B. Prophylactic nasogastric decompression after abdominal surgery. Cochrane Databases Syst Rev. 2007; (3): CD004929.
15) 「大腿骨頸部/転子部骨折診療ガイドライン」策定委員会，「日本整形外科学会診療ガイドライン」委員会．大腿骨頸部/転子部骨折診療ガイドライン（改訂第2版）．https://minds.jcqhc.or.jp/n/med/4/med0016/G0000307/0001 第6章6.1 入院から手術までの管理と治療．2011.(2019.3.22アクセス)

（桐林　真澄）

7 縦隔気腫・皮下気腫

KEY WORD ▶ 握雪感, 気管挿管, 気腹, 胸腔ドレナージ

縦隔気腫は空気の存在しない縦隔内に空気が侵入し貯留した状態を指し, 皮下気腫は外部から皮下組織に空気が侵入して貯留した状態を指す。

縦隔は, 左右の胸膜腔の間に存在する部位の名称であり, 心臓, 大血管(大動脈, 肺動脈, 大静脈), 食道, 気道, 胸腺, 自律神経系とその間隙を占める結合織およびリンパ組織により構成されている。縦隔の空気は, 頸部(咽頭, 喉頭), 気管から肺門までの気管支, 食道, 肺組織, 腹腔, 後腹膜腔に由来する。また, 肺胞内の圧力の上昇や肺胞隔壁の炎症, 線維化により肺胞を形成している肺胞隔壁の構造が破壊されると, 空気が肺胞隔壁に流入し, 続いて胸膜下へと到達する。さらに, 空気は気管支に沿って縦隔内に到達して, 縦隔気腫を起こす。縦隔気腫の発生頻度は, 事故や救急患者では44,500例に1例であり, 5歳から34歳の年齢人口では22,500例に1例である[1]。

皮下組織への空気の流入には, 肺や気管・気管支などの胸腔内の組織が損傷した場合と, 転倒や転落, 交通外傷などによる肋骨や胸骨の骨折, 胸腔ドレナージ, 歯科治療, 胸部や腹部の手術などが原因で直接皮膚や口腔内から侵入する場合がある。

1 縦隔気腫の原因

縦隔気腫には, 特発性と続発性がある[1]。縦隔気腫の分類を図1に示す。術中に問題となるのは, 続発性縦隔気腫である。気管挿管操作や声門上気道確保器具による咽喉頭や食道入口部の損傷, 気管チューブによる気管や気管支の裂傷, 胃管挿入やファイバースコープ挿入に伴う気道や食道の損傷, 腹腔鏡下手術での気腹, 中心静脈穿刺操作などが, 麻酔管理中に遭遇する縦隔気腫の原因である。気管挿管に伴う医原性の気管裂傷の発生頻度は, シングルルーメンチューブでは0.005-0.37%であり, ダブルルーメンチューブでは0.05-0.19%である[2]。また, 肺合併症を有する患者への過剰な気道内圧の増加(肺リクルートメントなど)やバッキングも, 縦隔気腫の原因となりうる。気腹では, 横隔膜の損傷や先天的な横隔膜の部分的欠損, 食道や大血管が横隔膜を穿通する部位, あるいは後腹膜から二酸化炭素や空気が縦隔内に流入する。

2 皮下気腫の原因

縦隔気腫を引き起こす気道や気管・気管支の損傷, 肺損傷は, 皮下気腫の原因となる。縦隔気腫の患者の70%に, 皮下気腫が発症する[1]。また, 胸腔鏡下や腹腔鏡下手術での人工気胸や腹腔内気腹, 後腹膜気腹も, 皮下気腫の原因となる。歯科治療や胸腔ドレナージ, 中心静脈穿刺などの医療処置も, 後咽頭損傷や肺損傷を引き起こす可能性があり, 皮下気腫の原因となる。

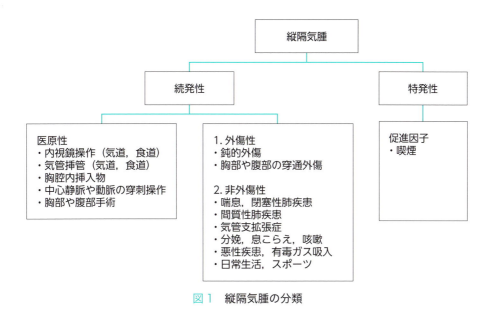

図1 縦隔気腫の分類

3 診断の基になる臨床所見

1）術前臨床所見

①既往歴や生活歴を丁寧に聴取する。特に肺疾患の有無や喫煙の有無を確認する。
②実施される手術内容と手技を確認する。
③胸部X線やCTで，ブラやブレブの有無を確認する。
④患者の気道を評価する。挿管困難か否かを判断する。
⑤理学的所見で，肺雑音や喘鳴，狭窄音，捻髪音の有無，咳嗽の有無を確認する。

2）術中臨床所見

(1) 区域麻酔・局所麻酔中
①頸部狭窄感，呼吸困難感
②浅く，速い呼吸（頻呼吸）
③胸痛，頸部痛
④呼吸音の左右差，胸郭運動の左右差
⑤動脈血酸素飽和度の低下，チアノーゼ
⑥血圧低下，頻脈；進行すると徐脈に
⑦前胸部，頸部，顔面の腫脹：皮下気腫（握雪感：ザクザクした感触）
⑧循環虚脱，呼吸停止：緊張性縦隔気腫あるいは緊張性気胸

(2) 全身麻酔中
①頻回の気管挿管操作，暴力的な気管挿管操作や声門上気道確保器具の挿入操作
②頻回の内視鏡挿入操作や内視鏡挿入困難
③頻回の中心静脈穿刺操作や穿刺困難
④呼吸音の左右差，胸郭運動の左右差
⑤呼気二酸化炭素分圧（濃度）の増加；高二酸化炭素血症
⑥動脈血酸素飽和度の低下：低酸素血症
⑦血圧低下，頻脈：進行すると徐脈に
⑧1回換気量や分時換気量の低下
⑨気道内圧の増加
⑩前胸部，頸部，顔面の腫脹：皮下気腫（握雪感：ザクザクした感触）
⑪循環虚脱（心臓拡張不全）：緊張性縦隔気腫あるいは緊張性気胸

3）術後臨床所見

(1) 区域麻酔・局所麻酔後
術中臨床所見に準じる。

(2) 全身麻酔後
①前胸部，頸部，顔面の腫脹
②呼気二酸化炭素分圧（濃度）の増加

③動脈血酸素飽和度の低下
④低血圧，頻脈：進行すれば徐脈に
⑤1回換気量や分時換気量の低下
⑥抜管後であれば，呼吸困難感，頸部圧迫感や狭窄感，胸痛，頸部痛

4 術中（麻酔中）の治療手順

(1) 区域麻酔・局所麻酔中
①100％酸素を投与
②手術の中断
③胸部 X 線写真の撮影
④経胸壁超音波検査：気胸の診断；lung sliding の消失，commet tail artifact の消失，seahore sign の消失
⑤胸腔ドレナージ，胸腔穿刺
⑥上気道閉塞や呼吸困難な場合は，気管挿管による気道確保
⑦循環が不安定な場合には，エフェドリンやフェニレフリンの投与し，効果が乏しければ，ドパミンやドブタミンの投与を考慮
⑧人工呼吸管理が必要な場合には，鎮静薬の投与

(2) 全身麻酔中
①100％酸素で換気
②手術の中断
③胸部 X 線写真の撮影
④経胸壁超音波検査
⑤胸腔ドレナージ，胸腔穿刺
⑥循環が不安定な場合には，エフェドリンやフェニレフリンの投与し，効果が乏しければ，ドパミンやドブタミンの投与を考慮

5 術後治療手順

(1) 人工呼吸管理を必要としない場合
①100％酸素を投与する；気腫のガスの吸収を促進する。
②頸部および顔面の皮下気腫の腫脹が強く，上気道の狭窄や閉塞が懸念されるときには，皮下を穿刺して脱気を図る。
③胸腔ドレーンを挿入する，あるいは胸腔ドレナージを継続する。
④胸部 X 線写真や胸部 CT 画像で，縦隔気腫の状態を把握する。
⑤縦隔気腫の原因を精査する。
⑥胸痛の対しては，オピオイドや非ステロイド性抗炎症薬，アセトアミノフェンを投与して鎮痛を図る。
⑦強い咳嗽反射を抑制する。
⑧不安に対しては，抗不安薬を投与する。
⑨循環が不安定な場合は，観血的動脈圧をモニターし，血管収縮薬や循環作動薬（カテコラミン）を投与して改善する。
⑩少なくとも発症後24時間は，入院させる。

(2) 人工呼吸管理を必要とする場合
①高濃度酸素の吸入下に，患者の呼吸状態に適合する呼吸モードで管理する。
②人工呼吸中は，鎮静薬（プロポフォールあるいはデクスメデトミジン，ミダゾラム）と鎮痛薬（フェンタニル，NSAIDs，アセトアミノフェン）を併用して，過剰なバッキングや咳嗽反射を抑制する。
③抜管を試みるときは，前胸部や頸部，顔面の腫脹が軽減していることを確認する。あるいは，頸部および顔面の皮下気腫の腫脹が強く，上気道の狭窄や閉塞が懸念されるときには，皮下を穿刺して脱気を図る。
④胸腔ドレーンを挿入する，あるいは胸腔ドレナージを継続する。
⑤胸部 X 線写真や胸部 CT 画像で，縦隔気腫の状態を把握する。
⑥縦隔気腫の原因を精査する。
⑦循環が不安定な場合は，観血的動脈圧をモニターし，血管収縮薬や循環作動薬（カテコラミン）を投与して改善する。

【参考文献】
1) Kouritas VK, Papagiannopoulos K, Lazaridis G, et al. Pneumomediastinum. J Thorac Dis 2015;

7 (Suppl 1) : S44-S49.
2) Chamberlain S, Rahman H, Frunza G, et al. Massive surgical emphysema secondary to iatrogenic tracheal laceration. BMJ Case Rep 2015. doi: 10.1136/bcr-2014-207621.

（稲垣　喜三）

IV

循環器系

1. 心停止
2. 右心不全
3. 左心不全
4. 心筋症
5. 危機的不整脈
6. 治療を要する不整脈
7. 伝導系障害
8. 心筋虚血
9. 大動脈解離
10. 動脈閉塞と再灌流障害
11. 術中異常高血圧
12. ペースメーカーやIABP,PCPSの動作不良
13. TAVIでのrapid pacing 後の循環不全
14. 植込型LVAD装着後の循環不全
15. 腹臥位での低血圧や心停止

1 心停止

KEY WORD ▶ 心停止, CRP, ECPR

　日本麻酔科学会の偶発症例調査2009-2011[1]は4,401,910例が登録され，心停止は1,439例であった。これは1/3,059例と決して少なくはない。その原因は多い順に，術前合併症762例，手術239例，術中発症の病態211例，麻酔管理102例（0.2/10,000）であった。

　術前合併症では，大動脈破裂による出血性ショック，外傷による出血性ショック，多臓器不全・敗血症，心筋虚血が多かった。手術が原因の心停止では半数以上が大出血であった。術中発症の病態では，重症不整脈，急性冠症候群と循環に関連するものが多かった。麻酔管理では主麻酔薬過量投与15例，薬物投与（過量・選択の不適切）13例と薬物に関したものが多かった。一方，導入時気道確保不適切4例，維持中気道管理不適切2例と気道が関連したものは少なかった。

　一方アメリカの1999年から2009年の217,365例のデータベースから特定した術後24時間以内の全ての原因の心停止は160例（1/1,358例）で，その中で麻酔管理が主原因と判定されたのは14例（0.6/10,000）だった。14例中9例（64％）の原因は気道に関するもので，うち2例は麻酔後回復室（postanesthetic care unit：PACU）到着時に心停止を発見されている[2]。

　またヨーロッパの2007年から2012年の169,500例の報告では，術後24時間以内の心停止は99例（1/1,712例）だった[3]。麻酔が主原因だったのは12例（0.7/10,000）で，アメリカの報告と同様にもっとも多い原因は呼吸関連であった。

1 心停止の症状，診断基準

　JRC蘇生ガイドライン2015[4]には，医療従事者でも市民救助者と同様に，反応がなく，かつ呼吸がない，または死戦期呼吸であれば心停止と判断し，ただちに心肺蘇生（cardiopulmonary resuscitation：CPR）を開始する，とある。しかし全身麻酔中は意識がなく，麻酔薬あるいは筋弛緩薬により自発呼吸が停止している場合が多い。したがって術中は脈拍がないことで心停止を診断する。実際はパルスオキシメータの波形消失，観血的動脈圧の波形消失，呼気終末二酸化炭素濃度（end tidal CO_2：$EtCO_2$）の異常低値，脳波モニターの異常で気が付くだろう。

　心電図では①心室細動（ventricular fibrillation：VF）（図1）②無脈性心室頻拍（pulseless ventricular tachycardia：pVT）（図2）③心静止（asystole）（図3）④無脈性電気活動（pulseless electrical activity：PEA）（図4）の4つがある。無脈性電気活動では一見正常に見える場合もあるので注意を要する。

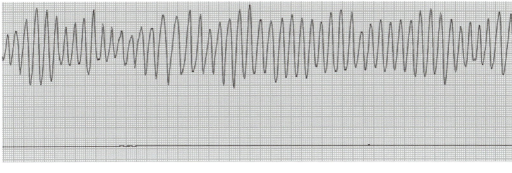

図1 心室細動
心室細動の心電図。動脈圧の拍動がない。

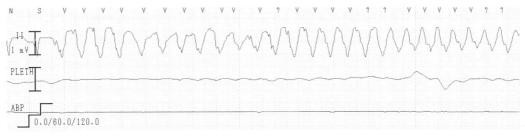

図2 無脈性心室頻拍
無脈性心室頻拍の心電図。動脈圧の拍動がない。

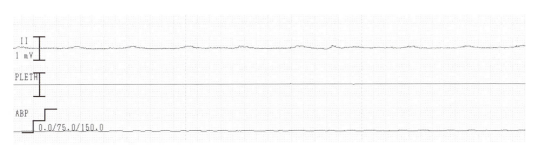

図3 心静止
心静止の心電図。動脈圧の拍動がない。

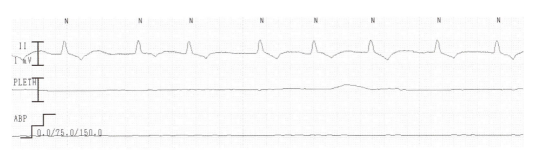

図4 無脈性電気活動
無脈性電気活動の心電図。動脈圧の拍動がない。

表1　5H5T

5H		5T	
Hypovolemia	循環血液量減少	Toxin	薬物過量・毒物
Hypoxia	低酸素血症	Tamponade, cardiac	心タンポナーデ
Hydrogenion	アシドーシス	Tension pneumothorax	緊張性気胸
Hyperkalemia/hypokalemia	高/低カリウム血症	Thrombosis coronary	心筋梗塞
Hypothermia	低体温	Thrombosis pulmonary	肺塞栓

蘇生のすべての段階で,可逆的な原因の検索と是正が必要である。

2 心停止の原因検索

心停止と診断したらただちにCPRを開始すると並行して心停止の原因検索を行うことが必要である。ただし原因検索のために胸骨圧迫を中断してはいけない。

PEAの原因としては5H5T（表1）が有名であるが,手術室での心停止は院外心停止,院内心停止とはその原因となる疾患の頻度が異なり,困難気道に伴う低酸素血症や出血性ショックが多い[5,6]。

出血性ショックは術野で出血している場合は診断が容易だが,術野以外の出血（頭部外傷手術での胸腔,腹腔,骨盤出血,開胸手術での腹腔内出血,脊椎手術での後腹膜腔出血など）は診断が遅れることがある。

低酸素血症は,麻酔中であればまずは換気トラブルの有無を確認する。換気トラブルが疑われる場合はまずは気管チューブの位置,麻酔回路・呼吸回路の接続を確認する。

急性冠症候群（acute coronary syndrome：ACS）の診断には心エコーが有用である。経食道心エコーは胸骨圧迫を中断せずに施行可能である。左心収縮能,局所壁運動異常の他,血管内容量,右心負荷,心嚢液貯留などが評価可能である。自己心拍再開（return of spontaneous circulation：ROSC）後は12誘導心電図が可能となる。CPR中であっても経胸壁心エコーは施行してもよいが,胸骨圧迫の中断を延長してはいけない。

薬物中毒は局所麻酔薬中毒,麻酔薬の過量投与,誤投与の可能性を検討する。

心タンポナーデ,肺血栓塞栓症,緊張性気胸は原因を診断し除去することが治療になるが,ここでもエコーが診断に有用である。

上記のほかに,麻酔中,手術中の心停止の原因としては悪性高熱症,気管支痙攣,血管迷走神経反射,空気塞栓,腹腔内圧上昇,アナフィラキシーショック,ペースメーカ不全,QT延長症候群,電気痙攣療法などがある[5]。

体外循環を用いたCPR（extracorporeal cardiopulmonary resuscitation：ECPR）は,体外循環を用いることで組織灌流を維持できるので,心停止の原因となった疾患を診断するのに有用である[4]。

ROSC後の血液検査によるアシデミア,高カリウム血症は心停止の原因である場合と,結果にすぎない場合がある。

3 心停止の治療

1）緊急通報

周囲に情報を伝え,応援と除細動器,救急カートの準備を依頼する。必要時は院内ALS（advanced life support）チームを要請する。執刀医に出血の確認を依頼する。出血が明らかであれば止血を,明らかでない場合は手術操作の一時中止してもらう。麻酔薬は中止する[5]。

2）胸骨圧迫

ただちに胸骨圧迫を開始する。胸骨圧迫を中

表2 適切な胸骨圧迫

部位	胸骨の下半分
深さ	約5 cm, 6 cmを超えない
テンポ	100-120回/分
除圧	毎回胸を完全に元の位置に戻す
中断	10秒以内
交代	1-2分ごと

断すると, 脳および冠動脈への血流が途絶えてしまうため, 中断を最小限にすることが重要である（表2）。長時間のリズム解析[7], 頻回すぎる脈拍チェック, 気道確保に時間をかけること, 不要な移動は避ける。

冠動脈灌流圧を維持するために, 強く（約5 cmで6 cmを超えない）, 速く（1分あたり100-120回のテンポで）圧迫し, 毎回の胸骨圧迫のあとは胸を完全に元の位置に戻す。疲労による質の低下を避けるため, 1-2分ごとに交代する。

開胸している場合は, 術者が開胸心臓マッサージを行う。

$Etco_2$をモニターしている場合, 10 mmHg未満の場合は胸骨圧迫が有効ではないことを示唆しているため, 質の向上を試みる。院内心停止の観察研究で, CPR中に$Etco_2>10$ mmHgだった患者は生存退院, 良好な神経学的転帰とも高率であった[8]。

3）電気ショック

ショック適応（VF, pVT）の場合はただちに除細動器を装着し電気ショックを行う。電気ショックを実施した後はただちに胸骨圧迫を再開し, 2分間行う。以後2分ごとに心電図波形の確認と電気ショックを繰り返す。心リズムチェックのための胸骨圧迫の中断は10秒を超えてはいけない。

初回のエネルギー量は, 二相性の場合はメーカーの推奨値とする。不明の場合は, 最大値にする。2回目の電気ショックが必要な場合は, 可能であればエネルギー量を上げる。

院内心停止の観察研究では, 初期リズムがショック適応で初回の電気ショックが発見から2分以内だった患者は2分よりも遅かった患者と比較して, 1, 3, 5年後の生存率が高かった[9]。2010年の報告では, 手術室内でのショック適応心停止358例中59例（16％）は初回電気ショックが2分以内に施行されていなかった[10]。ただちに電気ショックできる準備が必要である。

4）静脈路, 骨髄路確保

すみやかに静脈路を確保する。静脈路の確保が困難な場合は骨髄路を確保する。中心静脈確保のために胸骨圧迫を中断することは推奨されていない。

5）血管収縮薬

ショック非適応の場合, できる限り速やかにアドレナリン1回1 mgの静脈内投与を行う。3-5分ごとに繰り返す。成人院内心停止の観察研究では, 初期リズムがショック非適応の患者はアドレナリン投与が早いほどROSC, 生存退院, 良好な神経学的転帰ともに高率であった[11]。小児のショック非適応の院内心停止でも同様の結果であった[12]。しかし, 成人院内心停止で初期リズムがショック適応の場合は, アドレナリン投与が初回電気ショックの2分以内だった患者はそれ以外の患者と比較して, ROSC, 生存退院, 良好な神経学的転帰のいずれも低率だった[13]。ガイドラインでは, ショック適応患者の場合は2回目のショック後のCPR中にアドレナリンを投与することが推奨されている[4]。

6）抗不整脈薬

難治性あるいは再発性VF, pVTの場合, アミオダロン300 mgをボーラス静注する。アミオダロンが使用できない場合はニフェカラント0.3 mg/kgまたはリドカイン1-1.5 mg/kgを静脈内投与してもよい。QT延長を伴うtorsades de pointesの場合は硫酸マグネシウムを検討する。しかし初回の電気ショックが無効だったショック適応の院外心停止患者を対象とした無

作為化比較試験では，アミオダロンはリドカイン，プラセボと比較して生存退院率，神経学的転帰を改善しなかった[14]。

7）高度な気道確保

高度な気道確保のための胸骨圧迫中断時間は最小限にすべきである。CPR中の気道確保法として，高度な気道確保とバッグバルブマスク，気管挿管と声門上エアウェイに差はない。成人院内心停止の観察研究では，早期気管挿管群は生存退院，良好な神経学的転帰が少なかった[15]。小児院内心停止の観察研究では，早期気管挿管群は生存退院が少なかった[16]。

8）人工呼吸

CPR中はできるだけ高い吸入酸素濃度を使用する。過換気は避け，1分間あたり10回の換気を行う。PEEPは下げる。

9）ECPR

体外循環補助に慣れている施設であれば，数回の電気ショック，初回のアドレナリン投与でROSCを得られない場合は，ただちにECPRを準備し，できるだけ早く開始する（図5）。短時間の使用であれば抗凝固薬は不要である。出血が原因の心停止であってもECPRを用いることで急速輸液，急速輸血が可能となる。

しかしECPRは多大な医療資源を必要とする複雑な処置であり，すべての病院で施行できるわけではなく，エビデンスも十分ではない[17]。体外循環補助に慣れていない場合はリスクがメリットを上回るかもしれない。

30分以上のCPRが必要だった難治性術中心停止にECPRを施行した23例の報告では，6例（26％）で退院時の神経学的転帰良好であった。心停止の原因が出血性ショックであった13例では3例（23％）が退院時の神経学的転帰良好であった[18]。

最近報告されたメタ解析では，院内心停止，目撃のある心停止，バイスタンダーCPR，初期のショック可能リズム，CPRが短時間，心停止からECPR開始までが短時間，ベースラインpHが高値，ベースライン乳酸値が低値，PCI施行が成人ECPRの生存予測因子あり，ショック可能リズムとCPRが短時間であることが良好な神経学的転帰の予測因子であった[19]。

これら結果は，目撃のある院内心停止で，CPR開始までが短時間で，ECPRを早期に開始できる手術室内ではECPRのメリットは大きいことを示唆している。

10）原因への対処

質の高いCPRを実施しながら，蘇生のすべての段階で心停止の原因を迅速に特定し，対処することが重要である。術中心停止は院外心停止，病棟での心停止とは背景が異なっている。麻酔科医は術中心停止に多い原因とその対処についての理解していなくてはならない。

(1) 出血性ショック

循環血液量の是正と止血を行う。外科的止血の他，血管内治療が有効な場合もある。止血に難渋する場合はダメージコントロール手術を選択する[20]。外傷[21]，産科出血[22]ではトラネキサム酸が有効である。

(2) 低酸素

低酸素の原因を検索しできるだけ除去する。除去できない場合はECPRで酸素化を維持する。ECPRで酸素化した場合，自己肺機能が改善する前に自己左心機能が回復すると脳低酸素に陥るリスクがある。その場合は静脈脱血-静脈送血体外式膜型人工肺（extra corporeal membrane oxygenator：ECMO）に変更する。

(3) ACS

循環器専門医に連絡し，ECPRで循環を維持しつつ，早期の冠動脈造影（coronary angiography：CAG）と経皮的冠動脈インターベンション（percutaneous coronary intervention：PCI）を検討する。

(4) 局所麻酔薬中毒

脂質投与を開始する。

(5) 心タンポナーデ

ECPR確立後に心嚢穿刺または心膜開窓術を

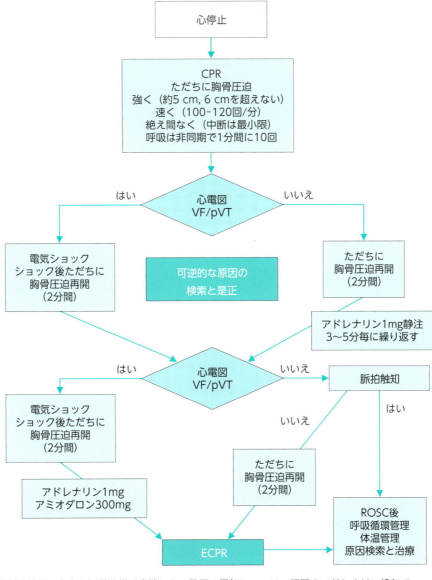

静脈路確保，高度な気道確保は省略した．数回の電気ショック，初回のアドレナリン投与で
ROSCを得られない場合は，ただちにECPRを準備し，できるだけ早く開始する

図5　手術室でのACLSアルゴリズム

行う．心停止に陥るような急激な心タンポナーデには大動脈解離や心損傷などの原因がある．専門医に治療介入を依頼すべきである．

(6) 肺血栓塞栓症[23]

心停止に陥るような広範囲肺血栓塞栓症は呼吸循環の補助が可能であるECPRは良い適応あり，躊躇せず導入する．血栓溶解療法は大手術，最近の心肺蘇生後では相対禁忌であり，避けた方がよいだろう．抗凝固療法を注意深く開始し，カテーテル治療，外科的血栓摘除術を検討する．

(7) 緊張性気胸

肺エコーにより診断し，速やかに胸腔穿刺，胸腔ドレナージを行う．

4 ROSC後の集中治療

ROSC後の生存率，神経学的予後の改善には，質の高い救命処置と質の高い集中治療の連携が必要である。自施設で集中治療が行えない場合は転院搬送を検討するが，その場合，転院に伴うリスクを正確に評価することが重要である。

1）呼吸管理

低酸素血症，高酸素血症を回避する。$SpO_2 \geq 94\%$を目標に吸入酸素濃度を下げる。心停止後の$P_aO_2 > 300\ mmHg$の高酸素血症は生存退院率が低く[24]，神経学的転帰が不良だった[25]。

P_aCO_2は正常範囲内に維持する。成人の院外心停止の後ろ向き研究で，理想体重あたり8 ml以下の小さい1回換気量は大きい1回換気量と比較して，神経学的転帰が良好だった[26]。

2）循環管理

循環管理の目標（平均血圧など）を設定することが，よりよい管理に重要である可能性はあるが，特定の目標値は不明である。また特定の循環作動薬と予後の関連に明確なエビデンスはないが，術後心停止患者140人を検討した報告では，90日目の良好な神経学的転帰はICUでアドレナリンを使用しなかったことと関連していた[27]。

3）心電図の確認，心エコー

心停止の原因としてACSは重要である。ROCS後は早期に12誘導心電図を確認しACSを鑑別する。心エコーは心停止の原因検索と心機能評価に欠かせない検査である。ROSC後早期に実施する。

4）再灌流療法

12誘導心電図，心エコーでACSを疑った場合は，早期にCAGとPCIを施行する。昏睡状態，体温管理療法中であることをCAG，PCIを施行しない理由にしてはいけない。

5）体温調節

エビデンスの質は低いが，体温管理療法は神経学的転帰良好な生存が増加した[28,29]唯一の治療であるため，ROSC後に反応がない場合は，目標体温を32-36℃に設定した体温管理療法を行うこと，体温管理療法は最低でも24時間継続すること，体温管理療法終了後も発熱を防止することが推奨されている[4]。

34℃以下の低体温と36℃以上の正常体温，病院前で開始した低体温と院内で開始した低体温を比較したメタ分析では，いずれも生存率，神経学的転帰に有意差はなかった[30]。術中心停止を対象とした多施設後ろ向き研究では，体温管理療法（32-34℃）は神経学的予後を改善させず，感染を増やした[31]。

6）てんかん発作の予防と治療

てんかん発作の予防はルーチンには行わない。てんかん発作の治療は行う。

7）血糖コントロール

ROSC後は高血糖を避けて，標準的プロトコールに従って血糖をコントロールする。

5 その他

心停止は周術期合併症の中でももっとも重大なものの一つである。術中に心停止を生じた場合，担当麻酔科医はただちに緊急事態を宣言し，応援を呼び，チームで対処しなくてはならない。人員が集まったら可及的すみやかに主治医から家族へ状況の説明をしてもらう。集中治療部門，救急部門，循環器内科，心臓血管外科などへの協力依頼をためらわない。医療安全部門への連絡も忘れずに行う。

一次救命処置，二次救命処置講習会は大部分のスタッフは受講済みだろう。しかし周術期の心停止は，院外心停止，院内心停止とは原因や

周囲の状況が異なっている。麻酔科医や周術期チームにとっては，より実践的な周術期特有の原因に特化したシミュレーション教育が必要である[5,6]。危機的状況下で効果的なパフォーマンスとチームダイナミクスを発揮するためには，日常からスタッフ間の良好なコミュニケーションが必須だろう。また危機的状況に対処するためのチェックリストをあらかじめ作成しておくことは有用だろう[32]。

小児麻酔をより安全にするためのイニシアチブであるWake up Safeは，レジストリ登録された531例の小児の麻酔中の心停止を検討し，時間外の心停止は緊急手術，術前状態とは独立した予後不良因子であったと報告している[33]。時間外の手術を避けることは，術中心停止の減少，予後の改善に関連するかもしれない。

【参考文献】

1) 偶発症例調査2009〜2011：危機的偶発症に関する粗集計結果．http://www.j-circ.or.jp/guideline/pdf/JCS2017_ito_h.pdf (2019.3.22アクセス)
2) Ellis SJ, Newland MC, Simonson JA, et al. Anesthesia-related cardiac arrest. Anesthesiology 2014; 120: 829-38.
3) Hohn A, Machatschek JN, Franklin J, et al. Incidence and risk factors of anaesthesia-related perioperative cardiac arrest: A 6-year observational study from a tertiary care university hospital. Eur J Anaesthesiol 2018; 35: 266-72.
4) 成人の二次救命処置．一般社団法人日本蘇生協議会監修．JRC蘇生ガイドライン2015．東京：医学書院；2016．p.43-174．
5) Moitra VK, Einav S, Thies KC, et al. Cardiac Arrest in the Operating Room: Resuscitation and Management for the Anesthesiologist: Part 1. Anesth Analg 2018; 126: 876-88.
6) McEvoy MD, Thies KC, Einav S, et al. Cardiac Arrest in the Operating Room: Part 2-Special Situations in the Perioperative Period. Anesth Analg 2018; 126: 889-903.
7) Cheskes S, Schmicker RH, Verbeek PR, et al. The impact of peri-shock pause on survival from out-of-hospital shockable cardiac arrest during the Resuscitation Outcomes Consortium PRIMED trial. Resuscitation 2014; 85: 336-42.
8) Sutton RM, French B, Meaney PA, et al. Physiologic monitoring of CPR quality during adult cardiac arrest: A propensity-matched cohort study. Resuscitation 2016; 106: 76-82.
9) Patel KK, Spertus JA, Khariton Y, et al. Association Between Prompt Defibrillation and Epinephrine Treatment With Long-Term Survival After In-Hospital Cardiac Arrest. Circulation 2018; 137: 2041-51.
10) Mhyre JM, Ramachandran SK, Kheterpal S, et al. Delayed time to defibrillation after intraoperative and periprocedural cardiac arrest. Anesthesiology 2010; 113: 782-93.
11) Donnino MW, Salciccioli JD, Howell MD, et al. Time to administration of epinephrine and outcome after in-hospital cardiac arrest with non-shockable rhythms: retrospective analysis of large in-hospital data registry. BMJ 2014; 348: g3028.
12) Andersen LW, Berg KM, Saindon BZ, et al. Time to Epinephrine and Survival After Pediatric In-Hospital Cardiac Arrest. JAMA 2015; 314: 802-10.
13) Andersen LW, Kurth T, Chase M, et al. Early administration of epinephrine (adrenaline) in patients with cardiac arrest with initial shockable rhythm in hospital: propensity score matched analysis. BMJ 2016; 353: i1577.
14) Kudenchuk PJ, Brown SP, Daya M, et al. Amiodarone, Lidocaine, or Placebo in Out-of-Hospital Cardiac Arrest. N Engl J Med 2016; 374: 1711-22.
15) Andersen LW, Granfeldt A, Callaway CW, et al. Association Between Tracheal Intubation During Adult In-Hospital Cardiac Arrest and Survival. JAMA 2017; 317: 494-506.
16) Andersen LW, Raymond TT, Berg RA, et al. Association Between Tracheal Intubation During Pediatric In-Hospital Cardiac Arrest and Survival. JAMA 2016; 316: 1786-97.
17) Holmberg MJ, Geri G, Wiberg S, et al. Extracorporeal cardiopulmonary resuscitation for cardiac arrest: A systematic review. Resuscitation 2018; 131: 91-100.
18) Min JJ, Tay CK, Ryu DK, et al. Extracorporeal cardiopulmonary resuscitation in refractory intra-operative cardiac arrest: an observational study of 12-year outcomes in a single tertiary hospital. Anaesthesia 2018; 73: 1515-23.
19) Wang J, Ma Q, Zhang H, et al. Predictors of survival and neurologic outcome for adults with extracorporeal cardiopulmonary resuscitation: A systemic review and meta-analysis. Medicine (Baltimore) 2018; 97: e13257.
20) Jansen JO, Thomas R, Loudon MA, et al. Damage control resuscitation for patients with major trauma. BMJ 2009; 338: b1778.
21) CRASH-2 trial collaborators. Effects of tranexamic acid on death, vascular occlusive

22) WOMAN Trial Collaborators. Effect of early tranexamic acid administration on mortality, hysterectomy, and other morbidities in women with post-partum haemorrhage (WOMAN): an international, randomised, double-blind, placebo-controlled trial. Lancet 2017; 389: 2105-16.
23) 肺血栓塞栓症および深部静脈血栓症の診断, 治療, 予防に関するガイドライン (2017年改訂版). http://www.j-circ.or.jp/guideline/pdf/JCS2017_ito_h.pdf (2019.3.22 アクセス)
24) Elmer J, Scutella M, Pullalarevu R, et al. The association between hyperoxia and patient outcomes after cardiac arrest: analysis of a high-resolution database. Intensive Care Med 2015; 41: 49-57.
25) Roberts BW, Kilgannon JH, Hunter BR, et al. Association Between Early Hyperoxia Exposure After Resuscitation From Cardiac Arrest and Neurological Disability: Prospective Multicenter Protocol-Directed Cohort Study. Circulation 2018; 137: 2114-24.
26) Beitler JR, Ghafouri TB, Jinadasa SP, et al. Favorable Neurocognitive Outcome with Low Tidal Volume Ventilation after Cardiac Arrest. Am J Respir Crit Care Med 2017; 195: 1198-206.
27) Constant AL, Montlahuc C, Grimaldi D, et al. Predictors of functional outcome after intraoperative cardiac arrest. Anesthesiology 2014; 121: 482-91.
28) Hypothermia after Cardiac Arrest Study Group. Mild therapeutic hypothermia to improve the neurologic outcome after cardiac arrest. N Engl J Med 2002; 346: 549-56.
29) Bernard SA, Gray TW, Buist MD, et al. Treatment of comatose survivors of out-of-hospital cardiac arrest with induced hypothermia. N Engl J Med 2002; 346: 557-63.
30) Kalra R, Arora G, Patel N, et al. Targeted Temperature Management After Cardiac Arrest: Systematic Review and Meta-analyses. Anesth Analg 2018; 126: 867-75.
31) Constant AL, Mongardon N, Morelot Q, et al. Targeted temperature management after intraoperative cardiac arrest: a multicenter retrospective study. Intensive Care Med 2017; 43: 485-95.
32) Arriaga AF, Bader AM, Wong JM, et al. Simulation-based trial of surgical-crisis checklists. N Engl J Med 2013; 368: 246-53.
33) Christensen RE, Lee AC, Gowen MS, et al. Pediatric Perioperative Cardiac Arrest, Death in the Off Hours: A Report From Wake Up Safe, The Pediatric Quality Improvement Initiative. Anesth Analg 2018; 127: 472-7.

(南　ゆかり)

2 右心不全

KEY WORD ▶ 肺血管抵抗，一酸化窒素，右心不全

　右心不全は文字通り右室の機能不全により生じる。左室は円形構造であるが，右室は三日月状構造であり，右室壁は薄く 2-5 mm 程度である。右心系は低圧系であり，右室の後負荷である肺血管抵抗（pulmonary vascular resistance：PVR）は体血管抵抗（systemic vascular resistance：SVR）と比較して低く，心拍出量は右左室同量であるにもかかわらず，仕事量は 1/6 である。壁の薄い右室は拡張期コンプライアンスが高く，容量負荷には強い構造であるが，圧負荷にはきわめて弱い[1]。後負荷の増大に対して，右室拍出量は急峻に低下し，右心不全を来す。また右心系と左心系の関係性も重要である。左心不全により左房圧が上昇すると，右心の後負荷の増大につながり，右心不全の原因となりうる。

　右心不全の原因としてはさまざまな病態が存在する。原因を後負荷の増大，容量負荷，収縮不全，拡張障害，右室流入路障害と考えると理解がしやすい[2]（表 1）。実際はこれらが複雑に作用し合い，病態が進行することが多い[3]（図 1）。

表 1　右心不全を来す疾患

右室後負荷	肺高血圧，肺血栓塞栓症，肺動脈弁狭窄症，右室流出路狭窄
右室容量負荷	三尖弁閉鎖不全症，肺動脈弁閉鎖不全症，心房中隔欠損
右室収縮障害	右室梗塞，心筋症，敗血症
右室拡張障害	心タンポナーデ，収縮性心外膜炎
右室流入障害	三尖弁狭窄，上大静脈狭窄

（小西　正，坂田　泰．心不全の薬物治療の実際と将来への期待．重症右心不全の薬物治療．循環器内科 2017; 82: 147-52 より引用改変）

肺塞栓症は詳細を他項にゆずる。慢性肺高血圧あるは左心不全に付随する右心不全は，術前からの合併症であり，その術中管理や急性増悪への対応が問題となる。右室梗塞はまれではあるが，開心術中に空気塞栓や弁膜疾患手術の手技による合併症，あるいは冠動脈バイパス術のバイパス血流不全が原因として起こりうる。さらに LVAD（left ventricular assist device）術後の右心不全も問題となるが，他項に譲る．

2 臨床診断基準

1）術前臨床所見

(1) 症状

　右心不全は，その原因疾患により異なる病態の総称であり，さまざまな臨床症状を呈する。一般的には右心の後方不全症状として，全身の静脈系がうっ滞し，浮腫や腹水，肝腫大，静脈

1 麻酔中の右心不全

　麻酔中に発生あるいは増悪する右心不全の原因は①肺塞栓症による後負荷の増大，②慢性肺疾患などによる肺高血圧症，③左心不全による後負荷増大，④右室梗塞などがある。このうち

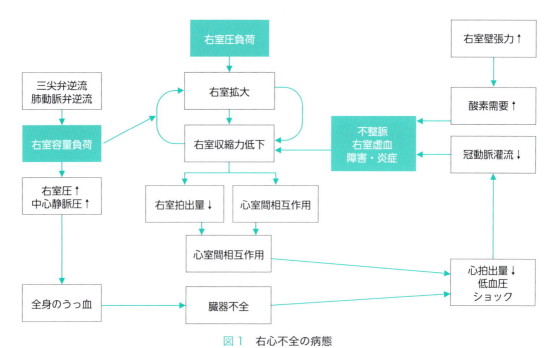

図1 右心不全の病態
(Haddad F, Hunt SA, Rosenthal DN, et al. Right ventricular function in cardiovascular disease, part Ⅰ: Anatomy, physiology, aging, and functional assessment of the right ventricle. Circulation 2008; 117: 1436-48 より引用改変)

怒張などが起こる。前方症状としては心拍出量の低下による頻脈，めまい，労作時の息切れ，血圧低下が起こる。肺うっ血は左心不全の症状であり，純粋な右心不全では起こらない。左心不全に右心不全を合併すると肺うっ血は軽減されることがある。

(2) X線写真

胸部X線写真では右室拡大によって，右房陰影である右第2弓が張り出す。側面像では，右心系は前方に位置するため，胸骨後方の心陰影の前上方への拡大がみられる。

(3) 心電図

一般的に右房負荷の所見としてⅡ，Ⅲ，aVf，V1のP波高増大がみられる。右室負荷の所見として，V_{1-3}の陰性T波，右軸偏位，右脚ブロック，右室側の高電位（Ⅲ，aVf，V_{1-2}のR波増高，およびⅠ，aV_L，V_{5-6}の深いS波がみられる。

(4) 心エコー

右房，右室の拡大や下大静脈径，三尖弁逆流や心嚢液の有無の評価に有用である。左室収縮能の評価方法としてはFAC (fractional area change), TAPSE (tricuspid annular plane systolic excursion), RIMP (right ventricular index of myocardial performance) などが有用とされている[4]。また右室EF測定はMRIによる評価が標準的であるが，心エコーでは3Dエコーが推奨される[5]。

(5) 右心カテーテル

右心カテーテル（肺動脈カテーテル）は肺高血圧の評価に有用である。安静時の平均肺動脈圧 (mPAP) ≧25 mmHg が肺高血圧症と定義されている。さらに肺動脈楔入圧が15mmH以下を pre-capillary PH，15 mmHg より高いものを post capillary PH としている[6]。

2) 術中臨床所見

(1) 症状

前述したように術中に右心不全が発症することはまれである。また術中の右心不全の症状は血圧低下が主であり，術前で述べたような症状は判別しにくい。原因不明の血圧低下の鑑別として右心不全を考慮する。

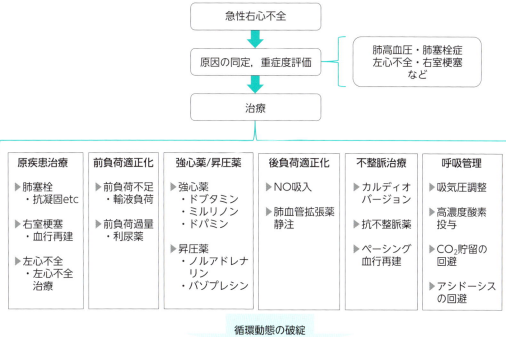

図2 右心不全の対応

(Haddad F, Ashley E, Michelakis ED. New insights for the diagnosis and management of right ventricular failure, from molecular imaging to targeted right ventricular therapy. Curr Opin Cardiol 2010; 25: 131-40 より引用改変)

(2) 心電図

右室梗塞の心電図所見として，Ⅲ誘導のST上昇がⅡ誘導STを上回る所見[7]やV$_1$誘導のST上昇[8]があるが，感度は低い．右側胸部誘導（特にV$_{4R}$誘導）のST上昇は，感度・特異度ともに高い[8,9]．

(3) 心エコー

術中経食道心エコーは右室の拡大や壁運動の低下，左室機能の評価が可能であり有用である．

3 術中管理

前述したように右室は容量負荷には強いが，圧負荷には弱い．この特性に基づいて考えると後負荷の増大している病態では，血管拡張作用を有する薬物が有用である．また過度の容量負荷には前負荷軽減治療も考慮する．右心不全治療の概略を図に示す[10]（図2）．

1）強心薬

右室のみに特異的に作用する強心薬は存在しないため，左心不全の場合と同様にドパミン，ドブタミン，ミルリノンなどが候補となる[11]．ミルリノンは肺血管抵抗低下作用を有するため，有用と考えられる．ドブタミンも弱いβ$_2$刺激作用による血管拡張作用を有する．ミルリノンやドブタミンはSVR低下作用も有するため慎重に投与する．血圧低下時にはノルアドレナリンやバゾプレシン投与も考慮する．ノルアドレナリンはPVR上昇作用が弱く，冠動脈の血流増加などにより，全身の血行動態を改善する[12]．PVR上昇作用のないバゾプレシンも有用である可能性がある．各種薬剤の循環作用を表2に示す．

表2 強心薬・昇圧薬の特性

薬物	心拍出量	PVR	SVR
PDEⅢ阻害薬	↑↑	↓	↓
ドブタミン	↑↑	↓	↓
ドパミン	↑	↑	↑
バゾプレシン	→	→	↑
ノルアドレナリン	↑	↑	↑↑
アドレナリン	↑↑↑	↑	↑
フェニレフリン	→	↑↑	↑

2) 肺血管拡張薬

血管拡張薬であるニトロプルシドやニトログリセリン投与が，PVR 低下や右室前後負荷の軽減に有用である．しかし，SVR も低下させるため投与の可否は慎重に判断する．肺血管拡張薬は，PVR をある程度選択的に低下させ，右室後負荷を軽減するため，右心不全には有効である．しかしながら，多くは経口投与薬であり術中に投与することは少ない．吸入一酸化窒素（NO）は，短時間作用性の選択的肺血管拡張薬である．肺動脈平滑筋細胞内の環状グアノシン一リン酸（cGMP）を増加させることで PVR を低下させる．急速に不活化されるため，SVR を低下させず低血圧の危険性は少ない[13]．また麻酔器への組み込みは比較的容易なため，術中の肺血管拡張薬としては有用である．20 ppm 程度から開始し，適宜調節する．注意点として高濃度の NO 吸入を行うと，周囲に有害な窒素産物（NOx）を拡散する危険性がある[14]．そのため濃度管理を厳密に行う必要がある．

3) 体液管理

以前は右心不全，特に右室梗塞では，輸液負荷が推奨されていたが，過度の輸液負荷は右室の拡張を招き，左室機能低下を引き起こす．輸液負荷により心拍出量の増加が得られず，右房圧や中心静脈圧の上昇が見られた場合は，さらなる容量負荷は不必要である．

4) 呼吸管理

陽圧換気は胸腔内圧を上昇させ，右室充満と拍出を低下させる．そのため過度に気道内圧を上昇させないようにする．その一方で低酸素血症や高二酸化炭素血症，アシデミアは肺血管の攣縮を引き起こし，右室の後負荷を増大させる．そのため適度な PEEP と換気量の維持も必要となる．

5) 機械的循環補助

内科的治療で解決できない場合や循環維持が不可能となった場合は，機械的補助を検討する．大動脈内バルーンパンピング（intraaortic balloon pumping：IABP）は右室補助としては効果がないが，冠動脈血流を維持することで右室機能を改善させる可能性はある．右室サポートとしては静動脈体外式膜型人工肺（venoarterial extracoreal membrane oxygenation：VA-ECMO）が使用される．

6) 右心カテーテル

肺高血圧患者の術中管理には，右心カテーテル（肺動脈カテーテル）は有用である．右室後負荷や前負荷の評価，心拍出量の評価，治療薬の選択に用いる．肺動脈圧は重症右心不全患者では，低心拍出量の結果低下することもあり，肺動脈圧の解釈は心拍出量を考慮することが必要となる．

4 術後管理

1) NO

NO 吸入を急速に中止すると，反跳性に PVR の上昇を来すことがあるため，注意が必要である．さらに，1 ppm 程度の微量な吸入量でも効果があることがあり，完全な離脱に時間を要することもある．患者により反応性が異なるため慎重な吸入濃度の調整が必要である．

2）肺血管拡張薬

NO吸入以外の肺血管拡張薬としてプロスタグランジン系薬（エポプロステノール，ベラプロスト）やエンドセリン系受容体拮抗薬（ボセンタン，アンブリセンタン），ホスホジエステラーゼⅤ阻害薬（シルデナフィル，タダラフィル）がある。これらの使用に当たっては循環器内科や呼吸器内科などの専門医にコンサルトのうえ，投与するのが望ましい。

3）呼吸管理

NO吸入は周囲へNOxを拡散するため，挿管管理で投与すべきである。しかし，前述のように陽圧換気は右心不全には後負荷を増大するため早期の抜管が望ましい[15]。酸素化が維持可能であれば，圧設定は低めで維持する。

4）機械的循環補助

VA-ECMOから離脱する際には，サポートを緩やかに低下させ，心エコーや肺動脈カテーテル，血行動態をみながら離脱を検討する。術前より右心不全が存在する場合は，長期間のサポートが必要になる可能性がある。植込型右室補助装置は，現在の日本では保険適応外である。

【参考文献】

1) MacNee W. Pathophysiology of cor pulmonale in chronic obstructive pulmonary disease. Part One. Am J Respir Crit Care Med 1994; 150: 833-52.
2) 小西 正，坂田 泰．心不全の薬物治療の実際と将来への期待．重症右心不全の薬物治療．循環器内科 2017; 82: 147-52.
3) Haddad F, Hunt SA, Rosenthal DN, et al. Right ventricular function in cardiovascular disease, part Ⅰ: Anatomy, physiology, aging, and functional assessment of the right ventricle. Circulation 2008; 117: 1436-48.
4) Lang RM, Badano LP, Mor-Avi V, et al. Recommendations for cardiac chamber quantification by echocardiography in adults: an update from the American Society of Echocardiography and the European Association of Cardiovascular Imaging. Eur Heart J Cardiovasc Imaging 2015; 16: 233-70.
5) Harjola VP, Mebazaa A, Celutkiene J, et al. Contemporary management of acute right ventricular failure: a statement from the Heart Failure Association and the Working Group on Pulmonary Circulation and Right Ventricular Function of the European Society of Cardiology. Eur J Heart Fail 2016; 18: 226-41.
6) Galie N, Humbert M, Vachiery JL, et al. 2015 ESC/ERS Guidelines for the diagnosis and treatment of pulmonary hypertension: The Joint Task Force for the Diagnosis and Treatment of Pulmonary Hypertension of the European Society of Cardiology (ESC) and the European Respiratory Society (ERS): Endorsed by: Association for European Paediatric and Congenital Cardiology (AEPC), International Society for Heart and Lung Transplantation (ISHLT). Eur Respir J 2015; 46: 903-75.
7) Moye S, Carney MF, Holstege C, et al. The electrocardiogram in right ventricular myocardial infarction. Am J Emerg Med 2005; 23: 793-9.
8) Croft CH, Nicod P, Corbett JR, et al. Detection of acute right ventricular infarction by right precordial electrocardiography. Am J Cardiol 1982; 50: 421-7.
9) Candell-Riera J, Figueras J, Valle V, et al. Right ventricular infarction: relationships between ST segment elevation in V4R and hemodynamic, scintigraphic, and echocardiographic findings in patients with acute inferior myocardial infarction. Am Heart J 1981; 101: 281-7.
10) Haddad F, Ashley E, Michelakis ED. New insights for the diagnosis and management of right ventricular failure, from molecular imaging to targeted right ventricular therapy. Curr Opin Cardiol 2010; 25: 131-40.
11) McMurray JJ, Adamopoulos S, Anker SD, et al. ESC guidelines for the diagnosis and treatment of acute and chronic heart failure 2012: The Task Force for the Diagnosis and Treatment of Acute and Chronic Heart Failure 2012 of the European Society of Cardiology. Developed in collaboration with the Heart Failure Association (HFA) of the ESC. Eur J Heart Fail 2012; 14: 803-69.
12) Ghignone M, Girling L, Prewitt RM. Volume expansion versus norepinephrine in treatment of a low cardiac output complicating an acute increase in right ventricular afterload in dogs. Anesthesiology 1984; 60: 132-5.
13) Pepke-Zaba J, Higenbottam TW, Dinh-Xuan AT, et al. Inhaled nitric oxide as a cause of selective pulmonary vasodilatation in pulmonary hypertension. Lancet 1991; 338: 1173-4.
14) 金子 武．安全なNOの使用を目指して．NO使用中の室内環境と医療従事者に対する配慮　労働衛

生の視点から. 臨麻 2009; 33: 973-83.
15) 藤野 剛, 塩瀬 明. 胸部外科領域における合併症予防のための周術期管理. 心臓血管領域 右心不全術後管理の工夫. 胸部外科 2017; 70: 617-21.

（森山　直樹）

3 左心不全

KEY WORD ▶ 左心不全，心原性ショック，急性冠症候群，IABP，PCPS

「心不全」とは「なんらかの心臓機能障害，すなわち，心臓に器質的および/あるいは機能的異常が生じて心ポンプ機能の代償機転が破綻した結果，呼吸困難・倦怠感や浮腫が出現し，それに伴い運動耐容能が低下する臨床症候群」と定義される。そして，左心不全とは，左室機能障害が関与しているものである[1]。

左心不全の治療や評価は，左室機能によって変わってくるため，表1のように分類できる[2,3]。

1 術中（麻酔中）合併症としての左心不全

術中（麻酔中）合併症としての左心不全は2つに大別される。1つは術前からあった左心不全の急性増悪による急性左心不全である。もう1つは術前に左心不全がなかったが，術中に急性発症した急性左心不全である。前者は，もともと左心不全の原因となった疾患に対する管理や左心不全の病態に対する管理に問題があると生じやすい。一方，後者は術前に左心不全までには至っていなかったものの，左心不全の原因となり得る疾患をもともと有し，その管理が不適切であった場合に生じやすい。

急性左心不全は，急性非代償性心不全（acute decompensated heart failure：ADHF）ともよばれ[1]，急速に心原性ショックや心肺停止に移行する可能性のある逼迫した状態であり，迅速な対応が必要である。

2 臨床診断基準

1）術前臨床所見

(1) 自覚症状
呼吸困難，息切れ，頻呼吸，起坐呼吸

(2) 理学所見
水泡音，喘鳴，ピンク色泡沫痰，Ⅲ音やⅣ音の聴取，四肢の浮腫

(3) 胸部X線写真
心陰影拡大，肺静脈拡張像

(4) 心エコー検査
心不全の診療において心エコー検査はもっとも重要な診断的検査であり，心機能の評価，血行動態評価，原因疾患の診断と重症度評価を行う（左室収縮能，拡張能，弁疾患など）。

(5) 脳性ナトリウム利尿ペプチド（brain natriuretic peptide：BNP）
BNPは心不全の重症度と相関が高く，非心臓手術症例におけるBNPの高値は周術期の心合併症の予測に有用である。ただし，カットオフ値は報告[4]により大幅に異なっており，腎障害患者では高値となりがちなことに注意が必要である。

2）術中臨床所見

(1) 症状
区域麻酔下で意識がある場合は，前述した呼吸困難や頻呼吸などの自覚症状を呈することが

表1 LVEF による左心不全の分類

分類	LVEF	特徴
LVEF の低下した左心不全 (heart failure with reduced ejection fraction：HFrEF)	40%未満	収縮不全が主体
VEF の保たれた左心不全 (heart failure with preserved ejection fraction：HFpEF)	50%以上	拡張不全が主体
LVEF が軽度低下した左心不全 (heart failure with midrange ejection fraction：HFmrEF)	40%以上， 50%未満	境界型左心不全
LVEF が改善した左心不全 (heart failure with preserved ejection fraction, improved：HFpEF improved または heart failure with recovered EF：HFrecEF)	40%以上	LVEF が 40% 未満であったが治療経過で改善した状態

(Yancy CW, Jessup M, Bozkurt B, et al. 2013 ACCF/AHA guideline for the management of heart failure: a report of the American College of Cardiology Foundation/American Heart Association Task Force on practice guidelines. Circulation 2013; 128: e240-e327.
Ponikowski P, Voors AA, Anker SD, et al. Authors/Task Force Members. 2016 ESC Guidelines for the diagnosis and treatment of acute and chronic heart failure: The Task Force for the diagnosis and treatment of acute and chronic heart failure of the European Society of Cardiology (ESC). Developed with the special contribution of the Heart Failure Association (HFA) of the ESC. Eur J Heart Fail 2016; 18: 891-975 より引用改変)

あるが，全身麻酔など鎮静薬を使用している場合，自覚症状はみられなくなる。

(2) 理学所見

治療に難渋する血圧低下や低酸素血症が主症状であることが稀ではなく，心原性ショックにまで進展することもある。

(3) 心電図

心筋虚血の鑑別や不整脈においては有用となり得る（特に12誘導心電図）が，左心不全の原因によっては有用性に限界がある。

(4) 心エコー検査

経胸壁あるいは経食道心エコー検査が診断の要となる（気管挿管を行っている場合は，経食道心エコー検査の有用性が高い）。心エコーにより，①心容量，②心収縮能，③心拡張能，④弁機能，⑤心嚢液，⑥大血管を評価することで，確定診断ができるだけではなく，治療についての情報を得ることもできる。

3 術中（麻酔中）急性左心不全の原因

表2に上げるような因子が，急性左心不全の原因として挙げることができる[1]。

4 術中（麻酔中）の治療手順

急性左心不全は，急速に心原性ショックや心肺停止に移行する可能性のある逼迫した状態であり，病態把握を的確に行い，早期介入を目指して必要なら手術を中断することも躊躇すべきではない。そして適宜，病態評価を繰返しながら早期改善を目指す。

急性左心不全に対する診断，対応は図1のようなフローチャートで示すことができる[5]。このフローチャートでは適切な循環管理が肝であるが，適切な呼吸管理も重要である。また，急性冠症候群(acute coronary syndrome：ACS)が疑われる場合は，ACS のガイドラインを参考に冠動脈造影検査などを速やかに行う。強心薬に反応しないショックあるいは循環動態が不安定な患者では，IABP（大動脈内バルーンパンピング）や PCPS（経皮的心肺補助装置）などの機械的補助循環が有効となり得るが，患者背景なども考慮して適応を決めるべきである。

5 術後管理

循環，呼吸とも安定していれば術後に一般病棟での管理も可能ではあるが，ICU や CCU で

表2 術中（麻酔中）左心不全の原因

- 急性冠症候群
- 頻脈性不整脈（心房細動，心房粗動，心室頻拍など）
- 徐脈性不整脈（完全房室ブロック，洞不全症候群など）
- 感染症（感染症心内膜炎，敗血症など）
- 大量輸液・輸血
- 薬剤（陰性変力作用のある薬物など）
- 過度のストレス
- 血圧の過剰な上昇
- 遷延性低血圧
- 低酸素血症
- ホルモン，代謝異常（甲状腺機能亢進・低下，副腎機能低下，周産期心筋症など）
- 機械的合併症（心破裂・心タンポナーデ，急性大動脈弁閉鎖不全症，急性僧帽弁閉鎖不全症など）

（日本循環器学会，日本心不全学会合同ガイドライン 急性・慢性心不全診療ガイドライン（2017年改訂版）より引用改変）

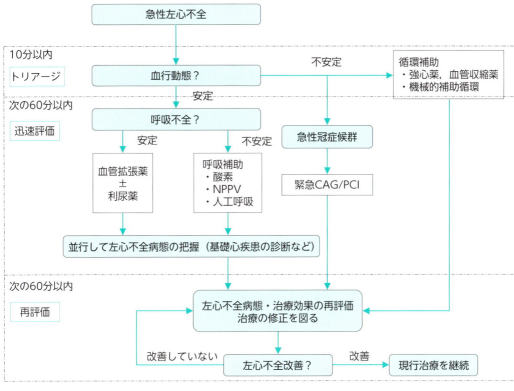

図1 急性左心不全の診断・処置のフローチャート
(Mebazaa A, Tolppanen H, Mueller C, et al. Acute heart failure and cardiogenic shock: a multidisciplinary practical guidance. Intensive Care Med 2016; 42: 147-63 より引用改変)

の術後管理を行う．特に低心機能である場合や機械的補助循環を行っている場合は，十分なモニタリングを行いながら対応する必要があり，ICUやCCUでの術後管理が必須である．なお，術後管理においても図1で示した急性左心不全の診断・処置のフローチャートは有用である．

一方，心タンポナーデや急性大動脈弁閉鎖不全症，急性僧帽弁閉鎖不全症のような左心系急性弁膜症など外科的介入が必要な場合は，そのタイミングを調整する．

また，PCPS装着後も肺うっ血が改善しない場合や，出血などの合併症で機械的補助循環の継続困難と考えられる場合，心機能の回復が十分でなくさらに機械的補助循環の必要性がある

場合は，体外循環用の遠心ポンプを使用したVA-ECMOもしくは左心バイパスを行うこともある．開胸下にVA-ECMOであれば右房に脱血カニューレを装着，左心バイパスであれば左室心尖部に脱血カニューレを装着し，いずれも上行大動脈に送血を確立する．左心バイパスは肺うっ血の改善に優れる．ただし，心原性ショックの症例では右心不全や肺疾患を合併することも多く，左心バイパスでは脱血が不十分となることもあり，このような場合はVA-ECMOのほうが十分な流量確保が期待できるが，右心バイパスを追加することも有効である．しかし，いずれにしても機械的補助循環については，患者背景などを考慮して適応を決めるべきである．

【参考文献】

1) 日本循環器学会，日本心不全学会合同ガイドライン 急性・慢性心不全診療ガイドライン（2017年改訂版）．
2) Yancy CW, Jessup M, Bozkurt B, et al. 2013 ACCF/AHA guideline for the management of heart failure: a report of the American College of Cardiology Foundation/American Heart Association Task Force on practice guidelines. Circulation 2013; 128: e240-e327.
3) Ponikowski P, Voors AA, Anker SD, et al. Authors/Task Force Members. 2016 ESC Guidelines for the diagnosis and treatment of acute and chronic heart failure: The Task Force for the diagnosis and treatment of acute and chronic heart failure of the European Society of Cardiology (ESC). Developed with the special contribution of the Heart Failure Association (HFA) of the ESC. Eur J Heart Fail 2016; 18: 891-975.
4) Feringa HH, Bax JJ, Elhendy A, et al. Association of plasma N-terminal pro-B-type natriuretic peptide with postoperative cardiac events in patients undergoing surgery for abdominal aortic aneurysm or leg bypass. Am J Cardiol 2006; 98: 111-5.
5) Mebazaa A, Tolppanen H, Mueller C, et al. Acute heart failure and cardiogenic shock: a multidisciplinary practical guidance. Intensive Care Med 2016; 42: 147-63.

（舩木　一美）

4 心筋症

KEY WORD 肥大型心筋症，拡張型心筋症，周産期心筋症，たこつぼ型心筋症

　心筋症とは"心機能障害を伴う心筋疾患"と定義される。先天性心疾患，弁膜疾患，冠動脈疾患，高血圧などが見られないにもかかわらず，心肥大や心拡張を来す心筋自体の構造的，機能的異常による疾患である[1]。

　一方，"原因または全身疾患との関連が明らかな心筋疾患"は特定心筋症として区別される（表1）。

　この中の，肥大型心筋症，拡張型心筋症，周産期心筋症，たこつぼ型心筋症について記載する。それぞれの心筋症の基本となる病態を理解することで，起こりうる合併症を予測し，予防することが一番重要である。

A 肥大型心筋症（HCM）

　肥大型心筋症（hypertrophic cardiomyopathy：HCM）の基本病態は心筋の異常肥大に基づく左室拡張能の低下である。HCMの中でも特に左室流出路に狭窄（left ventricular outflow obstruction：LVOTO）が存在する場合を閉塞性肥大型心筋症（hypertrophic obstructive cardiomyopathy：HOCM）と呼ぶ[2]。原因はサルコメア（関連）遺伝子の変異であり，900以上の原因遺伝子異常が同定されている。死因は突然死，心不全，心房細動による脳塞栓症が主である。一般的に左室収縮能は保たれ，左室拡張末期容積は正常かやや縮小している。一方，左室充満圧は上昇し，左室の弛緩，伸展性に障害がみられる。心室肥大が軽度や局所的である症例でも拡張障害は見られる。HCMは多くの症例で良好な周術期の経過をたどるが，侵襲や使用薬物によっては，血行動態が悪化する危険性がある。

1 麻酔管理

　術前に左室流出路，拡張能，収縮能，冠血流予備能を評価しておく。モニタリングは通常モニターに加え，観血的動脈圧測定を行う。経食道心エコー法は左室流出路の評価に有用である。麻酔管理は左室内圧較差を増悪させない管理が必要である。麻酔薬は心収縮能を抑制し，前負荷・後負荷に与える影響が少ないものが望ましい。セボフルランは心収縮能を抑制し，拡張能を維持する。心拍数もほとんど増加させないため使用しやすい。プロポフォールは心収縮の抑制は少なく，前負荷・後負荷を低下させるため，LVOTOを増悪させる可能性があるので注意が必要である。硬膜外麻酔・脊髄くも膜下麻酔は交感神経遮断により末梢血管を拡張させ後負荷を減少させるため慎重に行うべきである。神経ブロックは前負荷・後負荷への影響が少なくよい選択肢の一つといえる。

表1 1995年WHO/ISFC合同委員会による心筋症の定義と病型分類

	心筋症	特定心筋症
定義	心機能障害を伴う心筋疾患	原因または全身疾患との関連が明らかな心筋疾患
分類	1. 拡張型心筋症 2. 肥大型心筋 3. 拘束型心筋症 4. 不整脈源性（催不整脈性）右室心筋症 5. 分類不能の心筋症	虚血性，弁膜性，高血圧性，炎症性（心筋炎），代謝性，過敏・中毒性，周産期心筋症，全身性疾患に伴う心筋症（神経・筋疾患，膠原病など）

〔肥大型心筋症の診療に関するガイドライン：循環器病の診断と治療に関するガイドライン（2011年度合同研究班報告）（班長：土居義典）http://www.j-circ.or.jp/guideline/pdf/JCS2012_doi_d.pdf より引用〕

2 術中合併症

(1) 心房細動

HCMでは左室弛緩障害のため左房の拡大が進行し，心房細動を来すことがある。心房細動による心房収縮の消失は，心拍出量の低下から血行動態の破綻につながる。特にHOCMにおける心房細動の出現は急性心不全に発展する危険性がある。

発症時には速やかに洞調律化を図る。慢性の心房細動の場合は，左室拡張充満時間を確保するためにβ遮断薬やカルシウム拮抗薬を用いて心拍数コントロールを行う。シベンゾリン，ジソピラミドは，心房細動の治療と左室流出路狭窄の軽減にも効果がある。術後は心拍数コントロールを行いながら，術後出血のリスクがなくなれば，抗血栓療法を開始する。

(2) 心室性不整脈

HCMでは高頻度で，心室性期外収縮，非持続性心室頻拍を認める。ほとんどが無症状で，心拍数180/分以下であるが，持続性心室頻拍，心室細動のトリガーとなりうる。持続性心室頻拍の多くは多形性であり血行動態を悪化させ，突然死の原因となる。治療はアミオダロン，β遮断薬が有効である。術後は心電図をモニタリングし除細動の準備を整えておく。β遮断薬の持続投与を行う。

(3) 左室流出路狭窄

HOCMは，HCM全体の25%程度とされている。左室流出路狭窄の程度は血行動態の変化により変動する。①前負荷の減少，②後負荷の減少，③左室の過収縮により左室流出路狭窄は増悪し心拍出量の低下を招く。

術前の心エコーでHOCMと診断されていない症例でも，術中の出血，ストレス，カテコラミンの使用により左室流出路狭窄を生じHOCMと診断された報告もある[3,4]。

術中所見として異常低血圧，心筋虚血所見を認める。診断には経食道心エコー法が有用である。カラードプラ法で左室流出路内にモザイク調のジェットを認めると流出路狭窄が疑われる。断層法で僧帽弁前尖が収縮期前方運動（systolic anterior motion：SAM）を呈し，心室中隔に接触する様子が観察される。SAMにより僧帽弁の前尖と後尖の接合が不十分になり僧帽弁逆流（mitral regurgitation：MR）を生じる。

治療は，①前負荷の低下に対しては輸液，輸血を行う。拡張障害があるので過剰な輸液は心不全の原因となる。厳密な輸液管理が必要である。②後負荷の低下に対しては血管収縮薬を投与する③左室の過収縮に対してはカテコラミン中止，β遮断薬投与，十分な鎮痛を行う。過収縮が継続する場合はシベンゾリンを投与する。

術後管理は集中治療室でルーチンモニターに加え，観血的動脈圧測定を行う。十分な鎮痛を行うことで心筋の過収縮を避ける。前負荷，後負荷を保ち流出路狭窄を予防する。

(4) 心筋虚血

HCMの肥大心筋部の灌流は不均一で低下しており[5]，微小循環障害の存在や[6]，心内膜側の高度の灌流低下が示されている[7]。冠動脈血流量は安静時でも増加しており，緩やか頻脈です

ぐに最大冠血流に達し，さらなる頻脈で虚血に至る[8]。冠動脈が正常でも，負荷により起こるST低下，胸痛は虚血を示す所見であることが報告されている[9]。心筋虚血は左室弛緩を障害するため，左室拡張期圧がさらに上昇し，冠灌流を低下させ，虚血を増悪させる悪循環が生じる。治療は，心拍数と心収縮を低下させるために，血圧が保てるようならβ遮断薬，Ca拮抗薬を投与する。HCM患者に対して亜硝酸薬は禁忌である。血圧低下にはフェニレフリンのようなα作動薬を使用する。術後管理は集中治療室でルーチンモニターに加え，観血的動脈圧測定を行う。十分な鎮痛を行い，前負荷を保ち，心筋の過収縮を避けることで冠灌流を保つ。

3 患者と家族への説明

肥大型心筋症は突然死のリスクもある疾患であり，無症状であっても何らかの治療を講じる必要があると考えられている。肥大型心筋症の約半数は常染色体優性遺伝の家族内発症であり，家族を含め専門医への受診が必要である。

B 拡張型心筋症（DCM）

拡張型心筋症（dilated cardiomyopathy：DCM）の基本病態は，左室のびまん性収縮力低下と左室拡大である。

病因は遺伝的素因，ウイルス感染，自己免疫異常が関与すると考えられている[10]。広範囲に及ぶ心筋障害とそれに伴う心リモデリングが特徴であり，心筋収縮力は広範囲に侵され，左室駆出率（ejection fraction：EF）は著明に低下する。左室の拡大に伴い，デザリング・弁輪拡大による僧帽弁逆流や左房の拡大を来す。障害された心筋は電気的に不安定となりさまざまな不整脈を生じうる。多くは進行性で，慢性心不全症状を背景に，急性増悪を繰り返し，難治性心不全や致死性不整脈により死に至る[11]。

1 術前評価

診断がついている場合は，術前に心エコー図検査による重症度評価を行う。運動耐容能は周術期成績に関連しており，合わせて評価しておく。脳性ナトリウム利尿ペプチド（brain natriuretic peptide：BNP）は心不全の重症度と相関が高く，周術期の心合併症の予測に有用である。術前に未診断のDCM患者の麻酔経験も報告されている。非心臓手術の麻酔管理に関しての文献的検討では，術前の左室駆出率は心不全リスクを必ずしも反映せず，周術期の重症合併症はNew York Heart Association（NYHA）クラスIII以上の患者で多かった[12]。

2 麻酔管理

DCMの周術期管理に関する報告は少なく，エビデンスは十分とはいえない。慢性心不全患者の麻酔管理に準じて行う。DCM症例は心収縮力の低下を前負荷の増加により代償している。麻酔管理の要点は，収縮力の維持，適切な血管内容量管理，後負荷の軽減である。麻酔薬は心抑制を最小限にする薬物を選択する。一般的に心抑制が少ないとされるベンゾジアゼピンとオピオイドを使用し，急激な血行動態の変動を起こさないよう緩徐に麻酔導入を行う。浅麻酔での挿管による心拍数の上昇は心筋の酸素消費量を増加させるため避けるべきである。麻酔維持にはプロポフォール[13]，セボフルラン[14]など，さまざまな麻酔薬の使用報告がある。モニタリングは，通常モニターに加え観血的動脈圧測定を行う。中心静脈圧測定およびカテコラミン使用ルートのため中心静脈カテーテルを挿入する。肺動脈カテーテル（pulmonary artery catheter：PAC）はDCMの管理の要点である心拍出量の維持と左室前負荷のコントロールの

指標として有用である。しかし侵襲的モニタリングであり合併症もあるため症例を選んで使用すべきである。経食道心エコー法は，左室前負荷の指標である左室拡張末期容量と心収縮力の指標である左室駆出率の評価が可能であり有用である。ハイリスク症例や，術中血行動態が不安定な症例は使用を検討する。

3 術中合併症

1）不整脈

心筋細胞の変性や肥大，間質の線維化などにより，また交感神経の活動亢進により，期外収縮や頻拍性不整脈を生じうる。重症心室性不整脈は治療抵抗性のものも多く突然死の原因になりうる。

治療は，頻脈性不整脈では緊急時を除き，心不全治療を優先する。非持続性心室頻拍は，心不全が落ち着くにつれ頻度が減少することが多い[12]。抗不整脈薬はアミオダロン，ニフェカラントの静脈投与は即効性があり有用性が示されている。結合・解離速度が速いタイプのNaチャネル遮断薬（リドカイン，メキシレチン）の使用も可能である[15]。電解質補正や，催不整脈作用を有する薬剤の中止など，致死性心室不整脈の誘因や助長因子を同定し治療する。血行動態の破綻する持続性心室頻拍，心室細動には速やかに電気的除細動を施行する。

2）心不全

出血，輸液過剰，陰性変力作用のある薬剤の使用，手術のストレス，血圧の過剰な上昇などにより，心不全の増悪を来す。心不全の病態により治療が異なるため，病態の把握に努める。①急性心原性肺水腫，②全身的な体液貯留（溢水），③低心拍出による低灌流（心原性ショック含む）の3つに集約できる[16]。

(1) 急性心原性肺水腫

充満圧上昇により急性に発症する。血圧は保たれ，経皮的動脈血酸素飽和（Sp_{O_2}）が90%未満であることが多い。呼気終末陽圧（positive end-expiratory pressure：PEEP）と血管拡張薬が酸素化と血行動態の改善に有効である。

(2) 全身的な体液貯留

末梢浮腫を主体とする全身的な体液過剰の状態で利尿薬を中心に治療する。

(3) 低心拍出・低灌流

血圧が低下し，組織低灌流となり血中乳酸値が上昇する。心収縮力の低下は前負荷の増加によって代償されるので，体液貯留がない場合は補液を試みる。目標とする循環血液量のターゲットが狭いので中心静脈圧や肺動脈楔入圧を指標に前負荷を管理する。肺うっ血を認める場合は血管拡張薬や利尿薬を使用する。心収縮力の増加にはドブタミンやPDEⅢ阻害薬の使用を検討する。短絡的な血管収縮薬の使用は後負荷増大による循環破綻を来す危険性があり避けるべきである。薬物治療が無効な場合は，補助循環装置の使用を検討する。

4 術後管理

集中治療室で管理する。まず鼻カニューレ，フェイスマスクなどで酸素吸入を行い，それでも酸素化が保てない場合は非侵襲的陽圧換気（noninvasive positive pressure ventilation：NPPV）を開始する。NPPVで酸素化の改善が認められない場合は気管挿管による人工呼吸管理が適応となる。ルーチンの全身モニタリングに加え，胸部X線，心エコー図法，血液検査（BNP，乳酸値など），体重測定などを定期的に行い病態の変化を再評価し，必要に応じて修正を行うことが重要である。術後の疼痛は交感神経活性による後負荷増大につながるので十分な疼痛コントロールが必要である。重症心室性不整脈に備え除細動器を準備しておく。

5 患者と家族への説明

拡張型心筋症は多くの場合進行性であり，慢性心不全症状を特徴とし急性増悪を繰り返す予後不良の疾患である。また，致死性不整脈による突然死や動脈の血栓塞栓症を生ずることがある。20-30％に家族性発症を認める。家族を含め専門医への受診と，継続した治療が必要である。

C 周産期心筋症（PPCM）

周産期心筋症（peripartum cardiomyopathy：PPCM）は①妊娠中または妊娠終了後5カ月以内に新たに心不全の症状が出現，もしくは，心エコー上左室機能の低下を認めた症例。②左室駆出率（EF）<45％。③ほかに心不全の原因となるものがない。④心疾患の既往がない。を満たす疾患とされている。拡張型心筋症に似た病態を示す。危険因子は高齢，妊娠高血圧症，多胎，子宮収縮抑制薬使用とされている。わが国の全国調査では，2万分娩に1人の発症率で，死亡率は4％，左室補助システムが必要であった症例が2％あった。約60％が6カ月後にEFが50％以上に回復し，約30％は慢性心不全化したと報告された[17]。麻酔科医は帝王切開の麻酔あるいは無痛分娩にかかわることが考えられる。症状は，息切れ，咳，浮腫，倦怠感，動悸，体重増加などであり，正常妊産褥婦でも訴える症状であるため，診断が遅れることがある。また，心筋梗塞や心筋炎など，鑑別疾患を除外されて初めて診断される。このため，未診断のまま帝王切開になる可能性も考えられる。帝王切開時に心停止を来し，術後にPPCMと診断された症例の報告もある[18]。心不全様症状がある場合には念頭に置いておくべき疾患といえる。

1 検査所見

胸部X線検査で心拡大や肺水腫がみられ，心電図で非特異的ST-T異常を呈したり，心エコー図法で拡張型心筋症に類似した所見が認められる。

2 麻酔管理

術前に心不全がコントロールされた症例では脊髄くも膜下麻酔，硬膜外麻酔で安全に帝王切開を行った報告もある[19]。区域麻酔による交感神経ブロックは後負荷を下げる点では心不全に有利だが，血圧低下やそれによる過剰輸液は心不全を増悪させる可能性がある。高度な血圧低下を避けるため，脊髄くも膜下麻酔の局所麻酔薬の量を極力少なくし，効果が不十分な場合は硬膜外麻酔で調節する。脊髄くも膜下麻酔に少量のフェンタニルやモルヒネを加えると良好な管理が可能になる[20]。

緊急帝王切開では，急激に心不全が悪化し呼吸循環動態が不安定となり全身麻酔を施行した報告が多い[20,21]。

全身麻酔の利点は，気道確保により人工呼吸管理が可能なところである。しかし，胎児移行に配慮した浅麻酔による血圧の急激な上昇や頻脈は，心不全を増悪させるリスクがある。十分な準備を整えて行う必要がある。標準モニターに加え，観血的動脈圧測定，中心静脈圧測定，肺動脈圧測定などのモニターも考慮すべきだが，麻酔導入から児娩出までの時間が長くなるのは避けなければならない。術中は経食道心エコーが病態把握に有用である。

3 術中合併症

(1) 心不全の増悪

治療は心不全の治療に準じる。利尿薬，β遮

断薬，硝酸薬は妊婦にも安全に使用できる。出血による前負荷減少が原因の心拍出量低下も起こりうるが，分娩直後は子宮収縮と下大静脈圧迫の解除により心臓への灌流が増加するため，うっ血性心不全の可能性も考えなければならない。各種モニターを参考に病態把握に努める。

4 術後管理

心不全が重症の場合は，挿管のまま集中治療室に帰室し PEEP を付加した人工呼吸管理を継続する。心不全治療に準じた治療を継続する。

経胸壁心エコー図と BNP 測定が術後の心不全の経過観察に有用である。

周産期心筋症の発生機序として 16 kDa プロラクチンフラグメント増加による，内皮細胞の炎症，心筋細胞の代謝阻害，心筋収縮の減少が報告されており[22]，治療として抗プロラクチン薬であるブロモクリプチン投与の有効性を示唆する報告もある[23]。分娩後しばらくは凝固が亢進する。また心機能が低下している場合には特に血栓症のリスクが高くなるため抗凝固療法を検討する。

5 患者と家族への説明

心機能が正常化する場合も多いが，低下したまま改善しない場合もある。次の妊娠では心機能が正常化した場合でも左室機能の有意な低下が起こることが報告されている。慎重な検討が必要である。心機能が低下したままの場合は重症の心不全や死亡も起こりうるため，妊娠は勧められない[24]。

D たこつぼ型心筋症

たこつぼ型心筋症（Takotsubo cardiomyopathy）は原因不明の急性左室心尖部バルーニングと心基部過収縮を特徴とする壁運動異常を呈する疾患である。左室は収縮期に「たこつぼ」の形を示す。冠動脈には有意狭窄を認めない。主に左室で収縮異常が生じるが，いくつかの症例で右室の異常がみられることもある。大部分の患者で 1 カ月以内に壁運動異常が正常に回復する[25]。一方，死亡率は 4.5% であり，以前に考えられていたほど良性の疾患ではないとの報告もある[26]。突然の情動・身体的ストレスに誘発され発症することが多い[27]。また，心基部や心室中部のバルーニングのような非典型的な壁運動異常を呈する非典型たこつぼ型心筋症が 40% あると報告されている[28]。発症機序として，血中の過量のアドレナリンが心筋障害を惹起することが示されている。左室におけるアドレナリン受容体の分布が心基部より心尖部に多いため，心尖部がより障害され収縮が低下すると報告されている[29]。周術期に発症した報告は多く，全身麻酔導入前，麻酔導入後，術後などあらゆる時期に起こりうる[30-32]。また，エストロゲンの関与も示唆され閉経後の女性の発症が多い[33]。

1 診断の基になる臨床所見

急性心筋梗塞と類似した臨床症状（胸痛と呼吸困難）と十二誘導心電図所見において広範囲の ST 上昇，陰性 T 波を認める。心筋逸脱酵素の上昇は軽度で冠動脈に有意狭窄を認めない。

2 治療

現在の治療は経験的に行われており特定の治療法は知られていない。治療の目的は心室機能を温存することである。

β 遮断薬は拡張時間を延長させることで左室拡張末期容積を増加させ不整脈やポンプ失調を予防する可能性がある。したがって頻脈傾向の

患者には効果が期待できる。しかし，β遮断薬は，低心拍出，低血圧，重度の房室ブロック，徐脈を伴ううっ血性心不全の患者には禁忌であり，これらの事象は，たこつぼ型心筋症の急性期によく見られることがあるため慎重に投与されるべきである。

アドレナリンはこの心筋症の発症の原因の一端を担っているので，変力剤は慎重に使用しなければならない。さらに，急性期は左室基部が過剰に収縮しているため，変力剤は左室流出路狭窄を増強する可能性がある。このため，著明な左室流出路狭窄を有する患者の治療においては，適切な輸液投与，β遮断薬，およびαアドレナリン作動薬を考慮すべきである。

うっ血性心不全が存在すれば，利尿薬が有用である。左室流出路障害を有する患者では，利尿薬の使用は慎重にすることが望ましい。脱水は補正すべきである。

3 麻酔管理

(1) 緊急手術を除いて急性期は手術を避けるべきである

ほとんどの患者で，急性期の指示療法のみで数日〜数週間で心機能が改善する。心機能が改善してから手術を考慮する。術前管理として心理ストレスを避ける必要がある。不安緩和は薬物学的，心理学的アプローチの両方を必要とする。デクスメデトミジンの術前投与などを考慮する。

(2) 全身麻酔と局所麻酔のどちらがよいか

十分なデータはない。覚醒抜管時のストレスで本心筋症の発症が多く報告されており，これを避けるために局所麻酔と適度な鎮静を併用する方法が有効な可能性がある[34]。

(3) 緊急手術の場合

麻酔薬は心機能を維持するような薬剤を選択する。オピオイド，ベンゾジアゼピンは心筋抑制が少ない。吸入麻酔は容量依存的に心筋を抑制するので使用量に注意する。気管挿管は交感神経活動を最小限にするよう短時間で行う。術中のモニタリングは，基本的モニターに加え，観血的動脈圧測定，中心静脈圧測定，経食道心エコー図を使用する。重症の左心不全には肺動脈カテーテルも考慮する。血圧の維持には輸液が大切だが過量にならないように注意する。術中低血圧の治療はフェニレフリンのようなα作動薬を選択すべきである。変力薬はこの心筋症の発症の原因にもなりうるので注意して使用しなければならない[35]。

(4) 術中発症の場合

診断されるまでは急性心筋梗塞に準じた初期治療を行う。術中の診断には心エコー図が有用であり特徴的な心尖部の無収縮と心基部の過収縮の所見を認める。早期診断のためには本症例を疑うことが大切である。

4 術後管理

誘因となるストレスを回避し，心機能の改善を待つことが基本となる。治療の基本は支持療法と合併症の管理である。心筋障害の自然軽快を，診察，心エコー図，血液検査，心電図，心筋逸脱酵素で経過観察する。心室内血栓の危険性もあり，心尖部の無収縮が明らかな場合は，抗凝固療法の検討が必要である。

5 患者と家族への説明

ストレスが原因となることが多い心筋症であり，一般的には数日から数週間後に正常に回復する。またまれではあるが再発の報告もされており死亡例もある。強い精神的，身体的ストレスがかかることを避ける必要がある[36]。

【参考文献】
1) 肥大型心筋症の診療に関するガイドライン：循環器病の診断と治療に関するガイドライン（2011年度合同研究班報告）（班長：土居義典），http://www.j-circ.or.jp/guideline/pdf/JCS2012_doi_

d.pdf（2019.4.19 アクセス）
2) 北畠　顕，友池仁暢編．心筋症・診断の手引きとその解説．厚生労働省難治性疾患克服研究事業特発性心筋症調査研究班　編．札幌：かりん舎，2005．
3) 小出康弘，芦田川美奈子．術前に診断されていない閉塞性肥大型心筋症の 3 例．循環 2000; 21; 256-60.
4) 黒岩政之，新井正康，竹中智昭ほか．肥大型心筋症を有する患者の周術期心血管系合併症の検討．麻酔 2003; 52; 733-9.
5) O'Gara PT, Bonow RO, Maron BJ, et al. Myocardial perfusion abnormalities in patients with hypertrophic cardiomyopathy: assessment with thallium-201 emission computed tomography. Circulation 1987; 76: 1214-23.
6) Cecchi F, Olivotto I, Gistri R, et al. Coronary microvascular dysfunction and prognosis in hypertrophic cardiomyopathy. N Engl J Med 2003; 349: 1027-35.
7) Petersen SE, Jerosch-Herold M, Hudsmith LE, et al. Evidence for microvascular dysfunction in hypertrophic cardiomyopathy: new insights from multiparametric magnetic resonance imaging. Circulation 2007; 115: 2418-25.
8) Cannon RO, Rosing DR, Maron BJ, et al. Myocardial ischemia in hypertophic cardiomyopathy: contribution of inadequate vasodilator reserve and elevated left ventricular filling pressures. Circulation 1985; 71: 234-43.
9) Ogata Y, Hiyamuta K, Terasawa M. Relationship pf exercise or pacing induced ST segment depression and myocardial lactate metabolism inpatient with hypertrophic cardiomyopathy. Jpn Heart J. 1986; 27: 145-58.
10) 拡張型心筋症ならびに関連する二次性心筋症の診断に関するガイドライン：循環器病の診断と治療に関するガイドライン：2009-2010 年度合同研究班報告（班長：友池仁暢）．http://www.j-circ.or.jp/guideline/pdf/JCS2011_tomoike_h.pdf（2019.4.19 アクセス）
11) 奥村貴裕．拡張型心筋症．診断と治療 2015 年増刊号．診断と治療社；2015．p.259-65.
12) 張京浩，花岡一雄．拡張型心筋症を合併する患者の非心臓手術の麻酔管理．麻酔 2004; 53: 1360-8.
13) 川上正晃，伊東久勝，佐々木利佳ほか．心室頻拍を伴う重症心不全を発症した拡張型心筋症患者の緊急帝王切開．Cardiovascular Anesthesia 2017; 21: 89-92.
14) 岩室賢治，濱田祐子，小板橋俊哉．植込み型除細動器を装着している重症拡張型心筋症患者のS状結腸切除術の麻酔経験．麻酔 2010; 59: 1194-7.
15) 不整脈薬物治療に関するガイドライン（2009 年改訂版）：循環器病の診断と治療に関するガイドライン（2008 年度合同研究班報告）（班長：児玉逸雄）．http://www.j-circ.or.jp/guideline/pdf/JCS2009_kodama_h.pdf（2019.4.19 アクセス）
16) 急性・慢性心不全診療ガイドライン（2017 年改訂版）：日本循環器学会/日本心不全学会合同ガイドライン（班長：筒井祐之）．http://www.j-circ.or.jp/guideline/pdf/JCS2017_tsutsui_h.pdf（2019.4.19 アクセス）
17) Kamiya CA, Kitakaze M, Ishibashi-Ueda H, et al. Different characteristics of peripartum cardiomyopathy between patients complicated with and without hypertensive disorders. - Results from the Japanese Nationwide survey of peripartum cardiomyopathy-. Circ J 2011; 75: 1975-81.
18) 和氣晃司，鷹西敏雄，北島敏光ほか．緊急帝王切開時に心停止を来した周産期心筋症の 1 症例．麻酔 2003; 52; 1089-91.
19) Shnaider R, Ezri T, Szmuk P, et al. Combined spinal-epidural anesthesia for Cesarean section in a patient with peripartum dilated cardiomyopathy. Can J Anaesth 2001; 48: 681-3.
20) Osinaike B, Ogah J. Anaesthesia for emergency caesarean section in a patient with peripartum cardiomyopathy. Cardiovasc J Afr 2011; 22: 337-40.
21) 四方友美，三井誠司，本郷卓ほか．重症心不全を発症した周産期心筋症の帝王切開術における周術期管理．日臨麻会誌 2011; 31; 455-8.
22) Hilfiker-Kleiner D, Kaminski K, Podewski E, et al. A cathepsin D-cleaved 16 kDa form of prolactin mediates postpartum cardiomyopathy. Cell 2007; 128: 589-600.
23) Sliwa K, Blauwet L, Tibazarwa K, et al. Evaluation of bromocriptine in the treatment of acute severe peripartum cardiomyopathy: a proof-of-concept pilot study. Circulation 2010; 121: 1465-73.
24) Elkayam U. Risk of subsequent pregnancy in women with a history of peripartum cardiomyopathy. J Am Coll Cardiol 2014; 64: 1629-36.
25) Kawai S, Kitabatake A, Tomoike H, et al. Guidelines for diagnosis of takotsubo (ampulla) cardiomyopathy. Circ L 2007; 71; 990-2.
26) Singh K, Carson K, Shah R, et al. Meta-analysis of clinical correlates of acute mortality in Takotsubo cardiomyopathy. Am J Cardiol. 2014; 113: 1420-8.
27) Pelliccia F, Parodi G, Greco C, et al. Comorbidities frequency in Takotsubo syndrome: an international collaborative systematic review including 1109 patients. Am J Med. 2015; 128: 654.e11-654.e19.
28) Kurowski V, Kaiser A, von Hof K, et al. Apical and midventricular transient left ventricular dysfunction syndrome (tako-tsubo cardiomyopathy)：frequency, mechanisms, and prognosis. Chest 2007; 132: 809-16.

29) Paur H, Wrigh PT, Sikkel MB, et al. High levels of circulating epinephrine trigger apical cardiodepression in a β_2-adrenergic receptor/Gi-dependent manner: a new model of Tacotsubo cardiomyopathy. Circulation 2012; 126: 697-706.
30) 梅宮槙樹, 日下祐介, 石井久成. 麻酔導入前に心室頻拍を呈し非典型的な心室中部型たこつぼ型心筋症を診断され急激に増悪し死亡した1症例. 麻酔 2016; 65: 1176-81.
31) 助永賢比古, 野間秀樹, 駒澤伸泰ほか. 全身麻酔導入後に発症したたこつぼ型心筋症の1症例. 麻酔 2011; 60: 957-60.
32) 高野友美子, 小石恵子, 尾崎雅美ほか. 緊急手術後に巨大陰性T波で発見されたたこつぼ型心筋症患者に対する麻酔経験. 麻酔 2012; 61: 852-4.
33) Ucyama T, Ishikura F, Matsuda A, et al. Chronic estrogen supplementation following ovariectomy improves the emotional stress-induced cardiovascular responses by indirect action on the nervous system and by direct action on the heart. Circ J. 2007; 71: 565-73.
34) Liu S, Bravo-Fernandez C, Riedl C, et al. Anesthetic management of Takotsubo cardiomyopathy: general versus regional anesthesia. J Cardiothorac Vasc anesth 2008; 22: 431-41.
35) Liu S, Saeed Dhamee M. Perioperative transient left ventricular apical ballooning syndrome: Takotsubo cardiomyopathy: a review. J Clinical Anesthesia 2010; 22: 64-70.
36) Tsuchihashi K, Ueshima K, Uchida T, et al. Transient left ventricular apical ballooning without coronary artery stenosis: a novel heart syndrome mimicking acute myocardial infarction. Angina pectoris-myocardial infarction investigations in Japan. J Am Coll Cardiol 2001; 38: 11-8.

(青木 亜紀)

5 危機的不整脈

KEY WORD ▶ 心室細動, 除細動, 同期下電気ショック

周術期では, 麻酔や手術侵襲により不整脈が発生しやすい状況となるため, 60％以上の患者で手術中になんらかの不整脈を認めるとされる[1]. 麻酔中の不整脈は多くが一過性であり, 重篤な循環障害に陥ることは少ないが, 時に心拍出量の重度の低下や心停止の原因となるような重篤な不整脈が出現する. 周術期の心停止の頻度は1990年代から2000年代では7.19/10,000と報告されているが, 最近の報告では減少傾向で1.1-5.8/10,000と報告がある[2,3]. 麻酔中の心停止の原因としては, 換気困難, ショック, 心不全, 虚血性, 不整脈などさまざまな原因があるが, 多くの場合は最終的に高度徐脈, 心静止あるいは心室細動となる. 治療しなければ短時間で死に至る危険性が高い, またはそのような不整脈に発展する可能性が高い不整脈を危機的不整脈とすると, 麻酔科医にとって危機的不整脈を早期に発見し的確な対応することは非常に重要である.

危機的不整脈の発生時に対応するために, 麻酔中は心拍数と心電図波形を継続的に監視する必要がある. もしも不整脈が発生した場合, 速やかに判断を要する点は, 最低限の心拍出量が保たれているかどうかである. 最低限の心拍出量が不十分である場合, 意識がある患者では胸痛, めまい, 意識レベルの低下などで確認できるが, 全身麻酔中の患者では意識消失をしているため口頭で症状を確認することができない. そのため心拍数や血圧だけでなく, 動脈圧波形, 経皮的動脈血酸素飽和度波形などのモニター, 頸動脈や大腿動脈の触診などを参考にする必要がある. 四肢冷感, 尿量減少も参考になる可能性がある. 中心静脈血酸素飽和度や肺動脈カテーテル, 経食道心エコーによる監視も有用である. また, 心電図波形は心電図のリード線の脱落や電気メスの影響で危機的不整脈に類似する場合があり, マンシェットや動脈圧ラインの異常があると血圧の低下と見えることがあるので注意を要する. 十分な心拍出量がないと判断されれば, 心電図波形からどのような危機的不整脈であるかを診断する. 同時に気道確保し必要に応じて呼吸補助を行い, 酸素投与により低酸素血症を防ぐ. さらに原因検索を行いその改善を考える(表1). 多いと思われる危機的不整脈として, 高度徐脈, 心室頻拍, 心室細動が挙げられる. また, 術前から十分な対応を考えておく必要がある疾患として, ブルガダ症候群やQT延長症候群がある.

A 高度徐脈

術中によく遭遇する不整脈として徐脈がある. 個人の背景によって日常の心拍数にばらつきがあるが, 一般に心拍数60/分未満の状態を"徐脈"とされ, 臨床的には50/分未満の徐脈で対応が必要になる場合が多い. 徐脈の分類としては, 洞結節の自動能が一時的または長時間停止する洞停止, 洞結節から心房筋への伝導が途

表1 危機的不整脈の原因（6H5T）

Hypovolemia	低容量
Hypoxia	低酸素
Hydrogen ion（acidosis）	アシドーシス
Hypo/Hyperkalemia	低カリウム，高カリウム
Hypoglycemia	低血糖
Hypothermia	低体温
Toxin	中毒（局所麻酔中毒）
Tamponade, cardiac	心タンポナーデ
Tesnsion pneumothorax	緊張性気胸
Thrombosis（coronary or pulmonary）	心筋梗塞，肺梗塞
Trauma	外傷（手術侵襲）

絶する洞房ブロック，あるいは心房筋から心室筋への伝導が途絶する房室ブロックがある。心電図波形としては，洞不全症候群脈（sick sinus syndrome：SSS）や高度房室ブロックに分類されるものが多いと思われる。実際の臨床では，挿管操作，浅麻酔での刺激，脳実質への圧迫などを契機に徐脈を来しやすい。胸部硬膜外ブロックや脊髄くも膜下ブロックによる交感神経系の抑制や，心抑制作用のあるレミフェンタニルのような，心拍数が低下しやすい麻酔薬が要因となり，ときに洞停止のような重篤な徐脈を来す場合がある。また徐脈性不整脈が逆に心室頻拍や心室細動の誘因となる場合もある。対応としては高カリウム血症，低酸素血症，低体温，薬物など不可逆性の原因や誘因があればそれを除去して，不安定な徐脈ではペーシングを準備しつつアトロピン，アドレナリン，ドパミン，イソプロテレノールを使用する。『循環器医のための心肺蘇生・心血管救急に関するガイドライン』を参考にすると，対応としてはアトロピン0.5 mgずつを最大3 mgまで使用するのが簡便である。しかし，MobitzⅡ型2度房室ブロックの存在が明らかな場合は，アトロピンは使用せず以下の薬物を選択する。ドパミン（2-10 μg/kg/min），エピネフリン（2-10 μg/kg/min）は，あらゆるタイプの徐脈性不整脈に有効であるが，Ⅰ型QT延長症候群ではtorsade de pointesを誘発する危険性がある。明らかな虚血がなく，アドレナリンの禁忌がない場合は，イソプロテレノール（0.02-0.03 μg/kg/min）を心拍数50/分以上になるように調整しながら使用できる。速やかに経静脈的ペーシングが難しい場合は，経皮ペーシングを行う[4]。

1）洞不全症候群脈（SSS）

洞房結節の機能異常のために洞性徐脈，洞停止，洞静止を引き起こすため，心拍出量が低下するような脈拍数40未満の高度徐脈となる。また，発作性心房細動や発作性心房頻拍などの頻脈性不整脈の原因ともなる。洞不全症候群脈（sick sinus syndrome：SSS）の原因としては，洞結節や心房筋の病的変化に加えて炎症性疾患や薬剤性などの二次性の原因など多様である（表2）。

SSSの心電図は，PQ間隔の延長を認めない，高度の洞性徐脈，洞房ブロック，洞静止，徐脈頻脈症候群となる。洞結節の機能を低下させるような薬物（β遮断薬，カルシウム拮抗薬）や心筋虚血，浅麻酔，手術操作によるものなどの原因を考慮する必要がある。

術中にSSSによる高度徐脈となった場合は，継続的な薬物投与またはペーシングが必要となるため，術後は集中治療室での管理が必要である。SSSの根本的な治療は難しいため術後も症状を有するようならペースメーカ移植の適応となる。

2）房室ブロック

心房から心室への電気的刺激伝導が遅延する。高度房室ブロックでは心房収縮と心室収縮の協調が不十分な状態な状態で徐脈となるため，十分な心拍出量が得られなくなる。Mobitz

表2 洞不全症候群の原因

虚血性疾患	心筋梗塞，冠動脈硬化症
炎症	リウマチ，心膜炎，ジフテリア，ライム病など
心筋症	特発性，二次性（アミロイドーシス，強皮症，ヘモクロマトーシス，筋ジストロフィー，感染症など）
機械的圧迫	手術操作
腫瘍	
代謝異常	アミロイドーシス，ヘモクロマトーシス
遺伝性疾患	家族性洞機能不全症候群
薬剤性	β遮断薬，カルシウム拮抗薬，ジギタリス，アミオダロン，シメチジン
そのほか	低体温症，低酸素血症，低甲状腺機能症

II型や3度房室ブロックでは急速に循環動態が悪化する可能性があるため，循環動態が不安定でなくてもペースメーカの適応となる。房室ブロックの原因には，心筋の線維化，心筋虚血，薬物などがあげられる。徐脈に対する管理とともに十分な酸素化と血圧コントロールによって冠血流量を維持する必要がある。β遮断薬や心抑制の可能性のある薬物の用量調整も必要となる。

B 高度頻脈

頻脈とは心拍数100/分以上の状態であるが，周術期は術前の脱水，手術侵襲，精神的なストレスなどから頻脈を来しやすい。頻脈により心筋酸素消費量は増大し心筋虚血の危険性が増加する。また，カテコラミンの使用は頻脈性不整脈の原因となる。心機能低下のない場合，心拍数150/分未満の頻脈だけでは血行動態の不安定性につながらないが，心機能低下がある状況では，心拍数が早いほど血行動態は不安定となり，意識障害，呼吸困難，低血圧，ショック，虚血性変化がみられるようになるため，洞性頻脈以外で血行動態が不安定な頻脈の場合はQRS幅に関わらず，速やかに同期下電気ショックを考慮する。頻拍を呈するが血行動態が維持されているなら，12誘導心電図をとり，頻脈性不整脈の診断を行う。まずは，QRS幅が0.12秒未満のnarrow QRSの頻拍と0.12秒以上のwide QRSの頻拍に分類する。wide QRSの頻

表3 同期下電気ショックの推奨

心房細動	100, 200, 300, 360 J
心房粗動，上室性頻拍	50, 100, 200, 300, 360 J
単形性VT	100, 200, 300, 360 J
多形性VT	VFに準じた最大用量（非同期）

脈性不整脈の約80％は心室頻拍（ventricular tachycardia：VT）がほとんどであるが，循環が安定しない上室性頻拍や心房細動との鑑別が困難なこともあるが，広いQRS幅の頻拍は通常ではVTがほとんどあり，またVTの場合では，最初は状態が安定していても急速に不安定なVTから心室細動（ventricular fibrillation：VF）に移行する可能性が高い。したがって，QRS幅の頻拍で血行動態が安定しない場合はVTとして対処してよい[5]。そのほかの不整脈としては，リズムが不整の場合は，変行伝導やデルタ波を伴う心房細動，多形性VTを疑う。narrow QRSの場合，脈拍が整なら心房粗動や発作性上室性頻拍，不整なら心房細動が疑われる。同期下電気ショックの推奨出力は不整脈のタイプによって違いがあり（表3），また，薬物治療における推奨も不整脈のタイプ，不整脈の原因，患者の合併症によって違いがあるため，迅速な処置とともに12誘導心電図による診断と循環器内科へのコンサルティングを行うべきである。

1）心室性頻拍（VT）（図1）

レートが100/分以上で30秒以上持続するものや血行動態が破綻するものは持続性心室性頻拍（ventricular tachycardia：VT）と呼ばれ

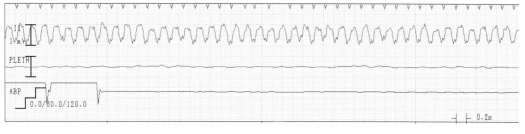

図1 脈のないVT（血圧波形がみられない）

る。心電図では幅広いQRSを伴う頻拍でp波はQRSと乖離している。比較的血圧が保たれているなら，抗不整脈薬による治療を行うことになるが，その場合は循環器内科に依頼することが望ましい。単形性VTでもレートが早くなると血行動態はより不安定になり電気ショックを要する。電気ショックは2相性除細動器では100-120 J，単相性では200 Jで同期下に通電する。無効な場合は360 Jまで出力を漸増して繰り返す。通電後も頻脈が継続する場合は不整脈薬投与や緊急カテーテルアブレーションが必要となる。脈が触れない無脈性心室頻拍であれば，ただちに心肺蘇生（cardiopulmonary resuscitation：CPR）を開始するとともに非同期電気的除細動が必要である。

2）発作性上室性頻拍（PSVT）

発作性上室性頻拍（paroxysmal supraventricular tachycardia：PSVT）はQRS幅の狭い規則的な150-250/分の範囲の頻拍である。血行動態は安定している場合が多いが，レートが早いほど血圧が低下し，持続すれば心不全を来す。全身麻酔中で末梢血管抵抗があったり，循環血液量減少していたりすると血圧維持が困難になる場合がある。静脈ルートを確保し心電図と血圧を監視しながら，頸動脈マッサージ（高齢者には行わない）やValsalva手技（気道内圧を高めたまま15-30秒持続させる）による迷走神経刺激を行う。ATP製剤を投与する場合は，10 mgの急速静注し無効であれば20 mgを投与する。ATPによる薬物治療が無効な場合は，ランジオロール，ベラパミルまたはジルチアゼムを静注する。血行動態が不安定な場合は，同期下電気ショックを50-100 Jから開始し，効果がなければ200 Jに出力を上げる。

C 心室細動（VF）（図2）

心室細動（ventricular fibrillation：VF）はもっとも緊急を要する不整脈といえる。心電図は正常形のQRS波を認めず，心拍数は1分間に300回以上になり，基線の不規則な動揺を示す。ときに心静止に見えても感度を上げるとVFになっていることがある。VFとなった場合，ただちに心肺蘇生（cardiopulmonary resuscitation：CPR）を開始する。術者と協力して，約5 cm（6 cmを越えない）の深さで，100-120回/分の速さで，できるだけ中断しないように胸骨圧迫を開始するともに，除細動器の準備をする。除細動は非同期で行い二相性では120-200 J，単層性では360 Jで1回電気ショックを行う。電気ショックから2分ごとに心電図波形をチェックしてVF波形が継続しているなら再度電気ショックを行う。2回目以降の電気ショックは初回より出力を上げて行う。電気ショック無効の場合は，アドレナリン1 mgを静脈内投与して3-5分間隔で追加投与する。治療抵抗性の場合はアミオダロン300 mgまたはリドカイン1-1.5 mg/kgの投与を考慮する[6]。自己心拍が再開したら，12誘導心電図を記録して不整脈の鑑別し，心筋虚血が疑われるようなら早期の冠動脈造影と経皮的冠動脈イ

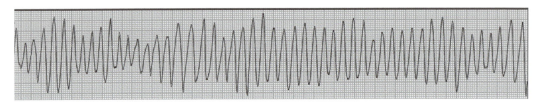

図2 VFの心電図

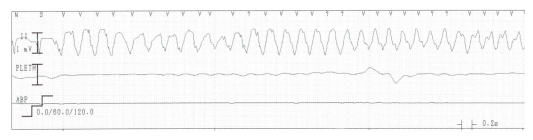

図3 多型性心室頻拍の心電図
QRS波形が刻々と変化している。

ンターベンションを行う。血行動態と呼吸状態，体温管理に留意しながら，致死的心室性不整脈再発予防のためにアミオダロン，ニフェカラント，リドカインの投与を考慮する。ニフェカラントはまれにQT延長を来し，torsade de pointesを発生することがあるとされるので，投与中のQT間隔の観察が必要である。アミオダロンは陰性変力作用や血管拡張作用があるがQT延長作用が強くないのでtorsade de pointesの危険性は少ないとされる。いずれにしても低カリウム血症や低マグネシウム血症などの電解質異常をさけて再発を予防する。24時間以内に3回以上のVFが出現するような電気的ストームにはβ遮断薬やカテーテルアブレーションなどの治療も考慮される[7]。

D 多形性VT, torsade de pointes (TdP) (図3)

心電図の基線を中心にQRSが捻転するように変化する特徴的なVTをtorsade de pointes (TdP) とよび，QT延長に伴うことが多い[8]。そのほかにある種の抗不整脈薬や抗うつ薬などの内服患者などでQTが延長している場合に起こりやすいといわれる。基本的には無脈性頻拍であるが，しばしば自然停止と発症を繰り返し，停止しなければVFに移行する。無脈性の多形性VTが継続している場合は，VFに準じて非同期電気ショックを行う。電気ショック，またはマグネシウム製剤2gをゆっくり静注する。

1 危機的不整脈の原因となる疾患

1) ブルガダ症候群

ブルガダ症候群（Brugada syndrome）は，18種類の遺伝子で関連が指摘されているが，実際に遺伝子異常が確認されているのは，30-50%で孤発例も多く存在する[9]。右側胸部誘導（V_{1-3}）でJ波と呼ばれる特徴的なST上昇がみられ，一部で特発性VFを起こして突然死につながる。VFは安静時や夜間睡眠時に生じやすく，麻酔中に突然致死的な不整脈を引き起こす危険性のある疾患である。正確な疾病頻度は十分にわかっていないが，全世界での頻度は，5-20/10,000といわれ，日本を含むアジアで多いとされる。ブルガダ症候群の心電図は日差・日内変動があるといわれ，必ずしもJ波が認め

表4 QT延長の原因

先天性QT延長症候群	Romano-Ward症候群，Jerell and Lange-Nielsen症候群
二次性QT延長症候群	薬物　抗不整脈薬　Ia群，Ic群，III群，ベプリジル 抗うつ薬・向精神薬（アミトリプチリン，イミプラミン，クロルプロマジン，フェノチアジン，ドロペリドール，ハロペリドール，リスペリドン，チオリダジン，フロキセチン，フルボキサミン，セルトラリン） 抗生物質・抗真菌薬（マクロライド系，ニューキノロン系，ケトコナゾール，フルコナゾール，イトラコナゾール，メトロニダゾール，ST合剤） 抗ウイルス薬（リトナビル，インジナビル，サキナビル，アマンタジン，フォスカルネット，タモキシフェン） 免疫抑制剤（タクロリムス） 高脂血症薬（プロブコール） 抗アレルギー薬（テルフェナジン，アステミゾール） 消化管運動改善薬（シサプリド） H_2遮断薬（シメチジン，ラニチジン，ファモチジン） 揮発性麻酔薬（セボフルラン，イソフルラン，デスフルラン）
徐脈性不整脈	洞性徐脈，房室ブロック
電解質異常	低カリウム血症，高カルシウム血症，低マグネシウム血症
栄養障害	神経性食欲不振症
脳血管異常	くも膜下出血，頭部外傷
代謝異常	甲状腺機能低下症，糖尿病
心疾患	心筋症，心筋梗塞，心筋炎，心不全

（堀江稔．危険な不整脈の予防と治療—薬剤性QT延長症候群．ICUとCCU 2009; 33: 19-24 より引用改変）

られないこともある[10]。副交感神経の興奮により特徴的な心電図変化が増強し，逆にβ刺激で抑制される。プロポフォールや硬膜外ブロックが致死的な不整脈を引き起こす危険があるとされるが[11]，麻酔管理についてのガイドラインで確立しているとはいえない。ブルガダ症候群の診断がついた場合は，術中右側胸部誘導をモニタリングしながら，心電図変化があるようならプロポフォールや硬膜外ブロックの容量を減量し，イソプロテレノールやアトロピンで対応する。β遮断薬やカルシウム拮抗薬，亜硝酸薬は避ける。

2) QT延長症候群

さまざまな病態からQT延長を来し，多形性心室頻拍（TdP）や心室細動などの危機的不整脈から死亡の原因ともなりえる。QT延長症候群は，電解質異常など後天性のものから遺伝子異常までさまざまな原因があげられる（表4）。イソフルラン，セボフルランをはじめさまざまな麻酔薬はQT間隔を延長させる。また，術前の低カリウム血症のような電解質異常や甲状腺機能低下くも膜下出血などの患者の状態にも影響を受ける。QT延長を伴うTdPが発生した場合は，カリウム投与で低カリウム血症を補正し，QT延長の原因となるような薬物を中止するとともにマグネシウム，リドカイン，イソプロテレノールの投与やペーシングを行う。

【参考文献】

1) 川﨑孝一．麻酔薬・麻酔法と不整脈．日臨麻会誌，2012; 32: 438-47．
2) Bainbridge D, Martin J, Arango M, et al. Perioperative and anaesthetic-related mortality in developed and developing countries: a systematic review and meta-analysis. Lance 2012; 380: 1075-81.
3) Hohn A, Machatschek JN, Franklin J, et al. Incidence and risk factors of anaesthesia-related perioperative cardiac arrest: A 6-year observational study from a tertiary care university hospital. Eur J Anaesthesiol 2018; 35: 266-72.
4) 循環器医のための心肺蘇生・心血管救急に関するガイドライン．Circulation Journal 2009; 73: 1361-456．
5) 岡本浩嗣．心停止・致死的不整脈　横山正尚編，麻酔科医のための周術期危機管理と合併症への対応　東京：中山書店；2016, 116-24．
6) 日本蘇生協議会監修．JRC蘇生ガイドライン

7) 高橋健太, 林 明聡. 繰り返す心室細動において第一選択はアミオダロンか？ 救急集中治療 2017; 29: 233-9.
8) Schwartz PJ, Priori SG, Dumaine R, et al. A molecular link between the sudden infant death syndrome and the long-QT syndrome. N Engl J Med 2000; 343: 262-7.
9) Dendramis G, Antzelevitch C, Brugada P, et al. Brugada Syndrome: Diagnosis, Clinical Manifestations, Risk Stratification and Treatment. New York: Nova Science Publishers; 2015 p.1-90.
10) Dendramis G, Paleologo C, Sgarito G, et al. Anesthetic and perioperative management of patients with Brugada syndrome. Am J Cardiol 2017; 120: 1031-6.
11) Kloesel B, Ackerman MJ, Sprung J, et al. Anesthetic management of patients with Brugada syndrome: a case series and literature review. Can J Anesth 2011; 58: 824-36.
12) 堀江 稔. 危険な不整脈の予防と治療—薬剤性QT延長症候群. ICUとCCU 2009; 33: 19-24.

（大槻　明広）

6 治療を要する不整脈

KEY WORD ▶ 心房細動，心房粗動，期外収縮

[A]　心房細動

心房細動は周術期においてもっとも頻度の高い不整脈である。心房細動はきわめて速く不整な心房起源の不整脈で，心房は統率のない興奮に陥っている。統率ない早い不規則な心房興奮のため，心電図ではP波は消失し，有効な心房収縮がみられず，心室充満に対する心房寄与は消失し，心拍出量は減少する。心房収縮（atrial kick）は左室充満の25％に寄与しており，左室の拡張障害を有する症例では血圧低下を引き起こしやすい。また高齢者や，すでに心疾患を有する例では，血行動態を悪化させ，心不全の増悪要因となる。正常心であっても，頻脈性心房細動が長く続くと心筋症の所見を示すようになる（頻脈誘発性心筋症）。また，心房収縮の消失は心房内の血流低下を来し，血栓形成の原因となり，心臓由来の脳梗塞の主因となる。

1 臨床診断基準

(1) **心電図**（図1-A）
- P波はなく細かな細動活動（f波）がみられる
- 狭いQRS幅（＜0.12秒）
- 不規則なRR間隔

(2) **心拍数**
- 心房レートは350-500/min

2 術中（麻酔中）の治療手順（図2）

周術期心房細動は持続時間が短く治療を要さない症例も多い。一方で心機能低下症例，心拍数が130/minを超える症例，持続時間が24時間を超える症例，中枢神経合併症の高リスク症例では治療が必要となる。

① まず血行動態が悪化しているかどうかを判断する
② 血行動態が不安定な症例では電気的除細動を行う。
③ 血行動態が安定している場合ではβ遮断薬やカルシウム拮抗薬を用いてレートコントロールを行う。

3 術後の治療手順

① 引き続き心房細動が持続する場合は抗凝固療法を開始する。
② 発症後48時間以内では電気的除細動も考慮する。
③ 発症後48時間以上では経食道心エコーにて血栓が形成されていなければ電気的除細動を行う。

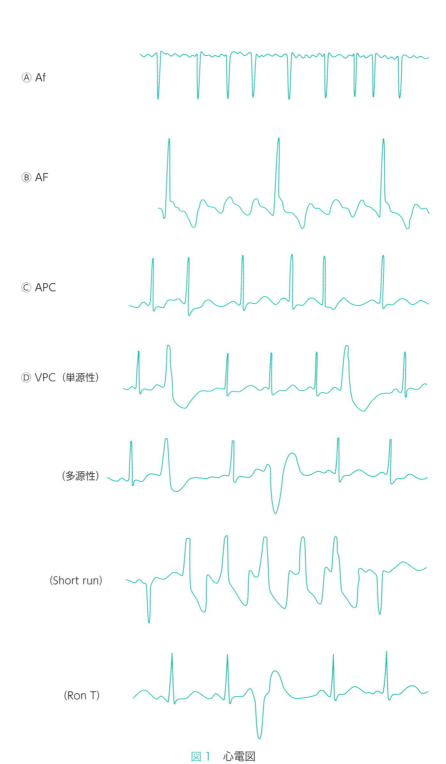

図1 心電図

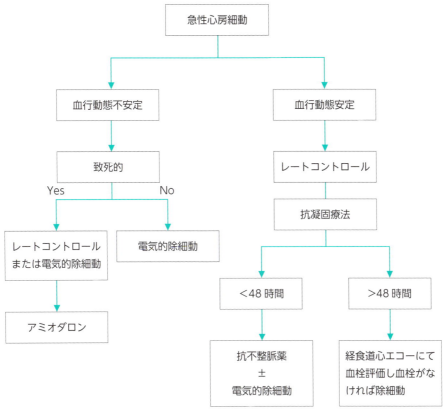

図2 心房細動フローチャート

B 心房粗動

心房粗動はそのほとんどが心房内を特殊な様式で回旋するマイクロリエントリーによるものであり，心電図では特徴的な鋸歯状粗動波（F波）がみられる。非常に速いレートで通常は房室ブロックを伴う。心房粗動の症候は房室伝導に依存し，2：1伝導では心室拍数は150程度となり動悸や呼吸困難などを示すが，1：1伝導を示すと心室拍数が300程度となり失神など危険な状態に陥る。4：1伝導では心室拍数は100以下となり無症候の場合も多い。

1 臨床診断基準

(1) 心電図（図1-B）
- 鋸歯状粗動波（F波）
- 狭いQRS幅（＜0.12秒）

(2) 心拍数
- 心房拍数が240-440/分の規則正しい頻拍

2 術中（麻酔中）の治療手順

① まず血行動態が悪化しているかどうかを判断する。
② 血行動態が不安定な症例では電気的除細動を行う。
③ 血行動態が安定している場合ではβ遮断薬やカルシウム拮抗薬を用いてレートコントロールを行う。

3 術後の治療手順

①引き続き心房粗動細動が持続する場合は抗凝固療法を開始する。
②発症後48時間以内では電気的除細動も考慮する。
③発症後48時間以上では経食道エコーにて血栓が形成されていなければ電気的除細動を行う。

C 期外収縮

1 上室性期外収縮

　心房およびそれに接合する肺静脈，上大静脈，下大静脈，過剰静脈洞を期限とする期外収縮である。上室性期外収縮は，調律部位により心房性期外収縮と房室接合部期外収縮に大別される。原因としてはジギタリス中毒，強心薬投与，テオフィリン投与などがあげられる。過度の交感神経亢進状態，心疾患などによる心房負荷，肺疾患，甲状腺疾患などの基礎疾患も原因となるが，原因が明らかでない症例も多い。上室性期外収縮は治療の対象になることは少ないが，強い自覚症状を伴う症例，上室性期外収縮の多発により心機能が低下している症例，心房細動に移行する可能性がある症例で治療対象となる。例えば，心房性期外収縮は，通常良性とされているが，頻度が高い場合，心房細動に移行しやすく全死亡および心血管疾患死亡リスクの独立した予測因子であるともいわれる[5]。

1) 心房性期外収縮の診断

(1) **心電図**（図 1-C）
● P 波を伴う早期収縮
● 狭い QRS 幅（＜0.12 秒）

2) 心房性期外収縮の治療

①通常は治療を必要とせず，自然に元に戻る。
②血行動態や心機能に影響がある場合は治療の対象とし，アトロピンやエフェドリンで洞房結節がペースメーカとして優位になるよう活動を高める。

2 心室性期外収縮

　心室性期外収縮は房室接合部よりも下位における異所性ペースメーカ活動の結果として生じる。心室性期外収縮は心筋内に生じ，心筋または心室内伝導系を広がり，広く奇妙な形の QRS 波を生じる。

　心室性期外収縮のほとんどは基礎疾患のない症例，いわゆる突発性の発症であり経過観察となることが多い。しかし，高頻度で心機能低下の原因となる症例，心室粗動・心室細動に移行する可能性がある症例，器質性心疾患の一症状として心室性期外収縮が発症した症例では治療が必要となることがある。

　心室性期外収縮は麻酔中によくみられ，観察される不整脈の15%を占める。術前から心疾患を有する患者での麻酔中はもっと頻度が高くなる。

1) 心室性期外収縮の診断

(1) **心電図**（図 1-D）
● P 波を伴わない幅の広い QRS 波。
(2) **心拍数**
● 基本の洞調律と期外収縮の発生頻度により変わる。
(3) **心室性不整脈を数や多型性で重症度分類したもので Lown 分類**（表 1）**が用いられる**

2) 心室性期外収縮の治療

①カリウム低下や動脈圧酸素分圧低下などの基礎的な異常の補正をまず行う。
②血行動態に影響したり，より重篤な不整脈の

表1 Lown 分類

Grade 0	心室性期外収縮なし
Grade 1	散発性期外収縮(30/hr 以下)
Grade 2	散発性期外収縮(30/hr 以上)
Grade 3	多型性期外収縮
Grade 4	4a 2連発　4b 3連発以上
Grade 5	R on T

前兆とみられる場合にはリドカインを1.5 mg/kgでボーラス投与する。心室性期外収縮が再発する場合はリドカインの持続投与を行う。

③追加治療としてアミオダロンの使用も考慮する。

【参考文献】

1) 日本循環器学会. 不整脈薬物治療に関するガイドライン（2009年改訂版）Guidelines for Drug Treatment of Arrhythmias（JCS 2009）http://www.j-circ.or.jp/guideline/pdf/JCS2009_kodama_h.pdf（2019.4.19 アクセス）
2) 日本循環器学会. 心房細動治療（薬物）ガイドライン（2013年改訂版）Guidelines for Drug Treatment of Atrial Fibrillation（JCS 2009）http://www.j-circ.or.jp/guideline/pdf/JCS2013_inoue_h.pdf（2019.4.19 アクセス）
3) 尾前　毅. 周術期によく遭遇する不整脈と抗不整脈の使い方（1）期外収縮. 日臨麻会誌 2012; 32: 461-7.
4) 高橋伸二. 周術期によく遭遇する不整脈と抗不整脈の使い方（3）頻脈. 日臨麻会誌 2012; 32: 590-6.
5) Inohara T, Kohsaka S, Okamura T, et al. Long-term outcome of healthy participants with atrial premature complex: a 15-year follow-up of the NIPPON DATA 90 cohort. PLoS One 2013; 8: e-80853

（遠藤　涼）

7 伝導系障害

KEY WORD ▶ 房室ブロック，脚ブロック，一時的心臓ペーシング

　正常な刺激伝導は右心房と上大静脈の移行部にある洞結節の自発的な興奮によるペースメーカ作用により始まる。洞結節の興奮は，心房筋を興奮させつつ房室結節に伝わる。さらに，房室結節からヒス束へ伝わり，ヒス束から左右の脚を通じプルキンエ線維を介して心室筋を興奮させると考えられている。房室結節から，プルキンエ線維に至る房室伝導の障害を房室ブロックと呼んでいる。心室内刺激伝導系は3本の脚（右脚，左脚前枝，左脚後枝）で構成されていると考えられている。

1 伝導系障害の症状と原因[1]

　徐脈性不整脈に伴う症状としては，一過性脳虚血による失神，眼前暗黒感，強いめまい，ふらふら感など，および長時間の徐脈による運動耐容能の低下や心不全症状などが挙げられる。また，徐脈により悪化し得る心疾患の合併，徐脈を悪化させる可能性のある薬物の使用が必須の場合，徐脈により脳梗塞発症の危険性が高まるような脳血管病変の合併等も考慮すべきである。ペースメーカ適応の決定にあたっては，症状の性質と強さ，ならびに症状と徐脈性不整脈の因果関係の把握がもっとも重要である。

　房室ブロックの原因は，先天性では修正大血管転位や心室中隔欠損を伴う心奇形等に合併することが多い。後天性では伝導系を含む心筋の虚血，炎症，変性，外傷などが原因になる。後天性は，一般に加齢に伴う変性，線維化などの，いわゆる特発性ともいうべき原因の明らかでないものが多い。ほかに，虚血性心疾患，心筋症，心筋炎，薬剤性，膠原病，サルコイドーシスに伴うものなどがあげられる。

　脚ブロックは，日常診療にてしばしば遭遇する心電図異常の一つである。右脚ブロックは器質的な心疾患がなくとも認められるありふれた所見であるが，左脚ブロックは器質的な心疾患を伴うことが多く，注意が必要である。

2 臨床診断基準

1）房室ブロックの分類

(1) 第1度房室ブロック
- PR時間が0.20秒以上に延長

(2) 第2度房室ブロック
- Wenckebach型ブロック（Mobitz I型）：PR間隔が漸次延長して房室ブロックが出現し，ブロック回復後のPR間隔がブロック直前のPR間隔よりも短縮する周期を繰り返す
- Mobitz II型ブロック：PR間隔の延長を伴わずに突然房室ブロックが出現する
- 2：1房室ブロック：房室伝導比が2：1のブロック
- 高度房室ブロック：房室伝導比が3：1以上のブロック

表1　ヒス束におけるブロック

AH（ヒス束上）ブロック	房室結節内の伝導遅延もしくは伝導途絶
BH（ヒス束内）ブロック	ヒス束内の伝導遅延もしくは伝導途絶
HV（ヒス束下）ブロック	ヒス束遠位部以下の伝導遅延もしくは伝導途絶

表2　心室内伝導障害の心電図診断基準

1. 完全右脚ブロック	①QRS幅が，もっとも広い誘導で0.12秒以上 ②V_1誘導におけるrsR'型，陰性T波 ③V_5，V_6やI誘導におけるQRS波に幅広いS波およびaVRに広いR
2. 不完全右脚ブロック	①QRS幅が，もっとも広い誘導で0.12秒未満 ②V_1誘導におけるrsr'型，陰性T波
3. 完全左脚ブロック	①QRS幅が，もっとも広い誘導で0.12秒以上 ②V_5，V_6やI誘導における幅広いnotchまたはslurのあるR波 ③I，V_5，V_6誘導におけるq波の欠如 ④V_1ないしV_2におけるQRS波の終わりの幅広いS波
4. 不完全左脚ブロック	①QRS幅が，もっとも広い誘導で0.12秒未満 ②V_5，V_6やI誘導における幅広いnotchまたはslurのあるR波 ③I，V_5，V_6誘導におけるq波の欠如
5. 左脚前枝ブロック	①QRS幅が，もっとも広い誘導で0.12秒未満 ②QRS軸は−45度以上左方 ③I，aVL誘導でqR型 ④II，III，aVFでrS型
6. 左脚後枝ブロック	①QRS幅が，もっとも広い誘導で0.12秒未満 ②臨床的に右室肥大がなく，QRS軸が＋110度以上右方 ③I，aVL誘導でrS型 ④III，aVFでqR型
7. 右脚ブロック＋左脚前枝ブロック	完全右脚ブロックの①，②＋左脚前枝ブロックの②，③
8. 右脚ブロック＋左脚後枝ブロック	完全右脚ブロックの①，②＋左脚後枝ブロックの②，④
9. 非特異的心室内伝導障害	QRS波が0.12秒以上を示すが，右脚ブロックあるいは左脚ブロックの形態を認めない

(3) **第3度（完全）房室ブロック**

● 房室伝導が完全に途絶し，房室解離を示す

2）ヒス束電位図によるブロック部位別分類

表1にヒス束におけるブロック部位別の分類を示す。

3）心室内伝導障害の心電図診断基準

表2に示すように心室内の伝導障害を診断する心電図診断の基準が定められている。

3 術中の伝導系障害の治療

1）薬物治療[2]

原則的に症状が徐脈によることが確認された場合は薬物治療ではなくペースメーカ植込みの適応である。手術侵襲や麻酔薬など徐脈を来す可逆性の原因や誘因がある例では，その間，薬物治療あるいは一時的ペーシングを行うことがある。

(1) **アトロピン**

● 迷走神経緊張が関与した例で効果が期待できる。緊急時は0.5 mgを静注する。反復投与する場合は3 mgまでとする。

表3 一時的心臓ペーシングの適応

緊急/急性	1) 急性心筋梗塞を伴うもの 　a. 心停止 　b. 症候性徐脈（アトロピンに反応しない血行動態上重症の洞性徐脈や第2度房室ブロック） 　c. 両側の脚ブロック（交代性ブロックまたは右脚ブロックに交代性の左脚前枝または後枝ブロックを伴うもの） 　d. 新しい2枝ブロックに第1度房室ブロックを合併するもの 　e. MobitzⅡ型の房室ブロック 2) 急性心筋梗塞を伴わないもの 　a. 心停止 　b. 血行動態不安定または失神を伴う第2度または第3度房室ブロック 　c. 徐脈依存性心室頻拍
待機的	1) 徐脈を誘発する可能性のある処置への補助 2) 以下の場合の全身麻酔： 　a. 第2度または第3度房室ブロック 　b. 間欠的な房室ブロック 　c. 第1度房室ブロックを伴う2枝ブロック 　d. 第1度房室ブロックを伴う左脚ブロック 3) 心臓手術 　a. 大動脈弁手術 　b. 三尖弁手術 　c. VSD閉鎖 　d. 一次孔閉鎖術 冠動脈形成術にはあまり考慮は必要ない

〔循環器病の診断と治療に関するガイドライン（2010年度合同研究班報告）不整脈の非薬物治療ガイドライン（2011年改訂版）Guidelines for Non-Pharmacotherapy of Cardiac Arrhythmias（JCS 2011）j-circ.or.jp/guideline/pdf/JCS2011_okumura_h.pdf より引用改変〕

- ただし，アトロピン投与で伝導障害が進行する場合があるので注意する。

(2) イソプロテレノール

- イソプロテレノール 0.01-0.03μg/kg/分の持続静注をする。緊急時に一時的ペーシングを行うまでの橋渡しとして使用できる。
- アトロピンが無効な場合，イソプロテレノールに先立って，アドレナリン（2-10μg/分）やドパミン（2-10μg/kg/分）の使用を推奨するガイドラインもある[3]。

2) 心臓ペーシング[4]

心臓ペーシングは恒久的と一時的ペーシングに分類される。術中および術後管理で適応となるのは一時的ペーシングとなる。周術期の一時的ペーシングの適応には緊急的と待機的に分類されており，緊急的な適応として血行動態不安定な徐脈や徐脈による心室頻拍があげられる（表3[4]）。多くの施設で常備している，実際使用できる一時的ペーシングには以下の2つがある。

(1) 経静脈ペーシング

- ペーシングの信頼性が高く，右内頸静脈からのアプローチを選択すれば容易に右心室に到達できる。
- 透視下で挿入することが基本だが，圧波形と心室リード電極からの胸部誘導心電図の変化をガイドとして挿入することも可能である。術中，透視使用が困難あるいは準備に時間を要する状況であれば，後者の挿入方法を選択せざるを得ないときがある。盲目的な挿入の場合，心室穿孔の危険性があるため速やかに画像的に位置を確認すべきである。
- 基本的にモードはVVIを選択するが，手術継続する状況でモノポーラー電気メスによる干渉のリスクがあれば，注意深くモニターしながらVOOモードでペーシングする。
- 除細動器は手元に準備しておく。

(2) 経皮的体外式ペーシング

- 多くの除細動器に組み込まれているが，一時的ペーシングがすぐ準備できない場合や血管アプローチに難渋する場合に使用する。

表4　植込型ペースメーカの適応（2枝または3枝ブロック）

Class I：
1. 慢性の2枝または3枝ブロックがあり，第2度Mobitz II型，高度もしくは第3度房室ブロックの既往のある場合
2. 慢性の2枝または3枝ブロックがあり，投与不可欠な薬剤の使用が房室ブロックを誘発する可能性の高い場合
3. 慢性の2枝または3枝ブロックとWenckebach型第2度房室ブロックを認め，失神発作の原因として高度の房室ブロック発現が疑われる場合

Class IIa：
1. 慢性の2枝または3枝ブロックがあり，失神発作を伴うが原因が明らかでないもの
2. 慢性の2枝または3枝ブロックがあり，器質的心疾患を有し，電気生理検査によりヒス束以下での伝導遅延・途絶が証明された場合

Class IIb：
1. 慢性の2枝または3枝ブロックがあり，電気生理検査でヒス束以下での伝導遅延・途絶の所見を認めるが，器質的心疾患のないもの

推奨度のグレード
(1) クラス I：有益であるという根拠があり，適応であることが一般に同意されている
(2) クラス IIa：有益であるという意見が多いもの
(3) クラス IIb：有益であるという意見が少ないもの
(4) クラス III：有益でないまたは有害であり，適応でないことで意見が一致している

〔循環器病の診断と治療に関するガイドライン（2008年度合同研究班報告）不整脈薬物治療に関するガイドライン（2009年改訂版）Guidelines for Drug Treatment of Arrhythmias（JCS 2009）j-circ.or.jp/guideline/pdf/JCS2009_kodama_h.pdf より引用改変〕

- 電極パッドは前胸部と背部，あるいは除細動目的の部位に装着し，同期させて心室ペーシングを行う。
- 麻酔中であれば，ペーシング刺激による本人への苦痛は問題ないが，体動で手術継続が困難な場合がある。その場合は，すみやかに経静脈的ペーシングへ移行しなければならない。

3）術中緊急時の対応

(1) 緊急的一時的ペーシングの場合
① 人を呼び，緊急一時的ペーシングが必要なことをスタッフへ宣言する。心停止症例では蘇生を開始する。経静脈的ペーシング挿入の準備，ペーシング機能付き除細動器を用意する。
② 手術中止あるいは継続かどうか決定する。経静脈ペーシングが施設内にない場合，可能な施設へ搬送することを検討する。
③ アトロピン0.5 mg静注するとほぼ同時にイソプロテレノール0.01-0.03 μg/kg/分持続静注をする。アドレナリン（2-10 μg/分）やドパミン（2-10 μg/kg/分）を持続静注してもよい。あくまで，経静脈的ペーシングを開始するまでのつなぎである。
④ 薬物治療への反応がない場合，経静脈ペーシングがすぐに開始できない場合，経皮的体外式ペーシングを開始する。
⑤ 経静脈ペーシングを留置する。
⑥ 搬送症例では薬物治療，あるいは薬物治療かつ経皮的体外式ペーシングを継続しながらの搬送となる。

(2) 周術期待機的ペーシングの適応（表3）
周術期において悩まされる伝導障害に2枝ブロックと2度房室ブロックがある。麻酔薬の影響によって一時的に完全房室ブロックへ移行する可能性があるため，予防的に一時的ペーシングの設置を検討する必要がある。
① 2枝ブロック：完全右脚ブロックに左脚前枝または後枝ブロックを合併したものである。術前に症状がない場合，手術ストレスや麻酔によって脚ブロックのさらなる進行の可能性は低く，少なくとも予防的ペーシングの設置は必須でないと考えられる[4]。逆に症状のある場合は植込み型心臓ペーシングの適応となる（表4[5]）。
② 第2度房室ブロック：長期予後に関してMobitz I型は予後良好，Mobitz II型は予後不良で植込型ペースメーカの適応であるといわれているが，症状のないMobitz I型でも

表5 植込型ペースメーカの適応（房室ブロック）

Class I：
1. 徐脈による明らかな臨床症状を有する第2度，高度または第3度房室ブロック
2. 高度または第3度房室ブロックで以下のいずれかを伴う場合
   (1) 投与不可欠な薬物によるもの
   (2) 改善の予測が不可能な術後房室ブロック
   (3) 房室接合部のカテーテルアブレーション後
   (4) 進行性の神経筋疾患に伴う房室ブロック
   (5) 覚醒時に著明な徐脈や長時間の心室停止を示すもの

Class IIa：
1. 症状のない持続性の第3度房室ブロック
2. 症状のない第2度または高度房室ブロックで，以下のいずれかを伴う場合
   (1) ブロック部位がヒス束内またはヒス束下のもの
   (2) 徐脈による進行性の心拡大を伴うもの
   (3) 運動または硫酸アトロピン負荷で伝導が不変もしくは悪化するもの
3. 徐脈によると思われる症状があり，他に原因のない第1度房室ブロックで，ブロック部位がヒス束内またはヒス束下のもの

Class IIb：
1. 至適房室間隔設定により血行動態の改善が期待できる心不全を伴う第1度房室ブロック

推奨度のグレード
(1) クラス I：有益であるという根拠があり，適応であることが一般に同意されている
(2) クラス IIa：有益であるという意見が多いもの
(3) クラス IIb：有益であるという意見が少ないもの
(4) クラス III：有益でないまたは有害であり，適応でないことで意見が一致している

〔循環器病の診断と治療に関するガイドライン（2008年度合同研究班報告）不整脈薬物治療に関するガイドライン（2009年改訂版）Guidelines for Drug Treatment of Arrhythmias（JCS 2009）j-circ.or.jp/guideline/pdf/JCS2009_kodama_h.pdfより引用改変〕

心臓ペーシングなしでは5年生存率は60％前後になるという[6]。そのため，周術期において，第2度房室ブロックは予防的な心臓ペーシングの検討が必要となる。Mobitz II型で症状があれば，植込型ペースメーカ留置後に手術となる（表5[5]）。手術を先行する必要があれば，経静脈ペーシングを留置したうえで手術となる。症状がない場合は必ずしも予防的に経静脈ペーシング留置の必要はないが，待機的ペーシングの準備は必要である。個々の症例ごとに，術式，手術時間，手術体位（緊急ペーシング留置が可能な体位かどうか），他の合併症の有無，などを考慮して慎重に検討する必要がある。

4 術後管理手順

① 術中あらたに発症した房室ブロックや脚ブロック（特に左脚ブロック）の場合は，虚血性心疾患などを含めた原因検索が必要であり，厳重なモニタリングを継続しながら，循環器内科へコンサルトする。

② 術前から第2度房室ブロックや2あるいは3枝ブロックを認め，術中第3度房室ブロックへ進行し，一時ペーシングを行った場合は，植込型ペースメーカの適応を含め，循環器内科へコンサルトする。

5 患者と家族への説明，次回麻酔時の注意事項

① 術中あらたに発症した房室ブロックや脚ブロック（特に左脚ブロック）の場合は，家族へ原因検索のために循環器内科へコンサルトしたことを説明する。

② 術前から第2度房室ブロックや2あるいは3枝ブロックを認め，術中第3度房室ブロックへ進行し，一時ペーシングを行った場合は，もともとあった不整脈が手術ストレスあるい

は麻酔薬の影響で進行した可能性があることを伝える．次回麻酔時にも起こり得る可能性があり，ペースメーカ適応も含め循環器内科へコンサルトしたことを説明する．

【参考文献】

1) 循環器病の診断と治療に関するガイドライン（2010年度合同研究班報告）臨床心臓電気生理検査に関するガイドライン（2011年改訂版）Guidelines for Clinical Cardiac Electrophysiologic Studies（JCS 2011）j-circ.or.jp/guideline/pdf/JCS2011_ogawas_h.pdf（2019.3.22アクセス）
2) 循環器病の診断と治療に関するガイドライン（2008年度合同研究班報告）不整脈薬物治療に関するガイドライン（2009年改訂版）Guidelines for Drug Treatment of Arrhythmias（JCS 2009）j-circ.or.jp/guideline/pdf/JCS2009_kodama_h.pdf（2019.3.22アクセス）
3) 日本蘇生協議会．JRC蘇生ガイドライン2015．第2章成人の二次救命処置（ALS）p.81. http://www.japanresuscitationcouncil.org（2019.3.22アクセス）
4) 井上聡己：重症不整脈を有する患者の麻酔管理（2）一時的心臓ペーシングの適応と麻酔管理上の問題点．日臨麻会誌 2012; 32: 624-7.
5) 循環器病の診断と治療に関するガイドライン（2010年度合同研究班報告）不整脈の非薬物治療ガイドライン（2011年改訂版）Guidelines for Non-Pharmacotherapy of Cardiac Arrhythmias（JCS 2011）j-circ.or.jp/guideline/pdf/JCS2011_okumura_h.pdf（2019.3.22アクセス）
6) Shaw DB, Gowers JI, Kekwick CA, et al. Is Mobitz type I atrioventricular block benign in adults? Heart 2004; 90: 169-74.

（仲宗根　正人）

8 心筋虚血

KEY WORD ▶ 心筋の酸素需給バランス，ステント血栓症

手術中は麻酔管理や手術侵襲，患者の心血管系の状態によって循環動態が変動するが，この循環動態の変動により心筋の酸素需給バランスが変動する（表1）[1]。拡張期圧の低下や拡張期時相の短縮により酸素供給量が低下したり，冠動脈の狭窄により血流が低下したりすることで，心筋の収縮に必要な酸素供給が維持できなくなる。このような心筋虚血状態が続き心筋壊死に至るものが急性心筋梗塞で，壊死にまで至らない前段階が狭心症である。このような心筋虚血の病態を急性冠症候群（acute coronary syndrome：ACS）といわれる。近年，手術患者の高齢化に伴い，虚血性心疾患などの心血管系合併症を有する患者が増加している。非心臓手術の中で侵襲度の高い手術においては，周術期心筋梗塞の発生率は1-3％と報告されており[2]，周術期心筋梗塞を合併した患者の30日死亡率は10％を超える[3]。

このような周術期の虚血性心血管合併症を軽減するために，適正な術前検査により発生リスクを予測し，周術期に乱れやすい心筋酸素需給バランスを適正化した管理が求められる。

1 周術期心筋梗塞（PMI）

心筋梗塞は，その原因によりType 1-5に分類されている（表2）[4]。内科および救急領域における急性冠症候群では，その発生はプラークの破綻によることが多いが，周術期心筋梗塞（perioperative myocardial infarction：PMI）ではプラーク破綻による心筋梗塞（type 1）と心筋酸素需要の不均衡による心筋梗塞（type 2）が多く[5]，経皮的冠動脈形成術（percutaneous coronary intervention：PCI）後の場合はステント血栓症による心筋梗塞（Type 4b）が問題となる。

Type 1では，冠動脈の不安定プラークの破綻とそれによる血栓形成が原因で生じる。プラークが破綻する主な原因は，プラークにかかるずり応力とプラーク自身の炎症であるが，手術侵襲によるストレスホルモンの増加がプラーク破綻の可能性を高めると考えられている。さらに術後は過凝固，線溶系の抑制が加わることから急性冠症候群が発症しやすい土壌となっている。周術期心筋梗塞の1/3で見られ，周術期致死的心筋梗塞の50-93％を占め，発症は術中から術後数日が多く，死亡症例は術後平均7，8日で死亡している。

Type 2では，冠動脈に有意狭窄があり，血圧や血管トーヌスの変化で冠動脈血流が低下したところに頻脈が加わり，心電図でSTが低下している症例などで認められる。ST低下が持続すると，8-12時間後にトロポニンが上昇してくる。周術期心筋梗塞の2/3，周術期致死的心筋梗塞の7-50％を占め，高度狭窄や冠動脈攣縮，低血圧，高血圧，頻脈，貧血，低酸素血症が原因となり，特に頻脈は心筋酸素需要を増し，供給を減らす。したがって，術後は自律神経系亢進・痛みに伴って頻脈・不整脈を発症し

表1 心筋の酸素需要供給バランスに影響する因子

酸素需要を増加させる因子	酸素供給を増加させる因子
心筋壁張力（≒収縮気圧）増加 新収縮力増加 頻脈	大動脈拡張期圧増加（冠灌流圧増加） 心室拡張末期用量低下（冠灌流圧増加） 徐脈（冠灌流時間の延長） 冠拡張薬

（日本麻酔科学会・周術期管理チーム委員会編．循環管理．周術期管理チームテキスト．第3版．日本麻酔科学会 2016, p.522-8 より引用改変）

表2 心筋梗塞の分類

Type 1	アテローム性動脈硬化に併発した血栓による自然発症
Type 2	虚血需給のミスマッチによる二次性
Type 3	心筋バイオマーカー未評価の状況下での心筋虚血によると考えられる突然死
Type 4a	経皮的冠動脈形成術手技関連
Type 4b	ステント血栓症
Type 5	冠動脈バイパス術手技関連

(Thygesen K, Alpert JS, Jaffe AS, et al. ESC Scientific Document Group. Fourth universal definition of myocardial infarction（2018）. Eur Heart J 2019; 40: 237-69 より作成）

やすいため，発症は麻酔覚醒時などの術直後〜早期のことが多く，死亡症例は術後3日以内に死亡している。

心筋梗塞のType 4は，ステント留置後の合併症であり，20-45％と高い死亡率が報告されている。危険因子は，PCIからの時期，ステントの種類，数など多数の因子が挙げられている。ステントに反応して血栓が形成されるのが原因で，予防のためにPCI後には抗血小板薬の内服が必要となる。抗血小板薬としてはアスピリンが主に使用されているが，ステント血栓症の危険性が高い場合は，アスピリンとチエノピリジン系薬物を併用した2薬併用抗血小板療法が行われる。周術期は，出血の危険性のために抗血小板薬の中断が必要な症例があること，手術侵襲により過凝固状態になることなどが影響し，血栓形成の危険性が高くなる。ステント血栓症の死亡率が高いことを考慮すると，危険性が高い時期には手術を行わないことが必要となる。

2 狭心症

狭心症は，心筋に酸素を供給している冠動脈の異常（動脈硬化，攣縮など）による一過性の心筋の虚血のために発症し胸痛・胸部圧迫感などの症状を示す。発症機序により，冠動脈の狭窄による器質性狭心症，微小血管の狭窄及び攣縮による微小血管狭心症，冠動脈の攣縮（spasm）が原因の冠攣縮性狭心症，冠攣縮性狭心症のうち心電図でST波が上昇する異型狭心症に分類される。高血圧，高脂血症，肥満，高尿酸血症，ストレス，性格などが誘因となり，冠動脈に形成されたプラークにより冠動脈が狭窄することで発生するものと，冠攣縮型や異型狭心症，微小血管狭心症のように，冠血管の異常収縮により発生するものがあると考えられる。近年では，心臓表面の比較的太い冠動脈が一過性に異常に収縮した状態と定義される冠攣縮は，異型狭心症だけでなく，安静狭心症や労作狭心症および急性心筋梗塞などの発症にも重要な役割を果たしていて，急性冠症候群の発症に冠攣縮が関与する機序の一端が解明されつつある[6]。

冠攣縮性狭心症の生命予後は一般によいとされているが，冠動脈の器質的狭窄に冠攣縮を合併した場合や，冠攣縮が不安定化した場合には，急性心筋梗塞や突然死を起こす。周術期の心筋虚血の発症中の37％が冠動脈攣縮に起因

するとした調査もある[7]。冠攣縮は，冠動脈の過収縮により一過性に冠血流を低下させ，心筋虚血を引き起こすが，多くの場合，先行する血圧や心拍数の上昇，すなわち心筋酸素消費量の増大を必ずしも伴わず，この点で労作狭心症に代表される demand ischemia/secondary angina とは明確に区別される病態である。

また，近年アレルギー反応に伴い急性冠症候群を起こす kounis 症候群の報告がある。冠動脈プラーク潰瘍部や破裂部においては，活性化された肥満細胞が健常部分に比べて 200 倍多く存在しており，脱顆粒によって放出されるヒスタミンは強い血管収縮を引き起こす。手術においては抗生剤，筋弛緩薬，ラテックス，造影剤などが原因物質として報告される。Kounis 症候群における術中心筋梗塞は冠動脈攣縮が主因であることから，ニトログリセリン投与が有効である[8]。

3 虚血性心血管リスクのある患者の術前評価

1）病歴

狭心症，心筋梗塞の既往，特に最近 6 カ月以内の心筋梗塞の有無を確認する。息切れ，胸痛，動悸などの症状や日常生活の活動度，リスク因子の有無を把握することが必要である。運動耐容能が良好な非心臓手術患者の多くは重大な心臓リスクをもっていない。運動耐容能の低下した〔4 METS 以下（休みなく階段を 2 階まで上れる，1 分間に 100 m 歩くことができる，草むしりができる）など〕患者における非心臓手術の心合併症のリスクは高く，状況が許せば十分な術前評価を行わねばならない。また，下肢の問題などで運動耐容能が不明の患者や糖尿病患者などは，重大な心臓リスクが不顕性化していることがあり，注意を要する。心臓合併症の発生は合併疾患と術式が最も重要な術後成績の決定因子である。

2）安静時 12 誘導心電図

ST segment の低下や陰性 T 波は，心筋虚血ほか左室肥大，心筋症でも見られる。低リスクの手術以外は，心エコー検査とトレッドミルなどの負荷テストで鑑別することが望ましい。

3）心エコー

経胸壁心エコーは，非侵襲的に新機能評価，弁機能評価，肺動脈圧の推定，構造的異常の検出などに有用であるが，心筋梗塞のリスク判定には有用ではない[9]。

4）CT

マルチスライス CT は，冠動脈病変も 90％内外の正確さで検出できると報告されている[10]。

5）脳性ナトリウム利尿ペプチド（BNP）

脳性ナトリウム利尿ペプチド（brain natriuretic peptide：BNP）は心不全の重症度と相関が高く，非心臓手術症例における BNP 高値は周術期の心合併症の予測に有用であるが，カットオフ値が報告でさまざまであり，また腎障害で高値になることがあるので注意が必要である。

4 周術期の内服薬の管理

1）抗血小板薬

Dual anti-platelet therapy（DAPT）はアスピリンとチエノピリジン系薬の 2 剤で行う抗血小板療法であり，心筋梗塞の再発やステント血栓症を予防する目的で，薬剤溶出性ステント（drug-eluting stent：DES）留置後の冠動脈疾患患者に対して標準的に行われている。現在広く使われている第二世代 DES は，第一世代 DES に比べステント血栓症リスクが低いことが示されており，冠動脈疾患患者の抗血小板薬 2 剤併用療法（DAPT）に関する今回のガイド

ラインでは，DES留置後の慢性虚血性心疾患患者におけるDAPT推奨期間は，原則的に従来の12カ月から6カ月に短縮された。一方，経皮的冠動脈インターベンションが施行された急性冠症候群患者のDAPT期間については，これまで同様，12カ月が推奨されている[11]。冠動脈疾患がある患者は，アスピリンを中止すると，主要有害心イベントの危険性が3倍になり，特にステントが留置されている患者では著しく危険性が上昇する。出血とステント血栓症の危険性を考慮して，ステント血栓症の危険性が高い時期は，DAPTの中止が必要な手術は行うべきではない。DAPTを継続する場合，周術期の出血の可能性が問題となるが，アスピリン単独とDAPTとを比較した場合，手術による出血がDAPTで30-50%増加するとの報告がある。もし，出血の危険性からDAPTを中止する場合でも，アスピリンは可能な限り継続することが推奨されている。ステント血栓症の危険因子には病変部分の複雑さやステントの重なり具合などの位置の問題やステントの拡張具合など，カルテ上の記載からは読み取れない項目もあるため，PCIを行った内科医の意見を参考にしたほうがよい。CABG術前に5-7日休薬を推奨したガイドラインを参考に，一般的には術前5日間アスピリン投与は中断することが多い。抗血小板薬の中断後に半減期の短いヘパリン静注への置換が行われることがあるが，このような継続療法がステント血栓症を減少させるという明確なエビデンスはない。動脈系血栓は血小板凝集が主体となる白色血栓であるのに対し，静脈系の血栓はフィブリン，血液凝固反応が主体となる赤色血栓であることを考慮すると，抗血小板療法を抗凝固療法で継続する方法は再検討すべきである。緊急手術では急性ステント内血栓のリスクがあるため，緊急PCI対応可能な施設で手術することが望ましい。

2）β遮断薬

頻脈を防ぐことより，心血管イベントの減少，予後の改善が期待されたが，徐脈や脳還流低下による合併症が増加する可能性が指摘された。β遮断薬の新規開始には異論が多いが，術前から投与されている人には継続投与が推奨されている。Revised cardiac risk factor（糖尿病，心不全，冠動脈疾患，腎機能障害，脳血管障害など）を3つ以上有する患者においては，術前からのβ遮断薬開始は妥当である可能性がある[12]。

3）スタチン

酸化ストレスや炎症の鎮静化などの作用を通じて，動脈硬化プラークを安定させると考えられているため，プラーク破たんによる心筋梗塞を減らすことが期待される。後ろ向き研究でPMIの予防効果が認められ，近年行われたRCTにおいてもPMI・周術期死亡を減少させたと報告されている[13]。スタチンの開始時期，投与方法，投与量に明確な基準はない。

4）カルシウム拮抗薬

冠動脈攣縮が証明されている患者では，カルシウム拮抗薬の投与が推奨されている。カルシウム拮抗薬がPMIを予防したとするRCTはまだないが，後ろ向き研究ではPMI予防に有効であったと報告されている[13]。

5 虚血性心血管イベントハイリスク患者の麻酔管理

1）麻酔法の選択

局所麻酔，神経ブロック，全身麻酔などが考えられる。

脊髄くも膜下および硬膜外麻酔は交感神経を遮断することによって心筋酸素消費量を減少させ，凝固系の亢進を抑制するため，他の麻酔方法より心筋虚血を防ぐことを期待されてきたが，麻酔方法の種類が結果を左右するのではなく，周術期の心筋酸素の需要と供給のバランスを崩さない麻酔管理こそ重要である。非心臓手術では，吸入麻酔薬を用いた場合と全静脈麻酔

による麻酔管理を比較した場合に心筋虚血と心筋梗塞の発生率に有意差がなかったことから，どちらを用いてもよい（クラスⅡb）と示された[12]。

神経ブロックでは，腹部大動脈手術，股関節手術においては疼痛減少し，心イベントを減少するため，施行を検討するとよい。

全身麻酔においては，心筋保護に最適な麻酔方法を一つに絞ることは難しいが，心血管系を安定させるために麻薬を基本とした麻酔方法が一般的である。しかしながら，麻薬の高容量使用は，呼吸抑制の危険性があり術後呼吸器管理が必要となる場合もあるので注意が必要になる。揮発性麻酔薬には心筋保護作用を期待し，プロポフォールには心拍数を低下させる利点がある。

2）冠血管拡張薬の投与

周術期心筋虚血が危惧される症例において，本邦ではニコランジルが広く使用されている。循環器内科領域では，安定狭心症患者に対するニコランジル経口投与が急性冠症候群を減少させると報告されているが，周術期において心血管合併症を軽減するという大規模研究はない。高リスク患者に対して術中のニトログリセリンの予防的投与は効果がない可能性があり，それどころか，実際には前負荷の減少により代償不全につながる可能性もある。さらに，ニトログリセリンの貼付剤は術中には均一に吸収されない可能性があるため，もしニトログリセリンが必要ならば，経静脈的に投与すべきであるニトログリセリンの静脈拡張作用と動脈拡張作用と同様の作用を引き起こす麻酔薬もあり，その併用により著名な低血圧・心筋虚血に陥る可能性がある。

3）全身管理のポイント

(1) **浅麻酔を避ける**
(2) **頻脈を避ける**

洞調律の頻脈自体が心筋酸素需給バランスの破たんに寄与するため，β遮断薬によるレートコントロールを行う。循環血液量減少が頻脈の可能性として考えられるため，輸液負荷および原因検索を行った後に考慮すべきである。

(3) **低血圧（特に拡張期血圧低下）を避ける**

冠還流圧の維持が基本であるため，フェニレフリンやノルアドレナリンを使用する。

(4) **過換気を避ける**

過換気で冠血管収縮を惹起する。

6 診断の基になる臨床所見

狭心痛（締め付けられるような痛み，絞扼感や圧迫感）が主症状であるが，全身麻酔中は症状が訴えられないため，循環動態の変化と心電図の変化から判断する必要がある。一般的には発作時にST部の，上に向かい凸状の上昇または下降が見られる。心筋梗塞に発展した場合は，除脈，血圧の低下，脈拍の上昇などの循環動態の不安定化が進行し，心不全により通常の昇圧剤や輸液での対応が困難になる予想される。ほとんどのPMIは術後24-48時間に始まることから，術後心筋虚血の特徴を以下に挙げる。

(1) **頻脈**

心筋虚血は心筋の酸素消費量に見合う酸素が供給されないために起きる。術後の心筋虚血（ST低下）の多くは血圧の有意な変動がなく，頻脈にもっとも関連する。痛みが原因であれば鎮痛薬を投与し，不整脈がある場合には抗不整脈薬の投与・電気的除細動を行う。

(2) **無症候性**

周術期心筋虚血はめったに胸痛を伴うことがない。そのため，心不全が進行し明らかな症状が出現するまで治療されないことがある。

7 術中に心筋虚血イベントを疑った場合の診断

術中に心筋虚血・心筋梗塞を疑った場合には，12誘導心電図検査でST変化を確認する。

心筋梗塞が発症した場合は，STの上昇が見られる。各誘導の変化から障害部位を同定することが可能であり，また，発症から数時間後からST変化の部位と一致して新たに異常Q波が出現する。一方で心拍数の変動や血圧の変動が先行せずに，突然のSTの上昇があった場合にはまず冠動脈攣縮を疑うべきであり，一般にこの時のST上昇は2mm以上とされている。STが低下する場合やST変化がない場合もあるが，いずれにしてもニトログリセリンに反応しない。心拍数は障害部位により異なるが，徐脈となることがおおくアトロピンに対する反応も悪い。急激な血圧低下や不整脈の出現があるが，昇圧薬や抗不整脈薬に反応しにくく，心不全のために中心静脈圧が急激に上昇する。

経食道心エコー（TEE）の使用は心臓手術ではその有用性は広く認められている。非心臓手術では，日常的なモニターとしては推奨されないが，（クラスIII），適切な周術期管理を行っているにもかかわらず血行動態が不安定な場合に，診断方法として緊急的に用いるのが非常に有用であり，ガイドラインで推奨されている。（クラスIIa）経食道心エコーを用いることで，血行動態破綻とST低下の要因が循環血液量減少か，壁運動異常によるのかについて迅速な判断が可能である。心電図・肺動脈楔入圧と比較して，TEEは心筋虚血に対する感度・特異度が高いことは多くの研究で実証されている。

急性心筋梗塞の大多数は有意狭窄でない動脈硬化プラークの破たんによるもので，術前の心虚血症状も乏しく，冠動脈精査の意義も乏しい。以前よりPMIは術後3-5日に発症しやすいと考えられてきた。しかしバイオマーカー(特にトロポニン値)の詳細な分析によってほとんどのPMIは術後24-48時間に始まることがわかってきた。そしてトロポニン値が高いと早期予後も悪い。またPMIは長期予後も悪化させ，トロポニン値は長期予後の予測因子となる。

8 心筋虚血イベントへの対処

正常血圧または高血圧であれば，β遮断薬，カルシウム拮抗薬で心拍数，血圧のコントロールを行う。痛みが原因であれば鎮痛薬を投与し，不整脈がある場合には抗不整脈薬の投与を行う。低血圧（＜100 mmHg）を伴う頻脈の場合には，低血圧の原因検索として，循環血液量減少，血管拡張，心不全の評価を行う。観血的動脈圧モニタリングや，心エコーを行い，積極的な循環管理を行う。心房粗動・心房細動があれば，電気的除細動を考慮する。β遮断薬，カルシウム拮抗薬使用は注意深く行う。

低酸素血症・高二酸化炭素血症・アシドーシスの有無を確認し必要があれば補正を行う。また貧血がある場合にはヘモグロビン値を8-10 g/dLとなるように補正する。

術前より冠動脈攣縮が想定される場合は，ジルチアゼム 0.5 ug.kg/min または，ニコランジル 1-3 ug/kg/min の持続投与で予防するが，術中突如発生した場合はニコランジル 4-6 mg を単回投与して，ST以上が改善されたのちに 1-2 ug/kg/min の持続投与を行う[14]。

STが低下している症例では心拍数・血圧のコントロールを中心に循環管理を行う。

STが上昇ている症例で，トロポニンが上昇している場合には，心筋梗塞に至っている可能性があり，緊急でPCIや冠動脈バイパス術（coronary artery bypass grafting：CABG）が必要になることも考えられるため，循環器内科にコンサルトするべきである。

9 術後指示

1） 術後モニター

(1) 心電図

周術期心筋梗塞は典型的胸痛を訴えないことがしばしばあるが，短期的，長期的予後を大き

く左右する因子であるため，STsegmentの監視には診断的・治療的意義がある。これらの患者においては，術前の合併心疾患に対する投薬が完全に再開されるまで，心電図モニターを続けることが望ましい。また，緊急手術症例で術前精査が不十分な症例のうち，高齢者や血管手術などの冠動脈疾患のハイリスク症例でも，これに準じた対応が望ましい。心筋虚血の検出には2から3つの誘導（特に V_5, V_4 の胸部誘導）のモニタリングが推奨される。術前に冠動脈疾患の兆候のない患者では，モニタリングは周術期に心血管系の機能不全が認められた患者に制限すべきである。冠動脈疾患が明らかもしくは疑われる患者に心血管疾患発祥の確率の高い手術を行う場合，術前の心電図と術直後から術後2日目までの心電図を記録することがもっとも費用対効果の面でよい方法である。心筋特異酵素の測定は，高リスクの患者か心電図や血行動態に異常を来した患者のみに行うべきであろう。

(2) 観血的動脈圧モニタリング

術中は急激な血行動態の変化を来す可能性のある疾患では，動脈圧ライン挿入とモニターが必要であるが，術後はPMIのハイリスク群，あるいは運動耐容能の低い狭心症患者での大きな手術の術後など，限られた症例で短期的に適応がある。しかし血圧単独では血行動態やイベントを良好には反映せず，留置に伴う問題を見過ごすべきではない。

(3) 中心静脈ルート，肺動脈カテーテル

中心静脈圧のみで得られる情報は限られているが，大きな循環動態の変化が起こりうるケースでは，必要に応じてカテコラミン類の投与や急速輸液にも使えるため，中心静脈ルートが挿入使用される。心不全を来すような重症例，症候性の心疾患患者で多量の出血・輸液が見込まれる長時間の手術を受ける場合，肺動脈カテーテルによるモニターが詳細な血行動態評価が有益な可能性がある。

(4) 経食道心エコー

非心臓手術における有用性については確立されていないが，心筋虚血が予想される患者，血行動態が不安定な患者，またST変化発生時には使用は推奨される。持続的使用は術中に限られるので，術後は必要時に間欠的に行う。

2) 疼痛管理

疼痛管理は周術期管理において重要な意義を持つ。非心臓手術における周術期イベントの大多数は術後に起こるが，術後は，ストレス，血行動態の不安定性，凝固能亢進の防止が最も重要となる。ストレス応答を抑えることのできる鎮痛方法を使用する必要がある。効果的な疼痛管理は術後のカテコラミンの大量分泌と血液凝固機能亢進を抑制する。

10 次回麻酔時の注意事項

術前に確認できていたかもしれない冠動脈疾患，心不全，脳卒中，他の心血管疾患などのあらゆる危険因子の評価と管理を行うべきである。こういった因子には，高コレステロール血症，禁煙，不安定または持続的な全身性血管性高血圧，境界型の高血糖症および糖尿病，肥満，運動不足，アルコール多飲，頸動脈雑音，末梢血管疾患，心雑音，心電図異常，不整脈や電動障害，周術期虚血，術後心筋梗塞，呼吸機能異常，若年心疾患の家族歴などが含まれる。

明らかな動脈硬化のあるほとんどの患者は，LDLコレステロールを下げるかHDLコレステロールを上げる，あるいはその両方を目的とした薬物療法が必要となる。

周術期心筋梗塞や心筋虚血に至った可能性のある患者は慎重に評価するべきである。これらの患者は引き続き5-10年にわたって心筋梗塞や心臓死をきたすリスクが高い。しかたがって，これらの患者は，左室機能を判定するため，また運動負荷や薬物負荷によって心筋虚血を示す所見の有無を判定するために，非侵襲的検査によって注意深く評価すべきである。CABG，PTCなどの冠動脈血行再建術が有益な患者もいるかもしれない。

【参考文献】

1) 日本麻酔科学会・周術期管理チーム委員会　編．循環管理，周術期管理チームテキスト．第3版．公益社団法人日本麻酔科学会 2016，p.522-8．
2) Deverreaux PJ, Goldman L, Yusuf R, et al. Surveillance and prevention of major perioperative ischemic cardiac events in patients undergoing noncardiac surgery: A review CMAJ 2005: 173: 779-88.
3) Devereaux PJ, Xavier D, Pogue J, et al. Characteristics and short-term prognosis of perioperative myocardial infarction in patients undergoing noncardiac surgery: A cohort study. Ann intern med 2011: 154: 523-8.
4) Thygesen K, Alpert JS, Jaffe AS, et al. ESC Scientific Document Group. Fourth universal definition of myocardial infarction (2018). Eur Heart J 2019; 40: 237-69.
5) Sheth T, Natarajan MK, Hsieh V, et al. Incidence of thrombosis in perioperative and nonoperative myocardial infarction. Br J Anaesth 2018; 120: 725-33.
6) 冠攣縮性狭心症の診断と治療に関するガイドライン（2013年改訂版）http://www.j-circ.or.jp/guideline/pdf/JCS2013_ogawah_h.pdf（2019.4.3 アクセス）
7) 斎藤隆雄．周術期の心筋虚血．東京：克誠堂出版；1992，p.114．
8) Sánchez VO, Roca LC, Moreno Adel P. Intraoperative "Kounis syndrome" that improved electrocardiography changes and hemodynamic situation after administering nitroglycerine. Braz J Anesthesiol 2014: 64: 281-5.
9) Halm EA, Browner WS, Tubau JF, et al. Echocardiography for assessing cardiac risk in patients having noncardiac surgery. Study of Perioperative Ischemia Research Group. Ann Intern Med 1996; 125: 433-41.
10) Vanhoenacker PK, Heijenbrok-kal MH, Van Heste R, et al. Diagnostic performance of multidetector CT angiography for assessment of coronary artery disease: meta-analysis. Radiology 2007; 244: 419-28.
11) 2016 ACC/AHA Guideline Focused Update on Duration of Dual Antiplatelet Therapy in Patients With Coronary Artery Disease A Report of the American College of Cardiology/American Heart Association Task Force on Clinical Practice Guidelines　http://content.onlinejacc.org/article.aspx?articleid=2507082（2019.4.3 アクセス）J Am Coll Cardiol 2016; doi: 10.1016/j.jacc.2016.03.513
12) Fleisher LA, Fleischmann KE, Auerbach AD, et al. 2014 ACC/AHA guideline on perioperative cardiovascular evaluation and management of patients undergoing noncardiac surgery: a report of the American College of Cardiology/American Heart Association Task Force on practice guidelines. J Am Coll Cardiol 2014; 64: e77-137.
13) Landesberg G, Beattie WS, Mosseri M, et al. Perioperative myocardial infarction. Circulation 2009; 119: 2936-44. doi: 10.1161/CIRCULATIONAHA.108.828228.
14) 濱口眞輔．17．冠動脈攣縮．麻酔科診療プラクティス　14．麻酔偶発症・合併症．東京：文光堂；2004，p.66-8．

（佐藤　章子）

9 大動脈解離

KEY WORD ▶ 術中大動脈解離，逆行性解離，臓器虚血

　開心術中の急性大動脈解離は，きわめて重篤な合併症である．心臓手術の0.16-0.35％に認められ，14-23％の死亡率を呈するきわめて重篤な合併症である[1]．発生のリスク要因として，大動脈壁の動脈硬化，大動脈の拡大や菲薄化，中膜壊死，先天性の結合織異常，高血圧の合併などが挙げられる．

　術中解離の発生部位としては，大動脈遮断部，送血管挿入部，心筋保護カニューレ挿入部，大動脈吻合部などが報告されている．もっとも一般的な解離の原因は，上行大動脈の操作に基づくものである．術中大動脈解離の死亡率は術中に診断が得られれば20％，術後の診断では50％とされ[1]，発症早期の診断が重要である（表1，2）．

　また，ステントグラフト内挿術や経カテーテル的大動脈弁植え込み術（transcatheter aortic valve implantation：TAVI）など大腿動脈へのカニュレーションを伴うインターベンショナルラジオロジー（interventional radiology：IVR）の手技に関連した逆行性大動脈解離を生じる場合がある．

表1　術中解離の発症部位

① 上行・弓部大動脈送血管挿入部の解離
② 大腿動脈送血による逆行性解離
③ 大動脈遮断鉗子（完全遮断・部分遮断）による遮断時の解離
④ 上行・弓部大動脈送血管挿入時の対側壁損傷による解離
⑤ 大動脈切開吻合部（大動脈弁置換術）からの解離
⑥ 冠動脈バイパス近位側吻合部からの解離
⑦ 心筋保護液注入部からの解離

（窪田陽介，亀井政孝，冨田有毅彦ほか．心臓血管外科術中解離に対する麻酔管理．麻酔 2014; 63: 143-8 より引用）

表2　術中大動脈解離の危険因子

粥状硬化の危険因子	高血圧 糖尿病 脂質異常症 高齢 コカインの使用
遺伝性疾患に伴う結合組織異常	大動脈瘤や解離の家族歴 菲薄化あるいは拡大した上行大動脈 大動脈二尖弁 Marfan 症候群 Turner 症候群 血管型 Ehlers-Danlos 症候群 Loeys-Dietz 症候群
後天的な結合組織の異常や変化	膠原病性血管疾患 巨細胞性動脈炎 大動脈炎症候群 妊娠

(Singh A, Mehta Y. Intraoperative aortic dissection. Ann Card Anaesth 2015; 18: 537-42 より引用)

1 診断の基になる臨床所見

　上行大動脈に解離が及ぶ場合には，体血圧の低下，冠血流の低下に伴う不整脈の発生，大動脈の拡大や色調変化，人工心肺の送血圧の上昇が主な兆候として挙げられる．

1）人工心肺開始前

　上行大動脈への送血管の挿入手技に起因する場合が多く，大動脈径の急速な拡大や緊満，色調変化など肉眼的な性状の変化として認められ

る。それに続いて，血圧低下や不整脈の出現などの循環変動が生じる。

2）人工心肺中

大動脈遮断時には心停止が得られない，心筋保護液の注入圧が異常高値を示すことなどが考えられる。また，送血圧の異常高値，急激な脱血不良，四肢に留置した動脈ラインの血圧低下，各種臓器の虚血兆候が認められる。

3）人工心肺離脱後

人工心肺開始前や人工心肺中と比較して発症頻度はより低いと考えられるが，血圧・脈拍の急激な変動や臓器虚血所見などが解離を示唆する兆候である。

また，近年症例数が増加している胸部大動脈瘤や腹部大動脈瘤に対するステントグラフト内挿術，あるいはTAVIなどIVRに関連した逆行性大動脈解離に関する症例も報告されている。その場合には，腕頭動脈など頸部分枝血管をはじめ，上大動脈や腎動脈など腹部血管の血流低下による虚血症状を呈する場合があるが，必ずしも血圧の変動を伴うわけではないことに注意を要する。

2 臨床診断基準

心臓手術中の術中解離の診断については，経食道心エコー図検査（transesophageal echocardiography：TEE）はもっとも重要な意味を持ち，術中解離を疑った場合には第一に行うべきである。禁忌症例などでTEEが利用できない場合には，術野からの直達エコー検査（epiaortic echo）も有用である。また，ハイブリッド室など血管造影を行える場合には，大動脈の造影検査も診断に寄与する。

術中解離を疑った場合に，TEEによって評価すべき項目を列挙する。

1）解離範囲および開口部

上行動脈・弓部大動脈・下行大動脈を観察し，解離の診断および進展範囲の検索を行う。

2）急性大動脈弁閉鎖不全症

上行大動脈に解離を生じた場合には急性大動脈弁閉鎖不全症の合併の有無を評価し，大動脈弁置換術を同時施行するか否かを判断する。大動脈弁閉鎖不全症の急性発症に伴う左心負荷の増大によって循環動態の破綻を来す場合がある。

3）心筋虚血

冠動脈入口部へ解離が及んだ場合，冠血流が急激に低下して急性心筋虚血を招来する可能性がある。左室壁運動異常の有無や冠動脈入口部への解離の波及，偽腔から冠動脈部入口部起始，冠動脈血流の消失を観察する。可能であれば，カラードプラ法による冠血流の検出や，パルスドプラ法による血流速度波形を描出できれば冠動脈の血流を評価できる。

鑑別を要する病態としては，外膜下血腫（subadventitial hematoma）がある。外膜下血腫は通常小さくて柔らかく，容易に圧迫により変形し，ゆっくりと拡大し，人工心肺が開始されると拡大が止まるとされる。

3 治療手順

術中解離が生じた場合，解離が局所に留まっている場合には，パッチ形成術などによる対応も可能であるが，解離が広範に及ぶ場合は，ただちに冷却，循環停止として上行または上行弓部大動脈置換術が選択されることが多い。早期診断後は，解離腔の進展を予防するために，低血圧管理と確実な真腔送血確保が必要である。麻酔科医として大動脈解離の進展を避けるために厳重な血圧管理と臓器低灌流を監視しながら，修復術式の選択ならびに人工心肺の確立に

ついて外科医や臨床工学技士と十分に意思疎通を図りながら準備を進める。大腿動送血を選択する場合には，偽腔送血となることを避けるためガイドワイヤーが真腔内を通過していることを確認し，人工心肺送血時には真腔が拡大し，偽腔が虚脱することを確認する。

4 術後管理手順や指示

術後管理は施行された手術術式に対する標準的な管理戦略に準ずるが，術中の臓器低灌流による脳虚血や脊髄虚血による神経障害が顕在化する可能性があることに留意が必要である。

5 その他

術中に大動脈解離を来した症例では，死亡率がきわめて高く，発症を予防することが重要である。

CT などの画像検査所見や TEE など人工心肺前にカニュレーション部位となる上行大動脈を十分に観察し，大動脈壁の粥腫，石灰化の有無の評価を行う。粥腫を避けてカニュレーションを行い，上行大動脈以外の部位からの送血も考慮する。また，カニュレーション手技中は，収縮期血圧を 90-100 mmHg 以下に厳密に調整し，大動脈の内膜亀裂や解離を予防する。カニュレーション時の愛護的な操作を行い，クランプまたはクランプ解除時にはポンプ流量を減少させるなどの処置が解離の予防に重要である。

【参考文献】

1) Still RJ, Hilgenberg AD, Akins CW, et al. Intraoperative aortic dissection. Ann Thorac Surg 1992; 53: 374-80.
2) 窪田陽介，亀井政孝，富田有毅彦ほか．心臓血管外科術中解離に対する麻酔管理．麻酔 2014; 63: 143-8.
3) Singh A, Mehta Y. Intraoperative aortic dissection. Ann Card Anaesth 2015; 18: 537-42.
4) Varghese D, Riedel BJ, Fletcher SN, et al. Successful Repair of Intraoperative Aortic Dissection Detected by Transesophageal Echocardiography. Ann Thorac Surg 2002; 73: 953-5.
5) 岡村健太，野村岳志．カニュレーションによる大動脈基部解離．麻酔偶発症 AtoZ．高崎眞弓，河本昌志，白神豪太郎，萩平哲編．東京：文光堂；2017．p.9-10.
6) 柴山謙太郎，渡辺弘之．術中経食道エコー図補助による外科治療の展開．ICU と CCU 2014; 38: 395-402.
7) 藤田将英，福田妙子，矢口裕一ほか．胸部大動脈ステントグラフト内挿術中に逆行性上行大動脈解離を来した 1 症例．麻酔 2015; 64: 1080-4.
8) 高橋紗緒梨，蒲生正裕，清水祐子ほか．急性 A 型大動脈解離の手術中に合併した冠動脈虚血に対する治療方針の決定に経食道心エコー検査が有用であった 1 症例．麻酔 2015; 64: 1193-7.
9) 畠山正治，福田幾夫，谷口哲ほか．腋窩動脈送血による術中大動脈解離の 1 例．日心臓血管外会誌 2007; 36: 127-31.
10) 飯島裕樹，野澤佑介，長谷川耕美ほか．TAVI 施行中大動脈解離を認め緊急に人工心肺を確立した経験．体外循環技 2017; 44: 449-50.

（北川　良憲）

10 動脈閉塞と再灌流障害

KEY WORD ▶ 急性上腸間膜動脈閉塞，急性下肢動脈閉塞，再灌流障害

末梢閉塞性動脈疾患とは，冠動脈以外の末梢動脈である大動脈，四肢動脈，頸動脈，腹部内臓動脈，腎動脈の閉塞性疾患である。その病態は，動脈硬化や血管炎，外傷，解剖学的走行異常，形成異常など原因がさまざまであるため多彩であり，閉塞様式も急性か慢性かの時間軸を有しているため，多くの疾患が含まれる[1]。急性動脈閉塞の原因としては，主に塞栓症と血栓症であり，動脈硬化による慢性狭窄病変，易血栓形成状態，急性動脈解離や外傷などがある。

腹部内臓動脈である腹腔動脈，上腸間膜動脈，下腸間膜動脈はそれぞれに交通をもち，慢性腸管虚血により臨床症状が出現することはまれである。しかし，急性閉塞を来した場合は臨床症状は急激に進行し腸管壊死に陥ると予後不良となる。上腸間膜動脈閉塞症では，死亡率が約30％にも達すると報告されており，70歳以上の高齢や心房細動がリスクファクターである[2]。

急性下肢動脈閉塞症も同様に迅速な診断と適切な治療を行わなければ，下肢のみならず生命予後も不良となる疾患である。発症6時間以内すなわちゴールデンタイム内の血栓除去成功例であっても，重症度クラスⅡb（表1）以上の血栓除去例では再灌流障害すなわち筋腎代謝症候群（myonephropathicmetabolic syndrome：MNMS）を生じうる。急性下肢動脈閉塞症の病因は塞栓症の頻度が高い。塞栓症の発症部位について，320例の検討では上肢16.0％，大動脈9.1％，腸骨動脈領域16.6％，大腿動脈34％，浅大腿動脈4.5％，膝窩動脈14.2％，3分岐以下5.6％で，救肢率は68％と報告されている[3]。

1 症状/理学所見

1) 急性腹腔動脈閉塞

上腸間膜動脈からの側副血行路の発達によって臓器虚血症状を呈しない場合が多い。胃，十二指腸，膵臓に対する手術歴などは，側副血行に影響しうるため，症状を有するリスクをあげる。急性動脈解離に合併した症例報告もある[3]。

(1) 症状
● 腹痛，悪心・嘔吐。

(2) 理学所見
● 初期は腹膜刺激症状を認めない。

2) 急性上腸間膜動脈閉塞

症状の進行は早く，腸管壊死に至る前に介入できるかどうかで予後を大きく左右する。腸管壊死に至るゴールデンタイムは，報告にばらつきがあるが，血管解剖の違いや閉塞部位，側副血行路の有無などによって症例ごとに異なるためであろう。いずれにせよ，数時間単位であり，迅速に対応する必要がある。

(1) 症状
● 激烈な腹痛。

(2) 理学所見
● 初期は腹膜刺激症状を認めない。

表1　救肢の可能性と危機との判別

重症度クラス	予後	所見		ドプラ信号	
		感覚消失	筋力低下	動脈	静脈
I．救肢可能	即時に危機なし	なし	なし	聴取可能	聴取可能
II．危機的 　a．境界型 　b．即時型	ただちに治療すれば救肢可能 即時の血行再建術により救肢可能	軽度（足趾のみ）またはなし 足趾以外にも，安静時疼痛を伴う	なし 軽度〜中等度	（しばしば）聴取不能 （通常は）聴取不能	聴取可能 聴取可能
III．不可逆的	広範囲な組織欠損または恒久的な神経障害が不可避	重度〜感覚消失	重度〜麻痺（硬直）	聴取不能	聴取不能

末梢閉塞性動脈疾患の治療ガイドライン（2015年改訂版）Guidelines for the management of peripheral arterial occlusive diseases（JCS 2015）j-circ.or.jp/guideline/pdf/JCS2015_miyata_h.pdf より引用改変）

3）急性下腸間膜動脈閉塞

上腸間膜動脈閉塞症よりも病悩期間は長い傾向である[4]。解剖学的に下腸間膜動脈は口径が狭く，大動脈に対して鈍角に分岐しているため，塞栓ではなく血栓が原因となり，血流低下から虚血に至るまでの時間が長いためと推測される。

(1) 症状
- 腹痛，嘔吐，下痢，下血。

(2) 理学所見
- 初期は腹膜刺激症状を認めない。

4）急性下肢動脈閉塞症

(1) 症状/理学所見
- 急性に発症し進行する患肢の疼痛（pain），知覚鈍麻（paresthesia），蒼白（pallor/paleness），脈拍消失（pulselessness），運動麻痺（paralysis/paresis）の"5P"が特徴である。また，これに虚脱（prostration）を加えて"6P"とする場合もある。さらに，筋肉硬直，水疱形成，壊疽の状態を把握する。初期の病変から二次性血栓が進展すると症状はさらに悪化する。
- 虚血に対する耐性は組織によって異なり，一般に発症から4-6時間で神経，筋，皮膚の順で非可逆的な変化に陥り，24時間後には20%が肢切断に至る。知覚神経障害や，腓骨神経麻痺に起因するdrop footを認める場合は，緊急性が高い。

(2) 病歴/既往歴
- 塞栓症と血栓症の鑑別診断を行うため，間歇性跛行・心疾患・不整脈・脳梗塞の既往，カテーテル検査・外傷・血行再建手術の病歴を聴取する。
- 血栓溶解療法を考慮する際には脳出血や消化管出血など出血性疾患の病歴も重要である。

5）筋腎代謝症候群（MNMS）

急性動脈閉塞症の合併症であり，カリウムの上昇，CK値の上昇，血尿や代謝性アシドーシスの出現は，ミオグロビンによる腎尿細管の障害を示唆する。MNMSに陥ると生命の危険が生じるため，予兆があれば重炭酸塩や利尿薬の投与を行い，乏尿やカリウムの高値を認めれば，早急に血液透析の導入を考慮する。また，術前からすでに救肢不能と致命的MNMSが予測される場合は，救命のため血行再建の断念と肢切断もやむをえない。

2　臨床診断基準

1）術中，腹部内臓動脈（腹腔動脈，上腸間膜動脈，下腸間膜動脈）閉塞の発見

(1) 開腹手術の場合
- 直接腸管が観察できるため，腸管粘膜の色調

変化によって，血流障害を発見し，疑うことができる。腸管壊死に至る前に血流再開への介入が可能な状況といえる。

(2) 胸部ステントグラフト内挿術の場合
- 腹部内臓動脈付近の大動脈瘤であれば，手術手技による動脈閉塞を確認することができる。

(3) 開腹やステントグラフト内挿術以外の場合
- 発症時から腸管壊死に至る前の段階で塞栓症を疑うことは非常に困難である。

(4) 腸管壊死に至った場合
- 血液ガス分析では，代謝性アシドーシスや乳酸値上昇を認め，頻脈，血圧変動，尿量低下などが生じるが，特異的な所見とはいえず，これらのみでは術中の鑑別は困難である。
- 腹部緊満感など，執刀前と比較してあきらかな腹部の理学所見異常を認めたならば，腹腔内イベントを疑う根拠となりうるかもしれない。
- 腹部内臓動脈塞栓を疑った場合，腹腔動脈や上腸間膜動脈であれば，経食道エコーが診断の一助となりうる[5]。

2) 術中，下肢動脈閉塞症の発見

術中に下肢動脈閉塞を起こしうるハイリスク症例であると認識しているかどうかが疑うための前段階である。心房細動，機械弁置換術後，（下肢）閉塞性動脈硬化症（arteriosclerosis obliterans：ASO）既往，術式（腹部大動脈血管術，下肢血管バイパス術，長時間砕石位の骨盤内臓手術）など

①診断根拠の5Pのうち，術中に発見できるのは蒼白（pallor/paleness）のみである。ハイリスク症例と把握していれば，術中に下肢の視診によって気が付けるかもしれない。発見時，強直所見を伴っていた場合，重症度Ⅲの所見であり，切断せざるを得ない状況となってしまう。

②末梢動脈のドプラ聴診：もし蒼白（pallor/paleness）を認め，急性下肢動脈閉塞を疑えば，次に大腿・膝窩動脈の拍動の触診とともに，ドプラ法による足背・後脛骨動脈の聴診で診断に至ることができる。

③両下肢の経皮的酸素飽和度モニター：長時間砕石位の骨盤内臓手術などで，ASO既往がある場合，術中両下肢に経皮的酸素飽和度をモニターしていれば，Sp_{O_2}波形消失を契機に発見することもできる。

3) 術中，再灌流障害の発見

外傷，急性大動脈解離などの原因で，もともと下肢虚血状態で，術中に血行回復する状況となる手術では，経時的にカリウム，BE，尿量・血尿の有無をフォローし，早期の病態把握に努める。

3 治療手順

1) 腹部内臓動脈閉塞症（腹腔動脈，上腸間膜動脈，下腸間膜動脈）

(1) 外科的治療
- 急性腸管虚血の外科的治療としては血行再建術，壊死腸管切除術，必要なら血行再建術後24-48時間後でのsecond look operationを行う[1]。

(2) 血管内治療（endovascular treatment/therapy：EVT）
- EVT（血栓溶解療法，PTA，ステント留置術）は患者を選択して行うことを考慮してもよいが，施行後にも開腹術が必要となる可能性は残る。

(3) 治療方針の決定
- 発症からの経過時間に応じて治療方針を決定する。治療方針決定時に腸管壊死に至っているかどうか，腸管の状態を評価することが重要である。腸管壊死を疑えば，開腹手術となる。EVT適応について，報告によって必ずしも一致していない[6-8]。
- 腸管の状態を評価するには，造影CT検査や血管造影検査では不十分であり，腹腔内の腸管を直接観察することが確実である。

(4) 診断的腹腔鏡の併用

- 診断的腹腔鏡の施行により低侵襲で広く腸管の状態を確認することができる。EVT可能なハイブリッド手術室があれば，EVTと腹腔鏡による観察を同時に行えば，腸管の状態をより確実に評価でき，腸管虚血がないと判断すれば終了し，腸管虚血を認めれば，そのまま開腹手術へと移行できる[9]。
- 開腹手術と違って，触診が欠けるという点には注意が必要である。

2) 下肢動脈閉塞症

急性下肢動脈閉塞と診断された患者には，速やかにヘパリン投与し，治療法を決定する[9]。ただし，術中は出血とのリスクベネフィットを考慮する必要がある。

(1) 手術

- バルーンカテーテルによる塞栓血栓除去を行う。血管造影装置を備えた手術室では，オーバーザワイヤー血栓除去カテーテルを用いて血管造影を行いながら下腿三分枝の選択的な血栓除去を行うことが可能である。TASC II (Trans Atlantic Inter-Society Consensus II) 推奨事項32では術中血管造影を推奨している[10]。

(2) 経カテーテル血栓溶解療法 (catheter-directed thrombolysis：CDT)

- 多孔式カテーテルを血栓内に留置し，ウロキナーゼの動注を行い，造影所見によって適宜追加する。CDTは手術に比較して時間を要するため，重症度クラスI, IIaで救肢に時間的に余裕がある場合に考慮する。

(3) 経皮的血栓吸引療法 (percutaneous aspiration thrombectomy：PAT)

- 血栓溶解療法だけでは時間がかかるため血栓を吸引し残存血栓を溶解する方法で，虚血時間の短縮が期待できる。

(4) 手術かCDTかの選択

- 手術かCDTかに関して救肢と生存率をエンドポイントとした3つの前向き試験があるが，いずれについても明らかな優位性は証明されていない[11-13]。しかし，CDTは手術あるいはハイブリッド治療（手術＋CDT）と比べ，のちに再血行再建を要する率が高く，経済的に高額になるとの報告もある[14-16]。
- 特に塞栓症は白色（基質化）血栓を伴うため，溶解・吸引のみでは治療の長時間化と二次血栓が予想される。バルーンカテーテルで血栓塞栓を除去したうえで残存血栓の溶解・吸引と最終造影を行うハイブリッド治療で，虚血時間の短縮を図るのもよい[17]。

3) 再灌流障害（筋腎代謝症候群：MNMS)

① 大量輸液とともに，重炭酸塩や利尿薬の投与を行う。
② 血液浄化法：持続血液透析濾過 (continuous hemodiafiltration：CHDF) は，小分子量物質，例えばクレアチニン，カリウム等の除去に優れるが，中分子量以上の物質に対しては効率が劣る。他の血液浄化法としてプラズマフィルトレーションの報告もある[18]。MNMSの予防として再灌流直後に患肢静脈よりプラズマフィルトレーションを行う有効性を示唆している。プラズマフィルトレーションは中分子量の除去に優れており，ミオグロビンも除去される。
③ 患肢切断：上記治療を開始しても臓器症状が進行するようなら，救命のために患肢切断を決定する。

4 術後管理

1) 腹部内臓動脈閉塞症（腹腔動脈，上腸間膜動脈，下腸間膜動脈）

① 鎮静鎮痛を含めた，呼吸循環を中心とした全身管理を行う。
② Second look operationが必要かどうかを判断する必要がある。腹部所見，血液ガス分析，生化学検査などで注意深くフォローする。

- IVR単独の場合：術後虚血性小腸炎に注意が低侵襲な腹腔鏡下の腸管観察が可能であり，積極的に行ってもいいだろう。
- 開腹による血行再建と腸管部分切除の場合：術直後にはなかった血流変化もあり得るため，24-48時間後に実施する。
- 血行再建なしの広範囲腸管切除の場合：最重症で死亡率も高い病態であり，全身管理を継続する。

③術後，虚血性小腸炎，狭窄性小腸炎に注意が必要である。

2) 下肢動脈閉塞症

(1) コンパートメント症候群の兆候の有無を見極める

- 血行再建後再灌流に伴い，障害組織ではフリーラジカルが過剰に産生されることをきっかけに，細胞膜の透過性が破綻し，平滑筋細胞は膨化をきたし，急激な腫脹が起こる。さらに，毛細管の攣縮や白血球塞栓による閉塞，血管内皮細胞の傷害が起こり，組織の虚血が進行する。これがimpaired reflow phenomenonあるいはno reflow phenomenonといわれる現象で，臨床的には急速に下腿緊満，腓骨神経麻痺が起こり，コンパートメント症候群を呈する[19]。
- 下腿筋には筋膜に囲まれた4区画が存在し，毛細管の透過性の亢進や筋肉浮腫が出現して各区画内圧が30 mmHg以上になると，神経や筋肉が非可逆的変化に陥るとされる。前脛骨筋，ヒラメ筋，腓腹筋の緊満がみられた場合は，局所麻酔下に筋膜を切開し，減圧を行う（減張切開）。

(2) 再灌流障害（筋腎代謝症候群：MNMS）の兆候の有無を見極める

- 血液ガス分析，血中CK，ミオグロビン，カリウム，クレアチニンを経時的に測定し，尿量やミオグロビン尿を注意深く観察する。ミオグロビン尿，カリウム上昇，代謝性アシドーシスなどMNMSの兆候を認めたら，速やかに治療を開始する。

5 患者と家族への説明

1) 腹部内臓動脈閉塞症（腹腔動脈，上腸間膜動脈，下腸間膜動脈）

(1) IVR施行
- 発症してから治療まで時間が比較的早いため，腸管壊死の可能性が低いと判断している。しかし，今後，再閉塞を含めて，虚血性腸炎が起こることもあり，症状や血液検査次第では，24-48時間後に開腹して腸管の状態を確認する。
- 退院後，しばらく経ってから症状がでてくる狭窄性小腸炎にも注意が必要であり，十分な期間のフォローアップをする[20]。

(2) 血行再建術（＋腸管部分切除）
- 閉塞した血管の流れを修復した。粘膜の色調が悪い腸管は，腸管壊死と判断して切除した。しかし，今後，血流が不十分なところが出てくる可能性があり，24-48時間後に試験開腹術が必要である。

(3) 血行再建なし＋広範囲腸管切除
- 開腹したときは，閉塞した血管が栄養する広範囲の腸管が壊死しており切除した。集中治療を継続していくが，予後不良である。

2) 下肢動脈閉塞症・再灌流障害（筋腎代謝症候群：MNMS）

足の血管が閉塞していたため，治療（手術orCDT）を行い血流が再開したことを説明する。術後は，コンパートメント症候群や筋腎代謝症候群（MNMS）へ進行するかどうかが，予後を左右する。下腿腫脹がすすめば，減張切開を行う。血尿（ミオグロビン尿）などを認め，MNMS兆候を認めた時点で，すぐに治療（輸液/重炭酸塩/利尿剤/透析）を開始する。治療に反応しないと判断した場合は，救命のために，すみやかに患肢を切断しなければならない。

【参考文献】

1) 末梢閉塞性動脈疾患の治療ガイドライン（2015年改訂版）Guidelines for the management of peripheral arterial occlusive diseases (JCS 2015) http://j-circ.or.jp/guideline/pdf/JCS2015_miyata_h.pdf（2019.3.22 アクセス）
2) 田畑峰雄, 渋谷寛, 大迫政彦ほか. 急性上腸間膜動脈閉塞症37例の検討. 日腹部救急医会誌 2001; 21: 489-97.
3) Ascher E, Haimovici H. Haimovici's vascular surgery, 5th edn. Blackwell, 2004.
4) 花井雅志, 井垣啓, 青野景也ほか. 急性下腸間膜動脈閉塞症の1例. 日臨外会誌 2002; 63: 1208-11.
5) 中村裕昌, 山口裕己, 中尾達也ほか. 急性大動脈解離に腹腔動脈閉塞をきたした症例の診断に経食道エコーが有効であった1例. 日血管外会誌 2013; 22: 737-40.
6) 高橋哲也, 竹本正明. 上腸間膜動脈閉塞症の治療方針の検討. 日腹部救急医会誌 2014; 34: 587-91.
7) Batellier J, Kieny R. Superior mesenteric artery embolism: eighty-two cases. Ann Vasc Surg 1990; 4: 112-6.
8) 茂木克彦, 石飛幸三, 関みな子ほか. 急性上腸間膜動脈閉塞症—閉塞部位と臨床経過について—. 日腹部救急医会誌 1996; 16: 427-32.
9) 早川俊輔, 安田顕, 北瀬正則ほか. 診断的腹腔鏡と術中血管内治療の併用で開腹手術を回避しえた上腸間膜動脈閉塞症の1例. 日消外会誌 2016; 49: 1261-7.
10) Norgren L, Hiatt WR, Dormandy JA, et al. Inter-Society Consensus for the Management of Peripheral Arterial Disease (TASC II). J Vasc Surg 2007; 45: S5-S67.
11) Results of a prospective randomized trial evaluating surgery versus thrombolysis for ischemia of the lower extremity. The STILE trial. Ann Surg 1994; 220: 251-66; discussion 266-8.
12) Ouriel K, Shortell CK, DeWeese JA, et al. A comparison of thrombolytic therapy with operative revascularization in the initial treatment of acute peripheral arterial ischemia. J Vasc Surg 1994; 19: 1021-30.
13) Ouriel K, Veith FJ, Sasahara AA, et al. A comparison of recombinant urokinase with vascular surgery as initial treatment for acute arterial occlusion of the legs. N Engl J Med 1998; 338: 1105-11.
14) Byrne RM, Taha AG, Avgerinos E, et al. Contemporary outcomes of endovascular interventions for acute limb ischemia. J Vasc Surg 2014; 59: 988-95.
15) Taha AG, Byrne RM, Avgerinos ED, et al. Comparative effectiveness of endovascular versus surgical revascularization for acute lower extremity ischemia. J Vasc Surg 2015; 61: 147-54.
16) Lurie F, Vaidya V, Comerota AJ. Clinical outcomes and cost-effectiveness of initial treatment strategies for nonembolic acute limb ischemia in real-life clinical settings. J Vasc Surg 2015; 61: 138-46.
17) de Donato G, Setacci F, Sirignano P, et al. The combination of surgical embolectomy and endovascular techniques may improve outcomes of patients with acute lower limb ischemia. J Vasc Surg 2014; 59: 729-36.
18) 川西雄二郎, 大保英文, 志田力ほか. MNMSの予防に対するプラズマフィルトレーションの有効性. 日血管外会誌 2001; 10: 607-12.
19) Ames A 3rd, Wright RL, Kowada M, et al. Cerebral ischemia. II. The no-reflow phenomenon. Am J Pathol 1968; 52: 437-53.
20) 佐田美和, 小林清典, 竹内瞳ほか. 小腸炎症性疾患—虚血性腸炎. 胃と腸. 2008; 43: 617-23.

（仲宗根　正人）

11 術中異常高血圧

KEY WORD ▶ 異常高血圧，褐色細胞腫，パラガングリオーマ，降圧薬

　術中の異常高血圧は，頭蓋内出血や，心臓への後負荷増大による循環不全などのリスクがある。手術の種類，手術の対象となる疾患，術前合併症（高血圧・脳動脈瘤など）でも管理目標とする血圧の範囲は異なる。内科的には高血圧緊急症は単に血圧が異常に高いだけの状態ではなく，血圧の高度の上昇（多くは180/120 mmHg以上）によって，脳，心，腎，大血管などの標的臓器に急性の障害が生じ進行する病態である[1]とされる。

　また脳卒中治療ガイドライン2015（追補2017）[2]では，以下のように推奨されている。

①脳出血急性期の血圧は，できるだけ早期に収縮期血圧140 mmHg未満に降下させ，7日間維持することを考慮してもよい（グレードC1）。

②脳出血急性期に用いる降圧薬としては脳出血急性期に用いる降圧薬としては，カルシウム拮抗薬あるいは硝酸薬の微量点滴静注が勧められる（グレードB）。カルシウム拮抗薬のうち，ニカルジピンを適切に用いた降圧療法を考慮してもよい（グレードC）。可能であれば，早期にカルシウム拮抗薬，アンジオテンシン変換酵素（ACE）阻害薬，アンジオテンシンⅡ受容体拮抗薬（ARB），利尿薬を用いた経口治療へ切り替えることを考慮してもよい（グレードC1）。

1 発症の兆候や異常を発見する契機

　非観血的血圧計（NIBP），観血的動脈圧計といった一般的な周術期のモニタリングから判断可能である。観血的動脈圧計のトランスデューサーの三方活栓の位置は患者の右心房の高さとするが，トランスデューサーが落下したり，手術台の高さが変更したりすることで基準点が変わり，正しい血圧が表示されないこともある。さらに，観血的動脈圧計のルート内に小気泡が混入することで動脈圧波形が本来の血圧より増幅され，収縮期血圧が異常高値を示すことがある（オーバーシュート）。

　基準点を確認することや，血圧測定の再検査などを行い，表示された血圧が正しい値であるか判断する必要がある。

2 原因

　術中異常高血圧の原因を表1に示す。

　カテコラミン過剰をきたす要因は多岐にわたるため，術前合併症や患者背景，常用薬に留意し，血圧が異常に上昇するリスクを把握し，術者や看護師と認識を共有しておく必要がある。

　最初に確認しなければならないことは，低酸素血症と高二酸化炭素血症の存在である。麻酔器と麻酔回路との接続外れがないか，流量計，酸素濃度計なども確認を行い，間違いなく呼吸

表1　術中異常高血圧の原因

カテコラミン過剰	不十分な麻酔，低酸素症，高二酸化炭素血症，不安，痛み，ターニケット
既存疾患	本態性高血圧，褐色細胞腫
頭蓋内圧亢進	
血管収縮薬の全身吸収	アドレナリン，フェニレフリンなど
大動脈遮断	
反跳性高血圧	クロニジンやβ遮断薬の中断
薬物相互作用	三環系抗うつ薬，モノアミン酸化酵素阻害薬とエフェドリンの併用
膀胱充満	
インジゴカルミン色素	α刺激作用

(ピーター F. ダン他．監訳　稲田　英一．MGH麻酔の手引き　第6版．東京：メディカルサイエンスインターナショナル；2010. p.333-4より引用)

器管理ができていることを確認する．術中であっても胸部X線撮影が必要だと判断すれば撮影し，肺水腫や気胸などの検索を行う．

次に手術の進行に合わせて麻酔深度と鎮痛をコントロールし，不十分な麻酔による血圧上昇を予防する．

副腎にソフト凝固装置を使用すると，従来の電気メスとは異なり緩徐に熱が加わるため，副腎髄質まで熱が加わることでカテコラミンが放出され，血圧上昇をきたすという報告[4]もある．

術野で使用するアドレナリン添加局所麻酔薬が，血管内注入されることで血圧上昇を呈する．また同時に，局所麻酔薬中毒の危険もあり注意を要する．

膀胱の充満による血圧上昇は，可能な限り下腹部の観察を行うことで予見できる．また，手術中に尿道バルーンを留置していても流出が不十分であることや，血尿のため閉塞することもあるので観察を怠らない．

褐色細胞腫は副腎髄質から発生するカテコラミン産生腫瘍で，高血圧，動悸，頻脈，胸痛，頭痛，顔面蒼白，発汗，不安感などの臨床症状を呈する．麻酔，手術，腫瘍摘出，薬物（β遮断薬，高容量デキサメタゾン，グルカゴン，造影剤，チラミン，メトクロプラミド，三環系抗うつ薬など）により，高血圧クリーゼを呈する．未診断，未治療の褐色細胞腫が，全身麻酔や手術を契機に発見された報告[5]もある．術前に血管収縮や血管内脱水が補正されていない患者は循環不全のリスクが高いため，手術継続の可否については術者と協議する必要がある．

3　治療手順

原因の検索とその是正が必要となる．

まず，酸素化を十分に行い，換気異常があれば改善する．

次に，麻酔深度を深め，必要であれば鎮痛薬の追加投与を行う．

1）麻薬系鎮痛薬

①フェンタニル：1-2 μg/kgを静注
②レミフェンタニル：持続投与最大2 μg/kg/分まで増量可能である．急速に効果を得たい場合は0.5-1 μg/kgを単回投与する

2）硬膜外麻酔

極量を超えないようにすることと，効果発現までに時間を要することを念頭に置いて使用する．

加えて，その他の想定された原因ごとに適宜対応を要する．

アドレナリン添加局所麻酔薬の血管内注入は術者に血管内注入の可能性について伝え，投与を中断する．導尿で膀胱内を空にし，バルーンの閉塞がある場合は生理食塩水を逆行性に膀胱内に注入し閉塞を解除する．

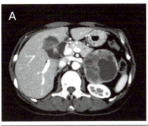
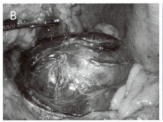
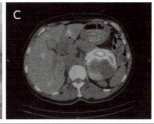
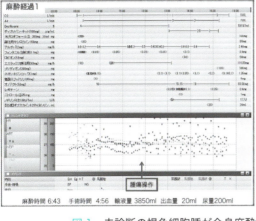
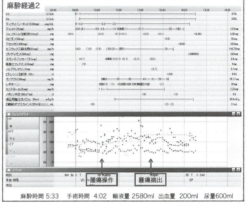

図1　未診断の褐色細胞腫が全身麻酔中の異常高血圧から見つかった症例
A：術前CT画像：膵臓腫瘍が疑われていた
B：腫瘍の外観
C：術後に施行されたMIBGシンチグラフィ
気管挿管や腫瘍への手術操作が加わることで血圧の急激な上昇を示していることがわかる。フェントラミン投与を開始したが，血圧コントロール不良であり手術を中止し集中治療室へ帰室したが，術後にカテコラミン心筋症による心原性ショックと肺水腫を発症した。
(亀山由衣，遠藤　涼，持田晋輔ほか．膵腫瘍摘出術中の異常高血圧から褐色細胞腫が診断された一例．(社)日本麻酔科学会中国・四国支部第53回学術集会, 2016より引用)

上記でも血圧上昇が遷延する場合や緊急の場合，原因が判明しない場合は降圧薬の投与を行う。

(1) 血管拡張薬
① ニトログリセリン：持続投与0.5〜5μg/kg/分
② アルプロスタジル：持続投与0.05〜0.2μg/kg/分

(2) カルシウム拮抗薬
① ニカルジピン：単回投与10〜30μg/kg　持続投与2〜10μg/kg/分
② ジルチアゼム：単回投与10 mgを1分間かけて投与　持続投与5〜15μg/kg/分
高血圧に，洞性頻脈などを合併した場合

(3) β遮断薬
① ランジオロール：持続投0.125 mg/kgを1分間かけて投与した後，0.04 mg/kg/minの速度で静脈内持続投与する。ただし未治療の褐色細胞腫には禁忌である。

4　術後管理基準や指示

NIBPや必要に応じて観血的動脈圧計血圧測定を継続し，術中異常高血圧による，脳出血や循環不全などの兆候がないか注意して観察を行う。術後も継続して降圧治療が必要な場合は，可能な限り早期に内服の降圧薬に切り替えて血圧コントロールを継続する。

褐色細胞腫が疑われた場合は，画像診断および機能診断を行う。

褐色細胞腫の診断基準[6]を以下に示す。

1) 必須項目

①副腎髄質または傍神経節組織由来を示唆する腫瘍[注1]

2) 副項目

(1) 病理所見
①特徴的な所見[注2]

(2) 生化学所見
①尿中メタネフリン分画の高値[注3]
②尿中アドレナリンまたはノルアドレナリンの高値[注3]
③クロニジン試験陽性[注4]

①，②，③のうち1つ以上の所見がある時を陽性とする。

(3) 画像所見
①腫瘍に ^{123}I-MIBG の取り込み

3) 確実例

①必須項目および副項目(1)を満たす場合
②必須項目および副項目(2)と(3)を満たす場合

4) ほぼ確実例

必須項目および副項目(2)-①を満たす場合

5) 疑い例

①必須項目および副項目(2)-②または(2)-③を満たす場合
②必須項目および副項目(3)を満たす場合

除外項目：偽性褐色細胞腫，神経芽細胞腫，神経節細胞腫

診断が確定した場合は血圧管理（140/90 mmHg 未満）と心血管系合併症の予防を目的として，過剰カテコラミン作用の十分な阻害が必要である。褐色細胞腫・パラガングリオーマ診療ガイドライン2018[6]では以下のように推奨されている。

- 選択的 α_1 遮断薬を第一選択薬とする（1B）。
- 降圧不十分な場合，カルシウム拮抗薬を併用する（2C）。
- 頻脈・頻脈性不整脈，心筋障害，心不全，虚血性心疾患合併例で β 遮断薬を併用する（2C）。
- α_1 遮断薬に先行する β 遮断薬の投与は禁忌である（1A）。
- 循環血液量の減少に伴う起立性低血圧および術後過度の降圧の予防を目的として，術前に高食塩食あるいは生理食塩水点滴を行う（2C）。

ガイドラインから処方例を提示する。

(1) α遮断薬
術前，手術困難時の降圧治療，術中クリーゼ予防
①ドキサゾシン（カルデナリン®）1 mgから開始 2-3日ごとに16 mg/日 分1-4まで増量

(2) カルシウム拮抗薬
α遮断薬のみで血圧コントロールが困難な場合，副作用でα遮断薬が使用できない場合，追加併用あるいは代替え薬として
①アムロジピン（ノルバスク®，アムロジピン®）2.5-10 mg/日 分1-2
②ニフェジピン徐放剤（アダラートCR®）20-80 mg/日 分1-2

(3) β遮断薬
頻脈，不整脈合併時 治療1)を開始3日から1週間後に下記のいずれかを併用

注1：現在，過去の時期を問わない
注2：腫瘍細胞の大部分がクロモグラニンA染色陽性であること。パラガングリオーマ疑いで副項目②が陰性の場合は DBH（dopamin β-hydroxylase）染色が陽性であること
注3：基準値上限の3倍以上を陽性とする。尿中メタネフリン分画はメタネフリン，ノルメタネフリンの少なくともいずれかの高値。擬陽性や偽陰性があるため反復測定が推奨される。
注4：ノルアドレナリン高値例のみ該当。負荷後に前値の1/2以上あるいは500 pg/mL以上の場合を陽性とする。

①プロプラノロール（インデラル®）30-12 mg/日　分3
②メトプロロール（セロケン®）40-240 mg/日　分3
③アテノロール（テノーミン®）25-100 mg/日　分1
④カルベジロール（アーチスト®）10-20 mg/日　分1-2

5 患者と家族への説明，次回麻酔時の注意事項

　術中に異常な血圧上昇を来したこと，想定されうる原因と特別な対応を行った場合は説明する．

　既存疾患や常用薬による血圧の上昇が原因であれば，次回の全身麻酔を行う際も同様の経過を示す可能性がある．同様の循環変動であっても次回の手術時には許容できない場合もあり（例えば，脳動脈瘤が新たにできているかもしれない），注意を要する．

　褐色細胞腫による血圧上昇で手術を中止した場合は，内分泌内科にコンサルトを行い根治術に備える．

【参考文献】

1) 脳卒中治療ガイドライン 2015（追補 2017）東京：協和企画；2017.
2) 高血圧治療ガイドライン 2014. http://www.jpnsh.jp/download_gl.html(2019.3.22アクセス)
3) ピーター F. ダンほか（稲田　英一監訳）．MGH麻酔の手引き　第6版．東京：メディカルサイエンスインターナショナル；2010．p.333-4.
4) 濱田崇志，越田晶子，髙橋麗子ほか．ソフト凝固装置による副腎止血時に異常高血圧を認めた2例．日臨麻会誌　2017; 37: 748-53.
5) 亀山由衣，遠藤　涼，持田晋輔ほか．膵腫瘍摘出術中の異常高血圧から褐色細胞腫が診断された一例．（社）日本麻酔科学会中国・四国支部第53回学術集会，2016.
6) 日本内分泌学会．褐色細胞腫・パラガングリオーマ診療ガイドライン 2018. 東京：診断と治療社；2018.

（門永　萌）

12 ペースメーカやIABP，PCPSの動作不良

KEY WORD ▶ ペースメーカ，PCPS，IABP

ペースメーカや大動脈内バルーンパンピング（intraaortic balloon pumping：IABP），経皮的心肺補助装置（percutaneous cardiopulmonary support：PCPS）装着患者は増加傾向であり，麻酔管理上問題となることも多い。装着患者の全身管理は麻酔科医のみで行うのではなく，循環器内科医，循環器外科医，特に機器メンテナンスや操作を行う臨床工学技士などと連携をもって行うことが重要である。

表1　ペースメーカ適応疾患

・房室ブロック
・2枝・3枝ブロック
・洞機能不全症候群
・徐脈性心房細動
・過敏性頸動脈洞症候群・反射性失神
・閉塞性肥大性心筋症

A ペースメーカ

ペースメーカの植込みは年間4万例程度行われており，植込み患者総数は増加傾向である。ペースメーカ装着患者の，全身麻酔下手術はまれな手術ではなくなりつつある。そのため術中動作不良に対する対応を熟知しておく必要がある。特に，臨床工学技士には手術に立ち会うように依頼する。

1）術前評価[1]

①ペースメーカの適応疾患の確認をする[2]（表1）。
②ペースメーカの機種，設定の確認をする（表2）。
③ペースメーカへの依存度，自己脈の有無，心電図を確認する。
④プログラマー装置によりペースメーカの実際の設定，リード線抵抗，ペーシング閾値，電気寿命を診断しておく。

2）術前準備

①電気メスの選択と使用法を確認する。単極型電気メスによる電磁干渉の影響は大きいため，可能であれば双極型電気メスや超音波メスの使用が望ましい。単極型の使用する場合は，対極板をジェネレーターから離れた位置に貼付する。
②非同期モードへの設定の検討を行う。
③一時ペーシングや体外式除細動器（経皮的ペーシング）の準備を検討しておく。
④臨床工学技士に手術への立ち会いを依頼する。

3）術中管理

①適切なモニタリングを行う。
②電磁干渉の影響を評価し，必要であれば非同期モードに設定を変更する。

4）作動不動時の臨床所見

①心電図上スパイク波を検知するもQRS波と解離している。

表2 ペースメーカコード（NASPE/BIPEG, 2002）

第1文字	第2文字	第3文字	第4文字	第5文字
刺激部位	心電位検出部位	制御方法	プログラムの可否	多部位ペーシング
O：なし	O：なし	O：なし	O：なし	O：なし
A：心房	A：心房	T：同期	R：心拍調整機能	A：心房
V：心室	V：心室	I：抑制		V：心室
D：A+V	D：A+V	D：T+I		D：A+V

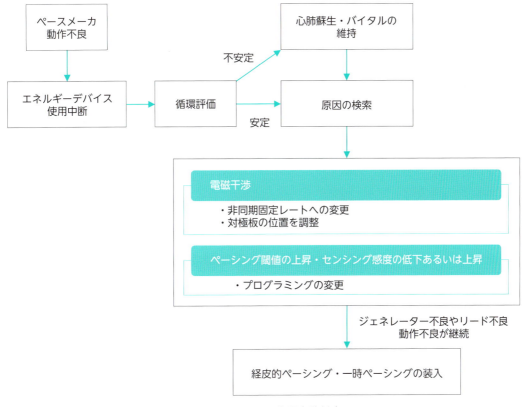

図1　ペースメーカ不良時対応

→ペーシング閾値の上昇あるいはリード尖端の位置異常などが疑われる。

②心電図上，電磁干渉ノイズ混入時に酸素飽和度の脈波あるいは動脈圧の脈波が消失する。
→電磁干渉によるペーシング刺激の抑制が疑われる。

③心電図上スパイク波を検知せず，ペーシング設定以下の脈拍になる
→ジェネレーターの異常，リード線不良などが疑われる。

5）作動不動時の対応（図1）

①エネルギーデバイスの使用を中断する。
②循環動態を評価する。
③心静止など循環動態が破綻していれば，心肺蘇生を開始し人を集める。
④低血圧や徐脈程度であれば，強心薬を投与する。
⑤必要であれば術操作を中止する。
⑥原因を検索する。動作不動の原因としてジェネレーター不良やリード不良，ペーシング閾

値の上昇，電磁干渉による抑制などがある[3]）。
⑦電磁干渉による抑制が原因ならば非同期モードに変更する。
⑧ペーシング閾値など，ペースメーカ設定で対応可能であれば設定し直す。
⑨経皮的ペーシングを検討する。実施する場合はパッドを装着する。
⑩一時ペーシングを検討する。実施する場合は内頸静脈や大腿静脈などから挿入する。透視下が望ましいため，透視装置の準備を行う。

6）術後管理

①ペースメーカ閾値が変化している可能性があるため，プログラマーで再診断を行う。
②ペースメーカが有効であれば術前設定に変更し直す。
③ペースメーカ閾値などが変化していれば，適切に設定を変更する。
④ペースメーカ不良が継続していれば，一時ペーシングを継続あるいは挿入する。
⑤循環器内科にコンサルトし，ペースメーカ交換などを検討する。
⑥循環動態が継続的にモニタリングできる病室に移動する。

B 大動脈内バルーンパンピング（IABP）

IABP装着症例は，年間2万例前後で増加傾向となっている。IABP装着患者の周術期管理は主に心臓血管手術であるが，非心臓手術の場合もある。

1）術前評価

①IABP装着理由を確認しておく（表3）。
②心機能の評価を行う。
③IABP設定（トリガー方法，補助率など）を把握しておく。
④IABP先端位置が適切な位置であることを確認しておく。

表3　IABP適応疾患

- 心原性ショック
- 心室不全
- 不安定狭心症
- 切迫心筋梗塞
- AMIによる機械的合併症心室中隔穿孔，僧帽弁閉鎖不全，乳頭筋断裂
- 難治性心室性不整脈
- ハイリスクな一般手術における心補助
- 冠動脈血管造影/血管形成術における心補助
- 心肺バイパスからの離脱時の補助
- 体外循環中の拍動流の発生　など

2）術前準備

①臨床工学技士に手術への立ち会いを依頼する。
②循環器外科あるいは循環器内科にバックアップをコンサルトしておく。
③患者移動の手順を確認しておく。
④適切な循環動態のモニタリングを行う。

3）術中動作不良時の所見

①IABP本体のアラームが発生する。
②IABPの圧波形が消失する。

4）術中動作不良時の対応[4,5]）

①循環動態を評価する。
②循環動態が破綻（高度低血圧など）していれば心肺蘇生を開始し，人を集める。
③動作不良の原因を検索する。麻酔科医は循環動態の維持に努め，臨床工学士や循環器医師に原因を検索してもらう。主な原因と対処法を図2に示す。
④動作不良が改善しない場合は，強心薬や血管収縮薬を投与する。
⑤蘇生に反応しない場合は，PCPSの挿入を考慮する。

5）術後管理

①循環動態の継続的なモニタリングできる病室（ICUやCCU）に移動する。
②移動時にはIABPのルートが屈曲や牽引されないように注意する。十分な人数を集め，慎重に移動する。

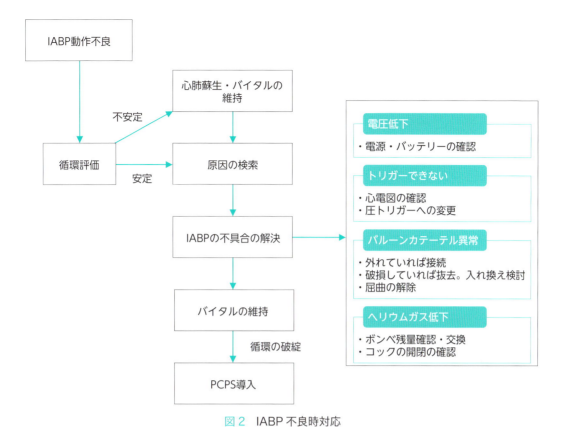

図2 IABP不良時対応

表4 PCPS適応疾患

- 心肺蘇生
- 重症心不全
    - 心筋梗塞
    - 心筋症
    - 心筋炎
    - 心臓手術後の低心機能
- 冠動脈血管造影/血管形成術における心補助
- 重症呼吸不全　など

C 経皮的心肺補助装置（PCPS）の動作不良[5,6]

　PCPSの装着症例は年間5,000例を超えており，増加傾向である。多くは心臓手術周術期や心肺蘇生で用いられている。周術期管理では術中に導入となることが多い。

1）術前評価

①PCPS装着理由を確認する（表4）。
②心機能を評価する。
③PCPSの設定（回転数，流量，酸素濃度，酸素流量，抗凝固など）を把握する。
④送脱血管の位置を確認する。

2）術前準備

①臨床工学技士に手術への立ち会いを依頼する。
②循環器外科あるいは循環器内科にバックアップを依頼しておく。周術期使用の多くは心臓手術であるため，循環器外科医立ち会いとなることがほとんどである。
③患者移動の手順を確認しておく。
④適切なモニタリングを行う。可能であれば経食道心エコー（transesophageal echo cardiography：TEE）や肺動脈カテーテルを挿入しておく。

3）術中動作不良時の所見

①PCPS本体のアラームが発生する。

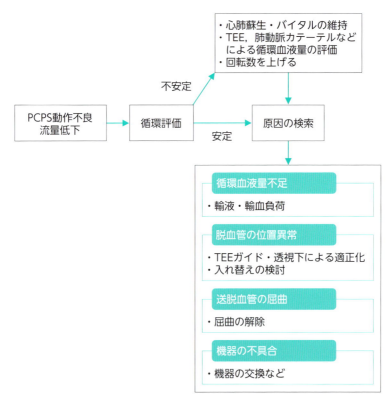

図3 PCPS不良時対応

②PCPSの流量が低下する。
③PCPSの回路圧の上昇あるいは低下が生じる。

4) 術中動作不良時の対応（図3）

①循環動態を評価する。
②循環動態が破綻（高度低血圧や心停止）していれば蘇生を開始し，人を集める。
③動作不良の原因を検索する。麻酔科医は循環動態の維持に努めるともにTEEによる心臓の評価を行う。
④動作不良の原因が，装置側の不具合であれば装置の交換などの処置を行う。
⑤血流量低下の原因が送脱血管や患者要因の場合は，送血圧や脱血圧，TEE所見，肺動脈カテーテルの圧所見により原因を検索する。
⑥循環血液量不足が原因の場合はTEEや肺動脈圧などにより血液量の評価や脱血管の位置確認を行う。PCPS回転数を増加させつつ，血液量不足であれば輸液や輸血を行い，血液量を補充する。急速負荷が必要であれば慎重にPCPS回路内から負荷を行う。
⑦脱血管が原因の場合は，脱血管の屈曲の有無を確認する。TEEにより脱血管の位置が適正かどうかを評価し，位置以上があればTEEガイド下に位置補正を行う。改善しない場合は血栓付着による閉塞や，苦脱血管のサイズが細すぎることが原因である可能性があるため，入れ換えも検討する。
⑧送血管が原因の場合は，送血管の屈曲の有無を確認する。また，体血圧が高すぎる場合も血流量低下となるため，降圧薬を投与し適正血圧に調整する。

5) 術後管理

①循環動態の継続的なモニタリングできる病室（ICUやCCU）に移動する。
②移動時にはPCPSの送脱血のルートが屈曲したり牽引されないように注意する。十分な人数を集め，慎重に移動する。

【参考文献】

1) 井上　聡．周術期の危険な不整脈診断のポイントと抗不整脈薬の上手な使い方（第2回）臨床編　重症不整脈を有する患者の麻酔管理　一時的心臓ペーシングの適応と麻酔管理上の問題点．日臨麻会誌．2012; 32: 624-7．
2) 日本循環器学会，日本胸部外科学会，日本人工臓器学会ほか．不整脈の非薬物ガイドライン（2011年改訂版）．
3) 稲田英一．ペースメーカ植え込み患者の周術期管理．LiSA別冊．2012; 19: 72-80．
4) 遠山範康．大動脈バルーンパンピング装置．尾崎真監修．ME機器マニュアル．東京：真興交易医書出版部；2003．p.187-204
5) 別所郁夫．補助循環装置．加納隆編．ME機器トラブルチェック．東京：南光堂；2005．p.55-75
6) 遠山範康．補助循環装置．尾崎真監修．ME機器マニュアル．東京：真興交易医書出版部；2003．p.174-86．

（森山　直樹）

13 TAVIでのrapid pacing後の循環不全

KEYWORD ▶ TAVI, rapid pacing, ハートチーム, 大動脈弁狭窄症, 脆弱度

　現在大動脈弁狭窄症の治療は，"保存的または BAV（balloon aortic valvuloplasty）"，"外科的治療（開胸手術）"，"経カテーテル大動脈弁植込術（transcatheter valve implantation：TAVI）"の3つの選択肢がある。TAVIは，重症大動脈弁狭窄症に対する治療法の一つで，高齢や他の併存疾患を有する患者など，通常の開胸での手術リスクが高い患者に適応となる。通常の開胸手術では，胸骨正中切開や人工心肺の装着，心停止が必要になるのに対して，TAVIでは，それらを必要とすることはなく，小切開あるいは経皮的手技により，カテーテルを用いて生体弁を植込む手技となるため，患者にとって非常に低侵襲な手術手技となる。わが国でも，2013年10月より日常診療で治療が受けられるようになった。

　TAVIが登場する以前は，重症大動脈弁狭窄症患者の約40％が外科的治療（外科的大動脈弁置換術；aortic valve replacement：AVR）の適応から除外されていた現状があり[1,2]，それらの症例に対する新たな術式として登場したTAVIでは，麻酔管理の困難さに加え，TAVI特有の合併症の存在という新たな問題点も浮上した。

1 TAVIの適応

　患者選択の適正性を保つため，ハートチーム（心臓血管外科医，循環器内科医などを含む）全体での判断が必須である。具体的には，開胸手術の手術適応に加え，手術リスク，予後，QOLの評価が必要となる。リスク評価には，Euro-SCORE[3]（European System for Cardiac Operative Risk Evaluation）やSTS[4]（アメリカ胸部外科学会）スコアが用いられるが，スコアに含まれていない脆弱度（frailty）*1なども考慮し，総合的に判断する必要がある（図1）。

2 TAVIの手術手順

　TAVIの麻酔は，全身麻酔で実施する施設，局所麻酔で実施する施設，それらを症例により選択している施設があり，また手術の際に確保するライン類などもバリエーションがあるため麻酔導入に関しては省略し，ここでは実際のTAVIの手術手順を簡単に述べる。

　表1に簡単なTAVIの手術手順を示す（自己拡張型生体弁を用いる場合は，弁留置時のrapid pacingは省略される）。

---

*1 脆弱度（frailty）：脆弱度は，TAVIの適応を判断する際に重要視される。図2に脆弱度（frailty）の評価指標に使われるClinical Frailty Scale1を示す。当然，Frailty Scaleが低いほど，予後はよいとされているが，TAVIの場合，Frailty Scale 6がボーダーラインといわれている。

年齢 →

AVR ─────────────── TAVI

- 虚弱でない
- 左室流出路にのびる石灰化
- 低い冠動脈入口部
- 僧帽弁逆流／狭窄
- 透析患者
- 石灰化のない重症大動脈弁狭窄症

- 虚弱
- 全周性の大動脈石灰化
- COPD
- 頸動脈狭窄
- 冠動脈バイパス術後
- 胸郭変形
- 狭小弁輪
- 胸部放射線治療歴
- 肝硬変
- 悪性腫瘍（予後1年以上）

図1　AVRとTAVIの術式選択のための判断
(http://tavi-web.com/professionals/indication/index.html# より転載)

1.Very Fit
年齢相応の運動機能を有する。

2.Well
病気を有していないが，Very Fitよりも運動機能は劣る。

3.Managing Well
コントロールされた病気を有するが通常の運動ができる。

4.Vulnerable
日常生活に他者の手は必要ないが，いくつか活動が制限され，日常生活もゆっくりとなり，倦怠感を感じる。

5.Mildly Frail
多くの行動がゆっくりで，高い頻度で他者の手が必要。
買い物や歩行，食事などが損なわれる。

6.Moderately Frail
外での活動に他者の手が必要。
階段昇降や風呂，着替えに助けがいる。

7.Severely Frail
パーソナルケアに依存。
安定して見えて死の危険はある。

8.Very Severely Frail
終末期に近づいている。
回復することはない。

9.Terminally Ⅲ
終末期に近づいている。
平均余命が6カ月以内の人に適用される。

図2　Clinical Frailty Scale1
(Canadian diabetes association clinical practice guidelines expert committee. Diabetes in the elderly. Can J Diabetes. 2013; 37: S184-90 より引用)

表1 TAVI 手術手順

① 大腿動脈 or 心尖部にアプローチ
② ヘパリン投与後シース挿入
③ 大動脈基部造影, 弁輪部位置確認
④ Rapid pacing 下に前拡張
⑤ 生体弁を大動脈弁位まで進める
⑥ Rapid pacing 下に弁留置
⑦ エコーでの評価
⑧ ヘパリン中和後, 閉創

Rapid pacing は TAVI 特有の手術手技で, 心拍出を止める方法として術中に必要となる。具体的には, 心室 rapid pacing 160～180 bpm で設定し, 血圧を十分に下げる(血圧 40 mmHg 以下, 脈圧＜10 mmHg)。刺激回数を上げすぎると, 1：1 での同期がとれず, 血圧はそれ以上低下しない。刺激回数を 200 bpm まで上げても血圧が低下しない場合は, rapid pacing 前の血圧を下げて対応する（前拡張後は, 多少大動脈弁狭窄が改善され, 血圧は上昇する傾向にあるため, 漫然とカテコラミンを持続静注のままにしておくと, 弁留置時の rapid pacing で血圧が低下しないことがある）。

3 TAVI 特有の合併症

TAVI の手術時間は, 施設にもよるが症例を重ねるごとに年々短縮し, 1時間もかからないこともある（全身麻酔の場合, 麻酔導入のほうが手術時間よりも時間がかかることもある）。しかし, この短時間の間に, 循環変動が劇的に変化していくため, 麻酔科医は一時たりとも気を抜けない。前項で述べた rapid pacing が最たる例であるが, それ以外にもさまざまな合併症が存在し, すぐに心停止につながる合併症も存在するため, 循環変動に何か変化があれば, その都度術者を含めたハートチームで, decision making を行うべきである。本項では, 考えられる合併症とその特徴を述べる。

1) 血管損傷

腸骨動脈損傷や穿刺部位となる大腿動脈に損傷がみられることがある。また, 大動脈や腸骨動脈の解離なども発生する。日本人は, 血管径の小さい患者が多いため, 術前のアクセスに関する十分な術前評価が重要である。

2) 弁輪部破裂・バルサルバ洞破裂

手技中のバルーン拡張による弁輪部への物理的ストレスにより生じたり, バルーン拡張や弁留置後の自己弁尖の石灰化によるバルサルバ洞への圧迫で生じる。特に, 日本人はバルサルバ洞が小さい患者が多いため, 自己弁尖がバルサルバ洞に格納できずに最悪破裂を来してしまう。バルーン拡張型デバイスに特有の合併症と考えられ, 発生頻度は 1% 以下である[5]。自己拡張型デバイスでは, 報告例がほとんどない[6]。

左冠尖の直下は心臓組織で保護されていないため, 破裂するとタンポナーデになりやすく注意が必要である[7]。このような場合は, 自己拡張型デバイスを用いるのが好ましい。弁輪径の正確な評価や, 石灰化病変の把握, 術中のバルーン前拡張時のイメージ画像での印象などを含めた（拡張時の石灰化病変の動きなど）破裂リスクの予測をすることが肝要である。

3) 冠動脈閉塞

自己弁弁尖や弁輪部周囲の石灰化病変が弁留置などにより移動することで生じる。ほとんどが左冠動脈で発生する。その頻度は 1% 未満と少ないが死亡に至る重篤な合併症である[8]。自己弁尖の巨大な石灰化組織や冠動脈入口部の高さ, 小さなバルサルバ洞などが危険因子とされる[8]。具体的には, 冠動脈入口部の高さが 12 mm 以下, バルサルバ洞径が 30 mm 未満だと発生しやすいと報告されている[9]。

冠動脈閉塞のリスクが高い症例では, あらかじめ閉塞のリスクが高い冠動脈にカテーテルを留置し, すぐに経皮的冠動脈インターベンションができる準備をしておく。

4) 脳合併症

原因としては, カテーテル操作による塞栓症

や，前拡張や弁留置時の大動脈弁自体による塞栓などが考えられる。SAPIEN を用いた AVR と TAVI のランダム化比較試験である PARTNER trial，コホート A（AVR の適応であるが，手術に対するリスクが高いハイリスク患者が対象）では，術後 30 日の脳合併症は AVR 2.4%，TAVI 4.6%（p=0.12）と TAVI の方が頻度が高かったが[10]，5 年後の脳合併症は，AVR 14.7%に対して，TAVI 15.9%（p=0.61）と同程度であったと報告されている[11]。また，次世代デバイスである SAPIEN3 での有用性を調べた PARTNER II Trial S3 cohort では，術後 30 日の障害を伴う脳合併症の発症率は 0.8%であったと報告されている[12]（手術ハイリスク群/不可能群での経大腿アプローチ）。造影 CT などで血管の評価を行い，慎重なカテーテル操作が必要である。

5）伝導障害

留置したデバイスが弁直下の刺激伝導系（特に左脚枝）を物理的に圧迫することで，引き起こされる。デバイスによる発生率の差異もある。自己拡張型デバイスは左室流出路に向けて深く留置されることに加え，組織への圧迫が長時間続くため，バルーン拡張型デバイスよりも伝導障害が発生しやすいといわれている[13]。術前に右脚ブロックがある患者では，完全房室ブロックになることもある。至適位置に弁留置を行うこと，バルーン拡張を緩徐に行うなどの注意が必要である。伝導障害が起こった場合，必要に応じて恒久的ペースメーカを植え込む。

6）弁周囲逆流

弁周囲逆流は，弁留置後に術者が必ず気になる所見である。理由は，弁周囲逆流が TAVI 後の患者予後に影響するといわれているからである[14]。機序としては，不適切なデバイスサイズ（mismatch），石灰化によるデバイスの弁輪部への圧着不良（malapposition），デバイスの不適切な位置への留置（malposition）などが挙げられる。術前の正確な大動脈弁の評価が，重要である。

4 TAVI 術中の循環不全

TAVI を受ける患者は，そもそも通常の開胸手術が不適と判断された患者であり，いつかなる時に循環不全が起きても不思議ではない。麻酔導入後に，麻酔による影響で低血圧になり，心筋虚血から循環不全になる可能性もある。また前項で述べた合併症を理解していれば，手術中のどの時期に起きても不思議ではない。術後に，遅発性の心タンポナーデや血管損傷による出血，ブロックなどの伝導障害，閉塞性肥大型心筋症に類似した suicide left ventricle[15]で循環不全が起きる可能性もある。大切なことは，すぐにハートチームで相談しあえる環境を整えておくことである。

ここでは，特に TAVI 手術に特有な rapid pacing 後の循環不全について述べていく。

1）Rapid pacing 時の注意点

Rapid pacing は，心拍数 160-180 bpm で刺激することで心拍出を止める方法である。Rapid pacing 終了後の血圧の回復が，循環管理をする麻酔科の一番懸念するところである。低心機能の患者ほど血圧の回復が悪い傾向にあるが，個人差もあるため一概には断定できない。必ず，一時ペーシング挿入後にハートチームで短時間のテストペーシングを行って，しっかり血圧が低下することと，rapid pacing 終了後からの血圧の回復の程度を確認することが重要である。

Rapid pacing 時は，収縮期血圧 120 mmHg 以上とすることが推奨されている[16]が，あまり血圧が高いと，rapid pacing 時に血圧が下がらず，心拍出を止めることができなくなるため，注意が必要である。

Rapid pacing 後に一度心拍が再開しても，なかなか血圧が上昇せず，徐々に血圧が低下し循環不全を来すことがある。Rapid pacing によ

り，心筋酸素需要が増加し，心筋虚血が誘発される可能性や，致死的不整脈が生じる可能性があり，特に冠動脈疾患合併患者で頻度が高い[17]。

2) Rapid pacing 後の循環不全の対応

Rapid pacing 時には，上記で述べたイベントを予測しつつ対応していくことになる。

① Rapid pacing 終了時，ペーシングをすぐに off にせず，患者の心拍よりも少し早い心拍数でペーシングをする。その後，徐々にペーシング速度を落としていき，患者の自己脈を出す（これは，施設により様々な方法があると思われる。テストペーシングで血圧の回復がよければ，そのままペーシングを off にすることも可能である）。

② 自己脈が出ない場合は，ペーシングを継続し，循環維持に努める。

③ 自己脈が出た場合は，血圧の回復を注意深く観察する。

④ ②③いずれも血圧が低い場合，循環作動薬を投与する。ただし，末梢静脈からの投与では効果発現も遅いため，著者らは術野にノルアドレナリンを希釈したもの（1 mg/生食 100 mL）を準備し，それを大動脈基部に置いたカテーテルから投与できるようにしている。

⑤ 同時に，経食道心エコーで器質的，機能的な異常が起きていないか確認する。僧帽弁逆流の増悪，大動脈弁逆流の増悪，心嚢液の有無，弁輪部破裂など。

⑥ それでも回復しない場合は，期を逸せずに経皮的人工心肺補助装置（PCPS）の使用に踏み切る（当然，ハートチームで治療の方向性が一致していること）。

⑦ あわせて人手を集めることも重要である。麻酔科だけでなく，手術室看護師や臨床工学技士も人手を集める。

⑧ 開胸術に移行する場合，静脈ルートの確保が問題になる場合もある。術野/清潔野での静脈ライン確保をお願いする。

⑨ 開胸になり，どのような術式を行うかを外科医と確認する

⑩ 手術を完遂することに努める。

5 術後管理

開胸術に移行した場合は，普段の開胸術後管理と基本的には同じように管理する。集中治療室などへ挿管帰室とし，術後は出血のコントロールに努める。血圧管理を徹底し，バイタルの詳細な管理，心嚢液の有無などをエコーで確認する。伝導障害も TAVI 術後は開胸術と比較し，比較的多い合併症であるので，術後 48 時間程度は注意が必要である（自己拡張型デバイスの場合）。

TAVI は低侵襲治療であるが，合併症が起きた際は致死的となりうることもある。TAVI のよい側面だけでなく，合併症も含めた十分な説明が家族や本人に必要である。

また，合併症が起きた際は，ハートチームで振り返りの場を設け，次につなげることがより一層チームとしての成熟度を増すことになる。

【参考文献】

1) Iung B, Cachier A, Baron G, et al. Decision-making in elderly patients with severe aortic stenosis: why are so many denied surgery ? Eur Heart J 2005; 26: 2714-20.

2) Dua A, Dang P, Shaker R, et al. Barriers to surgery in severe aortic stenosis patients with Class I indications for aortic valve replacement. J Heart Valve Dis 2011. 20: 396-400.

3) Roques F, Nashef SA, Michel P; EuroSCORE study group. Risk factors for early mortality after vlave surgery in Europe in the 1990s: lessons from the EuroSCORE pilot program. J Heart Valve Dis 2001; 10: 572-7; discussion 77-8.

4) Ferguson TB Jr, Dziuban SW Jr, Edwards FH, et al. The STS National Database: current changes and challenges for the new millennium. Committee to Establish a National Database in Cardiothoracic Surgery, The Society of Thoracic Surgeons. Ann Thorac Surg 2000; 69: 680-91.

5) Barbanti M, Yang TH, Rodes-Cabau J, et al. Anatomical and procedural features associated with aortic root rupture during balloon-

expandable transcatheter aortic valve replacement. Circulation 2013; 128: 244-53.
6) Adams DH, Popma JJ, Reardon MJ, et al. Transcatheter aortic-valve replacement with a self-expanding prosthesis. N Engl J Med 2014; 370: 1790-8.
7) Hayashida K, Bouvier E, Lefevre T, et al. Potential mechanism of annulus rupture during transcatheter aortic valve implantation. Catheter Cardiovasc Interv 2013; 82: E742-6.
8) Ribeiro HB, Nombela-Franco L, Urena M, et al. Coronary obstruction following transcatheter aortic valve implantation. A Systematic Review. J Am Coll Cardiol Intv 2013; 6: 452-61.
9) Ribeiro HB, Webb JG, Makkar RR, et al. Predictive factors, management, and clinical outcomes of coronary obstruction following transcatheter aortic valve implantation: insights from a large multicenter registry. J Am Coll Cardiol 2013; 62: 1552-62.
10) Smith CR, Leon MB, Mack MJ, et al. Transcatheter versus surgical aortic-valve replacement in high-risk patients. N Engl J Med 2011; 364: 2187-98.
11) Mack MJ, Leon MB, Smith CR, et al. 5-year outcomes of transcatheter aortic valve replacement or surgical aortic valve replacement for high surgical risk patients with aortic stenosis (PARTNER 1): A randomized controlled trial. Lancet 2015; 385: 2477-84.
12) Kodali S. Clinical and Echocardiographic Outcomes at 30 Days with the SAPIEN 3 TAVR System in Inoperable, High-Risk and Intermediate-Risk AS Patients: The PARTNER II Trial. Presented at ACC 2015, March 14, 2015; San Diego.
13) Jilaihawi H, Chakravarty T, Weiss RE, et al. MetaAnalysis of Complications in Aortic Valve Replacement: Comparison of Medtronic-Corevalve, EdwardsSapien and Surgical Aortic Valve Replacement in 8,536 Patients. Catheter Cardiovasc Interv 2012; 80: 128-38.
14) Tarantini G, Gasparetto V, Napodano M, et al. Valvular leak after transcatheter aortic valve implantation: a clinician update on epidemiology, pathophysiology and clinical implications. Am J Cardiovasc Dis 2011; 1: 312-20.
15) Sun WM, Witzke CF, Palacios IF. Suicide left ventricle following transcatheter aortic valve implantation. Catheter Cardiovasc Interv 2010; 76: 616-20.
16) Holmes DR Jr, Mack MJ, Kaul S, et al. 2012 ACCF/AATS/SCAI/STS expert consensus document on transcatheter aortic valve replacement: developed in collaboration with the American Heart Association, American Society of Echocardiography, European Association for CardioThoracic Surgery, Heart Failure Society of America, Mended Hearts, Society of Cardiovascular Anesthesiologists, Society of Cardiovascular Computed Tomography, and Society for Cardiovascular Magnetic Resonance. J Thorac Cardiovasc Surg 2012; 144: e29-84.
17) Giedrius D, Alaide C, Joanne S, et al. A high dose of adenosine to induce transient asystole for valvuloplasty in patients undergoing transcatheter aortic valve implantation (TAVI): is it a valid alternative to rapid pacing?. A prospective pilot study. J. Invasive Cardiol 2011; 23: 467-71.

（湊　弘之）

14 植込型LVAD装着後の循環不全

KEY WORD ▶ 植込型LVAD，INTERMACS/J-MACS Profile，左心不全，右心不全，PFO，サッキング

　VAD（ventricular assist device）とは，補助人工心臓のことであり，これはさまざまな原因により急性あるいは慢性の経過から重度の心不全状態（急性心原性ショックを含む）に陥ってしまった心臓の代わりとして，血液循環を補助するポンプ機能を補う医療機器で，VAS（ventricular assist system）と表現されこともある。

　左心を補助する場合をLVAD，右心を補助する場合をRVADと呼び，LVADとRVADを同時に装着する場合はBiVADまたはBVAD（biventricular assist device）と呼ぶ。LVADでは，脱血管を左室または左房に装着し，上行大動脈に送血管を吻合することが多い。一方，RVADでは，脱血管を右室または右房に装着し，肺動脈に送血管を吻合する。そして，VADにはポンプ本体を体外に置く体外設置型とポンプ本体を体内に置く植込型がある。

　第一世代拍動流植込型LVADは重量が1,200-1,600 gもあり，ポンプ本体を腹壁または腹腔内に置いていた。しかし，遠心ポンプや軸流ポンプを用いた第二・第三世代連続流植込型LVADは小型化に成功した。そのため，横隔膜上にポンプポケットを作製するものや，心囊内にポンプ本体を挿入できるためポンプポケットを作製する必要がないより小型のものもある[1]。

1 LVADの適応

　植込型LVADを含めた補助人工心臓の適応基準として，INTERMACS Profileが国際的に用いられ[2]，日本ではINTERMACSをモデルに作成したJ-MACS Profileが用いられている[1]が，基本的には同等のものあり，LVADの適応とは表1のような関係となる。

2 植込型LVAD装着までの麻酔管理

　INTERMACS/J-MACS Profile 1のような心原性ショックの患者は一般的に対象とならないが，植込型LVADの適応となる重症心不全の患者は，循環の予備能が低く前負荷や後負荷の変動に追従することが難しいことに変わりはない。
①麻酔導入前に動脈圧ラインを確保し，心抑制と急激な血管拡張を来さないように，慎重に麻酔導入を行う。特に，重症心不全の患者では，心拍出量が低いために投与薬物の効果発現が遅く，分布容量が少ないために麻酔導入に必要な麻酔薬の量は少なく，麻酔薬の効果発現を待ちながら，少量ずつ麻酔薬を投与する。
②麻酔維持でも，心抑制と過度の血管拡張を避けて重要臓器への血流を維持することが重要であり，カテコラミンの増量や血管収縮薬の投与が必要となる場合も少なくなく，循環維持が難しい場合には，体外循環を開始することも考慮する。
③術式の変更や体外循環後の管理に影響するため，体外循環前に経食道心エコー（transe-

表1 INTERMACS (J-MACS) Profiles と LVAD の適応との関係

Profile/レベル	INTERMACS	J-MACS	INTERMACS のニックネーム	LVAD の適応 種類	LVAD の適応 適応決定までの時間
1	Critical cardiogenic shock	重度の心原性ショック	Crash and burn	体外設置型	hours
2	Progressive decline	進行性の衰弱	Sliding fast	植込型	days
3	Stable but inotrope dependent	安定した強心薬依存	Dependent stability	植込型	few weeks
4	Resting symptoms	安静時症状	Frequent flyer	植込型*	months
5	Exertion intolerant	運動不耐容	House-bound		
6	Exertion limited	軽労作可能状態	Walking wounded		
7	Advanced NYHA III	安定状態			

*薬物治療困難な不整脈や強心薬アレルギーなどの特殊な理由のある症例に限る
(日本循環器学会/日本心臓血管外科学会合同ガイドライン（2011-2012年度合同研究班報告）重症心不全に対する植込型補助人工心臓ガイドライン（2014/4/28 更新版）
Cheng JM, den Uil CA, Hoeks SE, et al. Percutaneous left ventricular assist devices vs. intra-aortic balloon pump counterpulsation for treatment of cardiogenic shock: a meta-analysis of controlled trials. Eur Heart J 2009; 30: 2102-8 より引用改変)

sophageal echocardiography：TEE）で，卵円孔開存（patent foremen ovale：PFO），大動脈弁逆流，僧帽弁逆流，三尖弁逆流，右室機能，心腔内血栓，大動脈の粥状硬化病変などについて評価することも忘れてはならない[3]。ただし，PFO についてはバブルテストによる循環抑制などで評価が不十分となりやすく，大動脈弁閉鎖不全症についても左室拡張末期圧が高い場合には過小評価してしまうこともある。

3 植込型 LVAD 装着後，体外循環離脱時・後の麻酔管理

①体外循環離脱時には，TEE で心腔内の遺残空気，脱血カニューレの位置・向き，PFO による右左シャント，大動脈弁逆流などについて評価する。
②体外循環離脱時および離脱後のポイントは，右室機能にある。しかし，右室機能の評価を TEE だけ行うことは比較的難しいので，肺動脈カテーテルから得られる右房圧や肺動脈圧，混合静脈酸素飽和度，心拍出量なども併せて評価して，適切に対応する。
③植込型 LVAD 装着後の循環の維持には，右心系から左心系へ十分に血液が送られ，左室腔が一定の大きさを保つことが必須である。TEE で心室中隔が neutral position（右にも左にも偏位していない）にある状態をできるだけ維持する。心室中隔が右に偏位している場合は LVAD の流量不足やカニューレの閉塞を疑い，心室中隔が左に偏位している場合は右心不全やサッキングを疑う。サッキングとは，左室が虚脱し脱血管に左室壁が吸いついてしまう現象で，LVAD の流量低下や空気を吸い込む危険が生じる。
④連続流式である植込型 LVAD では，末梢血管抵抗によって LVAD の流量が変化し，LVAD の前後の圧較差（大動脈圧－左室内圧）が小さいほど流量が増える。流量が増え過ぎることにより，左室内腔が虚脱してサッキングを引き起こす。また，右室前負荷が増えすぎると右心不全の原因ともなるので，適度な末梢血管抵抗を保つ必要がある。

4 植込型 LVAD 装着後の循環不全と治療手順

植込型 LVAD 装着後の循環不全の原因は，LVAD 自体に関連するものと，それ以外に分け

ることができる。

① LVAD自体に関連する原因としては，当然ポンプ自体の不調がある。また，ポンプに問題がなくとも，脱血カニューレ，送血カニューレの問題によって循環不全となることもあるため，TEEで脱血カニューレの位置と向き，血流を評価するとともに，送血カニューレについても同様に注意を払うことが大切である。

② 左室の前負荷の低下は循環不全を引き起こす原因となるが，不適切なポンプの設定よりは，右心不全や循環血液量低下によることが多い。特に，右心不全は稀ではなく，適切な対応が重要となる。

③ LVAD装着後の右心不全の頻度は10-50%と報告されている[4]。重症心不全の患者では，もともと左心不全に続発した右室機能低下を伴っていることが少なくなく，LVADが拍出すると右室前負荷は駆動前より増加するため，右心不全が顕在化しやすい。LVAD駆動により左室が減圧し，心室中隔は左方偏位して右室の形態が変化する。この形態変化は，右心機能を低下させ三尖弁逆流も悪化させるために，右室からの拍出量を低下させてしまうこともある。体外循環にも，リスクがある。心筋保護や右冠動脈空気塞栓，プロタミン投与や炎症による肺血管抵抗の増大によって，右室機能が低下することがある[5]。右心不全に対しては，適切なボリューム管理で右室前負荷を保つことは必須であり，一酸化窒素吸入や呼吸管理により肺血管抵抗を下げるとともに，カテコラミンにより右室の収縮を保つように努める。しかし，右室の収縮を得るために，高用量のカテコラミンが必要となることもまれではない。PDE III阻害薬は，肺血管抵抗を下げることから有用なことがある。また，低用量バソプレシンは，人工心肺後の難治性の血管拡張に有用であるとともに，肺血管抵抗を上昇させないメリットもある。右心不全管理を行っても右室の拍出が十分に得られない場合は，右室補助（RVAD）を追加する。RVADを追加すると，LVAD単独よりも予後が悪化するが，RVADを短期的に装着することで全身状態が改善する可能性もあるので[6]，RVAD装着のタイミングを逸してはならない。なお，LVAD装着後の右心不全の術前予測因子として，表2に示したものが挙げられている[5,7-9]。

④ 実際には，TEEを利用しながらも，肺動脈カテーテルから得られる血行動態の指標も利用すると，表3に示したように原因ごとに適切な治療が行いやすくなる[10]。

表2　LVAD装着後の右心不全の術前予測因子

・右室仕事量低下
・中心静脈圧の上昇
・中心静脈圧/肺動脈楔入圧＞0.63
・肺血管抵抗の上昇
・心拍出量係数＜2.2 L/min/m^2
・左室拡張末期径が比較的小さい（＜63〜70 mm）
・ビリルビン上昇
・腎機能低下
・術前の人工呼吸
・感染症

(Patlolla B, Beygui R, Haddad F. Right-ventricular failure following left ventricle assist device implanta- tion. Curr Opin Cardiol 2013; 28: 223-33.
John R, Lee S, Eckman P, et al. Right ventricular failure--a continuing problem in patients with left ventricular assist device support. J Cardiovasc Transl Res 2010; 3: 604-11.
Kato TS, Farr M, Schulze PC, et al. Usefulness of two-dimensional echocardiographic parameters of the left side of the heart to predict right ventricular failure after left ventricular assist device implantation. Am J Cardiol 2012; 109: 246-51.
Wang Y, Simon MA, Bonde P, et al. Decision tree for adjuvant right ventricular support in patients receiving a left ventricular assist device. J Heart Lung Transplant 2012; 31: 140-9より引用改変)

5　術後管理

ICUでの循環不全についても表3は有用である。覚醒，抜管などでTEEは使用できなくとも，経胸壁心エコー（transthoracic echocardiography：TTE）で観察できるが，肺動脈カテーテルは抜去されていることが多いので，TTEを活用した総合的な判断能力が試されるところがある。また，循環不全以外にも，縦隔炎や敗血症などの感染症，神経機能障害（脳梗塞，脳出血），消化管合併症など多くの合併症が

表3 植込型LVAD装着後の循環不全の原因と心エコー・血行動態，治療

原因	心エコー所見	血行動態指標				治療
		MAP	CVP	PAP	PAOP	
右心不全	右房/右室拡大	↓	↑	↑ or →	↓	右心不全治療
循環血液量減少	左室腔減少	↓	↓	↓	↓	輸液・輸血，出血源？
心タンポナーデ	拡張期の右室虚脱	↓	↑	↓	↓	緊急的外科的介入
脱血カニューレ閉塞	左房/左室拡大，大動脈弁開放，カニューレ位置異常	↓	↑	↑	↑	外科的介入
送血カニューレ閉塞	左房/左室拡大，大動脈弁開放	↓	↑	↑	↑	

(Feldman D, Pamboukian SV, Teuteberg JJ, et al. The 2013 International Society for Heart and Lung Trans- plantation Guidelines for mechanical circulatory sup- port: executive summary. J Heart Lung Transplant 2013; 32: 157-87 より引用改変)

生じる危険性がある[1]ので，細心の注意を怠ることのないようにする。

【参考文献】

1) 日本循環器学会/日本心臓血管外科学会合同ガイドライン（2011-2012年度合同研究班報告）重症心不全に対する植込型補助人工心臓ガイドライン（2014/4/28更新版）http://www.j-circ.or.jp/guideline/pdf/JCS2013_kyo_h.pdf(2019.4.22アクセス)
2) Cheng JM, den Uil CA, Hoeks SE, et al. Percutaneous left ventricular assist devices vs. intra-aortic balloon pump counterpulsation for treatment of cardiogenic shock: a meta-analysis of controlled trials. Eur Heart J 2009; 30: 2102-8.
3) Stainback RF, Estep JD, Agler DA, et al.: Echocar- diography in the Management of Patients with Left Ventricular Assist Devices: Recommendations from the American Society of Echocardiography. J Am Soc Echocardiogr 2015; 28: 853-909.
4) Mangi AA. Right ventricular dysfunction in patients undergoing left ventricular assist device implantation: predictors, management, and device utilization. Cardiol Clin 2011; 29: 629-37.
5) Patlolla B, Beygui R, Haddad F. Right-ventricular failure following left ventricle assist device implanta- tion. Curr Opin Cardiol 2013; 28: 223-33.
6) Kormos RL, Teuteberg JJ, Pagani FD, et al. Right ventricular failure in patients with the HeartMate II continuous-flow left ventricular assist device: incidence, risk factors, and effect on outcomes. J Thorac Cardiovasc Surg. 2010; 139: 1316-24.
7) John R, Lee S, Eckman P, et al. Right ventricular failure--a continuing problem in patients with left ventricular assist device support. J Cardiovasc Transl Res 2010; 3: 604-11.
8) Kato TS, Farr M, Schulze PC, et al. Usefulness of two-dimensional echocardiographic parameters of the left side of the heart to predict right ventricular failure after left ventricular assist device implantation. Am J Cardiol 2012; 109: 246-51.
9) Wang Y, Simon MA, Bonde P, et al. Decision tree for ad- juvant right ventricular support in patients receiving a left ventricular assist device. J Heart Lung Transplant 2012; 31: 140-9.
10) Feldman D, Pamboukian SV, Teuteberg JJ, et al. The 2013 International Society for Heart and Lung Trans- plantation Guidelines for mechanical circulatory sup- port: executive summary. J Heart Lung Transplant 2013; 32: 157-87.

（舩木　一美）

15 腹臥位での低血圧や心停止

KEYWORD ▶ 腹臥位，体位変換，腹臥位での低血圧，腹臥位での心停止

1 腹臥位での血行動態の変化

　全身麻酔下で仰臥位から腹臥位に体位変換すると，腹部圧迫による下大静脈血流阻害，胸部圧迫による胸腔内圧の上昇による静脈還流減少および左室コンプライアンス減少による前負荷低下により心係数は10-20%低下する[1-3]。BMIが大きい患者，心機能が低下している患者，体位が適切でなく大血管が圧迫された場合は，この変化が大きくなることが予想される[4]。逆トレンデレンブルグ位は，血液が下肢静脈にプールすることで静脈還流が減少し，血圧を低下させる[4]。また，佐藤らは，頭蓋内病変よりも頸椎病変で，さらに頸椎手術の中でもMRI T2強調画像で高信号の病変が見られる場合に昇圧薬の使用頻度が高かったと報告している[5]。

　覚醒時であっても，仰臥位から腹臥位への体位変換で血圧は軽度低下する[6]。Shimizuら[7]は，心筋障害のないグループ（A群），心筋梗塞の既往があるグループ（B群），虚血性心疾患はあるが心筋梗塞の既往はないグループ（C群）の3群で腹臥位の影響をSPECTで評価した。その結果，心係数の低下は全例に生じたが，左室駆出率の変化はB群のみ，拡張能の変化はB，C群にのみ生じた。このことから，腹臥位による循環動態への影響は，心機能が低下している患者でより大きくなる。

　下大静脈の圧迫は，側副血行路の血流を増加させ，術野での失血を増加させる[3]。胸腔内圧の上昇は静脈還流を阻害し出血量を増加させる。Kangらは，従量式換気では従圧式と比較して最大吸気圧が有意に高く，出血量が有意に多かったと報告している[8]。下大静脈血流阻害は深部静脈血栓の要因となる[3,9]。腹部圧迫による静脈圧の上昇は，空気塞栓の発生率を低下させる[4]。

　総計4,401,910症例が登録された日本麻酔科学会の偶発症例調査2009〜2011[10]によると，すべての原因での死亡は，仰臥位では3,116,931症例中1,477人，1万症例あたり4.74人の発生率だったのに対して，腹臥位では279,112症例中48人，1万症例あたり1.72人と低かった。この結果は，腹臥位は心停止が起こりにくいのではなく，重篤な患者では腹臥位を選択されなかったと考えるべきであろう。麻酔管理が原因の死亡は，仰臥位では3,116,931症例中24人，1万症例あたり0.08人の発生率だったのに対して，腹臥位では279,112症例中2人，1万症例あたり0.07人と変わりなかった。

2 腹臥位での低血圧・心停止の診断

　低血圧の診断は，血圧測定による。心停止は，脈が触れないことによる。

　仰臥位から腹臥位へ体位変換するときには血圧計，心電図，パスオキシメータなどのモニターを外す施設も多いだろうが，体位変換によりしばしば血圧が低下することを常に意識し，

腹臥位になったらただちに血圧を測定する。非観血的血圧測定に時間がかかっている場合は、血圧が低下していることがある。すぐに脈拍が触知できるかどうか、あるいはパルスオキシメータ波形がモニターできているかを確認する。パルスオキシメータ波形が出ていないときは、カプノメータ波形を見る。カプノメータの値が異常に低い場合はショック状態、波形が消失している場合は心停止と判断する。

観血的動脈圧モニターをしていても、トランスデューサーが床に落ちていると実際の血圧より高く表示され、血圧低下に気づくのが遅れる。体位変換後にトランスデューサーの位置が適正であるかを確認する。

難治性の血圧低下や心停止の場合は、大量出血[11-13]、肺塞栓症[9]、緊張性気胸[14]、冠れん縮[15]など、体位以外の原因を検索する必要がある。経食道心エコー検査（transesophageal echocardiography：TEE）は腹臥位でも可能で、左心収縮能、壁運動異常、右心負荷所見、前負荷などの診断に有用な所見を得ることができる[16,17]。しかし腹臥位に体位変換してしまった後、特に頭部ピン固定されている患者にTEEプローブを挿入するのは、困難を伴う[4]。

体位変換時あるいは手術中に頭部位置が移動したことが誘因となり、気管チューブ位置異常や屈曲、麻酔回路はずれなど起こることがある[18]。このような換気トラブルは、心停止の原因となり得る。換気異常の発見には、カプノメータが有用である。

3 腹臥位での低血圧・心停止の治療

1）低血圧

(1) 体位変換前

- 通常のモニターに加え、呼吸、心血管合併症のある患者、病的肥満患者、長時間手術、大量出血が予想される場合は、観血的動脈圧モニターを選択するべきである[4]。必要であれば、中心静脈ラインも確保する。
- 気管挿管時に上昇した血圧はその後低下するが、血圧が低下傾向のときには体位を変換しない。麻酔科医が懸念を持っている場合は、外科医や看護師に体位変換の中止を伝えられる環境を醸成しなければならない。
- 麻酔導入時、気管挿管時の血圧変動から腹臥位に体位変換した時の血圧変動、昇圧薬の必要量を予測し、必要であれば体位変換する前に、予防的にエフェドリン（0.1 mg/kg）かフェニレフリン（1 μg/kg）を静脈内投与する[19]。昇圧薬投与後は、血圧が上昇したことを確認してから体位変換する。
- 輸液により適切な前負荷を維持する。腹臥位であっても脈圧変動（pulse pressure variation：PPV）や1回拍出量変動（stroke volume variation：SVV）は輸液反応性の予測に有用である[20,21]。また、Wuら[22]は、SVVが高い患者に腹臥位になる前に輸液することで、腹臥位後の心係数低下を予防できたと報告している。
- 吸入麻酔の方が、静脈麻酔よりも心拍出量低下が少ないという報告がある[23,24]。
- 気管挿管や頭部ピン固定など血圧上昇しやすい処置の直後に腹臥位に体位変換する場合は、腹臥位になる前の「良い」血圧は処置に伴う一過性血圧上昇の結果かも知れず、体位変換後の血圧低下が大きくなるリスクがある。特に、血圧変動が大きいことが予想される（高齢、高血圧）患者では気をつける。

(2) 体位変換後

- 血圧が低下したらエフェドリン（0.1 mg/kg）かフェニレフリン（1 μg/kg）を静脈内投与する[19]。それでも血圧上昇しない場合、あるいは重篤な血圧低下の場合は、ノルアドレナリンやバソプレシンの静脈内投与を考慮する。必要時は、持続静注を開始する。
- 難治性の血圧低下の場合は、その原因が体位変換そのものだけではなく、他の要因が加わっていないか検討しなければならない。腹臥位のままでは原因検索と対処ができない場

合は体位を仰臥位に戻す。血圧の維持のために仰臥位に戻さなければならない状態である場合は，手術を続行するべきかどうか，執刀医と再検討するべきである。また，手術を続行するとしても，その時点での患者の状態について主治医や麻酔科医から患者の代理人に十分に説明をし，改めて同意を得るべきであろう。

2）大量出血

危機的大量出血での一般的治療は，他項に譲る。

腰椎椎間板手術では，大血管損傷がまれではあるが致命的になり得る合併症である[11-13]。主に後腹膜腔に出血するため，血圧が不安定になっても術野の出血量は増えていないことがある。急激に進行し循環虚脱に陥ることもあるが，術後に腹痛，腹部膨満で発見されることもある[13]。血管損傷を疑った場合は，速やかに仰臥位に復し，造影CTを撮影する。画像診断から放射線科医や血管外科医に連絡し，血管内治療や外科的修復術の準備を開始する。麻酔科医がコンダクターとなり，各診療科や多職種と連携し，迅速な状況判断，対処で危機的状況を回避する。

3）心停止

腹臥位であっても，心肺蘇生のアプローチの基本は仰臥位と同じである。心停止での一般的治療は，他項に譲る。

腹臥位での心肺蘇生（cardiopulmonary resuscitation：CPR）に十分なエビデンスはないが，それでも仰臥位に戻す前からできるだけ早くCPRを開始するべきである[3,4,25]。

小規模の臨床研究で，仰臥位よりも腹臥位で行ったCPRの方が，収縮期血圧が高かったと報告している[26,27]。腹臥位での胸骨圧迫の部位は，肩甲骨レベルの胸椎後部である。胸骨圧迫を有効にするために，胸骨の下に拳を置く[4]。しかしフレームに乗っている場合は，胸骨圧迫の効果が減弱することが予想される。

可及的早急に創部を閉鎖し，仰臥位に戻すのが望ましい。仰臥位は気道管理が容易で，電気的除細動を実施しやすい。体外循環を用いたCPR（extracorporeal cardiopulmonary resuscitation：ECPR）は，腹臥位のままでは導入できない。また，肺血栓塞栓症による心停止で体位変換後に急激に血圧が上昇した報告[9]がある。心エコーやX線撮影による診断においても，仰臥位が有利である。

しかし，開創器が複雑ですぐに外せないなど，すぐに仰臥位に戻せない場合もある。そのような場合に，左開胸による開胸心マッサージを行い，蘇生に成功した報告がある[28]。

腹臥位のまま電気的除細動を行う時は，パドルの位置に気をつける。

4）換気トラブル

腹臥位になってから気管チューブの位置を調整するのは，困難である。仰臥位で気管挿管した後に必要であれば透視や胸部X線撮影，気管支ファイバーで気管チューブ先端位置を確認する。ただし仰臥位で気管チューブが適正であっても，体位変換や術中の頭位の変換によりチューブ位置異常は起こりえる[29]。

頭部，頸部が術野の場合，換気トラブルを疑ってから気管チューブや麻酔回路の状態を確認できるまでには，手術を一時中断して覆布の下に潜る必要があり，仰臥位と比較して時間を要する[18]。その間に換気不全が進行し，心停止に陥るリスクがある。気管チューブの事故抜管を疑った場合は，直ちに吸入酸素濃度を100％にし，応援を依頼し早急に対応する。

4 術後管理手順や指示

腹臥位中での低血圧は，他の体位での低血圧と同様の術後管理，集中治療を行う。

腹臥位での心停止の自己心拍再開（return of spontaneous circulation：ROSC）後の生存率，神経学的予後の改善には，他の体位の場合と同

じく質の高い集中治療が必要である[30]。ただし，脊椎手術後の抗凝固薬投与は，血腫が形成されて脊髄を圧迫し，神経障害を生じるリスクがある[9]。執刀医とよく相談してメリットがリスクを上回る場合にのみ使用する。

心停止後の治療の要点は，以下の通りである[30]。

(1) 呼吸管理
- 低酸素血症を回避する。高酸素血症を回避する。$PaCO_2$を正常範囲内に維持する。

(2) 循環管理
- 循環管理の目標（平均血圧など）を設定することが，よりよい管理に重要である可能性はあるが，特定の目標値は不明である。

(3) 体温調節
- ROSC後に反応がない場合は，目標体温を32-36℃に設定した体温管理療法を行う。体温管理療法は，最低でも24時間継続する。体温管理療法終了後も，発熱を防止する。

(4) てんかん発作の予防と治療
- てんかん発作の予防は，ルーチンには行わない。てんかん発作の治療は行う。

(5) 血糖コントロール
- ROSC後は高血糖を避けて，標準的プロトコールに従って血糖をコントロールする。

5 その他

仰臥位から腹臥位へ，腹臥位から仰臥位への体位変換には，神経，皮膚，軟部組織の圧迫障害，視力障害など呼吸循環変動以外にも多くの合併症が伴う。そのため慣れていないスタッフが担当すると，他の注意点に気が取られ，モニター再装着，血圧測定，ゼロ点の再設定など基本的なことを忘れてしまうことがある。体位変換後は，速やかにモニター類を再装着し，値を確認しなくてはいけない。

また，難治性の血圧低下の場合，腹臥位のまま原因検索と治療を継続する方がよいか，仰臥位に戻した方が良いかは，患者の状態や手術の進行具合によりケースバイケースの高度な判断が必要となる。早めに応援を依頼するのが良い。また，主治医や執刀医，手術室スタッフとの十分なコミュニケーションが重要である。

【参考文献】

1) Yokoyama M, Ueda W, Hirakawa M, et al. Hemodynamic effect of the prone position during anesthesia. Acta Anaesthesiol Scand 1991; 35: 741-4.
2) Dharmavaram S, Jellish WS, Nockels RP, et al. Effect of prone positioning systems on hemodynamic and cardiac function during lumbar spine surgery: an echocardiographic study. Spine (Phila Pa 1976) 2006; 31: 1388-93; discussion 1394.
3) Edgcombe H, Carter K, Yarrow S. Anaesthesia in the prone position. Br J Anaesth 2008; 100: 165-83.
4) Chui J, Craen RA. An update on the prone position: Continuing Professional Development. Can J Anaesth 2016; 63: 737-67.
5) 佐藤清貴，加藤正人．腹臥位手術症例のおける体位変換後の血圧低下．麻酔 2003; 52: 46-8.
6) Tabara Y, Tachibana-Iimori R, Yamamoto M, et al. Hypotension associated with prone body position: a possible overlooked postural hypotension. Hypertens Res 2005; 28: 741-6.
7) Shimizu M, Fujii H, Yamawake N, et al. Cardiac function changes with switching from the supine to prone position: analysis by quantitative semiconductor gated single-photon emission computed tomography. J Nucl Cardiol 2015; 22: 301-7.
8) Kang WS, Oh CS, Kwon WK, et al. Effect of Mechanical Ventilation Mode Type on Intra- and Postoperative Blood Loss in Patients Undergoing Posterior Lumbar Interbody Fusion Surgery: A Randomized Controlled Trial. Anesthesiology 2016; 125: 115-23.
9) 矢田部智昭，横山武志，細井理絵ほか．脊椎後方矯正固定術中に肺血栓塞栓症をきたした1症例．日臨麻会誌 2010; 30: 82-6.
10) 偶発症例調査 2009～2011: 危機的偶発症に関する粗集計結果 http://www.j-circ.or.jp/guideline/pdf/JCS2017_ito_h.pdf (2019.3.22 アクセス)
11) 古川浩，小西敏雄，深田睦ほか．腰椎椎間板手術中に発生した腹部大動脈損傷の1例．日血外会誌 2013; 22: 755-7.
12) Inamasu J, Guiot BH. Vascular injury and complication in neurosurgical spine surgery. Acta Neurochir (Wien). 2006; 148: 375-87.
13) Leech M, Whitehouse MJ, Kontautaite R, et al.

Abdominal Aortocaval Vascular Injury following Routine Lumbar Discectomy. Case Rep Anesthesiol 2014; 2014: 895973.

14) 森田真紀恵，池上まりあ，田島圭子ほか．胸腰椎後方固定術中に発症した緊張性気胸の2症例―術中の診断と対処についての考察―．麻酔2017; 66: 145-8.

15) 真鍋渉，横山武志，山下幸一ほか．腹臥位での手術中に冠動脈攣縮から心室頻拍へ移行した1症例．麻酔2004; 53: 1065-8.

16) Neira VM, Gardin L, Ryan G, et al. A transesophageal echocardiography examination clarifies the cause of cardiovascular collapse during scoliosis surgery in a child. Can J Anaesth 2011; 58: 451-5.

17) Toyota S, Amaki Y. Hemodynamic evaluation of the prone position by transesophageal echocardiography. J Clin Anesth 1998; 10: 32-5.

18) 中里茜，近藤陽一，中村信人ほか．腹臥位手術中の事故抜管とその予防法．日小児麻酔会誌2013; 19: 142-6.

19) Xia J, Sun Y, Yuan J, et al. Hemodynamic effects of ephedrine and phenylephrine bolus injection in patients in the prone position under general anesthesia for lumbar spinal surgery. Exp Ther Med 2016; 12: 1141-6.

20) Biais M, Bernard O, Ha JC, et al. Abilities of pulse pressure variations and stroke volume variations to predict fluid responsiveness in prone position during scoliosis surgery. Br J Anaesth 2010; 104: 407-13.

21) Yang SY, Shim JK, Song Y, et al. Validation of pulse pressure variation and corrected flow time as predictors of fluid responsiveness in patients in the prone position. Br J Anaesth 2013; 110: 713-20.

22) Wu CY, Lee TS, Chan KC, et al. Does targeted pre-load optimisation by stroke volume variation attenuate a reduction in cardiac output in the prone position. Anaesthesia 2012; 67: 760-4.

23) Ozkose Z, Ercan B, Unal Y, et al. Inhalation versus total intravenous anesthesia for lumbar disc herniation: comparison of hemodynamic effects, recovery characteristics, and cost. J Neurosurg Anesthesiol 2001; 13: 296−302.

24) Sudheer PS, Logan SW, Ateleanu B, et al. Haemodynamic effects of the prone position: a comparison of propofol total intravenous and inhalation anaesthesia. Anaesthesia 2006; 61: 138-41.

25) Tobias JD, Mencio GA, Atwood R, et al. Intraoperative cardiopulmonary resuscitation in the prone position. J Pediatr Surg 1994; 29: 1537-8.

26) Mazer SP, Weisfeldt M, Bai D, et al. Reverse CPR: a pilot study of CPR in the prone position. Resuscitation 2003; 57: 279-85.

27) Wei J, Tung D, Sue SH, et al. Cardiopulmonary resuscitation in prone position: a simplified method for outpatients. J Chin Med Assoc 2006; 69: 202-6.

28) Reid JM, Appleton PJ. A case of ventricular fibrillation in the prone position during back stabilisation surgery in a boy with Duchenne's muscular dystrophy. Anaesthesia 1999; 54: 364-7.

29) Minonishi T, Kinoshita H, Hirayama M, et al. The supine-to-prone position change induces modification of endotracheal tube cuff pressure accompanied by tube displacement. J Clin Anesth 2013; 25: 28-31.

30) 成人の二次救命処置．一般社団法人日本蘇生協議会監修．JRC蘇生ガイドライン2015．東京：医学書院；2016．p.43-174．

（南　ゆかり）

内分泌・代謝系

1 低体温症
2 下垂体機能異常
3 甲状腺機能異常
4 副腎機能異常
5 糖尿病

1 低体温症

KEY WORD ▶ 低体温症，全身麻酔，合併症

　通常の覚醒状態では熱が生体の中心部に集まるため，中枢温が37℃，皮膚表面の体温は30℃前後である。この状態を保つためのさまざまな調節機構が働いて体温を維持する。しかし，全身麻酔や区域麻酔により視床下部にある体温調整中枢が抑制されると体温調節機構の閾値も下がるため，37±0.2℃では体温調節機構が働かなくなる。

　末梢血管拡張による体内熱の再分布が生じるため，およそ30分で急激に中枢温が1-2℃低下し，1-5℃表面温度の上昇が生じる。この間は全身の熱量の再分布による中枢温低下であり，熱量の損失はまだそれほど大きくない。次の2-4時間で末梢へ移動した熱の損失が増大し，熱産生反応も鈍くなることから，さらに2℃前後の体温低下がゆっくりと起こる。最終的にほぼ一定の温度になるという3期の経過を示すことが一般である[1]。

　低体温症とは，以上の過程により臨床的に中枢温とみなされる，肺動脈温，食道温，鼓膜温，膀胱温，直腸温，前額深部温などが低下して起こる術中合併症の一つである[2]。

1 診断の基になる臨床所見

　覚醒遅延，麻酔薬代謝の遅延，シバリング発生などによる酸素消費量の増加と，これによる術後心筋虚血の誘発，さらに血液凝固障害による出血量・輸血量の増加，呼吸抑制，血糖値上昇，創感染に対する抵抗力の減弱，術後蛋白代謝抑制などが挙げられる[3]。また，入院期間の長期化などアウトカムの低下が起こるとの報告もある[2,4]。

　プロポフォールによる全静脈麻酔（total intravenous anesthesia：TIVA）では，体温が3℃低下すると血中プロポフォール濃度が30％高くなり，また，フェンタニルの血中濃度は1℃の体温低下につき5％上昇する。ベクロニウムは，2℃の体温低下で作用時間が2倍になる[2]。

2 臨床診断基準

　周術期の低体温症について，明確な診断基準は見当たらない。中枢温をモニターし，体温低下が明らかな場合は低体温症と考え，さまざまな対策を講じる必要がある。

　麻酔導入時，あるいは手術室入室前より低体温症を予防する対策を講じておく必要があることはいうまでもない。

3 術中（麻酔中）の治療手順[2,5]

1）患者の加温

(1) 温風式加温装置

　従来広く使用されていた水流マット式加温装

置よりも有効に加温することが可能である。

(2) 水流マット式加温装置

温風式加温装置以前より広く使用されてきたが、温風式より加温性能は劣る。

(3) カーボンファイバー式加温装置

ファイバー繊維のマットは可塑性があり、患者の身体の形状に合わせて密着させることができる。温風式加温装置では十分に加温しにくい砕石位などでその効果が期待される。

2) 輸液の加温

加温庫での輸液剤の保存、ウォーマーコイルや二重管構造対向流加温装置、ドライヒーティング式加温装置を使用した輸液製剤を暖める。

3) 室温の調節

手術室入室前から室温を調節し、手術の妨げにならない範囲での室温を保持する。

4) PEEP 換気による体温低下防止

呼気終末陽圧（positive end-expiratory pressure：PEEP）による胸腔内圧上昇を受け、圧受容体反射により血管収縮が起きる。この循環反射に伴う血管収縮が、体温低下による体温調節性血管収縮と相乗し、結果的に体温低下は小さくなる[6]。

5) アミノ酸輸液やフルクトース輸液による加温

摂取蛋白熱量の 30% に相当する熱発生が認められ、体温低下予防に有用である。

4 術後の治療手順

1) 患者の加温[5]

(1) 温風式加温装置

従来広く使用されていた水流マット式加温装置よりも有効に加温することが可能である。

(2) 水流マット式加温装置

温風式加温装置以前より広く使用されてきたが、温風式より加温性能は劣る。

(3) カーボンファイバー式加温装置

ファイバー繊維のマットは可塑性があり、患者の身体の形状に合わせて密着させることができる。温風式加温装置では十分に加温しにくい砕石位などでその効果が期待される。

2) 治療薬の投与[5]

シバリング発生時、以下の薬物の使用を考慮する。

(1) α_2 アドレナリン受容体作動薬

① デクスメデトミジン 0.5-1 μg/kg[7,8]：呼吸抑制作用がほとんど認められないため、覚醒早期の患者に比較的安全に使用可能である。他のシバリング治療薬と併用することで相加的効果が期待できる。

② クロニジン 2 μg/kg[8]：わが国で静注薬はまだ発売されていない。

(2) μ オピオイド受容体作動薬

① フェンタニル[7]

② モルヒネ

③ メペリジン 0.5 mg/kg（0.15-0.85 mg/kg）[7]、25 mg[9]：他の μ オピオイド受容体作動薬と比較して、強いシバリング抑制作用を持つ。

(3) マグネシウム 30 mg/kg div[7]

Ca チャンネル遮断作用によりシバリング閾値を低下させる。

(4) NMDA 受容体拮抗薬

① ケタミン 0.5-0.75 mg/kg[9]：副作用として、眼振、浮遊感などがみられる。

(5) ドキサプラム 1.5 mg/kg[7]

効果はメペリジンと同等もしくは弱いとされる。

(6) トラマドール 0.5-1 mg/kg[7,8]

デクスメデトミジンよりもシバリング抑制効果が高いとの報告がある。

(7) NSAIDs[7]

作用機序から閾値間域の高温側への移動を抑制する。治療効果にエビデンスはない。

3) 集中治療室などでの復温後の覚醒を考慮

重篤な心疾患の合併症例など，シバリングによる心機能への影響が懸念される場合，手術室での覚醒を断念することを躊躇してはならない．なお，手術室での回復時間が十分に取れる場合はその限りではない．

5 患者と家族への説明

①麻酔による合併症として高率に起こりうること
②手術終了後，回復に時間がかかることがあること
③状況により，集中治療室などで復温をしてから覚醒させることがあること
などを説明する．

【参考文献】

1) 山内正憲，山蔭道明．基礎的生理学とモニタリング：代謝の生理学．落合亮一ほか編．周術期管理チームテキスト(第2版)．神戸：日本麻酔科学会；2011．p.301-3．
2) 溝部俊樹．内分泌・代謝系偶発症．高崎眞弓ほか編．麻酔偶発症 AtoZ．東京：文光堂；2017．p.266-7．
3) 尾崎　眞．周術期体温異常と術後合併症．臨床麻酔 2000; 24: 1444-8.
4) Mahoney CB, Odom J. Maintaining intraoperative normothermia: a meta-analysis of outcomes with costs. AANA J 1999; 67: 155-63.
5) 青山和由，浅井　隆，伊藤大真ほか．術後：体温とシバリング．日本麻酔科学会・周術期管理チーム委員会編．周術期管理チームテキスト Q & A．神戸：日本麻酔科学会；2014．p.139-42．
6) Nakajima Y, Mizobe T, Takamata A, et al. Baroreflex modulation of peripheral vasoconstriction during progressive hypothermia in anesthetized humans. Am J Physiol 2000; 279: R1430-6.
7) Park SM, Mangat HS, Berger K, et al. Efficacy spectrum of antishivering medications: meta-analysis of randomized controlled trials. Crit Care Med 2012; 40: 3070-82.
8) Sahi S, Singh MR, Katyal S. Comparative efficacy of intravenous Dexmedetomidine, clonidine, and tramadol in postanesthesia shivering. J Anaesthesiol Clin Pharmacol 2016; 32: 240-4.
9) Kose EA, Dal D, Akinci SB, et al. The efficacy of ketamine for the treatment of postoperative shivering. Anesth Analg 2008; 106: 120-2.

（森　浩一）

2 下垂体機能異常

KEY WORD ▶ 下垂体機能低下症, 下垂体卒中, Sheehan症候群

下垂体は, その上位中枢である視床下部で生産される視床下部ホルモン (CRH, TRH, GnRH, GHRH, ドパミン) および血漿浸透圧によって制御されている内分泌器官であり, 前葉と後葉からなる.

前葉および後葉からは種々の下垂体ホルモンが分泌される. 前葉ホルモンにはACTH, TSH, GH, プロラクチン (PRL), ゴナドトロピン (LH, FSH) があり, 後葉ホルモンにはバソプレシン, オキシトシンがある.

A 下垂体卒中

下垂体卒中とは下垂体が梗塞もしくは出血によって急激に増大することによって引き起こされる臨床症候群である. 下垂体卒中は元々下垂体に下垂体腺腫が存在し, その下垂体腺腫に梗塞や出血, 出血性梗塞を来して発症するが, ほとんどは梗塞や出血性梗塞であり, 純粋な出血による場合は少ない[1,2].

下垂体卒中の誘因にはさまざまあるが, 高血圧, 頭部外傷, 抗血栓療法, ドパミンアゴニスト投与, エストロゲン投与などが知られており, 全身麻酔も1つの原因とする報告がある. 特に術中頭低位を行う手術での下垂体卒中発生の報告がある[3]. これは頭低位による頭蓋内圧亢進, 静脈灌流の低下などが原因ではないかと推測される.

1 診断の基になる臨床所見

下垂体卒中の症状としては頭痛, 嘔吐, 視野障害, 眼球運動障害, 意識障害, ホルモン分泌障害などがあるが, 術中発症の場合, 全身麻酔中であるため, 前述のような症状で発見されることはほとんどなく, 麻酔覚醒時に種々の眼筋麻痺や前頭部, 眼部痛などの三叉神経障害等の海綿静脈洞症状や激しい頭痛を呈した症例が報告されている[3].

2 臨床診断基準

麻酔覚醒時, 頭痛や悪心・嘔吐あるいは視機能障害 (視力障害, 視野障害, 眼瞼下垂, 瞳孔散大, 眼球運動障害) を訴える患者で, 特に術中頭低位を行った場合においては下垂体卒中を考慮する必要がある. 症例によっては事前に下垂体腺腫の診断がついているものの, 他疾患の手術的加療を優先した結果, 下垂体卒中が発症したケースがあるが, 術後の検査で初めて下垂体腺腫の存在が判明するケースもある[3]. 鑑別疾患として脳動脈瘤の破裂あるいは切迫破裂の場合も, 頭痛, 嘔吐, 眼球運動障害をきたす可能性があるため, まず除外することが重要である[1].

1）画像診断

頭部 CT が施行されることがほとんどだが，その診断率は高くないため，MRI での検査が必要となる。

臨床症状から頭蓋内出血も鑑別にあがるため，頭部 CT ではまず出血を除外する。下垂体卒中のほとんどは下垂体腺腫が梗塞を起こした結果であるため，頭蓋内出血が否定されれば MRI 検査が重要となってくる。梗塞をきたした症例では造影検査で腫瘍の中心部が造影されないことが特徴的である[1]。

2）検査所見

下垂体卒中におけるホルモン分泌障害の頻度については幅がみられるが，約半数に前葉機能障害を来す。後葉機能障害を来す頻度は少ない。

一般検査で異常所見を来すことは少ないが，副腎皮質機能障害によって低ナトリウム血症を来す場合があり，迅速なホルモン補充を必要とするので注意が必要である[1]。

下垂体ホルモンに関して，基礎値の検査を行う。負荷試験は，下垂体卒中の再発を誘発する危険性があるため，避けるべきである[1]。

3 治療手順

下垂体卒中と診断された場合，その症状の程度によって治療方法が異なってくる。

1）ホルモン補充療法

下垂体ホルモンの低下が見られる症例については，補充療法を行う。

2）外科的治療

意識レベルの低下や高度の視力障害を来している症例では緊急手術によって下垂体摘出を行う必要がある。

軽度の視力障害を呈している症例では可及的早期に下垂体摘出術を行う。術中頭低位によって発症した症例の報告では術後5-8日目に経蝶形骨洞手術を行って梗塞に陥った下垂体を摘出している[3]。

外眼筋障害のみであれば必ずしも緊急手術の必要性はなく，保存的加療で改善することもある。

下垂体卒中は，適切な治療によって良好な予後が期待できるため初期対応が重要である。

B Sheehan 症候群

分娩時の大量出血によって，下垂体虚血性壊死（または梗塞壊死）と前葉機能低下を起こすものをさす。通常分娩はもとより，緊急帝王切開時，分娩後の弛緩出血による子宮摘出術の際にも，Sheehan 症候群を引き起こす可能性がある[4]。

妊娠中は胎盤由来のエストロゲンが下垂体 PRL 産生細胞の過形成を引き起こすため，下垂体の体積が非妊娠時に比べて増大する。これによってトルコ鞍の内圧上昇と上下垂体動脈の圧迫を引き起こすため，妊娠時の下垂体は血行障害のリスクが高まった状態にあり，これに分娩時大量出血が重なると下垂体の虚血，梗塞，壊死などが続発し下垂体機能低下となる[6]。

1 診断の基になる臨床所見

Sheehan 症候群の症状は，下垂体ホルモン欠乏による前葉機能低下症に起因する。欠乏する下垂体ホルモンの種類によって Sheehan 症候群の程度はさまざまである。
①PRL 欠乏：乳汁分泌不全
②ゴナドトロピン欠乏：無月経，不妊，乳房・子宮萎縮
③ACTH 欠乏：低血圧，倦怠感
④GH 欠乏：活動性低下，抑うつ症状

⑤TSH 欠乏：皮膚乾燥，月経遅延，便秘，脱毛

　また急激な発症では，頭痛や循環の破綻によるショック症状，低血圧などを引き起こし，意識障害などを引き起こす副腎クリーゼも呈する．脊椎麻酔と硬膜外麻酔を併用した帝王切開術においては患者からの頭痛などの訴えや，意識障害などの症状よってSheehan症候群の可能性を考えうるかもしれないが，全身麻酔下の緊急帝王切開術では患者からの訴えがないため，判断は困難といえる．そもそも大量輸液・輸血を必要とするほどの大出血を起こしているため，Sheehan症候群でなくともショック症状や低血圧状態となっていることが考えられ，緊迫した状況でSheehan症候群を疑うことは困難と言わざるを得ない．現実的には術後，患者の状態が安定してから上記のような下垂体ホルモン不全症状の発症，あるいは頭痛や遷延するショック症状，意識障害などからSheehan症候群を疑い，鑑別していくことになろう．

　帝王切開分娩時に胎盤癒着による大量出血を来した症例が術後7日目に著明な低ナトリウム血症による意識障害を来してSheehan症候群と診断された症例も報告されている[5]．

2 臨床診断基準

1) 検査所見

　Sheehan症候群では下垂体ホルモンの単独あるいは複数の分泌低下が認められ，基礎値のみで下垂体機能低下と判断できる場合もあるが，多くはホルモン負荷試験を必要とする．またTRH刺激でのPRL低反応も他の原因による下垂体機能低下ではまれであるため，分娩時大量出血の既往があればTRH刺激を実施するのがよいとの意見もある[6]．

2) 画像所見

　一般的にはCT撮影が最初に行われるが，診断のためにはMRI検査を行うべきである．初期の画像所見では非出血性腫大の像がみられ，その後は下垂体が委縮していくため，時間経過の長い症例の画像ではempty sellaの所見を示す[6]．

3 治療手順

　下垂体前葉ホルモン低下がみられる場合はホルモン補充療法を行う．

【参考文献】
1) 北条雅人，宮本享．下垂体卒中．平田結喜緒，山田正三，成瀬光栄編．下垂体疾患診療マニュアル（改訂第2版）．東京：診断と治療社；2012. p.198-9.
2) 北条雅人，後藤正憲，宮本享．下垂体卒中の診断と治療．日内分泌会誌 2010; 86 (Suppl): 25-6.
3) Kiyofuji S, Rerry A, Graffeo CS, et al. The dangers of the "Head Down" position in patients with untreated pituitary macroadenomas: case series and review of literature. Pituitary 2018; 21: 231-7.
4) 島田博美，立山尚子，米澤美令ほか．分娩後の弛緩出血のために子宮全摘施行後，Sheehann症候群に至った1例．日産婦関東連会誌 2009; 46: 163
5) 佐治智子，市川亮子，吉村俊和．帝王切開分娩時癒着胎盤による大量出血を来たし，術後7日目に著明な低Na血症による意識障害で発症したSheehan症候群の一例．日産婦会誌 2010; 62: 384
6) 方波見卓行，福田尚志，松原史明．Sheehan症候群．平田結喜緒，山田正三，成瀬光栄編．下垂体疾患診療マニュアル（改訂第2版）．東京：診断と治療社；2012. p.184-6.

（足立　　泰）

3 甲状腺機能異常

KEY WORD ▶ 甲状腺機能低下症, 甲状腺機能亢進症, バセドウ病, 橋本病, 甲状腺クリーゼ, 粘液水腫

甲状腺は甲状腺ホルモンの放出により全身のさまざまな臓器に作用し, 代謝や循環器系などに影響を与える (図1)[1]。甲状腺機能異常は周術期に遭遇する内分泌疾患では2番目に多く, 成人の約10%に認められる。男女比は1：5-10と, 女性に多い特徴がある[2]。甲状腺機能異常には大きく分けて甲状腺機能低下症 (hypothyroidism) と甲状腺機能亢進症 (hyperthyroidism) の2つの病態がある。それぞれの代表的な疾患と臨床症状としては図に示したものがあげられる (図2)。なお, 術前診察の段階ですでに診断がついていることがほとんどであるが, 診断がついていない場合は通常の術前採血検査項目では診断できない。術前診察時の自覚症状 (図2参照) や理学所見 (例えば甲状腺機能低下症であれば甲状腺腫大, 巨大舌など) から疑い, スクリーニング検査として甲状腺刺激ホルモン (thyroid stimulating hormone：TSH), 遊離T4 (FT4), 遊離T3 (FT3) などを測定する[3]。通常TSH値は甲状腺機能低下症で上昇し, 甲状腺機能亢進症では低下する。ただし, 重症患者では甲状腺機能の評価は複雑となってくる。術前の甲状腺機能は, 緊急手術でない限り, 甲状腺ホルモンがコントロールされ, 症状が落ち着いていることが前提となる。このため, 甲状腺機能異常が疑われる患者では, 内分泌内科や耳鼻咽喉科などの専門科医に紹介し, 詳しく検査し, 治療することが望ましい。

A 慢性甲状腺炎（橋本病）

甲状腺における慢性の炎症疾患であり, 自己免疫疾患の橋本病 (Hashimoto thyroiditis) とリーデル甲状腺炎の2型があるが, 後者は非常にまれである。そのため, 慢性甲状腺炎は橋本病とほぼ同義語として使われている。橋本病の好発年齢は30-50歳であり, 男女比は1：10-20と圧倒的に女性に多い[4]。橋本病が急速に増悪すると, 甲状腺から甲状腺ホルモンが過剰に血中に漏出し, 一過性の破壊性甲状腺中毒症を示し, 無痛性甲状腺炎と称される[5]。無痛性甲状腺炎の治療は基本的に症状に合わせた対処療法を行いつつの経過観察である。抗甲状腺薬を投与してはならないのでバセドウ病との鑑別が必要である (表1)[6]。

1 診断の基になる臨床所見

病初期では血中抗甲状腺抗体を認めるのみで, ほかに症状を認めないことが多い。病態の進行とともに, 甲状腺が腫大し, 頸部の違和感や圧迫感を自覚するようになる。また, 甲状腺予備能が低下し, 甲状腺機能低下症を発症することもあるが, 発症頻度は20％程度である。

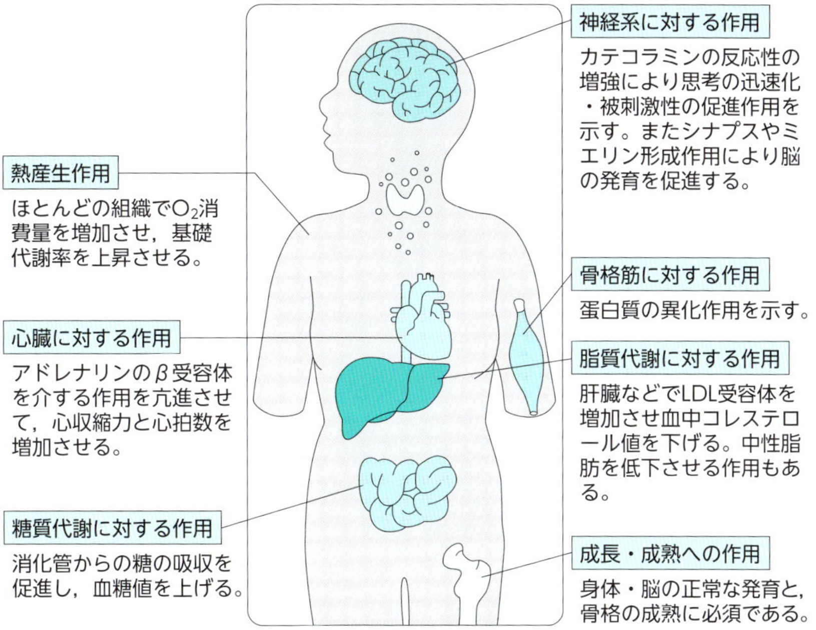

神経系に対する作用
カテコラミンの反応性の増強により思考の迅速化・被刺激性の促進作用を示す。またシナプスやミエリン形成作用により脳の発育を促進する。

熱産生作用
ほとんどの組織でO_2消費量を増加させ，基礎代謝率を上昇させる。

骨格筋に対する作用
蛋白質の異化作用を示す。

心臓に対する作用
アドレナリンのβ受容体を介する作用を亢進させて，心収縮力と心拍数を増加させる。

脂質代謝に対する作用
肝臓などでLDL受容体を増加させ血中コレステロール値を下げる。中性脂肪を低下させる作用もある。

糖質代謝に対する作用
消化管からの糖の吸収を促進し，血糖値を上げる。

成長・成熟への作用
身体・脳の正常な発育と，骨格の成熟に必須である。

図1 甲状腺ホルモンの生理的作用
(医療情報科学研究所編. 病気がみえる vol. 3 糖尿病・代謝・内分泌. 東京：メディックメディア；2014, p.165 より引用)

2 臨床診断基準（表2）

3 麻酔管理

1）甲状腺機能低下症の麻酔管理

橋本病のほとんどが無症状の軽症例であり，特別な麻酔管理を必要とすることはない。しかし，甲状腺機能低下症の経過が長い場合は，粘液水腫による巨大舌や甲状腺腫大のため気管の圧排・偏位が生じ換気・挿管困難となる可能性がある。また，胃内容物の通過が延長するため，挿管には注意が必要である[5]。

甲状腺機能低下に対する麻酔管理は，後述する「B. 甲状腺機能低下症」の項を参照されたい。

4 術後の注意事項

必要に応じて呼吸，循環の管理を行う。

5 その他

1）患者と家族への説明

甲状腺の手術の場合は，執刀医が手術説明の際に，合併症について説明していることがほとんどである。甲状腺以外の手術の場合は，巨大舌や気管の圧排・偏位などの臨床症状がなければ術前に特別に説明を行う事はない。臨床症状がある場合は換気・挿管困難となる可能性があることや，そのために意識下挿管を行う可能性があること，胃内容物の通過が延長するため，誤嚥性肺炎のリスクが高まっていることを説明する。また，術後に挿管帰室や気管切開など高度な気道管理を必要とする場合もあることを説明する。

症状	分泌過剰症状	分泌低下症状
●全身症状	●全身倦怠感 ●暑がり ●発汗過多，皮膚湿潤，熱感 ●体重減少	●易疲労感，動作緩慢 ●寒がり ●発汗低下，皮膚乾燥，冷感，蒼白 ●体重増加
●精神症状	●いらいら，不穏，せん妄	●感情鈍麻，傾眠傾向
●循環器症状	●頻脈，ときに心房細動（AF） ●収縮期血圧上昇，拡張期血圧低下，脈圧↑ ●心拍動増強，心拍出量増加，Ⅲ音亢進	●徐脈 ●収縮期血圧低下，拡張期血圧増加 ●心筋活動性低下，心拍出量低下，心拡大，心音微弱
●消化器症状	●食欲亢進 ●腸蠕動運動亢進→軟便，下痢	●食欲低下 ●腸蠕動運動低下→便秘
●筋症状	●近位筋の筋力低下	●筋力低下，仮性筋肥大
●神経症状	●深部腱反射亢進 ●手指振戦	●深部腱反射減弱
●月経	●希発月経，無月経	●月経過多
●浮腫	●前脛骨または限局性粘液水腫	●粘液水腫
●その他	●脱毛	●嗄声，巨大舌，脱毛
	分泌過剰症状のみられる代表的な疾患	分泌低下症状のみられる代表的な疾患
	●バセドウ病 ●機能性腺腫（プランマー病） ●亜急性甲状腺炎 ●無痛性甲状腺炎	●慢性甲状腺炎（橋本病） ●先天性甲状腺機能低下症（クレチン症） ●甲状腺術後・放射線療法後 ●下垂体・視床下部疾患 ●甲状腺ホルモン不応症（受容体の異常）

図2　甲状腺機能亢進と低下の症状の比較代表的な疾患

(医療情報科学研究所編. 病気がみえる vol. 3 糖尿病・代謝・内分泌. 東京：メディックメディア；2014, p.165, 169 より引用改変)

表1　甲状腺中毒症の鑑別診断

	バセドウ病	無痛性甲状腺炎	亜急性甲状腺炎
甲状腺腫大	あり	あり	あり
中毒症持続期間	3カ月以上	3カ月以内	3カ月以内
前頸部痛，発熱	なし	なし	あり
白血球，CRP	正常	正常	高値
抗TSH受容体抗体	陽性（90％）	陰性	陰性
抗TPO抗体	陽性（90％）	陽性（50％）	陰性
抗Tg抗体	陽性（50％）	陽性（50％）	陰性
放射性ヨード摂取率	高値	低値	低値

(甲状腺機能検査と甲状腺自己抗体 第25回 長崎市臨床内科医会ゼミナールより引用)

2）麻酔時の注意事項

前述したようにほとんどの場合は特別な麻酔管理を必要とすることはないが，経過が長く，巨大舌や気管の圧排・偏位など臨床症状のある場合は，換気・挿管困難に備える。

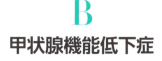

B 甲状腺機能低下症

甲状腺機能低下症は，原発性と中枢性，甲状腺ホルモン不応症の3つに分けられる。原発性はさらに先天性と後天性に分けられ，後天性の

表2 慢性甲状腺炎（橋本病）の診断ガイドライン2010

a）臨床所見
  1. びまん性甲状腺腫大
    但しバセドウ病など他の原因が認められないもの
b）検査所見
  1. 抗甲状腺マイクロゾーム（またはペルオキシダーゼ）抗体陽性
  2. 抗サイログロブリン抗体陽性
  3. 細胞診でリンパ球浸潤を認める

1）慢性甲状腺炎（橋本病）
  a）およびb）の1つ以上を有するもの

付記
1. 他の原因が認められない原発性甲状腺機能低下症は慢性甲状腺炎（橋本病）の疑いとする。
2. 甲状腺機能異常も甲状腺腫大も認めないが抗マイクロゾーム抗体およびまたは抗サイログロブリン抗体陽性の場合は慢性甲状腺炎（橋本病）の疑いとする。
3. 自己抗体陽性の甲状腺腫瘍は慢性甲状腺炎（橋本病）の疑いと腫瘍の合併と考える。
4. 甲状腺超音波検査で内部エコー低下や不均一を認めるものは慢性甲状腺炎（橋本病）の可能性が強い。

（日本甲状腺学会．甲状腺疾患診断ガイドライン2010．http://www.japanthyroid.jp/doctor/guideline/japanese.html より引用）

橋本病が甲状腺機能低下症の原因として最も多い。先天性のうち一過性ではないものをクレチン症と呼ぶ。甲状腺ホルモン不応症（syndrome of resistance to thyroid hormone：RTH）は、血中に甲状腺ホルモンが十分あるにもかかわらずホルモンレベルに応じた作用効果が得られない症候群である。RTHは、全身型と下垂体型に分けられる。全身型は下垂体と全身の両者が甲状腺ホルモンに不応性を持ち、甲状腺機能低下症状を生じる。下垂体型では、下垂体における不応性が末梢組織より相対的に強く、甲状腺中毒症状が生じる[5]。

クレチン症は、マススクリーニングにより早期に補充療法が行われるようになった。これにより現在の平均IQは99.9と大変良好である。しかし、補充療法が遅れると、著明な身体発育障害、知能障害、精神機能低下をきたすため、早期発見・早期治療が重要である[5]。

RTHは、TSHの作用により血中甲状腺ホルモン高値となり、強い甲状腺機能低下症はまれである。また、甲状腺ホルモン高値による甲状腺中毒症もまれである。しかし、この均衡が崩れると機能低下または、機能亢進症状が現れる。

1 診断の基になる臨床所見

甲状腺機能低下症は、心機能低下、圧受容器の感受性低下、換気応答低下、血漿量低下、貧血、低血糖、低ナトリウム血症、全身の代謝低下、粘液水腫などの症状を生じる。粘液水腫とは一般的に高度に進行した甲状腺機能低下症に続発する眼瞼、鼻、頬および口唇などの皮膚や組織が浮腫状になる疾病である。

2 臨床診断基準（表3）

3 麻酔管理

1）術前管理

RTHを除く一般的な甲状腺機能低下症では、T3，T4を基準値まで回復させ、循環血液量を

表3 甲状腺機能低下症の診断ガイドライン 2010

原発性甲状腺機能低下症 　a）臨床所見 　　無気力，易疲労感，眼瞼浮腫，寒がり，体重増加，動作緩慢，嗜眠，記憶力低下，便秘，嗄声等いずれかの症状 　b）検査所見 　　遊離 T4 低値および TSH 高値
原発性甲状腺機能低下症 　　a）およびb）を有するもの
付記 　1．慢性甲状腺炎（橋本病）が原因の場合，抗マイクロゾーム（または TPO）抗体または抗サイログロブリン抗体陽性となる。 　2．阻害型抗 TSH 受容体抗体により本症が発生することがある。 　3．コレステロール高値，クレアチンフォスフォキナーゼ高値を示すことが多い。 　4．出産後やヨード摂取過多などの場合は一過性甲状腺機能低下症の可能性が高い。
中枢性甲状腺機能低下症 　a）臨床所見 　　無気力，易疲労感，眼瞼浮腫，寒がり，体重増加，動作緩慢，嗜眠，記憶力低下，便秘，嗄声等いずれかの症状 　b）検査所見 　　遊離 T4 低値で TSH が低値〜正常
中枢性甲状腺機能低下症 　　a）およびb）を有するもの
除外規定 　　甲状腺中毒症の回復期，重症疾患合併例，TSH を低下させる薬剤の服用例を除く。

付記
1. 視床下部性甲状腺機能低下症の一部では TSH 値が 10 μU/mL 位まで逆に高値を示すことがある。
2. 中枢性甲状腺機能低下症の診断では下垂体ホルモン分泌刺激試験が必要なので，専門医への紹介が望ましい。

（日本甲状腺学会．甲状腺疾患診断ガイドライン 2010．http://www.japanthyroid.jp/doctor/guideline/japanese.html より引用）

補正するのが理想的である．しかし，冠動脈病変のある場合は，甲状腺機能の改善に伴い心筋虚血発作のリスクが上昇する．そのため，心筋虚血を評価しながら，緩徐に T3，T4 を補正する必要がある．緊急手術の場合は，急速に補正する必要はない[2,5]．

2）甲状腺機能低下症に対する麻酔管理

無症状の甲状腺機能低下症では，術中管理に困るようなことはほとんどない．しかし，臨床症状を有する中等度以上の症例では，肝代謝の低下，腎排泄の低下が生じるため慎重な麻酔管理が求められる．

麻酔の導入は，心機能・代謝の低下，換気応答の減弱のため，鎮静薬の作用が増強される．そのため，前投薬は行わないか十分注意して投与する．甲状腺機能低下症では，低体温を代償するために末梢血管が収縮しており，循環血液量が低下している．さらに，心機能も低下しているため，鎮静薬および麻薬の導入量は減量するか，慎重に投与する必要がある．粘液水腫がある場合には，巨大舌，甲状腺腫大による気管圧排・偏位のため，換気挿管困難の可能性がある．クレチン症では，歯の萌出の遅れや，歯列不整のため挿管困難の可能性がより高い．また，胃内容の通過延長のため，誤嚥のリスクも高い[5]．

麻酔維持に静脈麻酔薬を用いる場合は，代謝の低下により血中濃度が予想以上に高まる可能性があるため，Bispectral Index（BIS）モニターなどを用いて過鎮静にならないよう適正麻酔深度を保つ必要がある．吸入麻酔薬を用いる場合でも，換気応答低下により呼気排出が遅れ，覚醒遅延を起こす可能性がある．甲状腺機

能低下症では，副腎皮質刺激ホルモン分泌が低下しているので，周術期に補充療法を必要とすることがある。また，代謝の低下から低体温に陥りやすいので，積極的に加温する必要がある[3]。循環動態は内因性カテコラミンに対する反応性には乏しいが，外因性のカテコラミンに対する反応性は健常人と同じとされる。また，術後の長期にわたるドパミンの投与はTSHの分泌を抑制し，甲状腺機能をさらに悪化させる可能性があるため，可能な限り早くドパミンを減量し，甲状腺ホルモンの補充を早期に開始することが望ましい。代謝が低下しているため，術後は麻酔薬の残存と呼吸抑制に十分注意する。末梢神経ブロックを併用することで，オピオイド使用量を減らすことができる。しかし，局所麻酔代謝の低下により，局所麻酔中毒に陥りやすいため局所麻酔薬の使用量は必要最小限にとどめる必要がある[5]。

4 術後の注意事項

必要に応じて呼吸，循環の管理を行う。前述したように，ドパミンの長期投与は甲状腺機能を悪化させる可能性があるため，注意する。

5 その他

1) 患者と家族への説明

甲状腺以外の手術の場合，巨大舌や気管の圧排・偏位などの臨床症状がなければ術前に特別に説明を行う事はない。臨床症状がある場合は換気・挿管困難となる可能性があることや，そのために意識下挿管を行う可能性があること，胃内容物の通過が延長するため，誤嚥性肺炎のリスクが高まっていることを説明する。また，術後挿管帰室や気管切開など高度な気道管理を必要とする場合もあることを説明する。

2) 麻酔時の注意事項

薬物により甲状腺機能を正常に回復させるうえで冠動脈病変が存在，或いは疑われる場合，心筋虚血や狭心症の症状を悪化させる可能性がある。このため術前のホルモン補充療法は慎重に行う必要がある。甲状腺機能の治療の必要性と狭心症の症状を悪化させるリスクを秤にかけ，治療を妥協しなければならない場面が出てくる。また，このような場合には，導入時に循環破綻をきたさないように注意する。粘液水腫による巨大舌，甲状腺腫大による気管圧排・偏位がある場合には，換気・挿管困難を想定した準備を行う。甲状腺機能低下症では，代謝低下で覚醒遅延を起こさないよう適正に麻酔深度を維持する。

C 甲状腺機能亢進症（バセドウ病）

甲状腺中毒症は，血中の甲状腺ホルモン濃度が上昇し，その作用が過剰に出現した状態である（広義の甲状腺機能亢進症）。一方，狭義の甲状腺機能亢進症は甲状腺ホルモン（T3, T4）の合成・分泌亢進状態を指す[5]。

甲状腺中毒の内訳としてはバセドウ病がもっとも多く（70％），無痛性甲状腺炎（20％），亜急性甲状腺炎（10％）と続く。このため，バセドウ病の周術期管理について記載する。

バセドウ病では，甲状腺TSH受容体に対する自己抗体が甲状腺ホルモンの合成・分泌亢進を引き起こす。無痛性甲状腺炎は，橋本病や寛解期バセドウ病の経過中に生じ，一過性である。亜急性甲状腺炎は，ウイルス感染が関与するとされるほか，妊娠，胞状奇胎，TSH分泌脳下垂体薬剤（リチウム，アミオダロン，インターフェロンなど）によっても発症する。

これらの鑑別については表1を参照されたい。バセドウ病の治療ガイドライン2011では，甲状腺血流測定がバセドウ病と無痛性甲状腺炎

表4 バセドウ病の診断ガイドライン2010

a) 臨床所見
1. 頻脈, 体重減少, 手指振戦, 発汗増加等の甲状腺中毒症所見
2. びまん性甲状腺腫大
3. 眼球突出または特有の眼症状

b) 検査所見
1. 遊離T4, 遊離T3のいずれか一方または両方高値
2. TSH低値（0.1μU/mL以下）
3. 抗TSH受容体抗体（TRAb, TBII）陽性, または刺激抗体（TSAb）陽性
4. 放射線ヨード（またはテクネシウム）甲状腺摂取率高値, シンチグラフィでびまん性

1) バセドウ病
   a) の1つ以上に加えて, b) の4つを有するもの
2) 確からしいバセドウ病
   a) の1つ以上に加えて, b) の1, 2, 3を有するもの
3) バセドウ病の疑い
   a) の1つ以上に加えて, b) の1と2を有し, 遊離T4, 遊離T3高値が3ヶ月以上続くもの

付記
1. コレステロール低値, アルカリホスファターゼ高値を示すことが多い。
2. 遊離T4正常で遊離T3のみが高値の場合が稀にある。
3. 眼症状がありTRAbまたはTSAb陽性であるが, 遊離T4およびTSHが正常の例はeuthyroid Graves' diseaseまたはeuthyroid ophthalmopathyといわれる。
4. 高齢者の場合, 臨床症状が乏しく, 甲状腺腫が明らかでないことが多いので注意をする。
5. 小児では学力低下, 身長促進, 落ち着きのなさ等を認める。
6. 遊離T3（pg/ml）/遊離T4（ng/dl）比は無痛性甲状腺炎の除外に参考となる。
7. 甲状腺血流測定が無痛性甲状腺炎との鑑別に有用である。

（日本甲状腺学会. 甲状腺疾患診断ガイドライン2010. Available from http://www.japanthyroid.jp/doctor/guideline/japanese.html より引用）

との鑑別に有用であると改訂されている。

甲状腺クリーゼはコントロール不良な甲状腺中毒症で, 多臓器不全を特徴とする重篤な病態である。甲状腺中毒症の0.22%に発症し, 死亡率は10%と高率である[4,5]。

1 診断の基になる臨床所見

甲状腺中毒症では甲状腺ホルモン過剰から代謝亢進, 交感神経感受性亢進となる。頻脈, 体重減少, 振戦, 下痢, 大きい筋群の筋力低下, 生理不順, 神経過敏症, 心房細動, 心不全, などを来す。バセドウ病ではMerseburg3徴（眼球突出, びまん性甲状腺腫, 頻脈）が知られている。通常血清遊離T3（FT3）, T4（FT4）は高値, TSHは低値を示す[2-5,7-9]。

2 臨床診断基準（表4）

3 問題点と対処法

1) 術前評価, 治療

血清FT3, FT4, TSHが, 正常範囲内であることを確認する。コントロールが悪い甲状腺中毒症では, 周術期の甲状腺クリーゼ発症のリスクが高まるため, 予定手術では手術を延期する[10]。緊急手術では甲状腺専門医と相談の上, 無機ヨード, β遮断薬を使用する。甲状腺中毒症では心機能評価に加え, 貧血, 血小板減少, 高カルシウム血症などの有無を確認する。また, 重篤な下痢症状がある場合には, 脱水を術前に補正する必要がある。

治療法は抗甲状腺薬, アイソトープ治療, 外

科的治療であるが，まずは抗甲状腺薬によりコントロールを行う。チアマゾール（MMI）が第一選択で，妊娠初期や副作用（無顆粒球症，皮疹，肝機能障害など）で使用できない症例では，プロピルチオウラシル（PTU）を用いる。内服開始後FT4が正常値になるまで数か月を要する。無機ヨードは即効性で，甲状腺クリーゼの治療などに用いる[8]。

甲状腺クリーゼでは異常高熱，頻脈，意識レベルの低下など，悪性高熱に類似した症状を呈する。鑑別が困難な状況では，ダントリウムを躊躇せず使用する。甲状腺クリーゼであっても甲状腺ホルモンが著明に増加しない症例もあり注意を要する。

2）麻酔管理

抗甲状腺薬は，手術当日も継続する。挿管操作時の頻脈，高血圧を避けるため，麻酔導入は十分量のオピオイドを使用する。麻酔維持は，手術侵襲を遮断するよう麻酔深度を保つ。甲状腺機能亢進症では，プロポフォールのクリアランスが増加するとされ，高用量を要する可能性がある。昇圧薬はβ刺激作用のないフェニレフリンを第一選択薬とし，術野で使用する局所麻酔薬はエピネフリン非添加のものとする。心拍数コントロールには，β遮断薬を用いる。術中は体温上昇や，頻脈・不整脈などの兆候があれば甲状腺クリーゼの治療を開始する。甲状腺クリーゼは術後6-18時間に起こりやすく，術後鎮痛も重要な要素である。

4 術後の注意事項

術後の重篤な合併症としては甲状腺クリーゼや両側反回神経損傷，低カルシウム性テタニーがある。これらの症状の出現がないか注意深く観察し，呼吸，循環の管理を行う[5,8]。

5 その他

1）患者と家族への説明

甲状腺以外の手術の場合，気管の圧排・偏位などの臨床症状がなければ術前に特別に説明を行う事はない。臨床症状がある場合は換気・挿管困難となる可能性があることや，そのために意識下挿管を行う可能性があることを説明する。また，術後に気管挿管や気管切開など高度な気道管理を必要とする場合もあることを説明する。

2）麻酔時の注意事項

術前の甲状腺ホルモンコントロールが不良の場合，予定手術は延期することが望ましい。緊急手術の場合は，β遮断薬やステロイドなど，周術期甲状腺クリーゼに対する準備が必要となる。

挿管操作時の頻脈，高血圧を避けるため，麻酔導入には十分量のオピオイドを併用し，術中麻酔深度は手術侵襲を遮断するよう深めに維持する。

発熱，頻脈などの兆候を認めた場合は甲状腺クリーゼを疑い，早期に治療を開始する。

抜管後は術後血腫，両側反回神経麻痺の可能性を念頭に置く。必要と感じたら躊躇わず高度な気道管理を行う。

D 甲状腺クリーゼ

血中甲状腺ホルモン濃度が過剰になっている状態を甲状腺中毒症というが，コントロール不良な甲状腺中毒症では感染，外傷，手術，ストレスを誘因として高熱，循環不全，ショック，意識障害などをきたし，生命の危険（致死率10％以上）を伴う場合があり，甲状腺クリーゼと呼ばれる[11,12]。

表5 甲状腺クリーゼ診断基準（第1版）

定義
甲状腺クリーゼ（Thyrotoxic storm or crisis）とは，甲状腺中毒症の原因となる未治療ないしコントロール不良の甲状腺基礎疾患が存在し，これに何らかの強いストレスが加わった時に，甲状腺ホルモン作用過剰に対する生体の代償機構の破綻により複数臓器が機能不全に陥った結果，生命の危機に直面した緊急治療を要する病態をいう。

必須項目
甲状腺中毒症の存在（遊離 T3 および遊離 T4 の少なくともいずれか一方が高値）

症状（注1）
1. 中枢神経症状（注2）
2. 発熱（38度以上）
3. 頻脈（130回/分以上）（注3）
4. 心不全症状（注4）
5. 消化器症状（注5）

確実例
必須項目および以下を満たす（注6）。
a. 中枢神経症状＋他の症状項目1つ以上，または，
b. 中枢神経症状以外の症状項目3つ以上

疑い例
a. 必須項目＋中枢神経症状以外の症状項目2つ，または
b. 必須項目を確認できないが，甲状腺疾患の既往・眼球突出・甲状腺腫の存在があって，確実例条件のaまたはbを満たす場合（注6）。

(注1) 明らかに他の原因疾患があって発熱（肺炎，悪性高熱症など），意識障害（精神疾患や脳血管障害など），心不全（急性心筋梗塞など）や肝障害（ウイルス性肝炎や急性肝不全など）を呈する場合は除く。しかし，このような疾患の中にはクリーゼの誘因となるため，クリーゼによる症状か単なる併発症か鑑別が困難な場合は誘因により発症したクリーゼの症状とする。
このようにクリーゼでは誘因を伴うことが多い。甲状腺疾患に直接関連した誘因として，抗甲状腺剤の服用不規則や中断，甲状腺手術，甲状腺アイソトープ治療，過度の甲状腺触診や細胞診，甲状腺ホルモン剤の大量服用などがある。また，甲状腺に直接関連しない誘因として，感染症，甲状腺以外の臓器手術，外傷，妊娠・分娩，副腎皮質機能不全，糖尿病ケトアシドーシス，ヨード造影剤投与，脳血管障害，肺血栓塞栓症，虚血性心疾患，抜歯，強い情動ストレスや激しい運動などがある。
(注2) 不穏，せん妄，精神異常，傾眠，けいれん，昏睡。Japan Coma Scale（JCS）1以上またはGlasgow Coma Scale（GCS）14以下。
(注3) 心房細動などの不整脈では心拍数で評価する。
(注4) 肺水腫，肺野の50％以上の湿性ラ音，心原性ショックなど重度な症状。New York Heart Association（NYHA）分類4度またはKillip分類Ⅲ度以上。
(注5) 嘔気・嘔吐，下痢，黄疸を伴う肝障害
(注6) 高齢者は，高熱，多動などの典型的クリーゼ症状を呈さない場合があり（apathetic thyroid storm），診断の際注意する。

（赤水尚史ほか．甲状腺クリーゼ 診断基準（第1版）．http://www.japanthyroid.jp/doctor/problem.html より引用）

1 診断の基になる臨床所見（表5）

2 問題点と対処法

1）術前評価

甲状腺クリーゼを防止するために，術前に甲状腺機能を正常化しておくことが理想的である。抗甲状腺薬や薬理学的投与量のヨード，β遮断薬は手術中も継続する。大きな甲状腺腫がある場合には気道偏位や圧排がないかを術前に画像検査で確認しておく。

2）麻酔管理

甲状腺クリーゼが生じているにもかかわらず，手術，麻酔を行うことはないので術中に甲状腺クリーゼが起こった場合の対応を書く。流

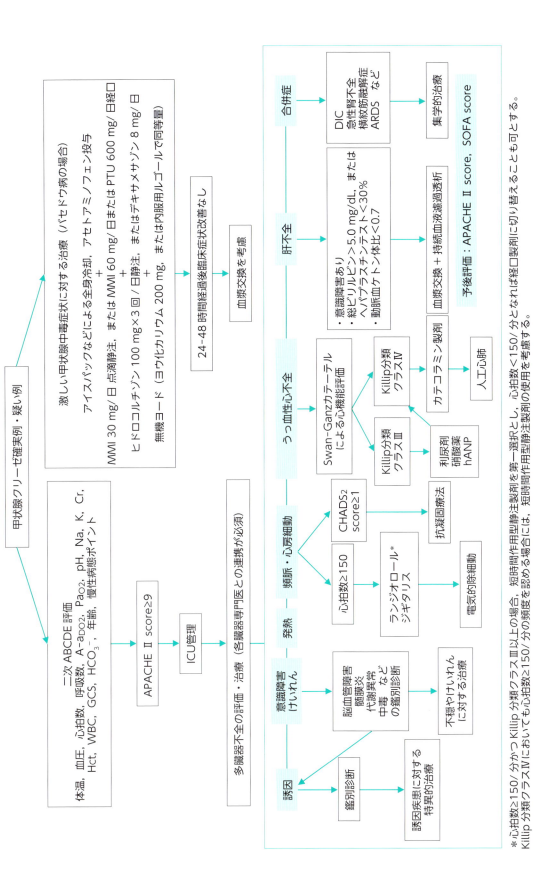

図3 バセドウ病による甲状腺クリーゼの包括的治療アルゴリズム

(甲状腺クリーゼ診断ガイドライン 2017 Digest 版．http://www.japanthyroid.jp/doctor/img/thyroid_storm_or_crisis0.pdf より引用)

れとしては甲状腺クリーゼの発見，治療となるが基本的には対症療法を行う。具体的には甲状腺ホルモンの産生，放出の遮断とβ遮断薬による交感神経系の反応の抑制，積極的な冷却，震えによる熱産生を抑制するためのペチジン投与，電解質補充，解熱薬投与などが挙げられる[13]。循環虚脱を含む副腎不全があればステロイドを投与する。ヨードはMMIやPTUの投与から少なくとも1時間以上経過した後に投与する[3,11]（ホルモン放出を防止するため）。

詳しい治療法については図3に示す[7]。

3 術後の注意事項

甲状腺クリーゼは術後6-18時間に起こりやすく，注意が必要である。前述した臨床症状や診断基準に照らして早期診断，早期治療を行う。

4 その他

1）患者と家族への説明

甲状腺クリーゼの概要を説明し，発症した際には生命の危険があることを伝える。家族歴がある場合にはリスクが高いことを伝える。また，甲状腺クリーゼが発症した場合は今後も手術をする場合には出現する可能性が高いことと，家族の方が手術をされる際に甲状腺クリーゼが発症する可能性が高いことを説明する[11,13]。

【参考文献】

1) 医療情報科学研究所編．病気がみえる vol. 3 糖尿病・代謝・内分泌．東京：メディックメディア；2014, p.250-3.
2) 稲田英一監訳．MGH麻酔の手引．東京：メディカル・サイエンス・インターナショナル；2017. p.84-7.
3) Miller RD（武田純三監訳）．ミラー麻酔科学．東京：メディカル・サイエンス・インターナショナル；2007. p.818-9.
4) 日本内分泌学会ホームページ．http://www.j-endo.jp/ (2019.4.23アクセス)
5) 高崎眞弓，河本昌志，木内恵子ほか編．まれな疾患の麻酔AtoZ．東京：文光堂；2015, p.328-33.
6) 甲状腺機能検査と甲状腺自己抗体 第25回 長崎市臨床内科医会ゼミナール
7) 甲状腺疾患診断ガイドライン2013．http://japanthyroid.jp/doctor/guideline/japanese.html/ (2019.4.23アクセス)
8) バセドウ病の治療ガイドライン2011．http://japanthyroid.jp/doctor/guideline/japanese.html#basedou（2019.4.23アクセス)
9) 甲状腺疾患の診療ガイドラインUpdat．日本内科学会雑誌 2012; 101: 935-40.
10) 高崎眞弓，河本昌志，川真田樹人ほか編．麻酔科トラブルシューティングAtoZ 東京：文光堂；2010.
11) 甲状腺クリーゼ診断ガイドライン2017 Digest版．http://www.japanthyroid.jp/doctor/img/thyroid_storm_or_crisis0.pdf（2019.4.23アクセス）
12) 樫山鉄矢，清水敬樹編．ER実践ハンドブック．東京：羊土社；2015 p.228-9.
13) 高崎眞弓，河本昌志，白神豪太郎ほか編．麻酔偶発症例AtoZ 東京：文光堂；2017.

（藤井　勇雄）

4 副腎機能異常

KEY WORD ▶ Cushing 症候群，褐色細胞腫，副腎機能低下症

　副腎ホルモンは副腎皮質からはグルココルチコイド（コルチゾール），ミネラルコルチコイド（アルドステロン），アンドロゲン，髄質からはカテコラミン（ノルアドレナリン，アドレナリン）が産生され麻酔中に問題となるのはコルチゾール，アルドステロン，カテコラミンである。

　主な作用はコルチゾールは炭水化物，脂肪，蛋白質の代謝を制御し手術などのストレスがかかった際，分泌される量によって血圧や血糖のレベルを維持する。アルドステロンはレニン—アンジオテンシン系を介して腎臓にてナトリウムの再吸収を促進させる。カテコラミンはα，β受容体を介して血管収縮や心収縮力を増大させたりする。

　問題となるのはそれぞれのホルモンが低下したり増加することで生じる症状であり，主な疾患としては

① コルチゾール：Cushing 症候群，副腎皮質機能低下症（アジソン病含む），相対的副腎皮質機能低下
② アルドステロン：原発性アルドステロン症
③ カテコラミン：褐色細胞腫などがある。

　一般的には副腎機能異常で術中に見られる症状の中で生命に関わるものは，高血圧（高血圧クリーゼ含む），低血圧（ショックを含む），電解質異常（主にカリウム），低血糖などであり，術中にそれらを認めた場合は治療を速やかに開始しなければならない。

　本項では術前症状，術中症状，対処法などについて概説する。

1 術前所見

1）Cushing 症候群

　副腎からの自律的なコルチゾールの分泌過剰により臨床症状としては治療抵抗性の高血圧と糖尿病，またクッシング徴候（中心性肥大，満月用顔貌，水牛様脂肪沈着，皮膚線条，皮下溢血斑，痤瘡），骨粗鬆症，精神症状を認めることがある。検査所見としては血清コルチゾール正常〜高値，デキサメタゾン抑制試験で抑制されない，好酸球の低下，低カリウム血症などが挙げられる。CT 上副腎腺腫や副腎癌を認めることもある[1]。

2）副腎皮質機能低下症（アジソン病含む）

　通常のストレス下では無症状であるが，軽度のストレス下での臨床症状としては，血圧低下，脱水，意識障害，発熱，悪心，嘔吐などを認める。身体所見としては，歯肉，口唇，口腔粘膜の色素沈着が認められればほぼ確定的である。検査所見としては低ナトリウム血症，高カリウム血症，低血糖があり正球性正色素性貧血，好酸球増多症があればほぼ確定的である[1]。

　また，敗血症などの急性期には相対的な副腎不全と呼ばれる状態のことがあり，そのような状態での術後はストレスにより血圧低下などを来す場合もある。そのような場合には，術後48

時間経過しても血行力学的不安定を認め，血管作動薬の持続的投与などが必要となり，血中コルチゾールの測定が必要となる．

3）原発性アルドステロン症

症状としては高血圧（拡張期の血圧が高い，本態性高血圧より動脈硬化や腎臓，心臓の臓器障害の進展が強い），低カリウム血症（軽度の筋力低下脱力，四肢麻痺，テタニー），高血糖（15％程度），腎機能障害など．また，高血圧のうちの5-10％を占めて比較的頻度が高く，若年者や脳血管障害などのある高血圧があれば，本疾患も疑う必要がある[2]．

4）褐色細胞腫

症状を有する褐色細胞腫は，褐色細胞腫の65％であり，副腎偶発腫瘍として発見されることもある[1]．

症状は，典型的臨床症状（5H）として発作性の高血圧(Hypertension)，頭痛(Headache)，発汗過多(Hyperhydrosis)，過血糖(Hyperglycemia)，代謝亢進(Hypermetabolism)がある[1]．

発作性の頭痛，発汗，高血圧の併発は生化学検査よりも鋭敏で特異的である．これらの症状があり，褐色細胞腫を疑えば，スクリーニングとして，随時尿中メタネフリン，血中カテコラミンが正常上限の3倍以上なら24時間尿中カテコラミン，24時間尿中メタネフリンを測定する．クロニジン試験で異常があれば，副腎CTやMRIを撮影する．副腎腫瘍を認めて手術適応（原則として手術が第一選択）と判断されれば，手術までに内科的治療で可能な限り血圧を正常に近づけておく（140/100 mmHg程度を目安）[3]．

2 術中所見

1）Cushing症候群

臨床的には高血圧，高血糖，低カリウム血症を認める．

2）副腎皮質機能低下症

臨床的には血圧低下，検査所見としては低血糖，低ナトリウム血症，高カリウム血症．

3）原発性アルドステロン症

高血圧，低カリウム血症，不整脈(心房細動，atrial fibrillation：AF)などに注意する．

4）褐色細胞腫

褐色細胞腫の35％が無症候性である．症状のある場合は手術によるストレス，腹部操作（剥離操作，血管処置）などにより高血圧クリーゼ，不整脈，高血糖などを認める．

3 術中治療手順

1）Cushing症候群

高血圧や高血糖，低カリウム血症が予後に影響するため可能な限りのコントロールが必要である．

2）副腎皮質機能低下症

上記の術中所見（血圧低下，低血糖，低ナトリウム血症，高カリウム血症など）を認めた場合に副腎クリーゼを疑えるかどうかが重要である．その際ACTH，コルチゾールを提出しホルモン検査の結果を待たずに治療を開始する．血糖値が50 mg/dL以下の時は50％ブドウ糖液20-40 mL静注する．脱水，低ナトリウム血症に対して生理食塩水500-1000 mLを1時間かけて点滴静注する．その後24時間で2000-

4000 mL輸液する。ステロイドの補充はソル・コーテフ1バイアル100 mgを6時間ごとに静注する（24時間は投与）。

3）原発性アルドステロン症

血圧コントロールにはスピロノラクトンが第一選択で効果不十分ならカルシウム拮抗薬などの併用を行う。低カリウム血症は3.0 mEq/L以上に補正する（不整脈や四肢麻痺の原因となるため）。

4）褐色細胞腫

高血圧クリーゼの際はα_1遮断薬（フェントラミン）が第一選択となる。投与量の目安としてはまずは速やかに拡張期血圧を110 mmHg以下になるようフェントラミン（1 A：10 mg/mL）を2～5 mg静注する。その後2～6時間の間に160/100 mmHg程度に維持するようにフェントラミン1 A＋5％ブドウ糖液90 mLを2 mg/hrから投与開始する。頻脈を認める場合はβ遮断薬も併用する。β遮断薬単独投与は高血圧を増悪させるので禁忌であり、β遮断薬から投与してはいけない[3]。

4 術後管理手順

1）Cushing症候群

副腎癌や副腎腺腫が原因で摘出後はステロイドの補充が必要なことがある。術後にグルココルチコイドの補充を行う。

2）副腎皮質機能低下症

ソル・コーテフ1/2バイアル（50 mg）を6時間ごとに静注、1-2日で減量して4、5日で維持量とし経口へ移行する。経口はコートリルを1回20 mgを1日1回投与する[1]。

3）原発性アルドステロン症

本疾患そのものに対して手術をした場合100％の改善は望めるが完全に治癒するとは限らない。高血圧が残った場合やもともと保存的に治療する場合は降圧薬の服用が必要となる。スピロノラクトンの内服とそれに対する副作用（高カリウム血症、低ナトリウム血症、代謝性アシドーシス）の治療が必要である。難治性の場合はCa拮抗薬、ACE阻害薬、ARB、利尿薬を併用する。

4）褐色細胞腫

腫瘍切除後は低血圧をきたす可能性があるため、カテコラミンを準備、低血糖に対しては、術後24時間は血糖をチェックする[4]。

5 その他

副腎機能異常で生命に関わる問題となるのは、高血圧（高血圧クリーゼ含む）、低血圧（ショックを含む）、電解質異常（主にカリウム）、低血糖などである。術中にそれらを認めた場合は、その症状に対しての治療を速やかに開始しなければならない。また術中に副腎異常による症状かどうかを疑うためにも、術前の症状（敗血症の継続や頭痛を伴う高血圧など）もしっかり把握する必要がある。

【参考文献】
1) 吉岡成人，和田典男，永井聡．内分泌代謝疾患レジデントマニュアル（第4版）．東京：医学書院；2017，p.92-127．
2) 日本高血圧学会日本高血圧治療ガイドライン作成委員会．高血圧治療ガイドライン2014：p.120-4．http://www.jpnsh.jp/data/jsh2014/jsh2014v1_1.pdf（2019.4.19アクセス）
3) 日本内分泌学会「悪性褐色細胞腫の実態調査と診療指針の作成」委員会．褐色細胞腫・パラガングリオーマ診療ガイドライン2018．診断と治療社．
4) 澄川耕二編集．麻酔前の評価・準備と予後予測—病態に応じた周術期管理のために—．東京：克誠堂出版，p.139-43．

（坪倉　秀幸）

5 糖尿病

KEY WORD ▶ 糖尿病，合併症，血糖コントロール

糖尿病（diabetes mellitus：DM）は，インスリン作用の不足による慢性の高血糖状態を主徴とする代謝疾患群である[1]。現在の日本では，糖尿病が強く疑われる者，糖尿病の可能性を否定できない者あわせて2,000万人以上と推定される[2]。日常診療でも，糖尿病患者の麻酔をしない日はないというほど，ごくありふれた疾患となっている。

インスリン作用の不足の原因として，インスリンの供給不全やインスリン感受性の低下（インスリン抵抗性）が挙げられる。インスリン分泌能は遺伝要因の影響を，インスリン抵抗性は環境因子の影響を強く受けることが知られている。

糖尿病の成因分類を表に示す（表1）。糖尿病は，インスリンの絶対的欠乏が原因の1型糖尿病，インスリンの相対的作用不足（インスリン供給不全やインスリン抵抗性）により生じる2型糖尿病，その他の機序・疾患によるもの，妊娠糖尿病の4つに分けられる。

1 診断・臨床所見・合併症

1）診断[3]（内科的）

①糖尿病型を2回確認する
②糖尿病型を1回確認しかつ慢性高血糖症状が存在する
③過去に糖尿病と診断された既往がある
 a．糖尿病型：ⅰ）空腹時血糖≧126 mg/dl，ⅱ）ブドウ糖負荷試験2時間値≧200 mg/dl，ⅲ）HbA1c≧6.5%，ⅳ）随時血糖≧200 mg/dl のうちいずれかを認めた場合に判定
 b．慢性高血糖症状：糖尿病の典型的症状（口渇，多飲，多尿，体重減少）の存在，確実な糖尿病網膜症の存在

2）臨床所見・合併症

(1) 急性合併症
①糖尿病ケトアシドーシス
②高浸透圧高血糖症候群
③低血糖症

(2) 慢性合併症
①細小血管症：糖尿病網膜症，糖尿病腎症，糖尿病神経障害
②大血管症：冠動脈疾患，脳血管障害，下肢閉塞性動脈硬化症
③易感染性：尿路感染がもっとも多い
④Stiff joint syndrome：頸椎の癒合や開口障害を伴うため喉頭展開困難となる

これらの合併症を理解し，術前診察，術中管理，術後管理を行う必要がある。また，糖尿病で周術期に問題となるのは，血糖値のコントロール（主に高血糖），急性合併症に対する治療である。次項以降ではそれらに対する麻酔科的アプローチを記述する。

表1　糖尿病の成因分類

Ⅰ．1型（膵β細胞の破壊，絶対的インスリン欠乏にいたる） 　　A．自己免疫性 　　B．特発性
Ⅱ．2型（インスリン分泌低下，インスリン抵抗性が主体で，それにインスリンの相対的不足を伴う）
Ⅲ．その他の機序，疾患によるもの 　　A．遺伝要因として遺伝子異常が同定 　　　（1）膵β細胞機能に関わる遺伝子異常 　　　（2）インスリン作用の伝達機構に関わる遺伝子異常 　　B．他の疾患，条件に伴うもの 　　　（1）膵外分泌疾患 　　　（2）内分泌疾患 　　　（3）肝疾患 　　　（4）薬物や化学物質によるもの 　　　（5）感染症 　　　（6）免疫機序によるまれな病態 　　　（7）遺伝的症候群
Ⅳ．妊娠糖尿病

表2　血糖コントロール目標

目標	血糖正常化を目指す際の目標	合併症予防のための目標	治療強化が困難な際の目標
HbA1c（％）	6.0未満	7.0未満	8.0未満

（日本糖尿病学会．糖尿病診療ガイドライン2016，南江堂，2016より引用）

2 血糖コントロール

周術期の血糖コントロールについて，術前，術中，術後に分けて述べる。また，元来糖尿病のない患者でも周術期にストレスが加わることで「ストレス性高血糖」という状態になりやすいため，周術期に血糖コントロールが必要になることがあるので併せて述べる。

1）術前血糖コントロール

術前の血糖コントロールに関しては，麻酔科が関わることは難しく内科の治療範囲ではあるが，理解はしておく必要がある。

表2に，日本糖尿病学会が提唱する血糖コントロールの目標とHbA1c値との関係を示す。主目標は，合併症予防のためのHbA1c 7.0％未満である。対応する血糖値は，空腹時血糖値130 mg/dL未満，食後2時間血糖値180 mg/dL未満である。65歳以上の高齢者については，低血糖を来しやすいのでHbA1cの設定が多少緩く設定されている（「高齢者糖尿病の治療向上のための日本糖尿病学会と日本老年医学会の合同委員会」が「高齢者糖尿病の血糖コントロール目標」を作成している）。

2）術中血糖コントロール

術中の血糖コントロールは，非糖尿病患者と糖尿病患者で分けて考える必要がある。Leuven I study[4]，Leuven II study[5]，NICE-SUGAR trial[6]の糖尿病患者と非糖尿病患者に分けたサブグループ解析で，強化インスリン療法（目標血糖値：80-110 mg/dLもしくは81-108 mg/dL）で非糖尿病患者に有利な結果が得られた。逆に，糖尿病患者では，強化インスリン療法で死亡率が有意ではないが増加した（Leuven II study：4.6％増加 p=0.50，NICE-SUGAR trial：4％増加 p=0.13）。非糖尿病患者では，血糖値低下で周術期の死亡率低下の可能性が，糖尿病患者では，血糖値低下がむしろ死亡率を上昇させる可能性がある。

以上から，非糖尿病患者では，180 mg/dLを

表3 糖尿病急性期疾患

	糖尿病ケトアシドーシス	高血糖高浸透圧症候群	乳酸アシドーシス	低血糖
患者背景	主に1型糖尿病患者	主に2型糖尿病患者	アルコール多飲,ビグアナイド薬の使用	高齢者や腎機能障害患者
症状	過呼吸,アセトン臭,口渇,多飲・多尿,脱水,意識障害,腹痛など	高度脱水,多飲・多尿,意識障害,中枢神経症状など	意識障害,ショック,消化器症状,過呼吸など	発汗,動悸,精神症状,痙攣,意識消失など
検査所見	高血糖(250 mg/dL超),ケトーシス,アシドーシス(動脈血 pH 7.30以下,HCO_3^- 18 mEq/L以下)	高血糖(600 mg/dL超),高浸透圧血症(320 mOsm/L超),高度なアシドーシスは認めない	乳酸濃度 5.0 mmol/L以上,動脈血 pH 7.35未満と定義されることが多い	血糖値 70 mg/dL未満
治療(輸液)	生理食塩水 15-20 mL/kg/hrで開始し以降 250-500 mL/hrを目安に投与 血糖値が 250-300 mg/dLとなれば,ブドウ糖を含む低張電解質輸液に変更	生理食塩水 15-20 mL/kg/hrで開始し以降 Na値 135 mEq/L以下であれば 250-500 mL/hrを目安に投与 Na値正常値以上や血糖値が 250-300 mg/dLとなれば,ブドウ糖を含む低張電解質輸液に変更	酸素投与,人工呼吸管理,輸液,昇圧薬投与などショック状態の改善を図る	ブドウ糖の摂取(5-10 g),ブドウ糖の静注(10-20 g),グルカゴン 1V 筋注
治療(インスリン)	速効型インスリンを 0.1 U/kg/hrの速度を目安に開始し,50-75 mg/dL/hrのペースで下がることを確認	脱水の補正のみで血糖値は低下することが多い。速効型インスリンは 0.025-0.1 U/kg/hrで開始		
治療(血糖値)	意識状態が改善し血漿浸透圧が正常化するまでは,血糖値は 250-300 mg/dLに維持し,その後は 150-200 mg/dLを目標	意識状態が改善し血漿浸透圧が正常化するまでは,血糖値は 250-300 mg/dLに維持し,その後は 200-300 mg/dLを目標		
治療(電解質)	血清K値が低下するため,4.0-5.0 mEq/dLの範囲に維持する	血清Na値は上記,治療(輸液)の項を参照 血清K値は糖尿病ケトアシドーシスに準じる		
注意点	急激な浸透圧低下による脳浮腫 頻回の血糖,電解質のモニタリング	急激な浸透圧低下による脳浮腫 頻回の血糖,電解質のモニタリング	HCO_3^-の経静脈投与は治療効果を指示するエビデンスなし	低血糖の再発や遷延が起きる可能性がある

超えるまでインスリン投与はせず,インスリン投与をする場合は,144-180 mg/dLを目標にコントロールする。糖尿病患者では,非糖尿病患者と比較して,低血糖のリスクが高いため[7],200 mg/dLを超えるまでインスリン投与はせず,150-200 mg/dLを目標にコントロールする。

3)術後血糖コントロール

術後血糖コントロールにおいても,基本的には術中の血糖コントロールに沿った治療を継続する。また,周術期にストレス(手術など)が加わると,血糖値は上昇する傾向にある。この「ストレス性高血糖」の機序は,①インスリン分泌能の低下,②糖利用の低下(インスリン抵抗性の低下),③糖新生とグリコーゲン分解の亢進が挙げられる[8]。したがって,非糖尿病患者でも,周術期に血糖コントロールが必要になってくる。極端な強化インスリン療法は低血糖のリスクが高く,血糖値の変動が大きいほど,死亡率に影響が出る[9]。

以下に周術期の血糖管理について記載する。

①成人 ICU 患者では血糖値を 180 mg/dL 以下にする
②緊急時に強化インスリン療法を行わない
③血糖値の変動を抑える
④血糖値管理に用いる薬剤はインスリン静注のみとする
⑤心臓手術,複雑な手術術後,緊急手術,肥満患者では 180 mg/dL 以上の高血糖を避ける

3 急性合併症に対する治療

糖尿病を有する患者が,緊急手術が必要になることも日常臨床では多い。その際に,糖尿病ケトアシドーシスや高浸透圧高血糖症候群,低血糖などの急性合併症を伴って,手術室に入室となる場合もある。当然,それらに対する治療も麻酔と同時に行う必要がある。表3にそれらの治療を含めた特徴を簡単にまとめた。

4 術後管理指示

術後血糖コントロールに関しては,先述の 2-3) を参照する。

その他,各科手術によっても術後管理の考えが異なってくる。例えば,消化管の術後の場合,しばらく静脈栄養もしくは経管栄養を使うケースがある。この際には,急な血糖変化に注意を要する。また経口摂取が始まった場合も,食事形態の変化に従い,血糖変化がみられることがあるので,注意する。またダンピング症候群(食後の急激な血糖上昇とその後の低血糖を特徴とする)も消化管術後の特異的な症候群であるので念頭に置く必要がある。膵全摘の場合,術直後からインスリン依存状態になってしまう。その他,肝臓や骨格筋を切除すると,それらが血中からの糖の取り込みを行っているため,術後に,インスリン抵抗性が上がって耐糖能が悪化することがある。

5 患者と家族への説明

周術期の血糖コントロールが悪いと,術後感染症や創傷治癒遅延が起こり得ること,また経過中に,冠動脈疾患・脳血管障害が起こり得ること,また手術などのストレスで,術前に血糖コントロールが良好な患者も,一時的に糖尿病の悪化が起こり得ることも併せて説明する必要がある。

【参考文献】

1) 日本糖尿病学会.糖尿病診療ガイドライン 2016.東京:南江堂,2016.
2) 厚生労働省.平成 24 年国民健康・栄養調査結果の概要.https://www.mhlw.go.jp/file/04-Houdouhappyou-10904750-Kenkoukyoku-Gantaisakukenkouzoushinka/0000099296.pdf (2019.4.19 アクセス)
3) 日本糖尿病学会.糖尿病診断基準に関する調査委員会:糖尿病の分類と診断基準に関する委員会報告.糖尿病 2012; 55: 485-504.
4) van den Berghe G, Wouters P, Weekers F, et al. Intensive insulin therapy in critically ill patients. N Engl J Med 2001; 345: 1359-67.
5) van den Berghe G, Wilmer A, Hermans G, et al. Intensive insulin therapy in the medical ICU. N Engl J Med 2006; 354: 449-61.
6) NICE-SUGAR Study Investigators, Finfer S, Chittock DR, Su SY, Blair D, Foster D, et al. Intensive versus conventional glucose control in critically ill patients. N Engl J Med 2009; 360: 1283-97.
7) Egi M, Bellomo R, Stachowski E, et al. Hypoglycemia and outcome in critically ill patients. Mayo Clin Proc 2010; 85: 217-24.
8) 岩坂日出男.厳格な血糖管理 tight glycemic control の理論:高血糖が有害事象を発現するメカニズムとインスリン療法のメカニズム.Intensivist 2011; 3: 445-59.
9) Gerstein HC, Miller ME, Byington RP, et al. Action to Control Cardiovascular Risk in Diabetes Study Group: Effects of intensive glucose lowering in type 2 diabetes. N Engl J Med 2008; 358: 2545-59.

(湊　弘之)

VI

体液・止血・凝固系

1
危機的大量出血

2
ABO 型不適合輸血

3
術中止血困難

4
アナフィラキシー

5
電解質異常

1 危機的大量出血

KEY WORD ▶ 産科危機的出血，輸血，出血性ショック

1999年〜2003年の麻酔関連偶発症例第2次調査では，術中死亡の32.9％が出血性ショック，17.2％が大出血・循環血液量低下となっており，危機的出血は術中死亡の最大の原因となる病態である[1]。

危機的出血への対応ガイドラインには，どの程度から危機的とするか明確な定義はないが，バイタルの変化や術野の状況から，麻酔科医や外科医が各々早急に判断し，迅速に行動することが求められる。

1 準備

あらかじめ大量出血が予想される場合には十分な準備を整えて手術に臨む。

1）情報の共有

麻酔科や担当科，手術看護師，臨床工学技士で情報を共有し，可能性があれば，応援要請する他科の医師にもその旨を事前に伝える。

例えば，悪性腫瘍手術でも腫瘍が大血管に浸潤し血行再建が必要であるなど，術式が普段と違い複雑である場合や大量出血に繋がる合併症がある場合などでは，あらかじめカンファレンスで術前の準備，手術の流れ，緊急時の対応などを決定し，共有する。

2）輸血の確保

必要に応じて輸血を確保して臨み，可能であれば自己血貯血等を行う。

急速輸血・輸液加温システムや自己血回収装置の準備をしておく。

3）ルート，圧ライン

ボリュームルートとして，大口径の末梢ルートや中心静脈にシースやブラッドアクセスカテーテルなどの大口径の中枢ルートを事前に確保しておくと心強い。

通常の中心静脈カテーテルは，ある程度の速度で安定した輸液は可能であるが，基本的には細く長いカテーテルであるため，カテコラミンルートや中心静脈圧測定に用いられる。急速輸液用としては，不向きである。

動脈圧ラインは，採血や血圧のモニタリングだけでなく，循環血液量減少の指標としても利用できる。動脈圧ラインの呼吸性変動や，それを数値化したPPV（pulse pressure variation）やSVV（stroke volume variation）などがそれにあたる。確保した後，対照としての血液ガス分析を実施する。

2 対応

危機的出血への対応ガイドライン（図1）と産科危機的出血への対応指針2017（図2）を参考に著述する[2,3]。

①まず，危機的出血発生を迅速に判断することが重要である。

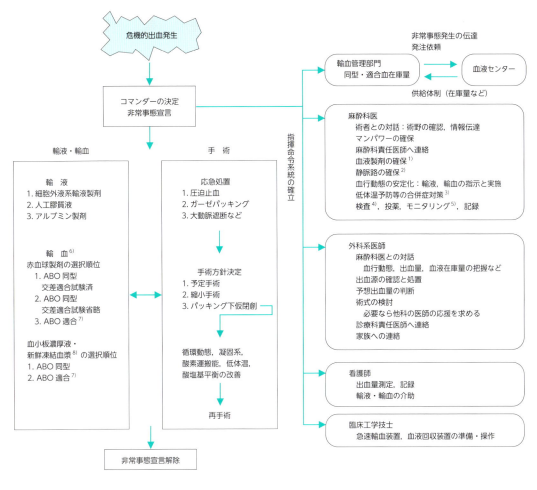

図1 危機的出血への対応フローチャート
(日本麻酔科学会, 日本輸血・細胞治療学会. 危機的出血への対応ガイドライン；2007 より引用)

②下限アラーム以上であっても，急速な血圧低下には注意し，術野の状況も可能な限り把握しておく。そのため，日頃から術者との連携し，バイタル変動が起こりそうな出血や，止血に難渋しそうな場合は早急に報告してもらうことも大切である。また，術中の出血量は，測定しきれていない場合も多々あるので油断してはならない。そして，危機的出血の場合，

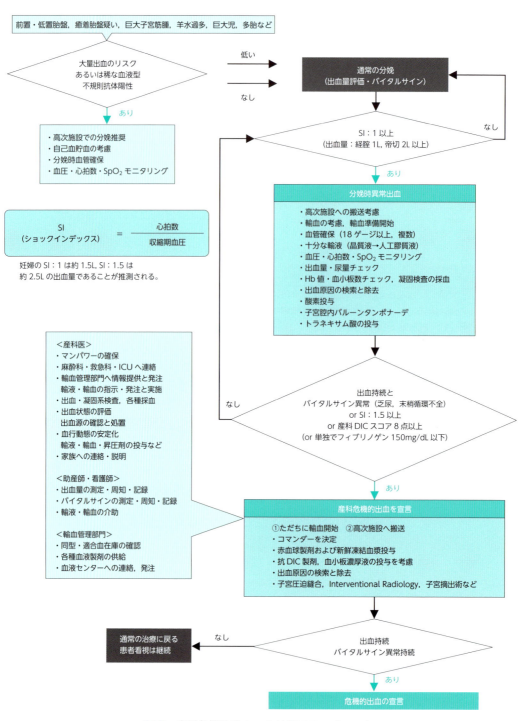

図2 産科危機的出血への対応フローチャート
(日本産婦人科学会, 日本産婦人科医会, 日本周産期・新生児医学会ほか. 産科危機的出血への対応指針2017; 2017より引用)

総出血量以上に時間あたりの出血量が重要で, バイタル変動がなくても, 出血が増加するようであれば, その時点で非常事態宣言を行う. マンパワーを確保し, その中で統括指揮者 (コマンダー) を決定する. コマンダーは, 担当麻酔科医師や麻酔科上級医師, 担当科上級医師等が担当するとされている. 指揮する医師が複数いると混乱を招くので, コマ

ンダーを明確にした方がよい。ただし，コマンダー以外も各々が意見を出すことは大切である。同時に，静脈路や動脈圧ラインを確保し，輸液や輸血，薬物を手配する。

③静脈路はなるべく太いものを複数か所確保することが望ましいが，大量出血により静脈が虚脱し，難しい場合は太さにこだわらず迅速に確保する。四肢で確保できない場合は，外頸静脈への留置や中心静脈路を確保する。前述した通り，シースやBACであれば，ボリュームルートとして心強いものとなる。動脈圧ラインも，エコーなどを使用して，速やかに確保する。

④輸血は多めに依頼し，在庫状況や届くまでの時間の目安も確認しておく。血液型は，交差適合試験済みの血液があればそれを用いる。準備血がない場合や枯渇した場合，時間的余裕がない場合には，交差適合試験を省略してABO同型血を使用する。血液型が判明していない場合は，赤血球濃厚液（RCC）であればO型，新鮮凍結血漿（FFP）および照射濃厚血小板（PC）はAB型を使用する。血液製剤が手術室に届くまでの間は5％アルブミン製剤やHES製剤などのコロイド液を使用する。細胞外液は，間質液と血漿に3：1に分布するため循環血液量は輸液量の25％しか増加しないのに対し，コロイド液は100％血中に留まる。ボリューム負荷で追いつかない血圧低下に対しては，昇圧薬で対応する。

⑤大量出血時の輸血は，バイタルサインが安定するまで輸血を継続することになる。ただし，血液製剤にも限りがあるので，むやみに輸血してもいけない。

⑥ヘモグロビンは7-8 g/dL以上あれば十分な酸素供給が可能であるが，冠動脈疾患や肺機能障害，脳循環障害のある患者では10 g/dL程度が推奨される。体重50 kgの場合，RCC 2単位（280 mL）で1.5 g/dL程度の上昇が期待される。3 L以上の出血がある場合は回収式自己血輸血を行うと40％の赤血球回収が可能である。また，大量輸血時は，希釈性凝固障害による止血困難が起こることがある。凝固因子補充のために，FFPの輸血を行う。患者の生命予後を考慮したFFP投与量は10-15 mL/kg，またはFFP/RCCの比率（単位あたり）を1/1-2.5で行うことが推奨される[4]。

⑦フィブリン形成に必要なフィブリノゲン濃度は100 mg/dL以上である。FFP 450 mLがフィブリノゲン1 gに相当するので，体重50 kgの場合はFFP 2単位（240 mL）で20 mg/dL程度の上昇が期待される。PCは，外科的に出血が制御可能になるまでは無効である。外科的止血が完了した後，血小板数が5万/mm^3を超えるまで投与する。体重50 kgの場合，血小板10単位（200 mL）で3万-4万/mm^3程度の上昇が期待される。

⑧大量輸血を行った場合には低体温や電解質異常に注意する。

⑨34℃以下の低体温では血液凝固障害が起こるので，輸血の際には急速輸血・輸液加温システムを用いる。血液製剤中に含まれるクエン酸により，体内のカルシウムやマグネシウムがキレートされる。特にイオン化カルシウムは第Ⅳ凝固因子であるため，低カルシウム血症は凝固障害の原因となる。血液ガス分析で，イオン化カルシウムが基準値以上（目安として$Ca^{2+}>1.15$ mmol/L）となるように，適宜補充する。血液製剤に含まれるカリウムにより起こる高カリウム血症にも注意する。治療については，術後管理の項で後述する。

⑩外科医師は応急止血と手術方針の決定を行う一方で，術野の状況や止血の可能性，今後の予想出血量などの情報を，その場にいる全員に提供する。

⑪また，診療科責任医師や家族への連絡を手配し，必要であれば他科の医師（心臓血管外科や放射線科など）の応援を求める。

3 産科危機的出血[3]

産科危機的出血への対応指針2017によると，生命を脅かすような分娩時あるいは分娩後の大量出血は，妊産婦300人に1人の頻度で発生する．妊産婦死亡原因においても，大量出血が第1位である．

対応指針の中では，SI（ショックインデックス＝心拍数/収縮期血圧）と産科的播種性血管内凝固症候群(disseminated intravascular coagulation：DIC)が一般的な大量出血との違いとして特に強調されている．

① 妊婦は循環血液量が増加しているため，SI：1は約1.5 L，SI 1.5は約2.5 Lの出血量であることが予想される．
② 産科出血は，一般手術などの出血と比較して急速に全身状態悪化を招きやすく，容易に産科DICを併発しやすい特徴がある．

SI：1となれば①血算および，フィブリノゲンを含めた凝固系を検査し，産科DICでは線溶が初期より亢進することが多いので②トラネキサム酸2〜4g予防投与する（痙攣に注意）．

SI：1.5以上 or 産科DICスコア8点以上 or 単独でフィブリノゲン150 mg/dL以下であれば産科危機的出血を宣言する．RCC，FFPを1：1で輸血，抗DIC製剤，血小板濃厚液，院内作製クリオプレシピテート，フィブリノゲン濃縮製剤等も考慮する．通常の止血で困難な場合は，子宮圧迫縫合やIVR（Interventional Radiology；子宮動脈・内腸骨動脈塞栓，総腸骨動脈・腹部大動脈バルーンなど），子宮腟上部摘出術，子宮全摘術などを試みる．

4 術後管理手順や指示

1）意識の確認

大量出血時は高度の血圧低下や貧血により，脳への酸素供給が不十分となっていた可能性もある．術後鎮静が必要となることもあるが，中枢神経系への損傷の有無を確認するために早期に一度覚醒させることが望ましい．異常があれば，頭部の画像検査（CTやMRI）を実施し，神経内科に紹介する．

2）復温

低体温は出血量増加にも繋がるため，術中から温風式加温装置の使用やアミノ酸製剤の投与を行う．複数ルートからの輸血や急速加温輸血装置が常備されていない施設での予期せぬ出血等では，輸血の加温が不十分となり，低体温の原因となりうる．術後低体温は出血やシバリング以外にも，術後感染，周術期心筋梗塞や致死的不整脈などの心イベント等のリスクとなるので，覚醒前に十分復温するべきである．復温の際には，血管拡張による血圧低下にも注意する．

3）肺うっ血

危機的大量出血の場合は，術中に循環を維持するために大量の輸液と輸血を必要とするため，容量過多となりやすい．その結果，肺うっ血や換気障害を生じる．抜管は慎重に行い，リフィリングにも注意する．抜管後は，ネーザルハイフローやNPPVも併用し，必要に応じて利尿を行う．

4）浮腫，喉頭浮腫

同様の理由で，上気道にも浮腫が起こることがある．抜管後の呼吸音は，胸部だけでなく，上気道も注意しておく．上気道閉塞が高度であれば，再挿管が必要になる．

5）貧血，凝固系の確認，補正

手術終了までに改善できなかった貧血や，術後出血による貧血，凝固因子や血小板などの補正が必要になる．術後も前述したHb，フィブリノゲン，血小板の値を目安に，適宜補正する．

6）再出血

他の手術と同様に，再出血にも注意する．特

に大量出血後は，凝固系因子の不足やDICなどで再出血のリスクは高くなる．ドレーンで濃い廃液の継続や急速な増加，循環の不安定性，昇圧薬や輸血の必要性が認められる場合には再出血を疑う．循環血液量の限界を下回ると，バイタルが急速に崩壊する．

7）電解質異常

前述した通り，大量輸血に伴い低カルシウム，低マグネシウム，高カリウム血症が引き起こされる．また，循環血液量不足や止血のための一時的な動脈血流遮断等による末梢循環不全や，貧血による酸素供給不足による代謝性アシドーシスも，高カリウム血症の原因となる．血中イオン化カルシウムおよびイオン化マグネシウムの低下は，輸血量よりも輸血速度に比例する．これからは，キレートするクエン酸が代謝される術後は回復してくる傾向にある[5]が，適宜，濃度を測定して必要があれば補充する．

高カリウム血症の治療は，第一にカルシウムを投与し心筋細胞膜の電位の安定化を図る．

GI療法はグルコース5gに対しインスリン1単位とするのが一般的であるが，混注してしまうとしばしば血糖のコントロールが困難になることがあるので，なるべく別々に投与した方がよい．

ただし，これらは直接体内からカリウムを取り除く訳ではないので，根本的治療としてはフロセミドの静注や経陽イオン交換樹脂製剤の内服，人工透析を行う必要がある．また，高カリウム血症の場合は，輸血の際にカリウム除去フィルターを使用する．カリウム除去フィルターはRCC 4単位以内で交換が必要で，血液処理速度に制限がある．術中に高カリウム血症で大量の急速輸血が必要な場合には，RCCを自己血回収装置で洗浄することでカリウムを除去できる．

8）感染

体内の血液が入れ替わるような出血の際は，抗生剤の血中濃度低下にも気を付ける．術中に，適宜抗菌薬も追加投与を行う．また，緊急時には，術野や中心静脈路確保での清潔操作が不十分となりやすい．感染徴候の有無の確認と創部の観察，感染が疑わしいカテーテル類の入れ替えや早期抜去を検討する．

【参考文献】

1) 日本麻酔科学会安全委員会・偶発症例調査専門部会　麻酔関連偶発症例調査（3）．https://www.mhlw.go.jp/shingi/2005/04/dl/s0406-6c1.pdf（2019.4.23 アクセス）
2) 日本麻酔科学会，日本輸血・細胞治療学会．危機的出血への対応ガイドライン；2007．https://anesth.or.jp/files/pdf/kikitekiGL2.pdf（2019.4.23 アクセス）
3) 日本産婦人科学会，日本産婦人科医会，日本周産期・新生児医学会ほか．産科危機的出血への対応指針2017；2017．https://anesth.or.jp/files/pdf/guideline_Sanka_kiki.pdf（2019.4.23 アクセス）
4) 厚生労働省医薬食品・生活衛生局．血液製剤の使用指針；2018．https://www.mhlw.go.jp/file/06-Seisakujouhou-11120000-Iyakushokuhinkyoku/0000161115.pdf（2019.4.23 アクセス）
5) 井上義崇，川崎貴士，阿部謙一ほか．術中大量出血症例の血漿イオン化カルシウムおよび血漿イオン化マグネシウム濃度の検討．日臨麻会誌 2001；21：196-201．

（矢部　成基）

2 ABO型不適合輸血

KEY WORD ▶ DIC，急性血管内溶血，急性腎障害，高カリウム血症

輸血とは血液成分の不足を自他の血液で補う治療法であり，現在もっとも頻繁に行われる臓器移植ともいわれる。輸血の際の合併症としては，最近輸血関連急性肺障害（transfusion-related acute lung injury：TRALI）が注目されているが，発生件数と死亡数で最多なのはいまだに血液型不適合輸血によるものである。

輸血の際に問題となるのは多くの場合，溶血と凝固である。このうち，溶血の原因となるものの多くが血液型の不適合による。主にABO血液型，Rh式血液型が原因となる。受血者側のIgM抗体が輸血血球の細胞膜の抗原に接着することにより，輸血血液の溶血が起こる。その後，サイトカインの過剰産生，血圧低下，腎不全，播種性血管内凝固症候群（disseminated intravascular coagulation：DIC）などの症状が出現する。溶血は，輸血後からの発症時間等で以下の2つに大別される

(1) 急性溶血性副作用

輸血後24時間以内におこる溶血性の副作用であり，主にABO不適合輸血によって起こる。まれに，Lewins血液型等の不適合によっても起こりうる。また，高力価の赤血球抗体を含む血液製剤等でも起こりうる。溶血部位は，血管内で起こることがほとんどである。

(2) 遅発性溶血性副作用

ほとんどの場合，2度目以降の輸血により感作され増加したIgG同種間抗体によって起こるため，1回目の輸血によって起こることは非常にまれである。過去の輸血または妊娠によって感作を受けた受血者は，赤血球抗原に対する抗体を産生する，が時間とともに抗体価は下がり，輸血の際の抗体検査では検出できないことがある。この状態で抗原を持つ赤血球の輸血を行うと，24時間から数週間以内に速やかに抗体価が上昇し，輸血赤血球の血管外溶血が起こる。臨床兆候は，ヘモグロビン濃度の低下と発熱，黄疸，血色素尿である。まれではあるが，血管内溶血から腎不全を来たし死亡する症例もある。日本では，原因の多くを抗JKa，抗JKb，抗C，抗c，抗E，抗e抗体が占める。

1) 症状

もっとも一般的な初期の症状は，発熱（多くは悪寒を伴う）である。少量の不適合輸血（10〜15 mL）で症状が発生する場合もある。麻酔患者では，その症状が手術部位のびまん性の出血や低血圧，ヘモグロビン尿である場合が多い。

1 治療指針

1) 即時型不適合輸血が疑われる場合の最初の処置

ICUで腎機能が回復するまで厳重な体液管理を行い，乏尿と判断されれば持続血液濾過透析（continuous venovenous hemodialysis：CVVHD）を行う。

①輸血の中止

②輸液セットを新しいものに交換
③乳酸リンゲル液を接続し最速で滴下
④導尿
⑤採血後血液型の再検

2 治療手順

1) 腎不全への対処

即時的対応，乏尿期への対応，利尿期の対応の3段階に分かれる。

(1) 即時的対応

早期であれば，乳酸リンゲル液を2時間程度で急速輸液し利尿を図る。

血管内溶血が明らかになった場合は，腎血流を維持するために，循環血液量の是正やドパミンの投与，利尿薬の投与で1 mL/kg/hr 以上の尿量を確保する。

(2) 乏尿期の対応

- 肺水腫の予防として水制限（尿量＋不感蒸泄量）
- 高カリウム血症の予防として
  ・24時間心電図モニター
  ・血清カリウム値の測定
  ・不整脈がみられる場合は緊急の対応として10%塩化カルシウムの投与
  ・糖液中心の高カロリー輸液
- 血液透析の適応[1]
  ・高カリウム血症（7 mEq/L）を超える場合
  ・人工呼吸を必要とする肺水腫
  ・BUN 上昇が 30-50 mmol/L（180～250 mg/dL）を超えるとき，または Creatinine の上昇が 0.7-1.5 mmol/L（7.9～17.0 mg/dL）を超えるとき。あるいは，動脈血ガス分析で重炭酸値が 12 mmol/L 以下のとき。
  ・尿毒症による意識障害

(3) 利尿期の対応

水分および，電解質を補充する。尿中排泄電解質量を毎日測定して，輸液メニューを作成する。食事中の蛋白質は，BUN が 20 mg/dL 以下になるまで制限する。

2) DIC への対処

(1) 出血傾向の制御

①新鮮凍結血漿や血小板を投与し，凝固系を補正し，循環血液量を維持する。
②赤血球輸血は適合であることが確認できるまで行わない。
③どうしても必要な場合，O 型血を輸血する。

(2) 薬物による治療法

分娩後出血のような出血創面が大きい場合は出血を助長する可能性があるが，明らかな出血傾向に対して文献的にはヘパリン 5,000 単位 IV，以後 1,500 単位/時で 6-24 時間持続投与（DIV）が有効とされている。

死亡原因となる出血，肺水腫，高カリウム血症，腎不全に対して対症的に適切な処置を行い，腎機能が回復するまでの間の生命維持を行えば，長くとも3週間で回復するとされる。

3 原因

ABO 型不適合輸血の原因は，現在でも患者取り違え，血液製剤の照合間違いによるものが最多である。臨床現場でのヒューマンエラーが起因となる場合が多く，各施設でのインシデント報告の確立，解析結果のフィードバックすることが重要と考えられる。

【参考文献】
1) PL. Mollison Blood Transfusion in Clinical Medicine 9th Ed. Oxford: Blackwell; 1993, p.512.

（高垣　知伸）

3 術中止血困難

KEY WORD ▶ DIC，危機的大量出血産科 DIC，新生児 DIC

大量出血（＞循環血液量の30％）では，循環血液量の減少，赤血球と凝固因子の喪失，止血反応と線維素溶解反応の同時活性化，代償機構，そして医原性因子の組み合わせによって，凝固障害，低体温症，アシドーシスの進行などの臨床症状が出現する。大量出血症例は，24時間以内に20単位以上の赤血球輸血を要す，もしくはそれと同等のリスクがある患者群として定義されることが多い。凝固障害が進行すると播種性血管内凝固症候群（disseminating intravascular coagulation syndrome：DIC）を引き起こす。DICとは，感染症や外傷，出血，悪性腫瘍など種々の基礎疾患（表1）[1]の存在下に全身性かつ持続性の著しい凝固活性化と血管内皮障害が生じ，全身の細小血管内に微小血栓が多発する病態である。微小血栓多発の結果として，血小板や凝固因子といった止血因子が低下し，凝固障害が生じる。この凝固障害とその後の線溶活性化によって，出血症状を呈する。さらに，微小血栓が多発で微小循環障害となり，各種臓器不全を招来する。DICでは，出血症状と臓器症状が二大症状である。しかし，病期と病型により，線溶系抑制や線溶系亢進により，多彩な症状が出現する（図1）[1]。一般的なDIC以外にも，産科領域や小児領域に特有のDICが存在し，DICの原因となる基礎疾患が異なる。産科DICの原因には，常位胎盤早期剝離や羊水塞栓症，DIC型後産期出血，子癇があげられている。

一方，小児では，白血病などの血液造血器腫瘍や敗血症などの重症感染症で，DICが引き起こされる。新生児はアンチトロンビンなどの凝固制御因子が生理的に低下しているため，凝固亢進を是正する力が弱くDICに発展しやすい。胎児仮死や新生児仮死，胎児循環から新生児循環への変化，感染に対する防御能の未熟性や出生後の侵襲的処置などがDICの発症に密接にかかわっている。さらに，凝固因子の産生予備能も劣っているため，消費亢進によって凝固因子と血小板が著減し，多彩な出血症状を呈しやすい。

術中術後では，術中や術後の大量出血，心臓血管手術，大動脈瘤手術，低体温，悪性高熱，悪性症候群，横紋筋融解症などが引き金となってDICを惹起し，止血困難な状況を作り出す。DICの発症機序には組織因子（tissue factor：TF）の外因系凝固経路への関与が大きく，敗血症では単球や血管内皮からのTF産生やトロンボモジュリン産生低下により，急性白血病や固形がんでは腫瘍細胞が産生するTFが外因系凝固経路を活性化するためと考えられている。

1 術中の所見と診断

1）術前評価からの予測

①抗血小板薬や抗凝固薬の服用中で休止期間が不明

②画像診断から血流豊富な臓器や組織，腫瘍の

表1　産科と小児領域を除く DIC の基礎疾患

1. 感染症
   ・敗血症
   ・その他の重症感染症（呼吸器，尿路，胆道系など）
2. 造血器悪性腫瘍
   ・急性前骨髄球性白血病（APL）
   ・その他の急性白血病
   ・悪性リンパ腫
   ・その他の造血器悪性腫瘍
3. 固形癌（通常は転移を伴った進行癌）
4. 組織損傷：外傷，熱傷，熱中症，横紋筋融解症
5. 手術後
6. 血管関連疾患
   ・胸部および腹部大動脈瘤
   ・巨大血管腫
   ・血管関連腫瘍
   ・膠原病（血管炎合併例）
   ・その他の血管関連疾患
7. 肝障害：劇症肝炎，急性肝炎，肝硬変
8. 急性膵炎
9. ショック
10. 溶血，血液型不適合輸血
11. 蛇咬傷
12. 低体温
13. その他

（朝倉英策．新しい DIC 基準について．モダンメディケア 2016; 62: 4-10 より引用改変）

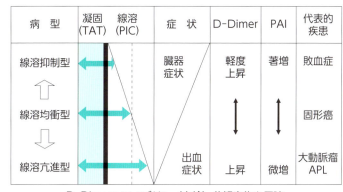

D-Dimer：フィブリン（血栓）分解産物を反映
PAI：plasminogen activator inhibitor
APL：急性前骨髄球性白血病
（APL は Annexin II による線溶活性化が加わる点で特殊病型）

図1　DIC の病型分類
（朝倉英策．新しい DIC 基準について．モダンメディケア 2016; 62: 4-10 より引用）

摘出
③切除組織と大血管や主要動静脈との癒着や浸潤の可能性
④血小板減少や肝機能低下による凝固因子の産生抑制
⑤多発外傷や広範囲熱傷に対する手術

2）術中所見（表2）[2]

①制御不能の静脈性出血（oozing）
②大量出血：循環血液量の 30％以上の出血
③頻脈（15％以上の出血；750-1,500 mL）
④脈圧の縮小（15％以上の出血；750-1,500 mL）
⑤血圧低下（30％以上の出血；>1,500 mL）
⑥動脈圧波形やプレスチモグラフ波形の鋸歯化
⑦四肢末梢の冷感や皮膚の蒼白
⑧悪性高熱症の発症
⑨横紋筋融解症の発症
⑩低体温症
⑪不適合型血液輸血
⑫呼吸状態不安定・低酸素血症：気管挿管を考慮
⑬意識レベルの低下や混乱：鎮静と気管挿管を考慮

3）DIC の診断

①術中採血し，表3[1]に示す日本血栓止血学会の DIC の暫定診断基準の「基本型」を参照

表2　出血性ショックにおける出血量とバイタルサイン

ショッククラス	出血量 mL（%）	心拍数 /分	血圧	脈圧	呼吸数 /分	精神状態
Ⅰ	<750（15）	<100	正常	正常	14-20	やや不安
Ⅱ	750-1,500（15-30）	100-120	正常	縮小	20-30	不安
Ⅲ	1,500-2,000（30-40）	120-140	低下	縮小	30-40	不安，混乱
Ⅳ	>2,000（>40）	>140	低下	縮小	>35	混乱，無気力

出血量（%）は，体重70 kgの男性で換算している
(Cannon JW. Hemorrhagic shock. N Engl J Med 2018; 378: 370-9 より引用改変)

②比較的早く測定できる，血小板数や全血・血漿フィブリノゲン，赤沈，FDP，D-ダイマーの値を参考にして，DICの発症の有無を確認
③Viscoelastic device（血液粘弾性検査：トロンボエラストメトリー）によるpoint-of-careによる凝固・線溶検査
④プロトロンビン時間比やプロトロンビン時間（INR），アンチトロンビン値も，術中に測定可能ならば，より確度の高い診断が可能である。
⑤凝固線溶系分子マーカーの測定：TAT（トロンビン－アンチトロンビン複合体），SF（可溶性フィブリノゲン），F1+2（プロトロンビンフラグメント1+2）は，診断基準の感度と特異度を向上させると同時に，除外診断的な意義がある（図2）[1]。

4）産科手術におけるDICの診断

①基礎疾患，臨床症状，検査値からDICを診断する（表4）。

5）新生児におけるDICの診断

①新生児のDICを引き起こす基礎疾患は，感染症，新生児仮死，消化管穿孔，出血，胎児水腫の順に多い。
②新生児の診断アルゴリズムと診断基準からDICを診断する（図3）

2　術中の制御不能の出血に対する治療[3]

1）基礎疾患に対する治療や出血原因の排除

①Interventional radiography（IVR）を考慮
②外科的排除を考慮

2）循環血液量の維持

①晶質液の輸液
②コロイド液（HES製剤≦50 mL/kg）の輸液
→晶質液やコロイド液の大量輸液の治療効果は一時的で，出血を助長する。最初の6時間で3 L程度の輸液に留める。
③赤血球濃厚液（CRC）の輸血
④回収自己血の輸血

3）凝固因子の補充

①新鮮凍結血漿の輸血（血漿：赤血球≧1：2から1：1を目指す）
②血小板の輸血（血小板輸血と赤血球輸血の比>1：2）
血漿：血小板：赤血球比＝1：1：2から1：1：1を目指す

4）凝固促進の止血薬や抗線溶薬の投与

①トラネキサム酸：3時間以内に投与
初期投与量：1000 mgを緩徐（30分）に投与。出血が持続している場合は，さらに1000 mgを追加投与
②遺伝子組み換え活性型凝固第Ⅶ因子（recombinant activated factor Ⅶ：rFⅦa）

表3 日本血栓止血学会のDICの診断基準暫定案

分類	基本型		造血障害型		感染症型	
血小板数 ($\times 10^4/\mu L$)	12< 8< ≦12 5< ≦8 ≦5 24時間以内に 30％以上の減少*1)	0点 1点 2点 3点 +1点	/		12< 8< ≦12 5< ≦8 ≦5 24時間以内に 30％以上の減少*1)	0点 1点 2点 3点 +1点
FDP ($\mu g/mL$)	<10 10≦ <20 20≦ <40 40≦	0点 1点 2点 3点	<10 10≦ <20 20≦ <40 40≦	0点 1点 2点 3点	<10 10≦ <20 20≦ <40 40≦	0点 1点 2点 3点
フィブリノゲン (mg/dL)	150< 100< ≦150 ≦100	0点 1点 2点	150< 100< ≦150 ≦100	0点 1点 2点	/	
プロトロンビン時間比	<1.25 1.25≦ <1.67 1.67≦	0点 1点 2点	<1.25 1.25≦ <1.67 1.67≦	0点 1点 2点	<1.25 1.25≦ <1.67 1.67≦	0点 1点 2点
アンチトロンビン (％)	70< ≦70	0点 1点	70< ≦70	0点 1点	70< ≦70	0点 1点
TAT, SFまたはF1+2	基準範囲上限の 2倍未満 基準範囲上限の 2倍以上	0点 1点	基準範囲上限の 2倍未満 基準範囲上限の 2倍以上	0点 1点	基準範囲上限の 2倍未満 基準範囲上限の 2倍以上	0点 1点
肝不全*2)	なし あり	0点 -3点	なし あり	0点 -3点	なし あり	0点 -3点
DIC診断	6点以上		4点以上		6点以上	

注）
- *1）：血小板数>5万/μLでは経時的低下条件を満たせば加点する（血小板数≦5万では加点しない）。血小板数の最高スコアは3点までとする。
- FDPを測定していない施設（Dダイマーのみ測定の施設）では，Dダイマー基準値上限2倍以上への上昇があれば1点を加える。ただし，FDPも測定して結果到着後に再評価することを原則とする。
- プロトロンビン時間比：ISIが1.0に近ければ，INRでも良い（ただしDICの診断にPT-INRの使用が推奨されるというエビデンスはない）。
- トロンビン-アンチトロンビン複合体（TAT），可溶性フィブリン（SF），プロトロンビンフラグメント1+2（F1+2）：採血困難例やルート採血などでは偽高値で上昇することがあるため，FDPやD-ダイマーの上昇度に比較して，TATやSFが著増している場合は再検する。即日の結果が間に合わない場合でも確認する。
- 手術直後はDICの有無とは関係なく，TAT，SF，FDP，D-ダイマーの上昇，ATの低下などDIC類似のマーカー変動がみられるため，慎重に判断する。
- *2）肝不全：ウイルス性，自己免疫性，薬物性，循環障害などが原因となり「正常肝ないし肝機能が正常と考えられる肝に肝障害が生じ，初発症状出現から8週以内に，高度の肝機能障害に基づいてプロトロンビン時間活性が40％以下ないしはINR値1.5以上を示すもの」（急性肝不全）および慢性肝不全（肝硬変のChild-Pugh分類BまたはC（7点以上））」が相当する。
- DICが強く疑われるが本診断基準を満たさない症例であっても，医師の判断による抗凝固療法を妨げるものではないが，繰り返しての評価を必要とする。

（朝倉英策．新しいDIC基準について．モダンメディケア 2016; 62: 4-10より引用改変）

初期投与量：40-80 μg/kg
③プロトロンビン複合体濃縮製剤：ワルファリンの急性拮抗にも使用
（prothrombin complex concentrate：PCC）
初期投与量：20-30 IU/kg

④フィブリノゲン濃縮製剤
（投与タイミング：血症フィブリノゲン値<150-200 mg/dL）
初期投与量：50 mg/kg
フィブリノゲン濃縮製剤の必要量（g）=（［目標フィブリノゲン値（mg/dL）］-［治療前の

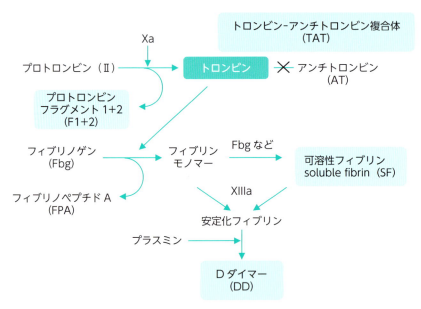

図2 凝固活性化因子と分子マーカー
(朝倉英策. 新しいDIC基準について. モダンメディケア 2016; 62: 4-10 より引用)

表4 産科DICの診断基準

1. 基礎疾患	点数	2. 臨床症状	点数	3. 検査項目	点数
常位胎盤早期剥離（児生存）	5	急性腎不全（無尿）	4	FDP≧10 μg/mL	1
同上　　　（児死亡）	4	同上　　　（乏尿）	3	血小板数≦10万/mm³	1
羊水塞栓症（急性肺性心）	4	急性呼吸不全（人工換気）	4	フィブリノゲン≦150 mg/dL	1
同上　　　（人工換気）	3	同上　　　（酸素療法）	1	PT≧15秒	1
同上　　　（補助呼吸）	2	臓器症状（心臓）	4	出血時間≧5分	1
同上　　　（酸素療法）	1	同上　　　（肝臓）	4	赤沈≦4 mm/15分	1
DIC型後産期出血（低凝固）	4	同上　　　（脳）	4	または≦15 mm/時	
同上　（出血量2L以上）	3	同上　　　（消化器）	4	その他の検査異常	1
同上　（出血量1〜2L）	1	出血傾向	4	例：AT活性≦60%	
子癇	4	ショック（頻脈：≧100回/分）	1	（注）DICと確診するためには、13点中2点またはそれ以上の検査成績スコア（「3 検査項目」で2点以上）が含まれる必要がある。	
その他の基礎疾患	1	同上　（低血圧≦90 mmHg）	1		
		同上　（冷汗）	1		
		同上　（蒼白）	1		

8点以上でDICと診断して、治療を開始する。
(真木正博、寺尾俊彦、池ノ上克. 産科DICスコア. 産婦治療 1985; 50: 119
Kobayashi T. J Obstet Gynaecol Res. 2014; 40: 1500-6 より引用)

フィブリノゲン値（mg/dL)])/100×0.07×([100−ヘマトクリット値]/100)×体重（kg）

⑤クライオプリシピテート
（投与タイミング：血症フィブリノゲン値＜150-200 mg/dL）
初期投与量：3-4 mL/kg

⑥塩化カルシウム（$CaCl_2$）：4単位の輸血後に1gを投与

5) 血管収縮薬の投与

①バゾプレッシン

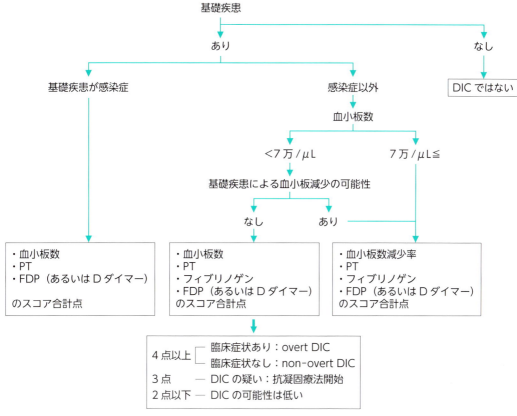

項目		出生体重	
		1,500 g 以上	1,500 未満
血小板数*1)	70×10³/μL≦ かつ 24 時間以内に 50%以上減少 50×10³/μL≦ <70×10³/μL <50×10³/μL	【1点】 【1点】 【2点】	【1点】 【1点】 【2点】
フィブリノゲン*2)	50 mg/dL≦ <100 mg/dL <50 mg/dL	【1点】 【2点】	― 【1点】
凝固能（PT-INR）	1.6≦ <1.8 1.8≦	【1点】 【2点】	― 【1点】
線溶能*3) （FDP あるいは D ダイマー）	<基準値の 2.5 倍 基準値の 2.5 倍 <10 倍 基準値の 10 倍≦	【−1点】 【1点】 【2点】	【−1点】 【2点】 【3点】

付記事項

*1）血小板数：基礎疾患が骨髄抑制疾患など血小板減少を伴う疾患の場合には加点しない。

*2）フィブリノゲン：基礎疾患が感染症の場合には加点しない。感染症の診断は小児・新生児 SIRS 基準（別掲）などによる。

*3）TAT/FM/SFMC は，トロンビン形成の分子マーカーとして，凝固亢進の早期診断に有用な指標である。しかし，採血手技の影響をきわめて受け易いことから，血小板数や D ダイマーなど他の凝固学的検査結果とあわせて評価する。
血管内留置カテーテルからの採血など採血時の組織因子の混入を否定できる検体では，TAT/FM/SFMC の一つ以上が異常高値の場合は，1 点のみを加算する。
なお，採血方法によらず，これらの測定値が基準値以内の時は DIC である可能性は低い。

図 3　新生児の DIC 診断アルゴリズムと診断基準

(http://www.jsognh.jp/common/files/society/2017/guideline_2016.pdf より引用)

6）低体温の防止

①強制的空気加温による保温
②加温式輸液・輸血回路の使用

7）アシドーシスの改善

①8.4％重炭酸ナトリウムの投与

8）危機的出血への対応ガイドラインに則って対応する（Ⅳ-1. 危機的大量出血 図1）[4]

9）産科危機的出血への対応指針2017に則って対応する（Ⅳ-1. 危機的大量出血 図2）[5]

3 術中のDICの治療

1）抗凝固療法

①アンチトロンビンⅢ製剤：1日1,000-3,000単位（20-60単位/kg）
産科的・外科的DICの緊急処置では1日40-60単位/kg
②メシル酸ナファモスタット：1日量を5％ブドウ糖注射液1000 mLに溶解し，0.06-0.20 mg/kg/hrで24時間かけて持続静脈内投与
③メシル酸ガベキサート：20-39 mg/kgで24時間かけて持続静脈内投与
④遺伝子組み換えトロンボモジュリン：1日1回380 U/kgを約30分かけて点滴静注
⑤低分子量ヘパリン：75単位/kg/24時間の持続静脈内投与
⑥未分画ヘパリン：5,000-10,000単位/24時間の持続静脈内投与，あるいは5-10単位/kg/hの持続静脈内投与

2）補充療法

①新鮮凍結血漿：凝固因子の補充
②血小板：50,000-100,000/mm^{3}を目標に
③アンチトロンビンⅢ製剤：抗凝固療法と同様

4 術後指示

1）出血

①術中と同様の検査と治療を実施
②血漿：血小板：赤血球比＝1：1：1を目指して輸血を指示
③定期的な血算とフィブリノゲンなどの凝固因子の測定
④止血薬による動脈内血栓症に注意

2）DIC

①基礎疾患の治療を実施
②抗凝固療法を継続
③補充療法を継続
④血小板数や全血・血漿フィブリノゲン，赤血球沈降速度，FDP，D-ダイマーの測定

【参考文献】

1) 朝倉英策．新しいDIC基準について．モダンメディケア 2016; 62: 4-10.
2) Cannon JW. Hemorrhagic shock. N Engl J Med 2018; 378: 370-9.
3) 宮田茂樹，板倉敦夫，上田裕一ほか．大量出血症例に対する血液製剤の適正な使用のガイドライン（案）．https://www.mhlw.go.jp/content/11127000/000357637.pdf（2019.4.3アクセス）
4) 日本麻酔科学会．危機的出血への対応ガイドライン．http://www.anesth.or.jp/guide/pdf/kikitekiGL2.pdf（2019.4.3アクセス）
5) 日本麻酔科学会．産科危機的出血への対応指針2017．http://www.anesth.or.jp/guide/pdf/guideline_Sanka_kiki.pdf（2019.4.3アクセス）

（稲垣　喜三）

4 アナフィラキシー

KEY WORD ▶ アナフィラキシー，アナフィラクトイド，トリプターゼ，ラテックス

　アナフィラキシーとは，アレルギーを引き起こす物質に接触後，突然に発症する重篤で，死に至る可能性のある全身性のアレルギー反応である．アナフィラキシーに，意識障害や血圧低下を伴う場合をアナフィラキシーショックという．アレルギー反応には，肥満細胞や好塩基球から分泌されるIgEによって引き起こされるⅠ型，IgGやIgM，補体が活性化して細胞障害を誘引するⅡ型，免疫複合体の形成や分解で組織障害を誘発するⅢ型，Tリンパ球によって誘発される遅延性の過敏反応であるⅣ型がある．アナフィラクトイド（アナフィラキシー様反応）は，肥満細胞や好塩基球，補体の活性化によって放出される非免疫性の化学伝達物質で引き起こされる．両者の臨床症状は酷似しているので，区別することは困難である．Ⅰ型の即時型過敏反応の機序と臨床症状を，図1に示す．

　日本でのアナフィラキシーの発生頻度は，18,600例に1例である[1]．諸外国では，1,250-20,000例に1例の発生頻度であると報告されている[2]．日本における周術期のアナフィラキシーの原因物質は，スガマデックス32%，ロクロニウム27%，抗菌薬23%，局所麻酔薬9%，プロポフォール5%であると報告されている．その他に，ラテックス，コロイド，クロルヘキシジン，アプロチニン，硫酸プロタミン，血液製剤などが，原因物質として報告されている．ラテックスによるアナフィラキシーの発生頻度は，1次予防策と2次予防策が浸透してきた結果，急速に低下している．フランスにおける周術期のアナフィラキシーの原因物質を，表1に示す[3]．周術期においてアナフィラキシーを引き起こす最大の物質は，非脱分極性筋弛緩薬である．筋弛緩薬以外では，抗菌薬や鎮静薬（プロポフォールやチオペンタール），ラテックスが原因物質となりやすい．

1 診断の基になる臨床所見

1) 術前臨床所見

①既往歴や生活歴の聴取
②食物や金属アレルギーの有無の確認

2) 術中臨床所見と原因[2]

(1) 心血管症状

①重篤な低血圧；収縮期血圧＜90 mmHg：循環血液量の減少
②頻脈；＞120回/分：循環血液量の減少
③徐脈；＜50回/分：急性心筋虚血，心筋梗塞，急性冠動脈症候群
④不整脈；多彩な不整脈：心筋虚血
⑤心血管虚脱から心停止（5～30分以内）：急性心不全

(2) 呼吸器症状

①気道内圧の上昇；換気困難：気管支攣縮
②1回換気量の減少：気管支攣縮
③喘鳴：気管支攣縮
④呼気二酸化炭素分圧の増加，あるいは減少：

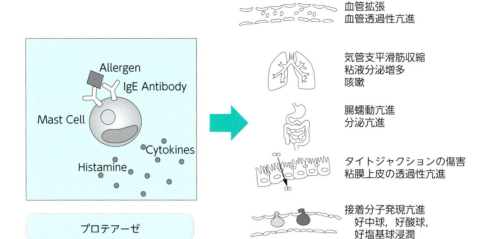

図1　I型過敏反応の発症機序と臨床症状

表1　フランスにおける周術期アナフィラキシーの原因物質

薬物・物質	発生頻度(%)	代表的な薬物・器具
筋弛緩薬	69.2	スキサメトニウム，ロクロニウム
天然ゴムのラテックス	12.1	ラテックス手袋，駆血帯，Foleyカテーテル
抗生物質	8.0	ペニシリン，βラクタム抗生物質
鎮静薬	3.7	プロポフォール，チオペンタール
膠質	2.7	デキストラン，ゼラチン
オピオイド	1.4	モルフィン，フェンタニル，メペリジン
その他	2.9	プロタミン，ブピバカイン，アプロチニン

(Laxenaire MC, Mertes PM, Benabes B, et al. Anaphylaxis during anaesthesia: results of a two-year survey in France. Br J Anaesth 2001; 87: 549-58 より引用)

換気不全による増加と肺動脈血流量低下（心拍出量の低下）による減少

⑤動脈血酸素飽和度低下；$SpO_2<90\%$：換気不全と酸素化能低下

⑥咽喉頭浮腫，舌腫大：血管透過性の亢進

⑦小さく，短い呼吸：閉塞性肺症状と咽喉頭浮腫，舌腫大

⑧呼吸停止

(3) 皮膚症状

①紅斑

②蕁麻疹

③膨疹

④掻痒

⑤血管性浮腫

(4) 腎症状

①尿量減少；循環血液量の減少，心機能低下，急性尿細管壊死

(5) 血液症状

①播種性血管内凝固症候群（disseminated intravascular coagulation：DIC）

(6) 消化器症状（局所麻酔や区域麻酔，monitored anesthesia care 中）

①悪心・嘔吐：消化管粘膜の浮腫，消化液分泌亢進

②腹痛：けいれん様の痛み

③下痢：消化管蠕動運動亢進

3）術後臨床所見

治療が奏功した後も，原因物質に追加曝露し

表2 臨床診断基準

Grade	重症度	症状
0°	局所反応	皮膚症状のみ
I°	軽微な全身症状	皮膚症状：搔痒，蕁麻疹 粘膜症状：鼻炎，結膜炎 全身状態：不安
II°	中等度の全身症状	心血管症状：頻脈，血圧低下 呼吸器症状：喘鳴 消化器症状：悪心・嘔吐，腹痛，下痢
III°	重篤な全身症状	心血管症状：虚脱，ショック 呼吸器症状：気管支攣縮 中枢神経系：失禁・脱糞

(Valencia MIB. Perioperative anaphylaxis. Rev Bras Anestesiol 2015; 65: 292-97 より引用)

なくても術中症状が再発することがある（二相性反応）。この反応は，重症例にみられることが多い。

4）確定診断

アナフィラキシー患者で増加する血清トリプターゼ（tryptase）は，肥満細胞のトリプターゼである。ヒトαとβトリプターゼは，アナフィラキシーの最初の症状発現から30分後には血清と血漿で測定可能である。また，トリプターゼ濃度は低血圧の発現と相関しているため，低血圧が発症していない症例では増加しない。トリプターゼの半減期は2時間であり，その濃度は時間経過とともに徐々に減少する。一方，遅延型発症や二相性反応の症例では，トリプターゼは数日間増加することがある。

しかし，トリプターゼで，アナフィラクトイドとアナフィラキシーを鑑別することはできない。また，トリプターゼの増加の欠如が，アナフィラキシーの存在を否定することもできない。

血中ヒスタミン濃度の測定は，一般的ではない。ヒスタミンの半減期は2-4分ときわめて短いため，血液採取や測定処理に時間的な制限が存在するからである。

5）臨床診断基準[4]

臨床診断基準を表2に示す。重症度に応じた対応が迅速に求められる。

2 術中（麻酔中）の治療手順[2,4]

1）初期対応

①原因薬物を中止し，原因物質を排除する。
②揮発性吸入麻酔薬を中止する。ただし，麻酔維持が必要な場合は，揮発性吸入麻酔薬のみで維持する。揮発性麻酔薬のアナフィラキシーは，報告されていない。
③100%酸素を吸入させる。
④手術を中止し，人的援助を要請する。
⑤気道確保されていなければ気管挿管を実施する。
⑥可能ならば，トレンデレンブルグ体位にする。
⑦アドレナリンを10-50μgをボーラスで静注する。小児の場合は，1μg/kgをボーラス投与する。1-2分ごとに10μgずつ血圧が安定するまで投与する。総投与量は，0.1-0.5 mgを目安とする。血圧の維持を目的に，0.05-0.1μg/kg/minで持続投与を同時に開始する。静脈ルートがない場合には，成人では0.5 mgを筋注し，小児では0.3 mgを筋注（0.01 mg/kg）する。その後，5分毎に同量を投与する。

　各ガイドラインにおけるアドレナリンの推奨投与法を表3に示す[5]。
⑧アドレナリンが有効でない場合：βブロッカーを術前に服用していた患者に多い。

表3 各ガイドラインにおけるアドレナリンの推奨投与法

ガイドライン	筋肉内投与	静脈内投与	持続投与
アレルギー/免疫専門家を対象			
WAO	0.01 mg/kg（Max 0.5 mg）5-15分ごとに反復投与	緩徐に慎重投与 用量記載なし	
JSA	0.01 mg/kg（Max 0.5 mg）	心停止か，近い状態のみ 用量記載なし	
周術期アナフィラキシーを対象			
SSAI	0.5-0.8 mg	0.01-0.05 mg（軽度〜中等度）0.1-1.0 mg（循環虚脱）	0.05-0.1 μg/kg/hr
AAGBI	記載なし	0.05 mg（初期量）重症例では頻回に反復投与	単回投与で効果がないときに考慮
ANZCA	0.5 mgを5分ごと	0.02 mg（中等度）0.1-0.2 mg（循環虚脱）1-2分ごとに投与し，効果がなければ増量	3 μg/min Max 40 μg/min

WAO：World Allergy Organization
JSA：Japanese Society of Allergology
SSAI：Scandinavian Society of Anesthesiology and Intensive Care Medicine
AAGBI：Association of Anaesthetists of Great Britain and Ireland
ANZCA：Australian and New Zealand College of Anaesthetists

a．ノルアドレナリンを1 μg/kg/minで持続静注する。
b．グルカゴン1-2 mgを5分ごとに静注し，その後300-900 mg/hrで持続静注する。
c．バゾプレッシンを2-10 unitsを血圧が安定するまで静注する。

⑨晶質液の輸液：500-1,000 mLを10-20分で急速輸液する。小児の場合は，20 mL/kgを急速輸液する。輸液量が40 mL/kgを超えるときには，循環作動薬を使用する。収縮期血圧を90 mmHg以上に維持するように輸液する。
⑩気管支平滑筋を拡張させる目的で，$β_2$刺激薬（サルブタモール，プロカテロール）を吸入させる。
⑪可能ならば，観血的動脈圧を測定し，追加の静脈路を確保する。
⑫高次病床（ICUやHCU，SCU）や集学的治療が可能な病床に搬送する。

2）2次選択薬

①抗ヒスタミン薬（H_1受容体拮抗薬）のジフェンヒドラミン25-50 mgを静注する。
②H_2受容体拮抗薬のラニチジン150 mgか，シメチジン400 mgをボーラスで静注する。
③副腎皮質ホルモンのメチルプレドニゾロン0.5-1.0 mg/kgか，ハイドロコルチゾン1-5 mgを静注する。

3）その他の治療法

①難治性のアナフィラキシーに対して，メチレンブルーをボーラス投与する。
②ロクロニウムのアナフィラキシーに対して，スガマデックス16 mg/kgをボーラス投与する。

3 術後治療手順

二相性反応を考慮して，発症後24時間は集中的に監視する。

1）循環管理

①アドレナリン0.05-0.1 μg/kg/minの持続静注を継続する。
②アドレナリンの効果が不十分なときには，ノ

ルアドレナリン 1 μg/kg/min で持続静注する。グルカゴンやバゾプレッシンの間歇的投与も考慮する。
③収縮期血圧（＞90 mmHg）を維持するために，晶質液を多めに輸液する。心不全兆候や心機能低下が懸念されるときには，ドパミンやドブタミンの併用を考慮する。
④腎機能を維持するために，0.5-1.0 mL/kg/hr の尿量を確保するように努める。

2）呼吸管理

①舌腫大や咽喉頭浮腫の評価：副腎皮質ホルモンを投与し，耳鼻咽喉科医が喉頭ファイバーで浮腫の程度を経時的に評価する。
②気管支攣縮や狭窄に対して，β_2刺激薬の定期的吸入とアドレナリンの投与を継続する。人工呼吸モードは，患者の呼吸状態に合わせて，調節呼吸モードから CPAP モードまでを選択する。人工呼吸中の鎮静には，プロポフォールを避け，ミダゾラムやデクスメデトミジンを選択する。
③抜管は，リークテストや喉頭ファイバースコープで声門部や咽喉頭の浮腫の程度を評価した後に実施する。
④抜管後は，酸素化の維持と気道拡張を目的として，Nasal High Flow 療法か非侵襲的持続陽圧呼吸（NIPPV）を考慮する。

3）皮膚症状

①搔痒や蕁麻疹が継続するときには，抗ヒスタミン薬を定期的に投与する。投与時には低血圧や意識レベルの低下に注意する。

4）血液凝固能

①DIC の早期発見に努める。FDP やフィブリノーゲン量，APTT，PT，血沈の測定を定期的に実施する。

5）アレルギー物質の確認テスト

①再発防止目的で，アナフィラキシー発症後 4-6 週間後に，プリックテストか皮内反応を実施する。これより早い時期の検査では，炎症性メディエーターが枯渇しているために，偽陰性を生じる可能性がある。
②*in vitro* テストの IgE-Radioallergosorbent test（IgE-RAST）やフローサイトメトリーを用いた好塩基球活性化試験（basophil activation test：BAT）で，アレルギーを引き起こす物質や薬物を同定する。

【参考文献】
1) 高澤知規．アナフィラキシー 何が原因でどのくらいの頻度で起きているのか？ LiSA 2016; 23: 934-8.
2) Hepner DL, Castells MC. Anaphylaxis during the perioperaive period. Anesth Analg 2003; 97: 1381-95.
3) Laxenaire MC, Mertes PM, Benabes B, et al. Anaphylaxis during anaesthesia: results of a two-year survey in France. Br J Anaesth 2001; 87: 549-58.
4) Valencia MIB. Perioperative anaphylaxis. Rev Bras Anestesiol 2015; 65: 292-97.
5) 西垣 厚，河野 崇．アナフィラキシー まずは，アドレナリン治療．LiSA 2016; 23: 942-7.

（稲垣 喜三）

5 電解質異常

KEY WORD ▶ カリウム，カルシウム，ナトリウム

周術期の電解質異常は原疾患・合併症によるもの，手術操作等によって引き起こされるものがある．手術操作等によって引き起こされる急性の電解質異常は生命の危機が及ぶ可能性があり，初期での発見，迅速な治療が要求される．

A 高カリウム血症

血清 K 濃度 5 mEq/L 以上．

カリウムは主として細胞内に存在し，細胞外液には 2% しか分布していない．摂取したカリウムの 80-90% が尿量に依存して排泄される．糸球体を通過したカリウムは近位尿細管で再吸収され，遠位尿細管でナトリウムとの交換で尿中に排泄される．

1 原因

(1) 過剰摂取・過剰投与

カリウム経口摂取過剰，カリウム製剤

(2) 保存血輸血，大量輸血

保存血は採血後カリウム濃度が 1 日に 1 mEq/L ずつ上昇し，21 日保存では 23 mEq/L まで上昇する[1]．

(3) 排泄障害

急性・慢性腎不全，尿細管性アシドーシス，低アルドステロン症

(4) 細胞外移動

広範囲組織損傷（重症外傷，crush syndrome，虚血再還流，広範囲の血腫，化学療法導入など：組織の 75 g が崩壊すると，約 33 mEq/L のカリウムが放出される[1]），アシドーシス，高血糖，高カリウム性周期性四肢麻痺，悪性高熱，多発外傷・広範囲熱傷，脊髄損傷時のサクシニルコリン使用

(5) 薬剤性

スピロノラクトン，ACE 阻害薬，ARB，NSAIDs，ST 合剤，シクロスポリン，タクロリムス，ナファモスタット

(6) 偽性高カリウム血症

溶血，検体の放置，白血球増多症，血小板増多症

周術期に治療が必要となる高カリウム血症は，上記の原因が複数重なって起こることが多いため，患者の術前評価を確実にしておくことが肝要である．

術中の高カリウム血症の発見は，血液ガス分析・心電図変化表 1 より行う．

表 1 高カリウム血症の心電図変化

血清カリウム値	心電図変化
5.5-6.5 mEq/L	T 波増高・テント状 T 波・QT 短縮
6.5-7.5 mEq/L	接合部調律・ST 上昇・P 波消失
>7 mEq/L	QRS 波と T 波が融合（サインカーブパターン），心室細動・心停止

重症の高カリウム血症での低カルシウム血症，低ナトリウム血症は心筋興奮伝導障害を助長し，致死的不整脈へ移行しやすくなる。

2 治療手順

偽性高カリウム血症を除外する。

心電図変化，K濃度が6.0 mEq/L以上であればただちに治療を開始する。

(1) 心筋細胞膜の安定化
- グルコン酸カルシウム（カルチコール®）10 mL（3.9 mEq）を2-3分かけて静注。
- 改善が無ければ10分後同量を静注する。効果発現は数分，持続は30-60分。
- ジギタリス中毒では重篤な不整脈を誘発する可能性があり，注意を要する。

(2) 細胞内へのカリウム移行の促進
①GI（グルコース・インスリン）療法

50%ブドウ糖40 mL＋ヒューマリンR® 4単位を1分以上かけて静脈内投与（グルコース5 gにつき，即効性インスリン1単位の割合で投与する）[2]。効果発現は10-20分，持続は4-6時間。低血糖に注意する。

②重炭酸ナトリウム

50 mEqを緩徐に静注，必要に応じて追加投与。ナトリウム負荷となるため，心不全・腎不全には注意が必要。無尿の透析患者には無効である[3]。

(3) カリウムの体外への排泄促進
- 利尿薬　フロセミド（ラシックス®）の静注。
- イオン交換樹脂（ケイキサレート®）30 mgを水50 mLに溶かして経管投与。
- または微温湯200 mLに溶かして注腸投与。
- 脱水がある場合は生理食塩水等で輸液補正する。
- ソルビトールの併用は腸管壊死の懸念からFDAの勧告で原則禁止とされている[4]。

(4) 人工透析
- 確実にカリウムを排泄させることができる手段である。
- 乏尿または無尿で輸液・利尿薬に反応しない場合，適応となる。
- 循環動態が不安定な場合はCHDFから導入する。

(5) カリウム吸着輸血フィルター
- 治療法ではないが，輸血時に用いる。終了時，回路内の残血を回収するときに生理的食塩水で流すと吸着されたカリウムが放出されてしまうので絶対禁忌，注意が必要である。

B 低カリウム血症

血清K濃度3.5 mEq/L以下。

1 原因

(1) カリウム摂取不足
(2) 細胞への取り込み亢進
- インスリン，代謝性アルカローシス，β_2受容体刺激薬

(3) 嘔吐・下痢
- 消化液が大量に奪われるとNa, Cl, Kを喪失する。

(4) 尿中カリウム排泄増加
- 原発性・続発性高アルドステロン血症，Bartter症候群，ネフローゼ症候群，本態性高血圧，副腎皮質ホルモン過剰，ループ系・サイアザイド経利尿薬

2 臨床所見

カリウム濃度勾配が大きくなると，細胞膜電位は過分極の状態となり，興奮性が抑制された状態となる。

(1) 筋症状
- 血清K濃度2.5 mEq/L以下で出現する。
- 筋力低下，筋弛緩薬の作用遷延，麻痺性イレ

ウス

(2) **心電図異常**
- 平坦 T 波，U 波の出現，ST 低下，QT 延長，房室ブロック，徐脈，心室性期外収縮，不整脈，ジギタリス毒性の増強

3 治療手順

血清 K 濃度 3 mEq/L 以上の場合，症状の発現は少ないが，ジギタリス内服中では心毒性，肝硬変ではアンモニア産生による肝性脳症の危険性が増すので積極的に補正する。

(1) **塩化カリウム（KCL® 注射液：40 mEq/20 mL/A）**
- 20 mEq/時以下の速度で投与。
- 末梢静脈経由での投与は 40 mEq/L 以下の濃度で投与。静脈炎に注意。
- 中心静脈経由での投与は 100-200 mEq/L の濃度とする。

(2) **アスパラ K® 注射液**
- 10 mEq/10 mL/A　2 A/500 mL/hr で投与

カリウムを 20, 30, 40 mEq を 1 時間かけて静注すると，血清 K 血はそれぞれ 0.5(±0.3)，0.9 (±0.4)，1.1 (±0.4) 上昇したという報告がある[5]。

急速な高濃度カリウムの投与は不整脈や心停止を引き起こす。中心静脈よりの高濃度カリウムの投与も注意が必要で，心電図変化に留意する。

低マグネシウム血症があると治療に抵抗するので同時に補正する。

C 高カルシウム血症

血清 Ca 濃度 10.3 mg/dL 以上。

臨床検査で測定できるのは血清カルシウムの総量で，血清中のカルシウムの一部は主としてアルブミンと結合しており，生理的働きをするのは Ca イオンなので，補正 Ca 濃度にて判断する必要がある。

補正 Ca 濃度 (mg/dL) ＝ Ca 濃度 (mg/dL) ＋ 〔4 － アルブミン (g/dL)〕

また，Ca のイオン化は溶液の pH により左右され，アルカリ性ではイオン化が低下し，酸性ではイオン化が強くなる。

1 原因

(1) **副甲状腺機能亢進症**
副甲状腺腫・過形成，異所性副甲状腺ホルモン産生腫瘍（肺癌，腎癌，肝癌，悪性リンパ腫）
(2) **副甲状腺ホルモン関連蛋白**
傍腫瘍性症候群
(3) **骨の急速な破壊**
白血病，多発性骨髄腫，急性不用性骨委縮
(4) **カルシウムの腸内再吸収亢進**
サルコイドーシス
(5) **ビタミン D 中毒**
(6) **副腎不全・甲状腺機能亢進症**

2 臨床所見

消化器症状・中枢神経症状・腎障害を来す。

3 治療手順

生理的食塩水による輸液，ループ利尿薬（フロセミド：ラシックス®）の投与。
腎不全を伴う場合は透析の適応となる。

D 低カルシウム血症

血清 Ca 濃度 8.5 mg/dL 以下。

1 原因

(1) 副甲状腺機能低下症
手術による摘出

(2) カルシウムの摂取不足

(3) 腸管からのカルシウム吸収不良
ビタミンD欠乏，吸収不良症候群

(4) 骨からのカルシウム排泄増加
尿細管アシドーシス

(5) 薬剤性
フロセミド，フェニトイン，ガドリニウム造影剤，シスプラチン，5-FU

(6) 慢性腎不全

(7) 急性膵炎
リパーゼにより遊離した脂肪酸がCaイオンと結合して壊死組織に沈着する

(8) アルカローシス
イオン化Ca血症

(9) 大量輸血
クエン酸化合物とカルシウムが結合するために起こるが，クエン酸の代謝が速やかに行われるため，カルシウム投与は必ずしも必要ないとされている[6]。

2 臨床所見

手足のしびれ，テタニー，痙攣，消化器症状，傾眠。

QT延長，房室ブロック，徐脈や心収縮力低下による低血圧を来す。

心電図ではlong QT，STの延長がみられる。

3 治療手順

カルシウム補充：8.5%グルコン酸カルシウム（カルチコール®）80 mg/10 mL。

1-2 mg/kgもしくは10-20 mLを5-10分かけて静注。0.5-1.0 mg/dL程度上昇する。

急速投与は不整脈を誘発する可能性があるので心電図変化に注意する。

数時間で元に戻るので6時間後繰り返す必要がある。

低マグネシウム血症を合併する場合は副甲状腺ホルモンの活性・分泌が抑制されるので，硫酸マグネシウムも1A（20 mEq）を30分ほどかけて静注する。

E 高ナトリウム血症

血清Na濃度150 mEq/L以上。

1 原因

自由水の喪失かNa過剰負荷のいずれかで生じる。

(1) 自由水喪失
尿崩症，浸透圧利尿（高血糖・マニトール®投与），ループ利尿薬，嘔吐・下痢，発汗・不感蒸泄，熱傷，滲出性皮膚疾患

(2) Na過剰負荷
高Na輸液（炭酸水素ナトリウム・メイロン®）

(3) 腎におけるNa再吸収亢進
高アルドステロン血症，副腎皮質ホルモン高値

2 臨床所見

慢性高Na血症では症状を来さないこともある。

急性高Na血症では，神経症状（意識障害，不穏，興奮）等を来す。また急激な細胞内脱水により脳細胞の虚脱・委縮を生じ脳出血を来すこともある。

3 治療手順

原因の除去がもっとも重要となる。

補正については，慢性・急性いずれも脳神経の細胞内脱水を伴っており，急激な補正は脳浮腫を来す恐れがあるので緩徐に行う。

胃管より自由水を注入（水道水 200 mL を 4 時間おき）。

5％ブドウ糖液 60 mL/hr で投与。

1-2 mEq/L/hr，12 mEq/L/day 以下の補正に留める。

F
低ナトリウム血症

血清 Na 濃度 135 mEq/L 以下。

血清 Na 濃度は体内のナトリウム量ではなく，濃度を反映している。体内水分量とのバランスが濃度に反映されるため，体内水分量を考える必要がある。

1 原因・臨床所見

1）高張性低ナトリウム血症

浸透圧物質により細胞内液が細胞外に移動し，ナトリウムが希釈されることによって生じる。体内ナトリウム量は同じである。

血糖値が 100 mg/dL 上がると血清 Na 濃度は 1.6 mEq/L 低下する。

血液ガス分析では影響を受けない，

2）低張性低ナトリウム血症

周術期に問題となるのは子宮鏡下，経尿道的手術における水中毒である。

手術中に電気メスを使用するため，非電解質灌流液が使用される。

灌流圧が静脈圧を高く上回るとき，手術時間が長時間に及ぶ時，切断された静脈から大量の灌流液が体内に吸収されると重篤な低ナトリウム血症を引き起こす。

大量の灌流液が吸収されると細胞内浮腫，脳浮腫を引き起こし意識障害・脳ヘルニアを来し死に至ることもある。初期には不穏・血圧上昇・徐脈がみられ，進行すると血圧低下・呼吸促迫・痙攣・昏睡を来す。

発症すると重症化することが多いので，これらの神経症状を早期発見するために硬膜外麻酔・脊椎麻酔で行う。全身麻酔下では適宜 Na 濃度を測定することが勧められる。

灌流液使用量が 20 L を超える，または手術時間が 1 時間を超えたら，採血し電解質の測定を行う[7]。前立腺手術では近年，ホルミウムレーザー前立腺核出術（holmium laser enucleation of the prostate：HoLEP）が普及し，灌流液は生理的食塩水を使用するため，低ナトリウム血症を危惧することはなくなったが[8]，非電解質灌流液を使用する子宮鏡下，経尿道的手術では常に留意しなくてはならない合併症である。

2 治療手順

水中毒の治療は，利尿と細胞外液や生理食塩水の輸液を行う。

まずはループ利尿薬による除水を行う。ナトリウム負荷については，浸透圧性脱髄症候群の可能性があり，積極的には行わない。

重症の症状を伴う場合や，すでに血清 Na 濃度が 120 mEq/L 以下であった場合は，高張性食塩水（3％）[*1]の投与を行う。欧州ガイドライン[9]では，重篤な症状の場合，高張性食塩水

---

*1：高張性食塩水：3％食塩水の作り方[10]
　　生理食塩水（0.9％NaCl）400 mL に 10％食塩液 120 mL を加える。

（3%）を20分間で150 mL投与して血清Na濃度を評価し，5 mEq/L上昇するか，症状の改善がみられなければ繰り返し投与する．

初期治療開始後の数時間で血清Na濃度を5 mEq/L前後上昇させることが推奨されている．浸透圧性脱髄症候群（橋中心脱髄症候群）を防ぐため，24時間当たりの血清Na濃度の上昇は8-10 mEq/Lに抑える．

【参考文献】
1) 本田孝行．電解質．河合　忠監修　KAWAI's LABORATORY MEDICINE 異常値の出るメカニズム（第7版）．東京：医学書院；2018．p.123-37．
2) 船越　拓．ICUにおける電解質異常（カリウム）．平岡栄治他編集　CCM　重症患者管理マニュアル．東京：メディカル・サイエンス・インターナショナル；2018．p.406-13．
3) Blumberg A, Weidmann P, Shaw S, et al. Effect of various therapeutic approaches on plasma potassium and major regulating factors in terminal renal failure. Am J Med 1988; 85: 507-12.
4) Sterns RH, Rojas M, Bernstein P, et al. Ion-exchange resins for the treatment of hyperkalemia: are they safe and effective? J Am Soc Nephrol 2010; 21: 733-5.
5) Hamill RJ, Robinson LM, Wexler HR, et al. Efficacy and safety of potassium infusion therapy in hypokalemic critically ill patients. Crit Care Med 1991; 19: 694-9.
6) 稲田英一監訳．1CUブック．第4版．東京：メディカル・サイエンス・インターナショナル；2015．p.575．
7) 寺井岳三．前立腺肥大症に対するTUR-P: 循環変動をできるだけ抑えるために全身麻酔でSVVをモニターする．Life Support and Aneshtesia 2012; 19: 984-7.
8) 片山正夫．前立腺肥大症に対するHoLEP: 水中毒の心配はないが合併疾患に対する慎重な管理を．Life Support and Aneshtesia 2012; 19: 990-2.
9) Spasovski G, Vanholder R, Allolio B, et al. Clinical practice guideline on diagnosis and treatment of hyponatraemia. Eur J Endocrinol 2014; 170: G1-47.
10) 船越　拓．ICUにおける電解質異常（ナトリウム）．平岡栄治他編集　CCM　重症患者管理マニュアル．東京：メディカル・サイエンス・インターナショナル；2018．p.397-405．

（高橋　享子）

筋肉・末梢神経系

1 悪性高熱症
2 コンパートメント症候群
3 横紋筋融解症
4 局所麻酔薬中毒
5 術直後の運動麻痺と感覚障害

1 悪性高熱症

KEY WORD ▶ 発熱，不整脈，筋硬直，ダントロレン

悪性高熱症（malignant hyperthermia：MH）の病因は，骨格筋の筋小胞体（SR）のリアノジン受容体（RYR1）や電位依存性Caチャネル（DHPR）の変異によるカルシウム代謝異常で，揮発性吸入麻酔薬や脱分極性筋弛緩薬（スキサメトニウム）によって誘発される麻酔合併症の一つである．常染色体優性遺伝の潜在的筋疾患で，日常生活ではほとんど症状はみられないが，誘発薬剤によって発症する[1]（図1）。

いったん発症すると，迅速な診断と治療が行われない場合致死的となる．発生頻度は，全身麻酔症例 50,000～150,000 人に 1 人ときわめてまれであるが[1]，RYR1 遺伝子検索から 2000 人に 1 人は悪性高熱症の素因があると推察されている．若年男性に発生頻度と致死率が高いことも，問題となっている．近年，全静脈麻酔

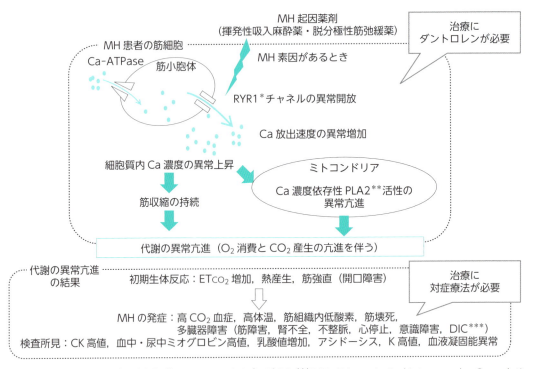

図1 悪性高熱症の発症機序と症状

(日本麻酔学会安全委員会 悪性高熱症WG．悪性高熱症患者の管理に関するガイドライン 2016―安全な麻酔管理のために―http://www.anesth.or.jp/guide/pdf/guideline_akuseikounetsu.pdf より引用改変)

(total intravenous anesthesia：TIVA) の普及に伴い，発生頻度自体は減少しているが，死亡率は依然10～15％を推移している[1]。

1 診断の基になる臨床所見

1）術前臨床所見

(1) 家族歴
悪性高熱症を疑わせる血縁者の有無，労作性熱中症や運動誘発性横紋筋融解症の既往の有無

(2) 既往歴
過去の麻酔経験で，術中・術後に40℃を越える原因不明の発熱，筋強直，赤褐色尿，術後の筋肉痛，熱中症，運動誘発性横紋筋融解症の既往の有無

(3) 合併症
- 先天性ミオパチー；Central Core Disease, Multi-mini core Disease, King-Denborough 症候群, Congenital fiber type disportion（CFTD）
- 低カリウム性周期性四肢麻痺

(4) 血液検査
安静時の高 creatinine kinase（CK）値

2）術中臨床所見

(1) 早期
① 頻呼吸≧30 breaths/min（bpm）
② 呼気終末二酸化炭素分圧（$P_{ET}CO_2$）≧55 mmHg
③ 原因不明の頻脈＞100 beats/min（bpm）
④ 不整脈；心室性期外収縮，T 波増高：血清カリウム値の増加
⑤ 筋強直；咬筋：開口障害

(2) 中期
① 体温上昇；熱感
② 末梢動脈血酸素飽和度（SpO_2）低下：チアノーゼ
③ 代謝性あるいは呼吸性アシドーシス
④ 不整脈；心室性期外収縮，T 波増高：血清カリウム値の増加

(3) 後期
① 筋強直
② 出血傾向
③ 暗赤褐色尿（コーラ様尿）；ミオグロビン尿
④ 無尿
⑤ 不整脈；心室性不整脈，T 波増高
⑥ 死亡

3）術後臨床所見

術中所見に加えて，
① 循環虚脱；ショック
② 頻脈
③ 高血圧
④ アシドーシスの進行
⑤ 横紋筋融解の進行；血清 CK 値の増加

2 臨床診断基準

1）わが国の診断基準[2]（表1）

2）Clinical grading scale（CGS）[3]（表2）

3 術中（麻酔中）の治療手順[4]（図2）

① 起因薬剤となる吸入麻酔薬やスキサメトニウムの投与を中止し，静脈麻酔に変更する。
② 人手を集め，執刀している外科医には手術を早期に終了するよう要請する。この病態には，手術チーム全体で対処する。
③ 筋弛緩薬は，非脱分極性筋弛緩薬を投与する。
④ 呼吸回路内の麻酔薬濃度を下げるため，高流量純酸素（10 L/分以上）を用いて過換気（分時換気量を2倍以上に設定）にする。
⑤ ダントロレンを準備する。総投与量で最大7.0 mg/kg の量の薬物を確保する。
⑥ ダントロレン投与には，できるだけ太い専用

表1 わが国の診断基準

項　目		所　見
体温基準		A．麻酔中の体温≧40℃ B．15分間に0.5℃以上の上昇で，最高体温≧38℃
その他の症状	循環器系	血圧変動，頻脈，不整脈
	酸塩基平衡	酸呼吸性あるいは代謝性アシドーシス（頻呼吸）
	筋肉系	筋強直；咬筋〜全身の筋肉へ
	腎機能	ポートワイン尿（ミオグロビン尿）から無尿へ
	酸素化能	低下；SpO_2の低下，血液の暗赤色化
	血清電解質・逸脱酵素	K^+，CK，AST，ALT，LDHの増加
	交感神経系	異常な発汗
	血液凝固系	異常な出血傾向
診　断		
劇症型（f-MH） 亜型（a-MH）		体温基準のAかBを満たして，その他の症状を認める 体温基準は満たさないが，その他の症状を認める

（盛生倫夫，菊地博達，弓削孟文ほか．悪性高熱症診断基準の見直し．麻酔と蘇生 1988; 80: 771-9 より引用）

の末梢静脈路を確保する。1瓶20 mgあたり注射用蒸留水60 mLで透明になるまで震盪溶解したら，少なくとも1.0 mg/kgを15分程度で投与する。可能ならば2.0 mg/kgを15分程度で投与する。過換気に反応して$ETco_2$が低下し，筋強直も改善し，心拍数が低下するまで，適宜繰り返し投与する。最大7.0 mg/kgまで投与可能である。

⑦全身管理のためには，動脈ラインを確保する。
⑧体温を下げるため，冷却した生理食塩水を点滴静注（最大用量50-60 mL/kg）する。同時に，室温を下げ，室温送風により体表を積極的に冷却する。全身冷却は，中枢温が39℃以上で冷却を開始し，38℃以下になれば中止する。体温低下が思わしくない時には，胃管や膀胱留置カテーテルなどからの体腔内への冷却生理食塩水の注入も考慮する。
⑨不整脈の治療を適宜行うが，カルシウム拮抗薬は投与しない。カルシウム拮抗薬とダントロレンとの併用で心停止を来す可能性があるためである。
⑩他の対症療法を必要に応じて行う。高カリウム血症には，グルコース・インスリン療法で対処し，10単位のレギュラーインスリンと50 mLの50%ブドウ糖を点滴静注する。この場合，血糖測定を毎時行う。また，毎時1.0 mL/kgの尿量確保を目安に強制利尿を図り，フロセミド0.5-1.0 mg/kg（最大用量20 mg）を単回投与する。CKやカリウム値の上昇，ミオグロビン尿の増加に対しては，炭酸水素ナトリウム（1.0 mEq/kg/時）を投与して尿のアルカリ化を図る。

⑪可能ならば，気化器を取り外して麻酔回路を交換してもよいが，人手と時間を要するので必須ではない。
⑫代謝性アシドーシス（＜－8.0 mEq/L）には，炭酸水素ナトリウム1.0-2.0 mEq/kg（最大投与量50 mEq）の投与を，高カリウム血症（＞5.9 mEq/Lか，心電図に異常がある場合）には，塩化カルシウム10 mg/kg（最大投与量2,000 mg）またはグルコン酸カルシウム30 mg/kg（最大投与量3,000 mg）の投与を考慮する。
⑬病態を把握するための推奨する血液検査の種類と実施時期は，以下の通りである。

　動脈血液ガス分析，血糖，電解質，乳酸，CK，ミオグロビン定性・定量（尿も），生化学（腎機能，肝機能），DIC診断のための血液凝固系検査。

　なお，検査の実施時期は，発症時，30分後，4時間後，12時間後，24時間後，48時間後が望ましい。
⑭症状が安定しているかどうかは，①$ETco_2$が低下しているか正常化している，②心拍数が

表2 Clinical grading scale（CGS）

項　目	所見・検査値・測定値	スコア
Process Ⅰ：筋強直		
全身筋強直	（+）	15
Sch 投与後の咬筋強直	（+）	15
Process Ⅱ：筋崩壊		
Sch 投与後の CK 値増加	>20,000 IU/L	15
Sch 非投与下での CK 増加	>10,000 IU/L	15
周術期のコーラ様着色尿	（+）	10
尿中ミオグロビン	>60 μg/L	5
血清ミオグロビン	>170 μg/L	5
血清 K+	>6 mEq/L（非腎不全）	3
Process Ⅲ：呼吸性アシドーシス		
適正人工呼吸下の P_{ETCO_2}	>55 mmHg	15
適正人工呼吸下の Pa_{CO_2}	>60 mmHg	15
自発呼吸下の P_{ETCO_2}	>60 mmHg	15
自発呼吸下の Pa_{CO_2}	>65 mmHg	15
不自然な呼吸	麻酔科医の判断	15
不自然な頻呼吸	（≧30 bpm）	10
Process Ⅳ：体温上昇		
不自然な体温上昇	麻酔科医の判断	15
周術期の不自然な体温上昇	>38.8℃	10
Process Ⅴ：心症状		
不自然な洞性頻脈	（>100 bpm）	3
心室頻拍あるいは心室細動	（+）	3
Process Ⅵ：家族歴		
1 親等に悪性高熱症の素因	（+）	15
1 親等以外の悪性高熱症の素因	（+）	5
その他の症状		
動脈血ガス分析		
BE（base excess）	<−8 mEq/L	10
pH	<7.25	10
ダントロレン投与		
呼吸性・代謝性アシドーシスの改善	（+）	5
悪性高熱症家族歴と麻酔歴での特異所見	（+）	10
安静時 CK 値の高値（悪性高熱症の家族歴）	（+）	10

同一 Process 内は，最高得点を採択して加算しない．その他の症状のみ加算できる．

総得点	悪性高熱症ランク	悪性高熱症の可能性
0	1	否定的
3-9	2	きわめて低い
10-19	3	低い
20-34	4	可能性あり
35-49	5	かなり高い
50-	6	ほぼ確実

(Larach MG, Localio AR, Allen GC, et al. A clinical grading scale to predict malignant hyperthermia susceptibility. Anesthesiology 1994; 80: 771-9 より引用)

安定しているか不整脈が減少している，③体温管理の必要性がなくなっている（平熱に戻っている），④筋硬直が消失している，ことで判断する．

4 術後（術後発症）の治療手順

①ルーチンの全身モニタリングと，ET_{CO_2} と深部体温，観血的動脈圧が連続的に測定できる

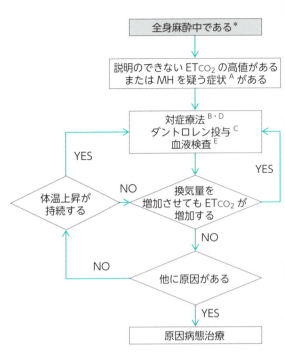

図2 悪性高熱症（MH）の治療手順

（日本麻酔科学会安全委員会 悪性高熱症WG．悪性高熱症患者の管理に関するガイドライン2016—安全な麻酔管理のために—http://www.anesth.or.jp/guide/pdf/guideline_akuseikounetsu.pdf より引用）

病室（ユニット）に移動する。

②全身麻酔後の気管チューブの抜去は，ダントロレンによる筋力低下の程度を把握して決定する。抜管後には，呼吸状態や誤嚥に注意する。呼吸状態が思わしくないときには，プロポフォールとロクロニウムを使用して再挿管する。

③全身状態が安定しているときには，人工呼吸管理は必須ではない。

④術後の鎮静と鎮痛は，十分に実施する。不十分な鎮静と鎮痛は，ストレスから悪性高熱症を再燃させる可能性がある。抜管後48時間は，慎重に対応する。

⑤病態把握のための血液検査は，適宜実施する。基本的には，術中治療手順に示した4時間後，12時間後，24時間後，48時間後である。しかし，少なくとも発症から48時間後までは8時間ごとに検査を実施すると，病態の改善経過をより詳しく把握できる。

⑥病棟に帰室してから発症した悪性高熱症患者は，プロポフォールとロクロニウムで麻酔導入と気管挿管した上で，静脈麻酔で麻酔を維持して，人工呼吸管理下に置く。その後の治療手順は，術中治療手順と同様である。

5 患者と家族への説明

①悪性高熱症は，薬物アレルギーではなく遺伝的筋疾患であり，吸入麻酔薬や非脱分極性筋弛緩薬が引き金となり発症する致死的疾患であること

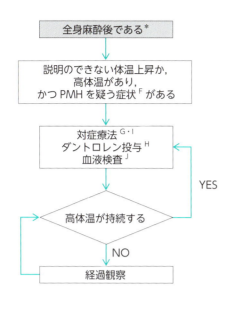

図3 術後悪性高熱症（PMH）の治療手順
（日本麻酔学会安全委員会 悪性高熱症WG．悪性高熱症患者の管理に関するガイドライン2016—安全な麻酔管理のために—http://www.anesth.or.jp/guide/pdf/guideline_akuseikounetsu.pdf より引用）

②日常生活では特異的な症状はほとんどないこと
③術前に行う血液検査などには本疾患に特有な所見はないこと
④血縁者に悪性高熱症の発症者があれば，その素因を有する患者として対処する必要があり，親族にも悪性高熱症の可能性があることを周知徹底すること
⑤運動誘発性横紋筋融解症，労作性熱中症等の疾患を合併している可能性があること

【参考文献】
1) 広島大学麻酔蘇生学教室：悪性高熱症とは．http://home.hiroshima-u.ac.jp/anesth/pdf/MH_2013_revised.pdf（2019.3.22 アクセス）
2) 盛生倫夫，菊地博達，弓削孟文，ほか．悪性高熱症診断基準の見直し．麻酔と蘇生 1988; 80: 771-9.
3) Larach MG, Localio AR, Allen GC, et al. A clinical grading scale to predict malignant hyperthermia susceptibility. Anesthesiology 1994; 80: 771-9.
4) 日本麻酔科学会安全委員会 悪性高熱症WG．悪性高熱症患者の管理に関するガイドライン2016—安全な麻酔管理のために—http://www.anesth.or.jp/guide/pdf/guideline_akuseikounetsu.pdf（2019.3.23 アクセス）

（稲垣 喜三）

2 コンパートメント症候群

KEY WORD ▶ コンパートメント症候群，well-leg compartment syndrome（WLCS），砕石位

コンパートメント症候群とは，閉鎖した筋膜に囲まれた上肢または下肢のコンパートメント（筋区画）の内圧上昇により循環障害が起こり，組織虚血によって筋や神経の機能障害が生じることをいう。

一般的な原因としては，骨折，重度の挫傷または挫滅損傷，血管損傷および修復後の再灌流傷害などがある。

砕石位などによる手術中の下肢の不適切な体位によって生じたコンパートメント症候群は，well-leg compartment syndrome（WLCS）と呼ばれる[1]。

砕石位では，股関節や膝関節を屈曲することや支脚器の圧迫により，下腿の循環障害を生じる可能性がある。それが引き金となって下腿の虚血・栄養障害が起こり，下腿筋の細胞膨張・浮腫形成を生じ，静脈還流が障害され，コンパートメント内圧が上昇する。最終的には動脈血流が障害されることで悪循環に陥り，組織の浮腫は増強し，コンパートメント内圧がさらに上昇して虚血が進行する。

WLCSは砕石位手術の3,500症例に1症例の頻度で生じるという報告がある[2]。

1 WLCS発症の危険因子（表1）

長時間（4時間以上）の砕石位手術ではWLCSのリスクが高まる[3]。

下腹部や骨盤内臓器の腹腔鏡下手術では砕石位かつ頭低位（トレンデレンブルグ位）をとることが多いが，このような体位では下肢の灌流圧が低下するため循環障害が起こりやすく，WLCS発症のリスクを高める。また，このような状態での低血圧や循環血液量減少，血管収縮薬の使用はさらに下肢灌流圧を低下させ，さらにリスクを高める[3]。

深部静脈血栓症の予防のために間欠的空気圧迫装置や弾性ストッキングが広く使用されているが，長時間の砕石位手術ではWLCS発症のリスクを高めるという報告がある[2,4]。

硬膜外麻酔は，WLCSの症状を隠してしまうことにより，その発見を遅らせてしまう可能性がある[3]。

2 臨床所見

WLCSでは，腓腹筋部の緊張・腫脹，疼痛，知覚低下，足関節の運動障害などを生じるが，いずれも筋弛緩薬を使用した全身麻酔下の手術中に発見するのは困難である。

コンパートメント症候群の6Pは，
①pain（疼痛）
②pallor（蒼白）
③paralysis（運動麻痺）
④paresthesia（錯感覚）
⑤pressure（腫脹，緊満）
⑥pulselessness（脈拍消失）

自発的な強い疼痛と他動的伸展時痛の増強

表1 WLCSの危険因子

1. 手術時間が4時間以上
2. 砕石位，トレンデレンブルグ位
3. 患者の体型（肥満，下肢が筋肉質）
4. 支脚器のタイプ
5. 間欠的空気圧迫装置，弾性ストッキング
6. 低血圧，循環血液量の減少，血管収縮薬
7. 硬膜外麻酔
8. 末梢血管障害
9. 手術操作による骨盤内大血管の牽引

(Raza A, Byrne D, Townell N. Lower limb (well leg) compartment syndrome after urological pelvic surgery. J Urol 2004; 171: 5-11 より改変引用)

が，虚血発症前のもっとも感度の高い臨床所見であるという報告がある[5]。

3 臨床診断基準

WLCSの明確な診断基準はなく，臨床所見から診断する。長時間におよぶ砕石位手術後に患者が下腿の痛みや他動的伸展時痛を訴えた時には，WLCSを疑う。

上記の症状に加え，コンパートメント内圧の上昇を認めれば診断は確定する。コンパートメント内圧の正常値は5-10 mmHgである。内圧が30 mmHg以上，または拡張期血圧との差が30 mmHg以下の時は筋膜切開を考慮する。

MRIやCTの画像所見では下腿筋，筋膜，皮下組織の浮腫を認め，進行した場合には下腿筋の壊死所見を認める。

足趾に装着した経皮的動脈血酸素飽和度（SpO_2）モニターの波形の消失で，WLCSが生じる原因の一つである脈拍消失を探知できる。

4 術後管理，治療

コンパートメント内圧のモニタリングを継続する。

深部静脈血栓症予防のために弾性ストッキングや間欠的空気圧迫装置を装着している場合には，使用を中止する。

マニトールによる浸透圧利尿によりコンパートメント内圧を低下させることが有効であるという報告がある[4]。

高ミオグロビン血症による急性腎不全を防ぐために利尿を図る。

コンパートメント内圧が40 mmHg以上，または拡張期血圧との差が20 mmHg以下の時には，積極的に筋膜切開を行う[6]。

5 予防

WLCSは，重症化すると筋挫滅症候群（横紋筋融解症，高ミオグロビン血症，急性腎不全，急性心不全）を来すリスクがあり，下肢の切断を余儀なくされることもある。また，神経の不可逆的損傷を生じるリスクもあるため，予防がもっとも大切である。

下肢の動脈圧は足関節の位置が1 cm上がるごとに0.78 mmHg低下する[7]。そのため砕石位の際には足関節を高く上げすぎないことが重要である。

砕石位の手術中には2時間ごとに足の位置を変えるべきであるという報告もある[8]。また，砕石位の継続が必要でなくなった時点で体位を仰臥位に戻し，砕石位の時間をできるだけ短くすることも考慮すべきであろう。

低血圧はさらに下肢の灌流圧を下げるため，避けなければならない。

術中の下肢コンパートメント内圧のモニタリングはWLCSの早期発見に有効かもしれない。必ずしも簡単ではないが，4時間以上の砕石位手術で複数の危険因子を有する患者では考慮すべきである[3]。

【参考文献】
1) Heppenstall RB, Tan V. Well-leg compartment syndrome. Lancet 1999; 354: 970.
2) Halliwill JR, Hewitt SA, Joyner MJ, et al. Effect of various lithotomy positions on lower-extremity blood pressure. Anesthesiology 1998; 89: 1373-6.

3) Raza A, Byrne D, Townell N. Lower limb (well leg) compartment syndrome after urological pelvic surgery. J Urol 2004; 171: 5-11.
4) Bergqvist D, Bohe M, Ekelund G, et al. Compartment syndrome after prolonged surgery with leg supports. Int J Colorectal Dis 1990; 5: 1-5.
5) Whitesides TE, Heckmann MM. Acute compartment syndrome: update and treatment. J Am Acad Orthop Surg 1996; 4: 209-18.
6) 日本救急医学会. 医学用語 解説集. http://www.jaam.jp/html/dictionary/dictionary/index.htm (2019.3.22 アクセス)
7) Matsen FA. A practical approach to compartmental syndromes. Instr Course Lect 1983; 32: 88-92.
8) Neagle CE, Schaffer JL, Heppenstall RB. Compartment syndrome complicating prolonged use of the lithotomy position. Surgery 1991; 110: 566-9.

〔玉川　竜平〕

3 横紋筋融解症

KEY WORD ▶ ミオグロビン尿症，急性腎障害，腎置換療法

　横紋筋融解症（rhabdomyolysis）は，骨格筋細胞が壊死・融解して，筋細胞内成分が循環血液中に流出した状態で，生命を脅かす可能性のある症候群である。これらの細胞内成分としては，クレアチンキナーゼ（CK），トランスアミナーゼ，乳酸脱水素酵素（LDH），アルドラーゼ，ヘム色素であるミオグロビン，カリウムやリン酸といった電解質，プリン体などがある[1]。身体を構成する筋肉には横紋筋と平滑筋があり，横紋筋はさらに心筋と骨格筋に分類され，心筋も横紋筋の一種であるが心筋が壊死した場合は，通常は横紋筋融解症とは呼ばない。骨格筋細胞内に多量に存在するミオグロビンが血中に流出して，ミオグロビン血症を来し，その血漿濃度が血漿結合能である 1.5 mg/dL 以上となると尿中にミオグロビンが排泄されて，ミオグロビン尿を来す結果となる[2]。さらに，視覚的に赤褐色尿となるのは，尿中ミオグロビン濃度が 100 mg/dL を超えた場合とされる[3]。したがって，赤褐色のミオグロビン尿を認めた場合には，中等症以上の横紋筋融解症が発症していると考えて差し支えない。

　横紋筋融解症は，外傷，疾患，内服薬，毒などさまざまな原因によって生ずる病態であるが，手術・麻酔といった周術期に関連しては，悪性高熱症，長時間の術中特殊体位，血栓塞栓症，コンパートメント症候群，挫滅症候群，敗血症などが頻度の高い原因となることが想定される。その重症度は，無症候性の血中 CK 値上昇から，高度の CK 値上昇を伴って重篤化すると，損傷した筋組織にサードスペースが形成され，循環血液量減少に伴ってショックを来したり，高カリウム血症によって心臓不整脈や，突然の心停止を来したりする危険性まである。流出した大量のミオグロビンが尿細管を閉塞して急性腎障害（acute kidney injury：AKI）を併発し，さらには播種性血管内凝固（disseminated intravascular coagulation：DIC），多臓器不全を招来し不幸な転帰を辿ることもあるため，早期の診断と輸液療法を中心とした早期治療が開始されなくてはならない。

　統一された診断基準は存在しないが，血清 CK が正常上限値の 5-10 倍以上で，横紋筋融解症と診断されることが多い。

1 横紋筋融解症の病因と症状

　横紋筋融解症の臨床所見は，その根底にある病因が多岐にわたるため，きわめて多様であり，筋損傷の範囲と程度により，ほとんど無症状のものから，重症なものでさまざまである。成人のもっともよく見られる病因は，違法薬物，アルコール多飲，内服薬，筋疾患，外傷，悪性症候群，てんかん，不動である[4]。他方，小児ではウイルス性筋炎，外傷，結合組織疾患，運動，薬物過剰摂取である[5]。

1）背景となる病因

　横紋筋融解症の原因となる病態を以下に示

す．特に周術期に関連する病因には，下線を付した．

(1) 薬物と毒物

<u>悪性高熱症のトリガーとしての揮発性吸入麻酔薬，サクシニルコリン</u>．

(2) 外傷

鈍的外傷（交通事故，労働災害，暴行，<u>挫滅症候群</u>），感電，広範囲熱傷．

(3) 筋肉の過剰活動

マラソン，てんかん重積，長時間労働．

(4) 体温の異常

熱中症，<u>悪性症候群</u>，<u>悪性高熱症</u>，低温曝露．

(5) 筋肉の虚血

<u>ターニケット</u>，<u>血管遮断</u>，血栓塞栓，<u>コンパートメント症候群</u>，持続性の低血圧（ショック）．

(6) 長時間の不動

<u>術中の長時間の特殊体位（側臥位，伏臥位，砕石位，パークベンチ位）</u>，昏睡状態，拘束．

(7) 感染症

細菌，ウイルス，寄生虫などによる筋炎．

(8) 電解質・内分泌異常

低カリウム血症，低カルシウム血症，低リン酸血症，低・高ナトリウム血症，高アルドステロン症，甲状腺機能低下症，ケトアシドーシス，副腎機能障害．

(9) 遺伝的障害

炭水化物代謝障害，脂質代謝障害．

(10) 自己免疫疾患

多発筋炎，皮膚筋炎．

2）自他覚症状

横紋筋融解症の症状の典型的な三徴は，筋肉痛，筋力低下，赤褐色尿である．患者に意識がある場合，自覚症状として四肢の脱力感，腫脹，しびれ，こわばり，痛み，筋けいれんなどを訴えることがある．また，これに伴って，筋力低下や関連筋群の機能喪失を認めることもある．筋の腫脹は，輸液によって体液が回復されるまでは明らかでないことがある．非特異的症状には，発熱，全身性筋痛，悪心・嘔吐，頻脈などがある．しかし，全身麻酔中は，こうした自覚症状は聴取不能であり，四肢の硬結が，横紋筋融解症を示唆する所見となることもある．もっとも頻繁に関与する筋肉群は，腓腹部，大腿部，腰背筋である[6]．罹患部位には，組織虚血による皮膚変化として，変色や水疱形成が見られることがある．しかし，手術中は，多くの場合，患者の全身はリネンに覆われており，理学所見を取ることが困難である．したがって，麻酔・手術中では，赤褐色尿（ミオグロビン尿）がもっとも早期に横紋筋融解症を疑う症状の一つとなる．

3）赤褐色尿

患者は，赤褐色尿が認められなくても横紋筋融解症を来していることがある．尿の色は，淡いピンク色から紅茶色，コーラ色まで変わることがある[7]．ミオグロビン尿が高度で長時間続くと，ミオグロビンが尿細管を閉塞して，腎機能低下を来しAKIの症状として乏尿〜無尿を呈することがある．手術中に赤褐色尿を認めた場合には，横紋筋融解症を念頭において，その診断と治療を迅速に進めていく必要がある．

4）起こりうる合併症

(1) 循環血液量減少

炎症を伴った壊死筋肉組織には体液が流入して，相当量の体液が貯留してサードスペースを形成することになる．これに伴って循環血液量は減少し，循環血液量減少性ショックを来しうる．

(2) コンパートメント症候群

虚血に陥った筋肉組織に体液が流入して浮腫が起こると，コンパートメント内圧は上昇し，虚血状態がさらに持続するという悪循環が形成される．

(3) 心臓不整脈と心停止

横紋筋融解症によって引き起こされるもっとも特徴的な電解質異常の一つは，特にアシドーシスや乏尿のある患者では，高度の高カリウム血症である．高カリウム血症は不整脈や心停止を来しうる．

(4) DIC

重篤な横紋筋融解症にはDICを合併することがあり，血液凝固障害を来すことがある[6]。損傷筋細胞から遊出した成分によって凝固系の活性化が起こる結果であろう。

(5) 肝機能障害

横紋筋融解症患者の約25%で肝機能障害が発生する。損傷筋肉から遊離したプロテアーゼが肝臓の炎症と関連しているとされる。肝機能障害は横紋筋患者の25%にみられるとされる[8]。

(6) アシドーシス

大量の放出された硫黄含有たんぱく質は，腎臓の排泄メカニズムを超えると，重篤なアシドーシスを来しうる。横紋筋融解症に見られる他のアシドーシスの原因としては，虚血に起因する乳酸アシドーシスと尿毒症によるアシドーシスがある。

(7) 急性腎障害（AKI）

AKIは横紋筋融解症の発症から数日以内に，患者の33%に発症するもっとも重篤な合併症である[9]。横紋筋融解症誘発性AKIを促進するとされる要因には，低循環血液量減少，アシドーシス，酸性尿，尿細管閉塞，ミオグロビンの腎毒性効果などがある。循環血液量の減少は，腎血管の収縮を介して，腎臓への低灌流を助長し，酸性尿と，ミオグロビン，そして尿酸の存在は，円柱形成を促進して尿細管の閉塞を招来する。

2 臨床診断基準

筋肉痛，腫脹，圧痛といった症状は必ずしも著明ではなく，ときとして欠如するので，横紋筋融解症は疑ってかからなければ見逃してしまうこともある。まず，病歴や理学所見に横紋筋融解症を来す背景因子がないかを確認する。確実な診断は，血清CKと尿ミオグロビンといった検体検査で行うべきである。血液検査では，高ミオグロビン血症，CK等の筋逸脱酵素の急激な上昇，尿検査では多くの場合ミオグロビン尿が認められる。確定診断は骨格筋生検を行うことで可能となる。

そのほかの検査所見としては，筋肉の崩壊量に応じて高カリウム血症，低カルシウム血症，高リン酸血症などの電解質異常や代謝性アシドーシスなどを認める。周術期に発熱を伴って横紋筋融解症が発症すると，悪性高熱症や悪性症候群との鑑別が困難である。

1）血清CK

血清CK濃度，主にCK-MM分画が筋損傷のもっとも感度の高い指標である。血清CKは，筋損傷が発生してから約2-12時間後に上昇し始め，24-72時間以内にピークとなり，その後，前日値の39%という比較的一定の速度で減少する[6]。持続的なCK値上昇は，筋損傷が持続しているか，あるいはコンパートメント症候群の発症を示唆している[10]。横紋筋融解症の定義としてさまざまなCK値が提唱されているが，その上昇程度はさまざまであり，横紋筋融解症を診断する統一的なカットオフ値は現在のところ存在しない。しかし，心疾患や脳疾患がない場合には，正常上限値の5倍以上の血清CK活性を横紋筋融解症の診断基準として受け入れられている[11,12]。しかし，アメリカの循環器疾患関連学会や施設では，スタチンによる横紋筋融解症を，正常上限の10倍以上のCK上昇を伴う筋症状と，色素性腎症と通常ミオグロビン尿による褐色尿に一致したクレアチニン上昇を伴うもの，としている[13,14]。

2）血清・尿ミオグロビン

ミオグロビンは，正常では血漿グロブリンと結合しており，腎臓から迅速に排泄されるために血清濃度は低く抑えられている（0-0.003 mg/dL）。筋損傷が起こると循環血中のミオグロビン値が，血漿蛋白結合能を超えて腎排泄閾値に達すると，最終的には尿に排泄される。ミオグロビン尿は横紋筋融解がなければ発生しないが，横紋筋融解があっても必ずしも視認でき

るミオグロビン尿（赤褐色尿）を来すとは限らない。視認可能となるためには，尿のミオグロビン濃度が 100 mg/dL を超える必要がある[9]。血清ミオグロビンとミオグロビン尿は，横紋筋融解症の信頼できるパラメータではあるが，その感度と特異度は多くの因子によって影響される。血清ミオグロビンは，通常は CK が上昇する前に増加し，CK 濃度の低下よりも急速に低下する（1-6 時間）[10]。さらに，ミオグロビン尿は視認できないこともあるし，横紋筋融解の経過中早期に消失してしまうこともある。これらの事実からこれらのパラメータの感受性は相対的に低い。血尿とヘモグロビン尿，ミオグロビン尿とは視認しただけでは鑑別が困難である，赤褐色尿を認めた場合，尿定性検査で尿潜血陽性と，顕微鏡的に尿沈渣に赤血球が存在しなければ，血尿は否定的であり，ヘモグロビン尿とミオグロビン尿が疑われる。この場合，両者は Blondhaim 塩析法により鑑別することができる。しかし，通常の病院内の検査室ではこの鑑別は不可能で外注に頼らざるを得ないことも多い。同様に，通常の検査では血中ミオグロビンの同定も困難である。したがって，赤褐色尿を認め，かつ，血液生化学検査で筋逸脱酵素である CK，LDH，AST，ALT，特に CK が高値であれば，ミオグロビン尿（したがって横紋筋融解症）を強く疑う根拠となる。放射免疫測定法はミオグロビン検出の感度も特異度も高いが，通常病院内では利用できず結果を得るには 24 時間以上を要する。

3）筋生検

横紋筋融解症の診断を確定するのに使用されるが，筋生検は通常必要ない。組織学的所見としては，炎症細胞浸潤を認めない細胞核と横紋の消失とが通常認められる[15]。

4）背景にある病態に対する検査

横紋筋融解症が強く疑われる場合には，その原因についての検索が必要である。注意深い病歴と，身体理学所見によって横紋筋融解症の背景にある病因を明らかにできる可能性がある。しかし，多くの症例では病歴や臨床所見は決定的ではなく，標準的なプロトコールは存在しないため，適切な検査を選択するための判断基準は明確ではない。薬物や毒物が原因と疑われる場合には，毒物検査が実施されるべきであり，感染症が疑われる場合には，適切な培養や血清検査が実施されるべきである。内分泌・代謝異常を疑えば，ホルモン測定や血液生化学検査が必要となる。さらに，遺伝素因が疑われる症例では，遺伝子分析や，筋生検，前腕虚血試験が適応となることもある。磁気共鳴画像（MRI）が横紋筋融解症のさまざまな病因を鑑別するのに有用である場合もある[16,17]。

5）その他の検査

動脈血ガス分析は，酸塩基平衡状態を評価するのに有用である。心電図は高カリウム血症や低カルシウム血症に関連した心臓不整脈を評価するのに役立つ。他の有用な検査としては，ヘモグロビン，ヘマトクリット，血小板を含む全血算，血液生化学，肝機能検査，プロトロンビン時間（PT），活性化部分トロンボプラスチン時間（aPTT），血清アルドラーゼ，LDH などがある。高カリウム血症，低カルシウム血症，高リン酸血症，高尿酸血症，代謝性アシドーシス，筋逸脱酵素として LDH，アルドラーゼ，炭酸脱水素酵素III，トランスアミナーゼといった検査値の上昇が認められることがある[18]。AST が正常であるのに ALT が上昇していれば横紋筋融解が発生している手がかりとなる。

治療選択肢として筋膜切開が考慮される場合には，MRI は横紋筋融解症の局在を特定するために非常に効果的である[19]。罹患筋肉の検出においては，MRI はコンピュータ断層撮影（CT）やエコー検査よりも感度が高い[20]。AKI の回復期の患者に高カルシウム血症を認めることがあるが，これは筋肉沈着していたカルシウムが動員されたためか，通常併発する続発性副甲状腺機能亢進症のためである[20]。トロポニン I は，横紋筋融解症患者の 50％で高値を示すが，こ

のうち 58％ が真陽性，33％ が疑陽性，9％ が不確定であったとされる[21]。血清クレアチニンは，損傷筋肉からの前駆体であるクレアチンが放出されて自然水和してクレアチニンに変化するために，血中尿素窒素の上昇に比べて不均衡に上昇する可能性がある。

3 術中の治療

横紋筋融解症の最良の管理方針を導くための確かなエビデンスはない。治療に関して実施された無作為化対照試験は見当たらない。ほとんどのエビデンスは，後ろ向きの臨床研究，症例報告，動物モデルに基づいている。しかし，重要な対策としては，即時の積極的な輸液による体液回復，原因の除去，起こりうる合併症の管理と予防である。

1) 初期治療

早期の治療開始は，AKI の発生頻度を低下させると報告されている[22]。

(1) 大量輸液と尿量モニター

術中に横紋筋融解症に遭遇する場合，ミオグロビン尿が診断の手がかりとなっていることも多く，すでに導尿カテーテルは確保されているであろうが，未実施であれば，導尿カテーテルの留置を行い，注意深く尿量をモニターする。

大口径の静脈カテーテルを確保し，尿量を 200-300 mL/hr に維持するように，細胞外液型晶質液を 1.5 L/hr の速度で投与開始する。高カリウム血症を認める場合には，生理食塩水が推奨される。利尿を促進し，筋細胞から放出された毒性物質を希釈するために，積極的な輸液を行うべきである[23,24]。血行動態の安定化が得られたら輸液速度を 300-500 mL/hr とする。輸液投与の持続期間についての文献的な標準プロトコールはないが，血漿 CK 値が 1000 U/L 以下になるまで輸液は続行するべきである[12]。挫滅症候群を伴う重症の横紋筋融解症例では，低循環血液量を効果的に治療するためには血液製剤の併用も必要である。

(2) 血清電解質と CK の測定

血圧，心拍数，尿量，定期的な電解質値，CK 値を経時的にモニターする。

(3) 血行動態の綿密なモニタリング

血行動態が不安定な場合は，躊躇せずに動脈ラインの確保，CV ライン確保を行う。心疾患や，併存症，腎疾患の既往，高齢者などでは輸液過剰を回避するために，血行動態モニタリングが必要である。

(4) 病歴と身体理学所見の確認

背景疾患の同定と管理のために，注意深い病歴と，身体理学所見の取得を再度試みるべきである。とくに，コンパートメント症候群が存在しないか四肢をチェックする。

(5) マンニトールなどの投与

AKI の予防には，多くの専門家が（特に挫滅症候群においては），初期の体液回復後にはマンニトールと重炭酸の追加を推奨しているが，これを支持する無作為化対照試験は存在しない[22,25]。提案されているマンニトールの利点としては，腎血流の増加と糸球体濾過の増加によってミオグロビン円柱による尿細管閉塞を回避するのに役立つ点，また浸透圧利尿剤によって，間質から体液を血管内に引き込み低循環血液量を補正し，筋肉の腫脹と神経圧迫を軽減することに加えて，フリーラジカルの除去作用が挙げられている[23,26-28]。マンニトール投与は，体液回復後に行われるべきであって，乏尿の患者では避けるべきである。20％マンニトール 0.5 g/kg を 15 分かけて投与し，その後，0.1 g/kg/hr で持続投与する。尿量を 200 mL/hr 以上に維持するように調節する。尿と血液の pH とモニターし，血清 pH＞7.45，あるいは尿 pH＜6.0 であれば，アセタゾラミドを追加する[29]。

横紋筋融解症でのループ利尿剤（フロセミドなど）の使用については議論があり，その使用を推奨する研究者もいるが，尿を酸性化するため反対する研究者もいる[6]。

(6) 尿のアルカリ化

重炭酸ナトリウムによる尿のアルカリ化が，

円柱形成を減少し，ミオグロビンの尿細管に対する毒性作用を減少させ，脂質過酸化を防止する目的で提唱されている．AKI の発症を予防するために，1 L の 1/2 生理食塩水に重炭酸ナトリウム 40 mEq 添加したものを，尿 pH＞6.5 に維持するよう，100 mL/hr の速度で投与することが推奨されている[30]．

2）筋損傷の原因の除去

進行中の筋破壊を停止させるために，外傷，感染，毒素といった背景状態を同定し，可及的速やかに治療する必要がある．

(1) 電解質と代謝異常の補正

横紋筋融解を引き起こす電解質や代謝異常（低ナトリウム血症，高ナトリウム血症，高血糖，高カルシウム血症，低リン酸血症）は即時補正するべきである．

(2) 高体温や低体温の治療

高体温の治療は不可欠であり，体表からの冷却手段とベンゾジアゼピン系薬剤によって筋肉の過剰活動を抑制する．

(3) 薬物や毒物の排泄を促進

薬物や毒素は，可能であれば排泄を促進したり中和（胃洗浄，解毒剤，血液透析）したりし，低酸素は避けなくてはならない．悪性高熱症では，麻酔薬を中止し，患者はダントロレンによる治療を受けるべきである．通常の処置投与量は，2.5-4.0 mg/kg，再発を予防するためには 48 時間後まで 4 時間ごとに 1 mg/kg を追加投与する（詳しくは，Ⅶ-1．悪性高熱症を参照）．

3）合併する電解質異常の補正

(1) 高カリウム血症

高カリウム血症は致死的となる可能性があるため積極的に補正する．高カリウム血症は，特に AKI と低カルシウム血症を合併している場合には，横紋筋融解症の生命を脅かす可能性のある合併症である．心臓合併症を予防するために治療が開始されるべきである．伝統的なグルコース・インスリン治療が推奨される．

(2) 低カルシウム血症

横紋筋融解症に見られる早期の低カルシウム血症は通常治療の必要はない．カルシウムの投与は，高カリウム性の心毒性や，低カルシウム血症による顕著な徴候や症状が認められる場合に限るべきである．カルシウムの静脈内投与は，高リン酸血症の患者に投与された場合には，効果的でない可能性がある．カルシウムとリン酸は結合して沈殿し，循環系から排除されてしまうからである[29]．

4 術後管理と治療

術中に横紋筋融解症が疑われて治療を開始した症例では，原則として術中に開始した初期治療の継続を行うとともに，術中に不可能であった検査や，後期症状として発生する病態に対する治療が主体となる．また，近年報告されている肥満症手術[31,32]や，長時間の口腔顎顔面手術[33]などでは，術直後に血清 CK を提出して，横紋筋融解症の発症を早期発見するよう努める．

1）個室に収容し密なバイタルサイン監視

術中に開始した治療で循環血液量減少，高カリウム血症，アシドーシスなどが是正されない重篤な患者では術後に個室に収容する．心電図モニター，尿量のモニターを継続する．

2）術中に確認できなかった損傷を受けた筋肉の特定

術中に横紋筋融解症の発生部位が特定できない場合，循環動態が安定していれば，局在を特定するために MRI を施行する．

3）コンパートメント症候群

コンパートメント症候群があれば，筋膜切開の適用について整形外科にコンサルトする（詳しくは，Ⅶ-3．コンパートメント症候群を参照）．

4）高カリウム血症への対策

グルコース・インスリン療法を行っても，なお高カリウム血症が持続する場合，イオン交換樹脂(ポリスチレンスルホン酸ナトリウムなど)は効果的であるが，時間を要する。これらの治療にもかかわらず，高カリウム血症が持続するならば緊急血液透析が適切な治療選択肢となる。

5）血液透析

血清カリウム値が上昇する場合，アシドーシスが持続する場合，体液過剰を伴う乏尿性腎障害がある患者では，救命処置として血液透析を考慮する。対症療法と透析によって，横紋筋融解症に合併した AKI による死亡を有効に回避することができる。患者の腎機能が回復するまで腎置換療法の継続を考慮する

6）DIC など

背景にある原因が是正されれば，DIC は通常自然に消褪するが，出血性合併症が発生した場合には，血小板，ビタミン K，新鮮凍結血漿による治療が必要となることもある。高尿酸血症や高リン酸血症は臨床的意義を有することはまれであり，治療を必要とすることはまれである。高カルシウム血症はしばしば症候性であり，通常は生食による利尿や，フロセミドの静脈投与に反応する。同様に低リン酸血症は，横紋筋融解症の後期症状として発生することがあるが，血清値が 1 mg/dL 未満となった場合にのみ治療を必要とする。

5 予後と患者説明

1）横紋筋融解症の予後

横紋筋融解症の予後は，背景にある病態と合併した併発症に依存する。十分に組織化された前向き研究は存在しないが，症例報告や小規模の後ろ向き研究から得たエビデンスでは，早期に積極的に治療された場合には，横紋筋融解症の予後は良好である。さらに，腎機能の完全回復の見込みも良好である。

2）患者への説明

①横紋筋融解症は，外傷をはじめ，内因性疾患，内服薬，毒などさまざまな原因によって生ずる病態であること。
②今回，患者に横紋筋融解症が発生した病因（術前の外傷，内因性疾患，内服薬，術中使用薬物，長時間の同一体位など）について，分かりえた範囲で説明すること。
③同様の病態を再度来さないために，日常生活上で回避できることがあれば，その点について説明すること。
④AKI を合併すれば，血液透析が必要となる可能性があること。

【参考文献】

1) Sauret JM, Marinides G, Wang GK. Rhabdomyolysis. 1. Am Fam Phys 2002; 65: 907-12.
2) Koskelo P, Kekki M, Wager O. Kinetic behaviour of 131-I-labelled myoglobin in human beings. Clin Chim Acta 1967; 17: 339-47.
3) Knochel JP. Rhabdomyolysis and myoglobinuria. Annu Rev Med 1982; 33: 435-43.
4) Melli G, Chaudhry V, Cornblath DR. Rhabdomyolysis: an evaluation of 475 hospitalized patients. Medicine (Baltimore) 2005; 84: 377-85.
5) Mannix R, Tan ML, Wright R, et al. Acute pediatric rhabdomyolysis: causes and rates of renal failure. Pediatrics 2006; 118: 2119-25.
6) Tintinalli JE, Kelen GD, Stapczynski JS. Emergency medicine: A comprehensive study guide. 6th ed. New York: McGraw-Hill Inc; 2004.
7) Dayer-Berenson L. Rhabdomyolysis: A comprehensive guide. ANNA J 1994; 21: 15-8.
8) Akmal M, Massry SG. Reversible hepatic dysfunction associated with rhabdomyolysis. Am J Nephrol 1990; 10: 49-52.
9) Gabow PA, Kaehney WD, Kelleher SP. The spectrum of rhabdomyolysis. Medicine 1982; 61: 141-9.
10) Minnema BJ, Neligan PC, Quraishi NA, et al. A case of occult compartment syndrome and non-resolving rhabdomyolysis. J Gen Intern Med 2008; 23: 871-4.
11) Sauret JM, Marinides G, Wang GK. Rhabdomy-

olysis. 1. Am Fam Phys 2002; 65: 907-12.
12) Lane R, Philps M. Rhabdomyolysis has many causes, including statins, and may be fatal. BMJ 2003; 327: 115-6.
13) Pasternak RC, Smith SC Jr, Bairey-Merz CN, et al. ACC AHA NHLBI clinical advisory on the use and safety of statins. Circulation 2002; 106: 1024-8.
14) Anton KA, Williams CD, Baker SK, et al. Clinical perspectives of statin-induced rhabdomyolysis. Am J Med 2006; 119: 400-9.
15) Hino I, Akama H, Furuya T. Pravastatininduced rhabdomyolysis in a patient with mixed connective tissue disease. Arthritis Rheum 1996; 39: 1259.
16) Moratalla MB, Braun P, Fornas GM. Importance of MRI in the diagnosis and treatment of rhabdomyolysis. Eur J Radiol 2008; 65: 311-5.
17) Beese MS, Winkler G, Maas R, et al.[MRI of musculature in myalgia--indications and image findings]. Aktuelle Radiol 1996; 6: 119-29.
18) Poels PJE, Gabreels FJM. Rhabdomyolysis: a review of the literature. Clin Neurol Neurosurg 1993; 95: 175-92.
19) Kakuda W, Naritomi H, Miyashita K, et al. Rhabdomyolysis lesions showing magnetic resonance contrast enhancement. J Neuroimaging 1999; 9: 182.
20) Sperling LS, Tumllin JA. Delayed hypercalcaemia after rhabdomyolysis induced acute renal failure. Am J Med Sci 1996; 311: 186-8.
21) Li SF, Zapata J, Tillem E. The prevalence of false-positive cardiac troponin I in ED patients with rhabdomyolysis. Am J Emerg Med 2005; 23: 860-3.
22) Altintepe L, Guney I, Tonbul Z, et al. Early and intensive fluid replacement prevents acute renal failure in the crush cases associated with spontaneous collapse of an apartment in Konya. Ren Fail 2007; 29: 737-41.
23) Gunal AI, Celiker H, Dogukan A, et al. Early and vigorous fluid resuscitation prevents acute renal failure in the crush victims of catastrophic earthquakes. J Am Soc Nephrol 2004; 15: 1862-7.
24) Allison RC, Bedsole DL. The other medical causes of rhabdomyolysis. Am J Med Sci 2003; 326: 79-88.
25) Better OS, Rubinstein I. Management of shock and acute renal failure in casualties suffering from the crush syndrome. Renal Fail 1997; 19: 647-53.
26) Zager RA. Rhabdomyolysis and myohemoglobinuric acute renal failure. Kidney Int 1996; 49: 314-26.
27) Curry S, Chang D, Connor D. Drug and toxin-induced rhabdomyolysis. Ann Emerg Med 1989; 18: 1068-84.
28) Odeh M. The role of reperfusion-induced injury in the pathogenesis of the crush syndrome. N Engl J Med 1991; 324: 1417-22.
29) O'Connor FG, Deuster PA. Rhabdomyolysis. In: Goldman L, Ausiello D,(eds). Cecil Medicine. Oxford: Elsevier-Saunders, 23 rd ed, 2007.
30) Malik GH. Rhabdomyolysis and Myoglobin-induced Acute Renal Failure. Saudi J Kidney Dis Transpl 1998; 9: 273-84.
31) Youssef T, Abd-Elaal I, Zakaria G, et al. Bariatric surgery: Rhabdomyolysis after open Roux-en-Y gastric bypass: A prospective study. Int J Surg 2010; 8: 484.
32) Chakravartty S, Sarma DR, Patel AG. Rhabdomyolysis in bariatric surgery: A systematic review. Obes Surg 2013; 23: 1333.
33) Grammer R, Wang J, Lahey E. Rhabdomyolysis after prolonged surgery: Report of 2 cases and review of literature. J Oral Maxillofac Surg 2018; 76: 1424.

(内藤　威)

4 局所麻酔薬中毒

KEY WORD ▶ 局所麻酔薬中毒，脂肪乳剤，予防

近年，術後鎮痛の重要性が再認識されている中，われわれ麻酔科医は高齢化に伴い重篤な合併症をもつ患者の手術麻酔を行わなければならない機会も多く，全身麻酔のみでの麻酔よりは区域麻酔を併用，または区域麻酔のみで行う手術症例も増加の傾向にある。そのような中で局所麻酔薬を使用する機会も増えており，局所麻酔薬中毒に対する知識，症候の発見，対処法，予防は麻酔科医にとってより重要であると思われる。本項では局所麻酔薬中毒，現れる症状，対処法，予防を中心に述べる。

局所麻酔薬は，神経細胞のNa^+チャネルをブロックすることにより神経細胞の活動を抑制し，局所麻酔作用を発揮する。局所麻酔薬は非イオン型の局所麻酔薬が神経細胞外から細胞内に流入することでイオン型になり，イオン型局所麻酔薬が細胞内からNaチャネルに結合することでNaの流入を阻害する。このためNaの電流の発生が抑制され局所麻酔薬の効果を発現すると考えられている（図1）[1]。末梢神経近傍に投与された局所麻酔薬は，末梢神経のNa^+チャネルをブロックすることにより局所麻酔作用が発現する。

局所麻酔薬中毒は，局所麻酔薬の濃度の上昇によって全身のNa^+チャネルがブロックされ，全身性に多彩な症状を来すことである。局所麻酔薬中毒の発生頻度は約1/10000〜1/500と幅が広く[2]，正確な数値は不明であるが，まれではあるが重篤な合併症を引き起こすことがあり注意を要する症候である。ブピバカインでは難治性の不整脈が生じ，心停止に至った場合には蘇生が困難であることは古典的に知られている[3]が，光学異性体であるR（＋）を持たないロピバカインも決して安全であるとはいえない薬物である[4]。

また局所麻酔薬中毒は動脈や静脈に誤投与された場合には急激な局所麻酔薬の濃度の上昇により重篤な合併症を引き起こすこととなるため，予防，対処方法の熟知が必要となってくる。

1 局所麻酔薬中毒の症状（図1）[5]

Na^+チャネルは中枢神経や末梢神経，骨格筋，心筋，内分泌細胞などに存在する。中枢神経のNa^+チャネルは心筋に比べて感受性が高いため，まず中枢神経症状が出現し，そののちに心血管系の症状が出現する。局所麻酔薬中毒の症状は主に中枢神経と心筋に由来する心血管系の作用によるため，中枢神経系の症状，心血管系の症状を中心に述べる。

1）中枢神経系の症状

濃度依存性で，図2に示すように段階的に症状が出現する。初期には大脳皮質の抑制系ニューロンが抑制されるため，舌・口唇のしびれ，めまい・ふらつき，金属様の味覚，複視・耳鳴り，多弁，興奮，痙攣などが起こる。さらに血中濃度が上昇すると興奮系ニューロンも抑

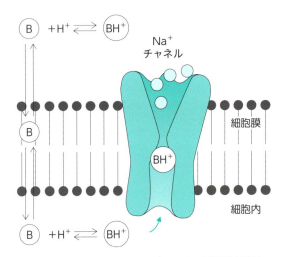

B：非イオン型局所麻酔薬，BH⁺：イオン型局所麻酔薬，○：ナトリウムイオン（Na⁺）

図1　局所麻酔薬のNa⁺チャネルへの作用

（今町 憲貴，齊藤 洋司．局所麻酔薬の極量はどのように決められるか．稲田英一編．新麻酔科研修の素朴な疑問に答えます．東京：メディカル・サイエンス・インターナショナル；2016. p.243-45より引用）

表1　局所麻酔薬の極量

局所麻酔薬	極量
リドカイン	5 mg/kg （アドレナリン添加：7 mg/kg）
メピバカイン	5 mg/kg
ロピバカイン	3 mg/kg
ブピバカイン	3 mg/kg
レボブピバカイン	3 mg/kg

（酒井規広．局所麻酔薬．讃岐美智義編．レジデント．Vol 10. No 2. 東京：医学出版；2017. p.42-50 より引用）

2）心血管系の症状

　初期には交感神経の興奮が高まり頻脈，高血圧，心室性期外収縮が出現する．さらに血中濃度が高くなると，伝導障害，洞性徐脈，低血圧となり，最終的に循環虚脱，心停止となる．段階的な症状出現が一般的であり，局所麻酔薬注入後数分から30分程度で症状は出現するが，局所麻酔薬の直接の血管内投与の場合は循環虚脱が1分以内に出現することがある．

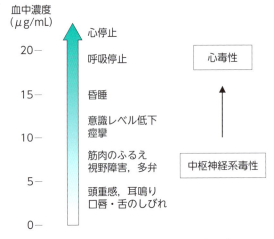

図2　リドカインの血中濃度と中毒症状

（田中 聡，川真田樹人．局所麻酔薬中毒が起きた時にはどのように対処するか．稲田英一編．新麻酔科研修の素朴な疑問に答えます．東京：メディカル・サイエンス・インターナショナル；2016. p.248-51より引用）

制され，昏睡状態，呼吸停止となる．局所麻酔薬中毒患者の75％が，投与後5分以内に舌・口唇のしびれ，耳鳴り，視野障害，興奮などの神経症状が出現する[6]．一般的に中枢神経系の症状は心血管系の症状に先行して現れるため，中枢神経系の症状を見逃さないことで重症の局所麻酔薬中毒を予防することができる．

2　治療

　使用する局所麻酔薬の安全な投与量（表1）[7]を把握しておくことが重要である．しかし一旦起こった場合には適切な対処方法がとれる環境をあらかじめ整えておき，局所麻酔薬中毒の初期症状（舌・口唇のしびれ，耳鳴りなど）を見逃さず，初期対応にあたることが重要である．さらに重篤な局所麻酔薬中毒に対してただちに対応できるように局所麻酔薬を使用する施設では脂肪乳剤の常備とその投与方法を熟知しておく必要がある．

1）治療手順[6,8,9]

①局所麻酔薬の投与の中止し，同時に応援を要請
②血圧・心電図・パルスオキシメータの装着
③静脈ラインの確保
④気道確保，100％酸素投与，必要に応じて気

管挿管，人工呼吸
⑤痙攣の治療：ベンゾジアゼンピン系薬剤の使用，循環系が不安定な場合はプロポフォールの使用は不可
⑥心停止時はACLSに従う：アドレナリンの使用量は1μg/kg以下とする。またバゾプレッシン，β遮断薬，Ca拮抗薬は避ける
⑦必要時体外循環ができるように準備

重度の低血圧や不整脈が認められない場合は注意深い観察とともに，上記治療手順を状態悪化時に備えることが必要である。

2）脂肪乳剤による治療（lipid rescue）[5,6,8]

脂肪乳剤投与によって局所麻酔薬による心停止の蘇生に成功したとの報告[10,11]がある。血管内に投与された脂肪乳剤内に血漿中の局所麻酔薬が取り込まれ，血漿中の局所麻酔薬の濃度が低下し，心筋からの局所麻酔薬が洗い流されて，心筋内の局所麻酔薬の濃度が低下し心筋機能が回復すると考えられている。

①1.5 mL/kgの20％脂肪乳剤を1分以上かけて初回ボーラス投与
②0.25 mL/kg/minの持続投与を行う。血行動態が安定した後も10分間は継続
③循環虚脱が持続する場合，ボーラス投与を3-5分おき，2回まで追加
④持続投与量を0.5 mL/kg/minへ増量（循環安定していても10分間は継続）
⑤投与上限量は30分で10 mL/kg

局所麻酔薬中毒による危機を脱したのちも，治療後に局所麻酔薬による循環不全が繰り返される可能性もあるため，12時間以上は経過観察が必要である。

3）脂肪乳剤による治療の注意点

脂肪乳剤を局所麻酔薬中毒の治療目的で用いた場合には，最大投与量以下で副作用なく効果を認めている[12]。脂肪乳剤使用の禁忌事項としては，重篤な肝障害，血液凝固障害，ケトーシスを伴った糖尿病，血栓症が挙げられ，副作用としては，静脈血栓，アナフィラキシー，アレルギー反応，肝機能障害があり注意が必要である。

3 局所麻酔薬中毒における留意点

局所麻酔薬中毒の症状において中枢神経の症状がみられず循環症状の出現がみられる場合もある。このような非典型的な症状は神経系，心血管系などの基礎疾患の存在と関連しているとされている[13]。局所麻酔は全身麻酔と併用することが多いが，全身麻酔中は意識が消失しており局所麻酔薬中毒の症状を評価することが難しい。しかし痙攣においては，両側性や片側性の散瞳やBispectral Index（BIS）値の急激な上昇と下降の繰り返しなどで痙攣に気が付く可能性もある[14]。全身麻酔中には手術操作も加わるため，循環動態が変化する可能性は大きいが局所麻酔薬を使用している場合には局所麻酔薬中毒も念頭に循環動態を安定させることが重要である。また，局所麻酔薬の使用に際しては必要最小量の使用量で効果を得ることができるように心がけることも必要である。

4 局所麻酔薬中毒の予防

①治療の項でも示した局所麻酔薬の安全な投与量を知っておく。
②年齢や体重，低蛋白血症の有無，肝機能・腎機能など代謝や排泄に関与する因子を考慮する：高齢者は局所麻酔薬の血管内への吸収は早いが，半減期は延長する。肝機能障害の患者ではアミド型の局所麻酔薬は肝臓で代謝されるため，また低蛋白血症の患者は遊離型の局所麻酔薬が増加するため，局所麻酔薬中毒を起こしやすい。
③必要最小限の局所麻酔薬の量をあらかじめ設定しておく。
④実際に起こった場合のことも考えて，緊急事

表2 局所麻酔薬中毒の予防

1. 局所麻酔薬を投与する患者の背景にある病態の把握
2. 局所麻酔薬の投与量を減らす
3. 少量分割投与：3〜5 mL ずつの分割投与
4. 局所麻酔薬中毒の発症リスクが少ない局所麻酔薬を使用：ブピバカイン（ラセミ混合物）よりロピバカインやレボブピバカイン〔S（−）体〕の方が中毒症状は出にくい[4]
5. 穿刺後の吸引テストの実施
6. 血管内投与を検知する手段：少量の局所麻酔薬をテストドーズとして投与することで血管内やくも膜下腔への誤投与を未然に防ぐ
7. 超音波画像による穿刺針やカテーテルの位置の評価

（日本麻酔科学会　局所麻酔中毒へのガイドライン WG．局所麻酔薬中毒への対応プラクティカルガイド．日本麻酔科学会；2017 p.1-12 より引用）

態に備えることができるような準備をしておく。

⑤局所麻酔薬は日常の臨床で幅広く使用されているが，局所麻酔薬中毒が一旦起こると重症化することもまれではないため，局所麻酔薬は危険を伴う薬物であるという認識を常に持つことが必要である。

最後に表2[2]に示すような予防策を講じ，局所麻酔薬中毒を起こさないようにすることが重要である。

【参考文献】

1) 今町憲貴，齊藤洋司．局所麻酔薬の極量はどのように決められるか．稲田英一編．新麻酔科研修の素朴な疑問に答えます．東京：メディカル・サイエンス・インターナショナル；2016．p.243-45．
2) 日本麻酔科学会局所麻酔中毒へのガイドライン WG．局所麻酔薬中毒への対応プラクティカルガイド．日本麻酔科学会；2017 p.1-12．
3) Albright GA. Cardiac Arrest Following Regional Anesthesia with Etidocaine or Bupivacaine. Anesthesiology 1979; 51: 285-7.
4) Mather LE, Chang DH. Cardiotoxicity with Modern Local Anaesthetics: Is There a Safe Choice? Drugs 2001; 61: 333-42.
5) 田中　聡，川真田樹人．局所麻酔薬中毒が起きた時にはどのように対処するか．稲田英一編．新麻酔科研修の素朴な疑問に答えます．東京：メディカル・サイエンス・インターナショナル；2016．p.248-51．
6) Neal JM, Bernards CM, Butterworth JF, et al. ASRA Practice Advisory on Local Anesthetic Systemic Toxicity. Reg Anesth Pain Med 2010; 35: 152-61.
7) 酒井規広．局所麻酔薬．讃岐美智義編．レジデント．Vol 10．No 2．東京：医学出版；2017．p.42-50．
8) Neal JM, Mulroy MF, Weinberg GL. American Society of Regional Anesthesia and Pain Medicine. Checklist for Managing Local Anesthetic Systemic Toxicity: 2012 Version. Reg Anesth Pain Med 2012; 37: 16-8.
9) 藤木翔太，山本寛人．局所麻酔薬の種類と特徴．PEPARS 2017; 127: 1-7.
10) Rosenblatt MA, Abel M, Fischer GW, et al. Successful Use of a 20% Lipid Emulsion to Resuscitate a Patient after a Presumed Bupivacaine-related Cardiac Arrest. Anesthesiology 2006; 105: 217-8.
11) Sonsino DH, Fischler M. Immediate Intravenous Lipid Infusion in the Successful Resuscitation of Ropivacaine-Induced Cardiac Arrest After Infraclavicular Brachial Plexus Block. Reg Anesth Pain Med 2009; 34: 276-7.
12) Oda Y. Lipid resuscitation: development in basic research and application to clinical practice. J Anesth 2013; 27: 811-4.
13) Di Gregorio G, Neal JM, Rosenquist RW, et al. Clinical Presentation of Local Anesthetic Systemic Toxicity. A Review of Published Cases, 1979 to 2009. Reg Anesth Pain Med 2010; 35: 181-7.
14) Chinzei M, Sawamura S, Hayashida M, et al. Change in Bispectral Index During Epileptiform Electrical Activity Under Sevoflurane Anesthesia in a Patient with Epilepsy. Anesth Analg 2004; 98: 1734-6.

（安部　睦美）

5 術直後の運動麻痺と感覚障害

KEY WORD ▶ 術後末梢神経障害，神経ブロック，ターニケット，体位

　末梢神経障害による術後の運動麻痺や感覚障害は，重篤なものは非常にまれな合併症であるが，手術終了後に麻酔から覚醒したときに認知される合併症として重大なもののひとつである。米国麻酔科学会（American Society for Anesthesiologists：ASA）の Closed claims analysis では，1990-1999年の間の患者の訴えのうち，15-16％が神経障害である[1]。術後神経障害の症状は，感覚鈍麻，しびれ感，痛み，運動麻痺があげられ，症状の部位から障害された末梢神経を同定することができる。周術期の患者が末梢神経障害を起こす頻度としては，0.04-0.14％程度であることから[2]，合併症の頻度としては少ないが，手術部位以外の障害は，患者にとっては想像以上の苦痛を伴うことになると考えられる。

　周術期の末梢神経障害の原因としては，術中の体位の不備や手術操作による神経損傷に加えて，脊髄くも膜下ブロックや硬膜外ブロック，末梢神経ブロックなどの神経ブロック，ギプスやターニケットによる圧迫，血管穿刺時の異常などが挙げられる。これに加えて，さまざまな患者要因や術式，麻酔法が末梢神経障害のリスク要因となりうる（表1）。

　末梢神経障害の病理学的な機序は，四肢が牽引されることによって，関節近傍の神経自体が過伸展となり障害される場合や，神経栄養血管が過伸展となり神経細胞の虚血が生じる場合，また，皮下や体表の浅層を走行している神経では，体表部からの物理的な圧迫により神経障害

表1　末梢神経障害の危険因子

患者要因	性別（男性が多い） BMI20以下 手術1カ月以内の喫煙歴 栄養不良
術前 合併症	糖尿病 高血圧 末梢血管障害や末梢神経障害を伴う疾患
術中管理	術中低体温，術中低血圧 体位（砕石位での下肢神経障害など） 2時間を超えるターニケット
手術時間	4時間以上の手術
術式	心臓手術 整形外科手術

が生じる場合がある。さらに，神経ブロックにおける局所麻酔薬の神経束内注入あるいは局所麻酔の毒性が原因となり，代謝障害や外科的な切断も末梢神経障害の原因となる。

1 末梢神経障害の分類

　術後に症状が持続する末梢神経障害の程度は，神経線維の損傷程度を考慮して判別する（表2）。局所の髄鞘が障害され神経線維の脱髄を起こした場合は，一過性神経伝導障害（neurapraxia）と呼ばれる。この段階では軸索に器質的障害が及ばず，多くの場合，数週間から数カ月で自然治癒が期待される。しかし障害が軸索と髄鞘の連続性を断たれた状態，神経鞘内での完全な軸索の断裂した軸索断裂（axo-

表2 末梢神経障害の分類と予後

Seddon 分類 (1942)	Sunderland 分類 (1951)	障害部位 軸索	障害部位 神経内膜	障害部位 神経周膜	障害部位 神経上膜	病態と予後
Neurapraxia（一過性神経伝導障害）：局所の髄鞘障害，脱髄（軸索は形質変化）	Grade 1（神経伝導路上の局所的な伝導障害）	−	−	−	−	Tinel徴候なし，Waller変性なし。数週〜数カ月で完全に回復
Axonotmesis（軸索断裂）：髄鞘・軸索の断裂・連続性崩壊および遠位部のWaller変性	Grade 2（軸索の離断）	x	−	−	−	Waller変性あり。神経内膜が残存し軸索再生は本来の神経終末に達する。神経線維の再生は1日1〜1.5 mmの速度で進み，Tinel徴候によって再生部位の同定が可能
	Grade 3（軸索および神経内膜の損傷）	x	x	−	−	神経内膜の障害のため神経再生が障害され，軸索再生が本来の神経内膜に入らず感覚神経と運動神経の過誤支配が起こりうる。神経線維の再生速度はGrade 2と同じだが完全には回復しない。
	Grade 4（神経束断裂）	x	x	x	−	損傷部に仮性神経腫を形成する。Tinel徴候は損傷部位にとどまる。回復には手術が必要となる場合がほとんど。
Neurotmesis（神経断裂）：神経周囲組織の完全断裂	Grade 5（全神経幹断裂）	x	x	x	x	Tinel徴候の前進も神経再生もない。断裂した神経の中枢束で神経腫が形成される。手術が必須。

x：障害部位，−：非障害部位
(西山純一．手術体位による合併症―末梢神経障害を中心に―．日臨麻会誌．2017; 37: 201-9.
古泉真理，白神豪太郎．コラム：術後に神経障害があったとき―まず，障害部位とその範囲を同定すること．LiSA．2013; 20: 916-20 より引用改変)

notmesis）や完全な神経離断である神経断裂（neurotmesis）では，半年から1年以上の回復期間が必要となり，外科的修復を行っても部分的な機能回復しか見込めない[3-5]。

2 ターニケット障害

整形外科領域の四肢手術においてターニケットを使用した場合，術後の末梢神経障害の原因となる場合がある。ターニケット使用に関連する末梢神経障害は，ターニケット長時間使用による虚血と，加圧不足による静脈うっ血や組織浮腫による神経虚血が原因と考えられる。ターニケットと直接関係しない場合でも，手術体位や，手術操作，末梢神経ブロックによる神経損傷が原因となることも念頭に置く必要がある。

TKAの術後神経障害発生因子のうち，もっとも重要な因子としてターニケット加圧時間があげられており，駆血時間が120分以上では7.7％に神経症状が発生すると報告されている[6]。

ターニケットの使用は出血を減らし輸血を回避できる直接的な利点だけでなく，無血の術野を確保し手術を円滑に行うことを可能にし，また人工関節の固定に有用であるとの意見がある。一方で，末梢神経障害のリスクになり，また感染症や術後痛のリスク因子とも報告がある。駆血時間が連続で100分以上になるとターニケットに伴う合併症が増加すると報告されており[7]，どんなに長くとも120分以内に開放して10分以上は血流を維持する必要がある。止血部は血管や神経を保護するために十分な筋肉量がある部位を選択し，患者の血圧と四肢周囲長，指先から止血部位までの距離を考慮して，

必要最小限の設定圧を選択する．ターニケットを解放した後は，ターニケットから遠位の脈拍，動脈血酸素飽和度，体温を評価する．

3 神経ブロックによる末梢神経障害

脊柱管ブロックによる合併症は非常にまれではあるが，ときに重篤になる危険性がある．正確な合併症の発生率は報告によってかなり開きがあるが，1990年代のスウェーデンの報告では1,700,000例以上の中で127件の重篤な合併症が報告され，うち，85例で永続的な合併症であった[8]．脊柱管ブロックでは，硬膜外血種や硬膜外膿瘍による重篤な合併症の可能性があり，その場合は整形外科手術が必要となる．また，脊髄外傷や髄膜炎など重篤な合併症も考慮する必要がある．リスク因子としては，凝固機能異常，高齢，性別，脊柱管狭窄症，術前からの神経障害などがあげられる．また，下肢手術における硬膜外ブロックは末梢神経障害のリスクが上昇する可能性がある．硬膜外ブロックによる下肢筋力低下では，硬膜外チューブの位置異常の可能性がある．持続注入を停止して経過を観察し，数時間で筋力が回復するようであれば持続投与量や局所麻酔薬の量を減量することで鎮痛効果の持続を期待できる．しかし，遷延する麻痺や新たな麻痺が認められた場合は，硬膜外血種や硬膜外膿瘍を疑いMRIを実施して，迅速な手術介入が必要である．その場合，症状発生から8-12時間以内での除圧が理想的ではあるが，すくなくとも36時間以内を目標にするべきである[9]．

末梢神経ブロックは，神経束内への局麻薬投与により，薬物毒性，神経線維周囲の浮腫，神経周膜の破壊，虚血などによって末梢神経障害を起こすことが危惧される（図1）．超音波ガイドにより神経内注入を避けたとしても，その発生率に変化はなく，神経ブロックに関連した重篤な神経障害の発生頻度は0.02〜0.04%と報告されている[10-12]．Brullらの報告では，脊柱

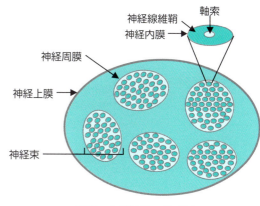

図1　末梢神経の模式図
神経束内への局麻薬投与により，薬物毒性，神経線維周囲の浮腫，神経周膜の破壊，虚血などによって末梢神経障害を起こすことが危惧される．

管ブロックにくらべて末梢神経ブロックは術後の神経障害が多いと報告されたが[13]，その後のBarringtonらのレビューでは末梢神経ブロックを使用しても末梢神経障害は増えないとの意見もある[14]．末梢神経ブロックにおいて，神経束内に局所麻酔薬が注入された場合，神経束内圧が上昇し血流低下から神経虚血の危険の上昇や，局所麻酔薬による神経毒性の懸念がある．しかし，末梢神経ブロックでは脊柱管内合併症の危険が少なく，神経障害は比較的回復する傾向があること，特に下肢の末梢神経障害については，むしろ硬膜外ブロックで末梢神経障害が増加することから，全身麻酔前にエコーガイド下で，神経束内への注入を避けて行うことで安全性を高めて施行できると考えられる．手術時間やブロックの効果時間を考えると，術後に運動障害や感覚障害が残存していることはある程度は想定されるが，想定以上に長時間障害が残存する場合や，症状が増悪する場合は，重篤な合併症が発生していることを考え経過観察を入念に行い，必要であれば精査を行う必要がある．

4 体位による末梢神経障害

不適切な手術体位は患者の自重や外部からの圧迫による末梢神経障害の原因となる．体位に

表3 体位作成時に特に注意を要する末梢神経障害

	仰臥位	砕石位	腹臥位	側臥位
尺骨神経障害	○	○	○	
橈骨神経障害	○	○		
腕神経叢障害	○	○	○	○
腋窩神経障害	○			○
腓骨神経障害	○	○	○	○
大腿外側皮神経障害			○	
坐骨神経障害		○		
大腿神経障害		○		

表4 関節の良肢位と可動域

肩関節	外転 0-30°,外旋 20°,内分回し 30°（挙上時は 90°以内）
肘関節	屈曲 90°
前腕	回外回内中間位
手関節	背屈 10-20°
手指	ボールを軽く握った位置,母指は対立位
股関節	屈曲 15-30°,外転 0-10°,外旋 0-10°（砕石位時は 40°以内）
膝関節	屈曲 10°
足関節	背屈 0-10°,底屈 0-10°

よる末梢神経障害の原因は，栄養血管の圧迫や神経引き延ばしに伴う神経栄養血管の血流不良，虚血に伴う神経機能障害である。多くの場合，髄鞘のみが障害される一過性局在性伝導障害であり，軸索には障害が及ばないため，予後はよく自然治癒が期待できる。しかし，圧迫が長時間に及んだり，圧迫の程度が強かったりして，髄鞘の障害に軸索の断裂が加わると回復までに長期間を要し，ときに不可逆的な後遺症を来すことがある。

体位による末梢神経障害の主要なものとして，尺骨神経麻痺，腕神経叢麻痺，橈骨神経麻痺，腓骨神経麻痺，坐骨神経麻痺，外側大腿皮神経麻痺などがあり，体位や手術によって障害されやすい部位を考慮して（表3），脊柱管の生理的湾曲や各関節の良肢位を保ち，関節可動域を超えないような対策を考えておく必要がある（表4）。

1）尺骨神経麻痺

尺骨神経障害は，アメリカ麻酔学会のデータによると，麻酔関連神経障害でもっとも頻度が多いと報告されている[15]。上腕外転位（腋を開く）で伸展し，肘を屈曲することでさらに伸展される。そのため，肘の高度屈曲により内側上顆周囲で伸展されることで尺骨動脈の側副血行路圧迫による尺骨神経の虚血が起こりやすい。また，肘関節後方の上腕骨内側上顆後面に肘部管があり，肘屈曲により上腕骨内側上顆と肘頭の間の支帯により肘部管内で圧迫されやすい。さらに同部位で神経は皮下浅層に存在しており，外圧でも圧迫されやすい。臨床症状としては，小指・環指小指側 1/2 の掌背側の知覚障害・しびれ，示指～小指の内外転筋力（指の開閉），小指・環指の屈曲力の低下が出現する。手内筋が萎縮し環指・小指の中手指骨関節が過伸展し，第 1・2 関節が屈曲した"かぎ爪（鷲手）変形"を示す。ほかの神経障害に比べて予後が非常に悪く，まったく回復が得られず，最終的に神経移植術が必要となる場合もある。

2）腕神経叢麻痺

尺骨神経障害についで 2 番目に多い[15]。腕神経叢は，椎体から腋窩までの距離が長く，また，

胸骨，鎖骨，上腕骨などの可動性の高い骨に近接しており伸展や圧迫されやすい。胸骨正中切開時，肩関節の過外転，頸部の反対側への側屈，上肢の下方牽引，上肢が挙上などで，腕神経叢の過伸展圧迫が障害の原因となる。

3) 橈骨神経麻痺

橈骨神経障害は，上腕橈骨神経溝（肘関節から5-10 cm近位の上側前面）が離被架や手術台，血圧計のマンシェットなどにより持続的に圧迫されて生じる。臨床症状は，手関節の背屈障害であり感覚障害はないかごく軽度である。前腕橈側で穿刺した場合には，橈骨神経浅枝の末梢神経障害の危険性がある。伸筋群の麻痺により手関節が下垂し，手指が屈曲状態となる"垂れ手"となる。障害の回復に数カ月はかかるが，経過とともに回復して予後はよいが，まれに後遺障害が残ることもある。

4) 腓骨神経麻痺

砕石位や膝関節部の手術後に多いといわれる。腓骨頭周囲を総腓骨神経が外側に通過する付近で圧迫されると，どのような体位でも腓骨神経障害が起り得る。砕石位の下肢保持器により，また仰臥位，下肢外旋位，側臥位では，手術台により圧迫されて起る。シーツのしわが腓骨頭を圧迫することも原因となり得る。臨床症状としては足関節の背屈障害により下垂足となり下腿外側と足背ならびに第Ⅴ趾を除いた足趾背側にかけての感覚障害が認められる。回復は必ずしも良好とはいえない。

5) 坐骨神経麻痺

坐位や砕石位で発生する。砕石位で過度に股関節を外転させた場合や，股関節を屈曲しつつ膝関節を伸展すると，坐骨神経が過伸展される可能性がある。股関節の変形，大転子高位，大腿骨頭の変形，筋肉の異常など坐骨神経の解剖学的走行異常も原因とされる。坐骨神経が障害されると，膝から遠位の知覚障害と，膝屈曲とそれより遠位の運動機能が障害されうる。頻度は低いが，約半数の症例で運動麻痺が残存することがあり，予後は不良である。

6) 外側大腿皮神経麻痺

腹臥位での上前腸骨棘内側部分の圧迫や腹部に接するほどの股関節の過度の屈曲により末梢神経障害を生じる。臨床症状は，大腿前面の感覚障害，しびれで，運動神経線維を含まないため，運動麻痺は合併しない。頻度は高くなく，また症状があっても数日から数カ月で自然回復する。

7) 大腿神経麻痺

砕石位で股関節の過外転と過外旋により鼠径靱帯によって圧迫されると障害される。また，腹壁開創器による圧迫で骨盤内腔圧迫により障害される場合がある。糖尿病患者で障害が起きやすい。臨床症状としては，大腿前面の知覚低下と大腿四頭筋の筋力低下による膝関節の伸展障害を認める。

5 術後末梢神経障害への対応

神経障害を疑った場合には，術後のどの段階で，どのような部位に，どのように発症したのか確認する。神経ブロックを行っている場合には，穿刺部位とその状況を確認する必要があるし，血管穿刺などで穿刺に難渋していれば術後血腫の可能性を，穿刺時に電撃痛があれば穿刺針による神経損傷の可能性を考慮する。症状は障害を受けた神経によって異なり，感覚鈍麻，しびれ，痛みなどの感覚障害や，易疲労感，筋力低下，麻痺などの運動障害がみられる。覚醒直後には障害がなかったにも関わらず，その後のわずかな時間で末梢神経障害が発症することもあるため，回復室での観察は非常に重要である。1-2日経過して明らかになることもあるので，神経障害の評価も含めて，術後の回診時にもう一度確認しておくことが望ましい。

診断は神経学的所見を臨床的に判断する。触

覚と痛覚の検査を必ず行い，痛覚過敏やアロディニア，異常感覚の有無も含めて皮膚の感覚障害部位をマッピングする．同時に徒手筋力テストや深部腱反射，バビンスキー反射などを検査し神経学的所見をとる．Tinel 徴候は障害された神経幹を指先でたたくと神経の走行に沿って固有知覚野を中心にムズムズ感を生じる現象であり，Tinel 様徴候は末梢神経の障害部を軽打すると放散痛を生じる現象であり，末梢神経障害部位の高位診断の補助として有用である．Seddon 分類で一過性神経伝導障害であれば，Tinel 徴候はない．Tinel 徴候があったり治癒に3カ月以上要する場合は軸索断裂と考えられ，末梢神経線維に Waller 変性が起こり筋肉は委縮する．受傷から 2-3 週間後に筋電図で線維自発電位などの神経脱落所見が出現するため，筋電図や神経伝導速度などの電気生理学的検査により，損傷神経と障害の程度を判断する．高解像度 MRI による画像診断では障害された神経を描出することも可能で，特に血種や腫瘍が原因となっている場合には，障害部位の同定に有用である．

一般に末梢神経障害は自然軽快することが多く，ほとんどは 6-12 週で軽快し，重症の場合でも 1 年前後で回復することが多い．症状がしびれや感覚異常のみの場合は，数日から数週で早期に軽快する場合が多いので，経過観察と対症療法（ビタミン B_{12} 製剤投与，神経障害性疼痛治療，理学療法）を行う．神経ブロックを行っていないにもかかわらず早期から麻痺を認めたり，神経ブロックの予想効果時間以上に麻痺が遷延したりする場合は，速やかに原因検索を行うとともに，神経内科に診察を依頼するべきである．しかし，術後血種の形成や神経断裂，血管損傷などが原因の場合は，受傷後 72 時間以内に神経縫合あるいは移植が必要となる．神経炎や浮腫を伴う場合は，ステロイド投与も考慮する．また，保存的治療でも，神経障害が発生した場合は，急性期に神経伝導検査を実施して，神経障害の原因，部位，神経障害の程度を同定し，予後判定を行い，重症と判断した場合は早期に神経内科医やペインクリニック専門医にコンサルトして治療へと結びつけることが望ましい．受傷後 3 カ月以内に神経再生所見がない場合は，手術を考慮する必要がある．末梢神経障害が重篤であった場合，特効薬はなく，症状の回復がよくない場合は早期からリハビリテーションを開始して，筋委縮や関節拘縮などの 2 次的な機能障害を予防するための治療を行うべきである．

末梢神経の障害により手術の結果と関係なく，術前正常であった身体機能が損なわれるということは，患者にとって精神的苦痛が大きく精神的ケアの必要性も考慮する．主治医と連絡を取り合いチームとして患者に対応しつつ，鑑別診断から予測される経過予測を説明することできる限り患者の不安に対応する．また，神経内科医や臨床検査技師と協力して神経障害の鑑別を行い，重度の運動神経麻痺を伴う場合は，経皮的筋刺激を行いながら筋委縮を最小限にするとともに，関節可動域訓練なども実施して，廃用性萎縮のような 2 次的な機能障害を予防する必要がある．

【参考文献】

1) Cheney FW, Domino KB, Caplan RA, et al. Nerve injury associated with anesthesia: A closed claims analysis. Anesthesiology 1999; 90: 1062-9.
2) Welch MB, Brummett CM, Welch TD, et al. Perioperative peripheral nerve injuries: a retrospective study of 380,680 cases during a 10-year period at single institution. Anesthesiology 2009; 111: 490-7.
3) 西山純一．手術体位による合併症―末梢神経障害を中心に―．日臨麻会誌 2017; 37: 201-9.
4) 古泉真理，白神豪太郎．コラム：術後に神経障害があったとき―まず，障害部位とその範囲を同定すること．LiSA 2013; 20: 916-20.
5) Faust RJ, Cucchiara RF, Bechtle PS. Patient positioning. In: Miller RD, editor. Miller's anesthesia. Vol 1. 6th ed. New York: Churchill Livingstone; 2005. 1151-67.
6) Jacob AK, Mantilla CB, Sviggum HP, et al. Perioperative nerve injury after total knee arthroplasty: regional anesthesia risk during a 20-year cohort study. Anesthesiology 2011; 144: 311-7.

7) Olivercrona C, Lapidus LJ, Benson L, et al. Tourniquet time affects postoperative complications after knee arthroplasty. Int Orthop. 2013; 37: 827-32.
8) Moen V, Dahlgren N, Irestedt L. Severe neurological complications after central neuraxial blockades in Sweden 1990-1999. Anesthesiology. 2004; 101: 950-9.
9) Neal JM, Barrington MJ, Brull R, et al. The Second ASRA Practice Advisory on Neurologic Complications Associated With Regional Anesthesia and Pain Medicine: Executive Summary 2015. Reg Anesth Pain Med. 2015; 40: 401-30.
10) Auroy Y, Narchi P, Messiah A, et al. Serious complications related with regional anesthesia: results of a prospective survey in France. Anesthesiology 1997; 87; 479-80.
11) Auroy Y, Benhamou D, Bargues L, et al. Major complications of regional anesthesia in France: The SOS Regional Anesthesia Hotline Service. Anesthesiology. 2002; 97: 1274-80.
12) Neal JM. Ultrasound-Guided Regional Anesthesia and Patient Safety: Update of an Evidence-Based Analysis. Reg Anesth Pain Med. 2016; 41: 195-204.
13) Brull R, McCartney CJ, Chan VW, et al. Neurological complications after regional anesthesia: contemporary estimates of risk. Anesth Analg 2007; 104: 965-74.
14) Barrington MJ, Snyder GL. Neurologic complications of regional anesthesia. Current Opinion in Anaesthesiol 2011; 24: 554-60.
15) Cheney FW, Domino KB, Caplan RA, et al. Nerve injury associated with anesthesia: A closed claims analysis. Anesthesiology 1999; 90: 1062-9.

〔大槻　明広〕

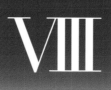

医療手技

1
硬膜外カテーテルからの血液や髄液の逆流と
カテーテルの断裂，遺残

2
中心静脈カテーテル挿入時の穿孔と
カテーテルの断裂，遺残

3
末梢静脈や動脈穿刺時の神経損傷

4
薬物の血管外漏出と血管穿刺後血腫

5
経食道心エコープローブ挿入に伴う口腔，咽頭，食道損傷

6
気管挿管に伴う気管，気管支損傷

1 硬膜外カテーテルからの血液や髄液の逆流とカテーテルの断裂，遺残

KEY WORD ▶ 硬膜外カテーテル，合併症，対処方法

1 血液や髄液の逆流

1）カテーテル挿入と迷入

　カテーテル挿入時の，硬膜外針が硬膜外腔に到達したことの確認が大切である。硬膜外腔の確認は触知法（tactile method），抵抗消失法（loss of resistance method），水滴法（hanging drop method）等がある。抵抗消失法は陰圧を確認する方法よりも硬膜穿刺の頻度が高いとされるため，触知法と水滴法で確認し，十分な確認ができない場合に抵抗消失法等を組み合わせるのが適当と考えられる[1]。

　硬膜外腔には弁のない内椎骨静脈叢（硬膜外静脈叢）があり，奇静脈から上大静脈に流入する。この経路は，下大静脈の血流に障害がある場合の下肢からの静脈還流の代償経路となる。したがって妊娠末期や巨大子宮筋腫等で下大静脈が圧迫された場合，静脈叢の血管の拡張が生じ，硬膜外麻酔の麻酔範囲が拡大しやすいだけでなく，硬膜外カテーテルが血管内に迷入しやすくなる。一般外科手術の場合，血管内に硬膜外カテーテルが迷入するのは1％程度とされているが[2,3]，妊婦を対象とした研究では8％に血管内迷入があったとの報告もある[4]。また，血管内に迷入しても，初回吸引時に必ずしも血液が吸引されるわけではない[5]。硬膜外カテーテルの先端の形状，性状の影響も受ける。

　血管内迷入については先端が柔らかい方が迷入は少ないといわれている[6]。造影剤を使用した研究で，先端の孔は先端開口型単孔式の物で24-56％に血管内迷入が生じ，吸引のみでは見逃されたとの報告もある[7]。また逆に先端閉鎖型側面多孔式の方が血管内迷入の可能性が高くなるとの報告もある[8]。したがって，血液の逆流が認められないからといって血管内にカテーテルがないとは言い切れない。そこで，テストドーズ投与による判定が重要となる。

　髄液についても同様のことがいえる。くも膜下腔にカテーテルが迷入していても髄液の逆流がないこともある[9]。硬膜外カテーテル留置後にカテーテル造影を行い，その結果くも膜下腔迷入の造影所見が得られた頻度は0.5％であったとの報告もある[9]。したがって，脳脊髄液の逆流がない場合でもくも膜下に薬液を注入してしまう場合もありうる。そこで，この場合もテストドーズ投与による判定が重要となる。

2）カテーテル挿入時の対応

　硬膜外カテーテル挿入時の対応を図1に示す。

　カテーテルより髄液の逆流があった場合は，そのまま持続脊髄くも膜下麻酔とするか，同じ椎間あるいは上位の椎間から再穿刺するか，硬膜外麻酔以外で麻酔を行うことを考慮する。逆流してきた液体が，髄液か髄液以外かの判断が困難な場合は糖質の測定を行って判断する[10]。現在は全身麻酔の安全性や利便性（声門上器具使用等）も向上し，術後鎮痛に関しても種々の方法が利用できるようになったため，硬膜外麻

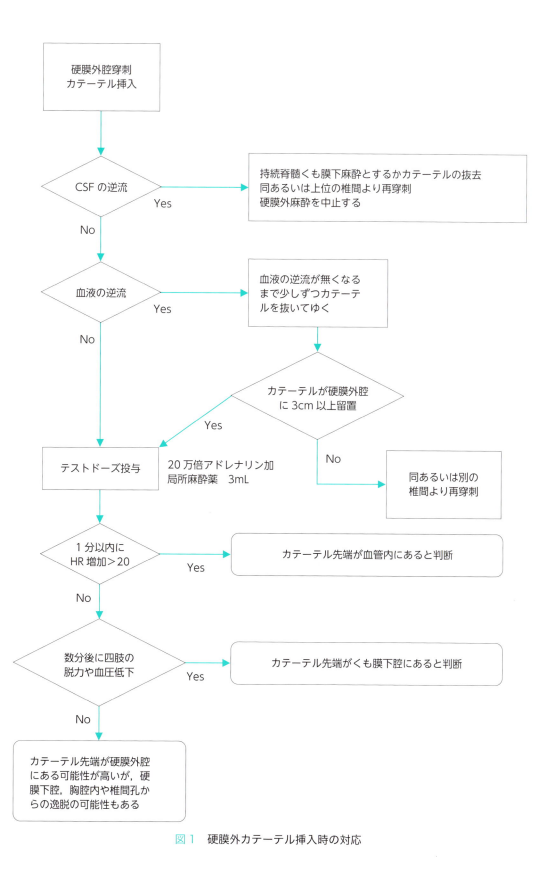

図1 硬膜外カテーテル挿入時の対応

酔のみに頼るより硬膜外麻酔によるトラブルや合併症を惹起させない方が重要となってきている．再穿刺の安全性も認められているが，時に全脊麻や局所麻酔薬中毒等の重大な合併症を起こす可能性があるため慎重な対応が必要である．

　血液の逆流があった場合は，少しずつカテーテルを抜いてゆき，逆流がなくなった時点でのカテーテルの硬膜外腔へ留置されている長さを計測する．硬膜外腔に 3 cm 以上留置されていれば，テストドーズ投与（後述）にて問題がなければそのまま使用する．硬膜外腔以外の血管の中に迷入されることは非常にまれで，この方法で多くの症例では硬膜外麻酔を維持することが可能である[4]．硬膜外腔留置長が 3 cm 未満の場合は再穿刺を試みる．同じ椎間でも異なった椎間でもよい．

　血液が混ざった比較的薄い液体が吸引される場合は血腫の中にカテーテルの先端があると考え，テストドーズ投与後問題がなければ血管内ではないと判断し，使用してもよい．

　以上述べたように，重要な対応のひとつがテストドーズ投与である．20万倍アドレナリン添加局所麻酔薬 3 mL の投与で 1 分以内に心拍数が 20 回/分以上上昇すればカテーテルが血管内にあると判断できる[11]．また，数分以内に広範囲の知覚低下や四肢の脱力が認められればカテーテルがくも膜下にあると判断できるが，カテーテルがくも膜下にあることを明確にするため高濃度の局所麻酔薬（2％リドカインなど）を勧める考えもある[12]．10 分後に，広範囲の知覚低下（顔面も含まれることもある）や高度の血圧低下があればカテーテルが硬膜下腔に入っていることが疑われる[13]．

　テストドーズ投与後 10 分以内に全身麻酔の導入を行っている施設も多いと思われる．硬膜下腔に入った場合，広範囲の交感神経ブロックのため高度の血圧低下で気づくこともある[14]．その場合は局所麻酔薬の投与を中止して，覚醒後に知覚低下や脱力の部位を確認する．

3）カテーテルの位置の確認

　現在数社よりX線不透過の材質を使用したカテーテルが販売されており利用可能である．しかし実際には単純撮影では先端を同定できることは多くないとされている[15]．CTやMRIにも分解能の問題があり，硬膜外腔と硬膜下腔の識別等は困難とされていた．しかしながら近年CTやMRIの高分解能化が進み，被爆の問題はあるが3D-CTでカテーテルの走行が明らかになったとの報告もある[16]．したがって，新型の装置であれば識別の可能性は高いと思われる．それでも識別できない場合は造影剤を使用することとなるが，先端の位置を同定しても患者にとって利益はなく，そこまでする必要はないとする意見も根強くある[10]．

　造影剤を使用した場合，皮下や脊柱管の外に迷入した場合は比較的簡単に同定できる．しかし硬膜外腔と硬膜下腔の判断は困難な場合もある[17]．また，くも膜下腔迷入が疑われた場合には造影剤の神経毒性のことも配慮しなければならない．やはり造影剤使用にあたっては本人や家族へのインフォームドコンセントが必要である．

4）覚醒後の注意点

　硬膜外カテーテル挿入時は硬膜外腔にあったが，その後くも膜下腔に穿破したとの報告もある[18]．したがって覚醒後は継続的に知覚低下の範囲や脱力について注意深く観察する必要がある[19]．まずは手術室から退室するときのチェックが大切である．コールドサインテストと脱力の評価（Bromage スコアなど）が必要で，病棟に確実に伝達することが必要である．

　麻酔科医は患者を病棟に帰室させる際，口頭だけでなく文書で注意点を示すべきである．WHO方式の手術安全チェックリストにより病棟に申し送ることを推奨する．このリストの使用により周術期の死亡率の減少が報告されている[20]．

　帰室後の観察は，特に脊髄くも膜下麻酔併用

時がより大切となる．この場合，帰室時は下肢の脱力があり，コールドサインテストもかなり高位までの場合が多い．時間とともに脱力が回復し，コールドサインテストも下がってゆくのを観察する．回復が遅れるようであれば主治医，麻酔科医への報告が必要である．

また，帰室後病棟でカテーテルの先端がくも膜下腔に穿破したとの報告もあるため，患者の意識が清明となるまでは2時間ごとのコールドサインテストと四肢脱力についての評価が必要である．コールドサインテストの上昇，脱力の発生や拡大が認められた場合は，ただちに硬膜外注入を停止し主治医，麻酔科医に報告する必要がある．また，意識レベルの低下が認められた場合にも同様に対処する必要がある．

2 カテーテルの断裂，遺残

カテーテルの断裂，遺残は発生する時期としては，カテーテル挿入時，留置中（手術室内および病棟内）およびカテーテル抜去時である．

カテーテル挿入時は主に硬膜外針による損傷によると考えられる．硬膜外針はデイスポ化され先端のみならず孔の手前側も鋭くなっている．カテーテル挿入時にカテーテルをひとたび硬膜外腔に入れたら引き抜かないのが原則で，やむえず引き抜く場合は硬膜外針とともに引き抜くべきである．成書にはこのように記載されているが，近年硬膜外針にも工夫が施され，以前のものと比較すると針から出たカテーテルを慎重に引き抜けばカテーテルに損傷を与えることは少なくなってきている[21]．しかし，引き抜く際に少しでも抵抗感があれば硬膜外針とともに引き抜くべきである．挿入時に断裂がなくてもカテーテルに損傷がある場合，遅れて断裂することもある[22]．したがって挿入時に少しでもカテーテルの損傷を疑ったら針とともに抜去し，カテーテルの損傷の有無を確認するべきである．

留置中の断裂は棘突起や椎弓等による絞扼，カテーテルの屈曲の繰り返しによる亀裂等が原因として考えられる．硬膜外穿刺時に正中法で行うと棘突起間に，傍正中法で行うと椎弓と椎間関節間で絞扼されやすい[23]．断裂は，すぐには起こらず術後しばらくしてから起こることも多い[22]．断裂が起こると，鎮痛効果がなくなる，刺入部より薬液が漏れてくる等の症状が現れる．カテーテルの屈曲の繰り返しによる亀裂の場合も同様に考えてよい．

抜去時の断裂は技術的な面が大きいので特に慎重さが求められる．抜去時の体位は原則的にカテーテル挿入時の体位とする．特に坐位での抜去は避けるべきである[24]．カテーテルにより，引きちぎられる力はまちまちで，また，ちぎれる前にカテーテルが伸びるものもある．使用しているカテーテルを実際に引っ張ってみて，どのように引きちぎれるのか体験しておくことも重要である．

実際に引っ張てみてこれ以上の強さで引っ張ると断裂の可能性があると判断した場合（抜去困難），カテーテル挿入時の体位を取る，生理食塩水を注入してみる，カテーテルを消毒したうえで硬膜外針または同等の太さの静脈留置針を刺入部よりカテーテルにかぶせるように挿入してみることなどにより抜去できる場合もある[25]．

それでも抜去できない場合は画像診断を行う．まず単純撮影で行うが，必要であれば同意を得たうえで造影剤を使用する．MRIやCT，特に3D-CTの有効性も報告されている[26]．まれではあるが結び目のできた症例も報告されている[27]．抜去困難の場合は体位などの工夫をして抜去を試み，成功しなければ手術により抜去するのが原則である．

実際に断裂した場合の対応については諸説ある．カテーテル遺残により特に症状が認められなければ経過観察でよいとする考えや，精神的苦痛も配慮し積極的に断裂したカテーテルを取りに行くべきであるとの考えもある．小児についても将来の予測がしがたいため摘出術を考慮すべきである．カテーテル遺残による症状を詳しく診察し，少しでもカテーテル遺残が症状に

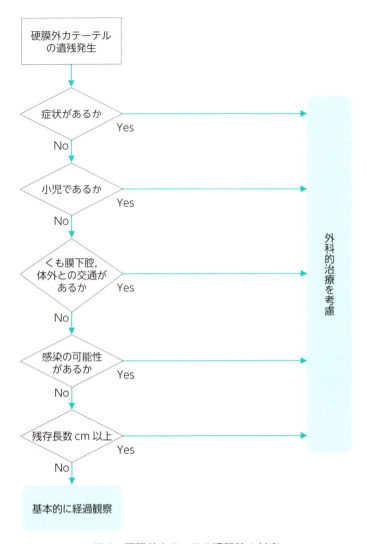

図2　硬膜外カテーテル遺残時の対応
(土井克史. 体内に残存するカテーテルへの対応. 日臨麻会誌 2010; 30: 158-62 より引用改変)

関係している可能性があれば摘出術を考慮すべきと考えられる（図2）。

3 国内で入手できる硬膜外カテーテル

国内で入手できるカテーテルの種類も多く，それぞれに特徴がある．柔らかいもの固いもの，単孔のもの多孔のもの，らせんの鋼線の入っているもの，X線不透過の加工がしてあるもの等である．また引っ張って破損する強度にも差があり，表面の滑らかさにも差がある（図3）。

一般に硬いカテーテルは硬膜外腔より逸脱しやすいといわれるが，柔らかいカテーテルは固いものにあたると方向が変わりやすい性質があり，逸脱が多かったとの報告もある[29]．したがって柔らかいからといって硬膜外腔からの逸脱がないわけではない．

また先端に孔があるものより側孔があるものの方が血液等の逆流が円滑であることが期待できるが，血管内に迷入した場合チェックバルブを形成して逆流が妨げられることもある[7]．

らせんの鋼線入りカテーテルは柔らかくて硬

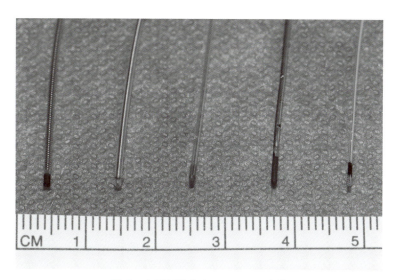

図3　各種硬膜外カテーテルの先端

膜外腔挿入時のパレステジアが少なく使い勝手がよいが切れやすい傾向があり[30]，また発熱，移動の問題があり，MRIの検査ができない特徴がある[31]．

カテーテルを深く挿入すると硬膜外腔より逸脱したりまれではあるが結び目ができる可能性が高くなる．挿入は3 cm以下がよいとする考えや[32]，自然に硬膜外腔から抜ける可能性があるため5 cm程度挿入すべきとの考えもある[23]．いずれにしても深く挿入することは避けるべきである．

各施設で使用されているカテーテルおよび硬膜外針の特徴を理解し，場合によっては別の種類のものに変更することも考慮すべき場合もある．

【参考文献】

1) 小坂義弘．I硬膜外麻酔の臨床に臨んで．新訂硬膜外麻酔の臨床―よき指導者になるために―．東京：真興交易；2009. pp.134-44
2) Scherer R, Schmutzler M, Giebler R, et al. Complications related to thoracic epidural anesthesia: a prospective study in 1071 surgical patients. Acta Anaesthesiol Scand 1993; 37: 370-4.
3) Giebler RM, Scherer RU, Peters J. Incidence of neurologic complications related to thoracic epidural catheterization. Anesthesiology 1997; 86: 55-63.
4) D'Angelo R, Berkebile BL, Gerancher JC. Prospective examination of epidural catheter insertion. Anesthesiology 1996; 84: 88-93.
5) Beck H, Brassow F, Doehn M, et al. Epidural catheters of the multi-orifice type: danger and complications. Acta Anaesthesiol Scand 1986; 30: 549.
6) Rolbin SH, Hew EM, Oglivie G. A comparison oh two types of epidural catheters. Can Anaesth Soc J 1985; 32: 568.
7) Bell DN, Leslie K. Detection of intravascular epidural catheter placement: a review. Anaesth Intensive Care 2007; 35: 335-41.
8) Mhyre JM, Greenfield ML, Tsen LC. A systematic review of randomized controlled trials that evaluate strategies to avoid epidural vein cannulation during obstetric epidural catheter placement. Anesth Analg 2009; 108: 1232-42.
9) 芳賀忍，嶋武，虎岩知志ほか．くも膜下腔に迷入した硬膜外留置カテーテルの検討．臨床麻酔 2001; 25: 1093-6.
10) Bell GT, Taylor JC. Subdural block-further points. Anaesthesia 1994; 49: 794-5.
11) Bauchat J, Wong CA. Neuraxial labor analgesia and effect on labor. Santos AC. Obstetric Anesthesia. New York: McGrow-Hill education; 2005. No. 2049.
12) 村川雅洋．3 硬膜穿刺．岩崎寛．麻酔科診療プラクテイス14 麻酔偶発症・合併症．東京：文光堂；2004. p.140-2
13) Lubenow T, Keh-Wong E, Kristof K, et al. Inadvertent subdural injection: A complication of an epidural block. Anesth Analg 1988; 67: 175-9.
14) 斎藤和彦，粕田晴之，平林由広ほか．バイタルサインと造影により診断された偶発的硬膜下ブロッ

クに1症例. 麻酔 1995; 44: 252.
15) 西山友貴, 花岡一雄. X線非透過性硬膜外カテーテルにおける走行確認の容易性, 挿入の難易度, 直進性について. 麻酔 1995; 44: 1712-4.
16) 坂倉庸介, 上村 明, 八木原正浩ほか. 硬膜外カテーテル抜去困難時に3D-CTが有効だった1例. 日臨麻会誌 2014; 34: 496-9.
17) Hogan QH, Mark L. Subdural injection: what's the gold standard?. Reg Anesth Pain Med 2009; 34: 10-1.
18) 笹川智貴. 肝臓手術後2日目に硬膜外カテーテルがくも膜下腔に迷入した1症例. 麻酔 2004; 53: 284-6.
19) 伊達依子, 石川晴士, 藤澤亜樹子ほか. 当院で過去8年間に経験した異所性硬膜外カテーテル迷入8症例の検討. 麻酔 2010; 59: 1224-7.
20) Van Klei WA, Hoff RG, van Aarnhem EE, et al. Effect of the introduction of the WHO "Surgical Safety Checklist" on In-Hospital Mortality: A Cohort Study. Ann Surg 2012; 255: 44-9.
21) 高崎眞弓. 3 硬膜外麻酔. 「こだわり」の局所麻酔. 東京：メディカル サイエンス インターナショナル; 2002. p.43-72.
22) 佐藤 遥, 小林直也, 安田忠伸ほか. 硬膜外カテーテル体内切断の1症例. 臨床麻酔 2014; 38: 797-8.
23) 中谷俊彦, 齊藤洋司. 2 硬膜外カテーテル切断・迷入・抜去困難. 岩崎 寛. 麻酔科診療プラクティス14 麻酔偶発症・合併症. 東京: 文光堂; 2004. p.136-9.
24) Boey SK, Carrie LE. Withdrawal forces during removal of lumbar extradural catheters. Br J Anaesth 1994; 73: 833-5.
25) Shantha TR, Mani M. A simple method to retrieve irretrievable epidural catheters. Anesth Analg 1991; 73: 508-9.
26) 林 映至, 三浦真弘, 野口隆之ほか. 抜去困難の硬膜外カテーテルに対して3D-CTとX線透視が有用であった1症例. 日本ペインクリニック学会誌 2017; 24: 140-1.
27) 宮本 寛, 土井克史, 齊藤洋司. 硬膜外カテーテル結節形成により抜去困難をきたした1症例. 日臨麻会誌 2001; 21: 395-8.
28) 土井克史. 体内に残存するカテーテルへの対応. 日臨麻会誌 2010; 30: 158-62.
29) 内野哲哉, 三浦真弘, 野口隆之ほか. 硬膜外カテーテルの逸脱に関する解剖学的考察. 臨床解剖研究会記録 2012; 12: 61-2.
30) Mitra R, Fleischmann K. Management of sheared epidural catheter: Is surgical extraction really necessary? J Clin Anesth 2007; 19: 310-4.
31) Staats PS, Stinson MS, Lee RR. Lumbar stenosis complicating retained epidural catheter tip. Anesthesiology 1995; 83: 1115-8.
32) Kumar CM, Dennison B, Lawler PGP. Excessive dose requirements of local anesthetic for epidural analgesia: How far should an epidural catheter be inserted?. Anaesthesia 1985; 40: 1100-2.

（堀　真也）

2 中心静脈カテーテル挿入時の穿孔とカテーテルの断裂，遺残

KEY WORD ▶ 中心静脈カテーテル，心タンポナーデ，心囊ドレナージ

A 中心静脈カテーテル挿入時の穿孔

カテーテルの位置異常は重篤な合併症となることがあり，時に致死的となる。特に心タンポナーデは，その発生頻度は低いものの死亡率は高い。中心静脈カテーテル（central venous catheter：CVC）挿入に起因する心タンポナーデは，Chabanierらによる67例の集計からみると[1]，穿孔部は右房が多く，全体の43％を占めている。CVCを挿入してから穿孔を起こしたと判断されるまでの時間は，挿入直後から19日後までとさまざまである。死亡率はきわめて高く，全体で73％，右房，右室では90％に及ぶ。これは心タンポナーデの診断と治療の遅れによるところが大きい。上大静脈も比較的問題を生じにくい場所とされているが，方向や位置が適切でない場合には穿孔を起こす可能性がある。左鎖骨下静脈や左内頸静脈に留置したCVCの先端が留置後の体動や心拍動などで移動し，上大静脈の右血管壁に接触することで血管壁の損傷を生じる可能性があり，左鎖骨下静脈や左内頸静脈に留置したCVCが血管穿孔を来すことが報告されている[2,3]。そのためStonelakeらは左側から挿入されたCVCの先端位置は，上大静脈の下端から右房の上縁が適切な部位としている[4]。

PICC（peripherally inserted central catheter）はCVCに比べ挿入時の気胸や血胸などの機械的合併症が少なく，カテーテルの長期留置を必要とする患者に用いられる傾向にあるが，PICCも留置された上肢の動きにより先端位置が約20 mm移動するとの報告があり[5]，留置直後の先端位置が適切であっても，留置中に移動し，血管壁を損傷する可能性がある。

またステロイド内服による血管脆弱性がカテーテル穿孔へ寄与する可能性や輸血時のポンピングが原因となる報告もある[6]。他の穿孔部位としてはCVCが左上肋間静脈に迷入し，輸液，薬物投与を行った結果，左胸腔内に穿孔した症例なども報告されている[7]。

1 中心静脈カテーテル挿入時の穿孔の症状

(1) 合併症発症の兆候や理学的所見から異常を発見する契機

心タンポナーデを疑う症状として以下が挙げられる。

①Beckの三徴：頸静脈怒張，血圧低下，心音減弱
②奇脈：自発呼吸時の収縮期圧の低下幅が10 mmHgを超える。
③Kussmaul徴候：自発呼吸下の吸気時中心静脈圧上昇（頸静脈怒張）
④中心静脈圧上昇にもかかわらず30 mmHg以下の脈圧低下

心タンポナーデを疑うBeckの三徴はこれらすべてが，早期に現れることは少ないが，急激

に心停止を来すこともある[1,8]。

上大静脈穿孔が穿孔して右胸腔に液体貯留が生じた場合には呼吸器症状，ならびに hypovolemic shock が出現しうる[7]。また筋弛緩薬の投与後効果が発現しないことが契機となり穿孔が明らかになった報告もある[9]。

2 中心静脈カテーテル挿入時の穿孔の診断

心タンポナーデの診断としては，中心静脈圧の上昇，中心静脈圧波形および呼吸性変動の消失，カテーテルからの血液逆流の消失，心電図の電位低下，ST 上昇，胸部 X 線上の心陰影の拡大などがあるが，心エコーによる画像診断がもっとも迅速かつ確実である[10]。麻酔中に生じた場合は自覚症状がないので，その診断はより困難であるが[11]，経食道心エコーは手術中にも使用可能で有用である。エコー所見としては echo free space として観察される。心房，心室の虚脱所見がみられ，特に拡張早期の右室前壁の内方運動（diastolic collaps：心膜腔圧の上昇により生じる）や収縮早期の右房・左房の虚脱所見が観察される。また，心室中隔の呼吸性変動（septal bounce）がみられる。奇脈を反映してパルスドプラ所見では，吸気時の三尖弁血流速度の増加と僧帽弁血流速度の減弱がみられる。その他，下大静脈の拡大と呼吸性変動の減弱または消失を来し，心臓全体の振り子運動（pendular motion）を呈する。

また，吸引をかけてカテーテル先端から薄い輸液が混在したものが引けた場合は先端が異所性に局在していることが示唆される。血液が引けた場合は血管内と心囊内などの異所性の両方の可能性がある。エコーや CT で CVC 先端が心囊内にあると診断されていない場合は吸引して心囊液が減少すれば心囊内にあることが示唆される。

3 中心静脈カテーテル挿入時の穿孔の治療

内科のカテーテル治療時の穿孔では造影ですぐに診断がなされるため，比較的循環が安定しているうちに対処される。心臓手術などでもすぐに対処できるが，それ以外の一般的な手術や集中治療室などで穿孔が起こった場合は循環不全が顕在化してから診断されることが多いかもしれない。穿孔部位によっては，侵襲的な処置は不要なことがあるが，心タンポナーデの場合は死亡率が高いので，速やかな対処が必要となる。まずは内科，心臓外科に連絡し，外科的処置も視野に入れて検討を行う。中心静脈からの輸液は停止する。カテーテルはすぐに抜去せず，さまざまな準備が整うまではそのままにしておく。先端がまだ心囊内にあると判断されれば，心臓よりも低い位置に点滴バックを置きドレナージとして使用する。ダブルルーメンチューブならば近位の側孔は血管内にある可能性があることに留意する。またそれと並行して，心タンポナーデによる閉塞性ショックに対する内科的治療（急速輸液，昇圧剤投与）を行う。CVC から吸引できず，心囊液の急激な増加もしくは循環が維持できないようであれば，心囊穿刺が必要となる。心囊ドレナージの量が 200 mL/hr（4 mL/kg/hr）を超えるようであれば開胸止血術が不可避となる。

上大静脈の穿孔で胸腔に穿破した場合は，全身麻酔下で開胸し直視下で抜去するか，経皮的に抜去するかの判断は難しい。経皮的に抜去したとする報告では，抜去約 30 分後の胸部造影 CT で血管外への造影剤の漏出がないことを確認し，特に問題なく抜去されている[12]。別の報告でも，経皮的に抜去されたが，大量出血による血圧低下に対し迅速な対応ができるように関係する診療科と協議のうえ，ベッドサイドで抜き去し画像検査で出血や胸水の増加がないことおよびバイタルサインの変動がないことを入念に観察され問題なく経過している。

4 術後管理手順や指示

開胸術となった場合は心臓外科の術後に準じた管理を行う。抜去のみで対処される場合は集中治療室など厳重に管理できる場所で観察を行う。

5 その他

日本麻酔科学会から「安全な中心静脈カテーテル挿入・管理のためのプラクティカルガイド2017」が発表されている[13]。この中でCVCの位置は以下のようになっている。カテーテルが静脈内に正しく留置され、先端位置が望ましい位置にあるかの最終確認は、胸部X線写真による。カテーテル先端が、上大静脈内で血管壁とほぼ平行に走行し、鎖骨下縁よりも尾側で第3肋骨や胸椎4/5間、気管分岐部もしくは右主気管支の基部より頭側にあるのが理想である。気管分岐部は、通常、上大静脈の心膜翻転部より頭側に存在するため、カテーテル先端は常にこの頭側にあることが望ましい（血管壁びらんにより穿孔が起こると、心膜翻転部より頭側では縦隔血腫や胸腔内輸液、尾側では心タンポナーデが生じる）。

以前の報告[4]では左側からのCVCの穿刺の場合、血管壁にあたる場合は上大静脈外側壁を穿孔する可能性があるのでZone A（上大静脈下部〜右心房上部）まで進めるのがよいとされていたが、今回のガイドラインではそのような記載はなく、「左内頸静脈から挿入したカテーテルは、血管壁と並行でなくてはならない。右内頸静脈から挿入したカテーテル先端がZone Aにあるときは、Zone B（左右無名静脈の結合部位と上大静脈上部）まで引き抜く」という記載に留まっている。

B 中心静脈カテーテルの断裂，遺残

カテーテルの断裂は麻酔中には頻度は高くないが、近年の報告では鎖骨下静脈やPICCで留置した場合にピンチオフの機序で発症することが多い。ピンチオフとはカテーテルが鎖骨と第1肋骨との間に挟まれて圧迫されることにより、閉塞したり損傷したりする現象である。

CVC留置に際してのカテーテルやガイドワイヤーの損傷や断裂の報告の多くは添付されている金属穿刺針を用いた血管穿刺の際に生じている。金属穿刺針を用いた血管穿刺では、ガイドワイヤーを金属穿刺針から体外に引き抜く際には金属穿刺針も同時に体外に引き抜くように添付文章に記載されている。

また断裂だけでなく、カテーテル挿入時にガイドワイヤーを保持せずにカテーテルを挿入するとガイドワイヤーが体内に入り、ガイドワイヤーの遺残が起こりえる。

1 中心静脈カテーテル断裂，遺残の症状

断裂やピンチオフの場合は液漏れや刺入部の腫脹が初期症状となる。

カテーテル断片が心臓内や肺動脈内に移動した場合、不整脈、動悸[12]、心筋や血管の穿孔、心内膜炎、肺動脈の血栓塞栓症、脳梗塞、上大静脈症候群、血管内異物への感染などの重篤な合併症も生じる可能性がある。

2 中心静脈カテーテル断裂，遺残の診断

断裂はまず胸部X線写真を撮影しピンチオフあるいは完全断裂の有無を確認する。遺残物の残留部位は肺動脈が33％、大動脈が25％、右心室が18％、右心房が15％、肺内が4％であったことが報告されている[14]。

3 中心静脈カテーテル断裂，遺残の治療

　CVC断裂の対処法については，完全断裂ではない場合には慎重にCVC抜去を行う。完全断裂の場合で，断片が鎖骨下にとどまっている場合には速やかに外科的に鎖骨下より直達手術を行い除去することが望ましい。

　カテーテルが血管内で断裂すると先端は上大静脈，右房，右室を経由し肺動脈へ到達する。カテーテルの摘出が困難であったため迷入後10年間の経過観察を行い，合併症を起こさなかった症例の報告もあるが[15]，血管内遺残が生じた202例中91例（45％）に合併症が生じその半数が重篤であったことや，遺残物が除去されなかった69例中49例（71％）で合併症が生じ，その80％は3カ月以内の発症であったことが報告されていることから[14,16]，断裂確認後はカテーテル先端の回収が原則である。

　回収方法の第一選択としては比較的侵襲の少ないカテーテルインターベンションが推奨される。その方法には，grasping device法，basket catheter法やsnare-loop法などの回収法がある。心筋生検用鉗子などのgrasping device法では，把持鉗子による血管壁穿孔の可能性があるため静脈系の遺残物に使用されることが多い。把持鉗子は比較的細い血管内でも使用できるが，把持できる範囲が狭いため線状の遺残物や壁に付着した遺残物の回収は困難になる。また，比較的太くて硬い金属製鉗子を心血管内に安全に挿入するにはロングシースなどを必要とするため，その挿入が可能な上大静脈，下大静脈や右房などには応用できるが，解剖学的に挿入が困難な肺動脈などでは応用が困難となる。Basket catheter法としては尿路系や胆道系の結石除去に用いられるバスケット鉗子が用いられるが，それらは比較的大きくて硬い素材であるため応用できる範囲は限られている。一方，snare-loop法はワイヤーでループを作り，異物にループを通し，ループを縮めることにより異物を把持する方法であるため適応範囲も広い。

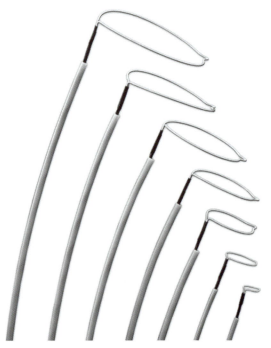

図1　Goose Neck™ Snare カテーテル
（Medtronic社ホームページより）

各社から血管内異物除去用セット（図1）として市販されている[17]。

　回収不成功例には，より侵襲の高い開胸術，開心術が選択されるが，島田らの報告のように先端が血管壁に癒着するなどで可動性の消失している例では合併症の生じる危険性は低く，あえて外科的に除去する必要はないとの意見もある[16,18,19]。

【参考文献】

1) Chabanier A, Dandy F, Brutus P, et al. Iatrogenic cardiac tamponade after central venous catheter. Clin Cardiol 1988; 11: 91-9.
2) Mukau L, Talamini MA, Sitzmann JV. Risk factors for central venous catheter-related vascular erosions. JParenter Enteral Nutr 1991; 15: 513-6.
3) Walshe C, Phelan D, Bourke J, et al. Vascular erosion by central venous catheters used for total parenteral nutrition. Intensive Care Med 2007; 33: 534-7.
4) Stonelake PA, Bodenham AR. The carina as a radiological landmark for central venous catheter tip position. Br J Anaesth 2006; 96: 335-40.

5) Forauer AR, Alonzo M. Change in peripherally inserted central catheter tip position with abduction and adduction of the upper extremity. J Vasc Interv Radiol 2000; 11: 1315-8.
6) 梶山誠司,右田貴子,佐伯 昇ほか.術後コンピュータ断層撮影で診断された輸血ポンピングが原因と考えられた左内頸静脈カテーテル先端の血管穿孔症例.麻酔 2011; 60: 1199-201.
7) 小林賢輔,御室総一郎,木村哲朗ほか.中心静脈カテーテルが左上肋間静脈に迷入し左胸腔内に穿孔した1例.日集中医誌 2017; 24: 141-2.
8) Putterman C. Central venous catheterization. Indications, techniques, complications, management. Acute Care 1986; 12: 219-34.
9) 岡澤佑樹,山村 愛,植田浩司ほか.麻酔導入時の薬剤投与を契機に指摘し得た末梢挿入型中心静脈カテーテルの血管穿孔.日臨麻会誌 2017; 37: 172-5.
10) Hassan CP, Stephen W. Cardiac tamponade complicating central venous catheter. Postgrad Med J 1988; 64: 290-1.
11) Ralph LB, William JF, George HF, et al. Mechanism of perforation of the heart with production of hydropericardium by a venous catheter and its prevention. Am J Surg 1970; 119: 311.
12) 中川 厚.実践!画像診断.レジデントノート 2009; 10: 1745-6.
13) 日本麻酔科学会.安全な中心静脈カテーテル挿入・管理のためのプラクティカルガイド 2017 https://anesth.or.jp/files/pdf/JSA_CV_practical_guide_2017.pdf（2019.4.22 アクセス）
14) Richardson JD, Grover FL, Trinkle JK. Intravenous catheter emboli-experience with twenty cases and collective review. Am J Surg 1974; 128: 722-7.
15) 島田順一,柳田正志,西村元宏ほか.胸腔鏡補助下にアプローチした pinch-off syndrome の1例.胸部外科 2006; 59: 483-5.
16) Fisher RG, Ferreyro R. Evaluation of current techniques for non surgical removal of intravascular iatrogenic foreign bodies. AJR 1978; 130: 541-8.
17) 伊藤一貴,鶴山幸喜.中心静脈カテーテル留置時におけるガイドワイヤー断裂の検討およびバルーンアンジオグラフィックバーマンカテーテルとグースネックスネアカテーテルを用いた遺残物回収の検討.心臓 2008; 40: 348-58.
18) 小倉行雄,堀澤 稔,新實紀二ほか.小児における鎖骨下静脈カテーテル完全断裂2例の経験.日小外会誌 2002; 38: 281-5.
19) Reynen K. 14-year follow-up of central embolization by a guidewire. N Engl J Med 1993; 329: 970-1.

（山﨑　和雅）

3 末梢静脈や動脈穿刺時の神経損傷

KEY WORD ▶ 静脈穿刺,動脈穿刺,神経障害性疼痛

　静脈穿刺に伴う末梢神経障害の頻度は6,000-7,000例に1例で,若い女性に多いとされている[1]。また,重篤な末梢神経障害は150万例に1例程度と報告されている[2]。動脈穿刺の際には橈骨神経や正中神経が障害される可能性があるが,これらの神経は橈骨動脈とは離れて走行しており,静脈穿刺による神経損傷よりも発生頻度は低いと考えられる[3]。動脈穿刺の際の神経損傷は,心臓カテーテル検査時の肘部上腕動脈穿刺後高位正中神経麻痺の報告[4]など,ほとんどの報告が心臓カテーテル検査時および治療時の合併症である。麻酔における動脈穿刺やカニュレーションの場合は合併症の頻度は少ないと考えられる[5]。

1 合併症の症状

　多くは知覚神経枝の損傷であり,初期症状としては穿刺時の放散痛が多い。その他,知覚過敏,知覚低下,損傷神経部位でのTinelサイン陽性などを認めることもあり,運動枝損傷では脱力を伴う[6]。さらに,複合性局所疼痛症候群(complex regional pain syndrome:CRPS)やその他の神経障害性疼痛を生じることもある[7]。

2 合併症の診断[8]

　神経障害性疼痛の評価・診断に関しては,国際疼痛学会の神経障害性疼痛分科会が作成した診断アルゴリズム[9]が推奨される(図1)。

1) 神経学的診察

①皮膚に対する触覚,痛覚の評価
②偽陰性を防ぐために温覚,冷覚,深部覚の評価
③触刺激,圧刺激,温冷覚刺激によるアロディニアの有無の評価

2) 検査

(1) 画像検査(CT, MRI)

　画像検査では評価できない場合も多く,神経障害性疼痛の重症度は診断できないことに留意

(2) 神経生理学的検査(神経伝導検査,レーザー誘発電位など)

　神経伝導検査ではAβ繊維の評価しか行えないこと,レーザー誘発電位は研究目的の検査の域を出ていないことに留意

3 合併症の治療

　治療に関してはペインクリニック的治療および整形外科的治療がある[3,7]。薬物療法はガイドライン[10]に基づいて選択する。医原性末梢神経障害の患者に主に神経ブロックを施行して治療した症例の報告[11]もあり,施行可能な神経ブロックの適応を積極的に検討する必要がある。

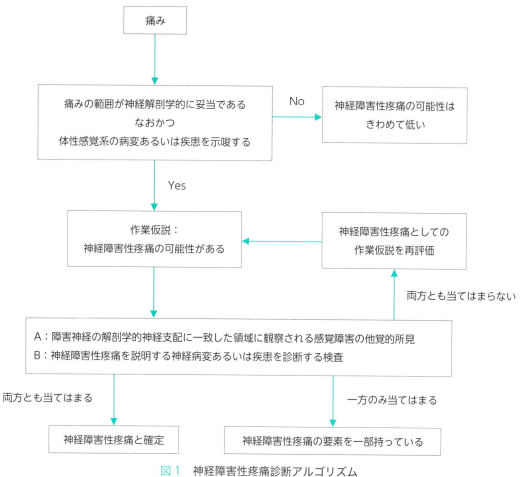

図1　神経障害性疼痛診断アルゴリズム
(日本ペインクリニック学会神経障害性疼痛薬物療法ガイドライン改訂版作成ワーキンググループ編．神経障害性疼痛薬物療法ガイドライン．改訂第2版．東京：真興交易医書出版部；2016．p.37-9より引用改変)

1) ペインクリニック的治療

(1) 薬物療法

三環系抗うつ薬，カルシウムチャネル $\alpha_2\delta$ リガンド，セロトニン・ノルアドレナリン再取り込み阻害薬，抗てんかん薬，ステロイド，NMDA受容体拮抗薬，ビタミンB_{12}製剤，リドカイン持続静脈内投与

(2) 神経ブロック

星状神経節ブロック，腕神経叢ブロック，頸部硬膜外ブロック，頸部神経根ブロック，ステロイド添加局所静脈内交感神経ブロック

(3) 刺激療法

低出力レーザー治療，硬膜外脊髄電気刺激療法

2) 整形外科的治療

(1) 理学療法

運動療法，物理療法

(2) 手術療法

神経剝離術，神経切除，神経腫切除，神経縫合

4 合併症の予防策[3,7,12]

①術前診察による確認
・末梢血管の走行や形状の確認
・手術部位の確認
・患者の利き腕の確認

- ・透析の有無の確認
- ・乳癌手術の確認
- ・血液凝固状態の確認
- ・四肢の神経学的状態の確認
- ・血管確保に関する患者の希望の確認

②神経損傷の可能性が高い静脈を第一選択としない
- ・神経損傷の可能性が高い血管：尺側正中皮静脈
- ・神経損傷の可能性がある血管：肘部付近の前腕尺側皮静脈，手関節部の前腕橈側皮静脈
- ・神経損傷の可能性が低い血管：肘正中皮静脈，橈側正中皮静脈）

③穿刺に適した血管がなければ中心静脈カテーテル留置や，超音波あるいは非接触型静脈可視化装置（Stat Vein®）などのデバイスを用いる。

④血管径や用途に適した穿刺針を選択して，刺入角度を10-30°以下にして緩徐に刺入する。

⑤血液逆流が得られない場合は針先で血管を探らず一旦抜去してから再刺入する。

⑥同じ部位での穿刺を繰り返さない。

⑦2回失敗したら，部位を変更するかあるいは熟練した医療者と交代する。

⑧患者が痛みを訴えたら直ちに針を抜去する。

⑨静脈確保できても，針刺入部位の止血を十分に行って確認する。

⑩静脈確保が困難な症例では神経損傷の可能性があることを十分に説明し，同意を得る。

⑪患者とのコミュニケーションを図り，患者の不安を和らげる。

5 神経損傷が疑われたときの対応[12]

血管穿刺に伴う神経損傷に関する医療訴訟では，神経損傷の診断，説明義務，血管穿刺部位，手技，患者が痛みを訴えたときの対応，その後の治療等が適切か否か，などが争点となる。

①穿刺の状況（部位，角度，深さ，方向，血液逆流の有無，時間，施行者など）および患者の訴えについて記録する。

②上司に報告する。

③患者に神経損傷が生じた可能性があることを説明し，整形外科，神経内科，ペインクリニック科の診察を受けさせる。

【参考文献】

1) Horowitz SH. Venipuncture-induced causalgia: anatomic relations of upper extremity superficial veins and nerves, and clinical considerations. Transfusion 2000; 40: 1036-40.
2) Newman BH, Waxman DA. Blood donation-related neurologic needle injury: Evaluation of 2 years' worth of data from a large blood center. Transfusion 1996; 36: 213-5.
3) 千葉聡子．麻酔手技に伴う合併症とその対処．手指のしびれが残ってしまった…たかが静脈路確保，されど静脈路確保．LiSA 2016; 23-2: 138-42.
4) 池田敏之，渋田秀雄，田渕健一ほか．肘部上腕動脈穿刺後に発症した高位正中神経麻痺の3例．関東整形災害外科雑誌 1999; 30-4: 294-6.
5) 山崎 圭，遠藤晃夫．動脈穿刺．岩崎 寛編．麻酔科診療プラクティス14 麻酔偶発症・合併症．東京：文光堂；2004．p.24-7.
6) 鈴木昭広，岩崎寛．末梢静脈穿刺．岩崎寛編．麻酔科診療プラクティス14 麻酔偶発症・合併症．東京：文光堂；2004．p.12-3.
7) 大西佳子，細川豊史，上野博司ほか．静脈血採血および末梢静脈確保の手技により発症した静脈穿刺後疼痛．ペインクリニック 2008; 29: 1515-21.
8) 日本ペインクリニック学会神経障害性疼痛薬物療法ガイドライン改訂版作成ワーキンググループ編．神経障害性疼痛薬物療法ガイドライン．改訂第2版．東京：真興交易医書出版部；2016．p.37-9.
9) Treede RD, Jensen TS, Campbell JN, et al: Neuropathic pain: Redefinition and a grading system for clinical and research purposes. Neurology 2008; 70: 1630-5.
10) 一般社団法人日本ペインクリニック学会神経障害性疼痛薬物療法ガイドライン改訂版作成ワーキンググループ編．神経障害性疼痛薬物療法ガイドライン．改訂第2版．東京：真興交易（株）医書出版部；2016．p.48-88.
11) 田邉 豊．医原性神経損傷のメカニズムと治療．臨床病理 2007; 55: 241-50.
12) 奥田泰久．判例ピックアップ（第16回）末梢血管穿刺と神経損傷 針が神経に接触したら過失となるか？ LiSA 2017; 24-8: 746-53.

（岩下 智之）

4 薬物の血管外漏出と血管穿刺後血腫

KEY WORD ▶ 血管外漏出，血管穿刺後血腫

血管穿刺の手技は現代の医療において，日常ごく一般的に行われる手技である．しかし，その合併症についてはあまり認識されていない．この章では，血管穿刺に伴う合併症の中でも，薬物の血管外漏出と血管穿刺後血腫について述べる．

1 薬物の血管外漏出について

薬物が血管外に漏出した際，薬物の性質によっては皮膚や皮下組織にダメージを与え，重篤な場合は組織壊死を起こす．周囲の神経や血管，腱なども巻き込み，重大な後遺症を残すこともある．薬物の血管外漏出の頻度は，抗腫瘍薬で0.01-7%と報告があるが[1]，抗腫瘍薬以外なども含めると正式な頻度は不明である．その薬物が起こす障害の程度によって，抗腫瘍薬では壊死性（vesicants），炎症性（irritants），非発泡性（non-vesicants）に分類されている．抗腫瘍薬以外でも血管外漏出の際に注意すべき薬剤がある（表1）．また，薬物の血管外漏出の危険因子を表2[2]に示す．薬剤漏出性障害は一度起こすと瘢痕や機能障害を起こし[3]，患者のQOLを著しく損なう．注意すべき薬物や危険因子を理解することで，予防や障害の軽減につながる．

今回は，周術期や集中治療において遭遇しうる，抗腫瘍薬以外の薬物の血管外漏出について取り上げる．

1) 血管外漏出の際に注意すべき薬物（抗腫瘍薬以外）

(1) 強アルカリ性薬物[4,5]

アルカリ性による細胞毒性が障害の発生機序である．チオペンタール，チアミラールを静注する時は，濃度を2.5%以下にする（やむなく筋注する場合は2.0%以下が好ましい）．中和剤として，酸性の局所麻酔薬（プロカイン塩酸塩：pH3.3-6.0やリドカイン塩酸塩：pH5.0-7.0）の局注が有効といわれている．障害の程度が強く，抗腫瘍薬に準じた対応をとることがある．

(2) 血管収縮薬[5,6]

強い血管収縮作用により組織虚血を起こす．中和剤として，α遮断薬（フェントラミンメシル酸塩）の局注が有効といわれている．血管拡張を目的に患部を温めることもある．

(3) 高浸透圧薬[6]

細胞内外の浸透圧不均衡により組織破壊を起こす．漏出量が多い場合，浮腫の増悪によりコンパートメント症候群をきたすことがある．

(4) その他

ガベキサートメシル酸塩は濃度依存性に血管内皮障害を来すため，高濃度では血管損傷がなくても二次的に漏出を起こす可能性がある[5,7]（末梢静脈投与の場合，濃度は0.2%以下とする）．障害の程度が強く，抗腫瘍薬に準じた対応をとることがある．

その他さまざまな薬物でも，血管外漏出によ

表1 血管外漏出の際に注意すべき薬物

発生機序	薬物名
強アルカリ性薬物 （カッコ内の数字は pH）	チオペンタール（ラボナール®：10.2-11.2） チアミラール（イソゾール®：10.5-11.5） アシクロビル（ゾビラックス®注：約 10.4） フェニトイン（アレビアチン®注：約 12） アミノフィリン（ネオフィリン®注：8.0-10.0） カンレノ酸カリウム（ソルダクトン®：9-10）
血管収縮薬	アドレナリン（ボスミン®注） ノルアドレナリン（ノルアドレナリン®） ドパミン（イノバン®） フェニレフリン（ネオシネジンコーワ®注）
高浸透圧薬 （カッコ内の数字は，生理食塩水に対する浸透圧比）	高張ブドウ糖液（10%：2, 50%：12, 70%：15） 各種高カロリー輸液（PPN：約 3, TPN：4-11） フェニトイン（アレビアチン®注：約 29） 炭酸水素ナトリウム（メイロン® 7%：約 5, 8.4%：約 6） 電解質補正用薬剤* MRI 造影剤（マグネビスト®：約 7）**
その他	ガベキサートメシル酸塩（エフオーワイ®） 鉄を成分に含む製剤（フェジン® や MRI 造影剤リゾビスト®）*** ヒドロキシジン（アタラックス®-P 注） ジアゼパム（ホリゾン®注，セルシン®注） エスモロール（ブレビブロック®）

PPN（Peripheral Parenteral Nutrition：末梢静脈栄養）
TPN（Total Parenteral Nutrition：中心静脈栄養）
 　*カルシウム製剤やカリウム製剤は，Ca イオンや K イオン自体も細胞膜の働きを阻害して障害をおこす。また，カルシウム製剤は，漏出により石灰沈着や硬結を形成することにも注意が必要である。
 　**高浸透圧性 X 線造影剤は 2001 年に血管内投与の適応がなくなった[13]。
 　***漏出により色素沈着をきたすことがある。

佐武利彦，鳥飼勝行，井口美奈枝ほか．輸液管理中の注意．Neonatal Care 2003; 春季増刊：61-7．
菅野敬之．PART Ⅲ応用編．4-6 血管外漏出．繁田正毅．ビジュアル基本手技-4 カラー写真でよくわかる！注射・採血法．東京：羊土社；2006．p.158-163．
Le A, Patel S. Extravasation of Noncytotoxic Drugs: A Review of the Literature. Ann Pharmacother 2014; 48: 870-86.
田村敦志．点滴漏れによる皮膚障害．診断と治療．1999；増刊号（Vol. 87/Suppl）：289-93．
日本腎臓学会・日本医学放射線学会・日本循環器学会　共同編集：腎障害患者におけるヨード造影剤使用に関するガイドライン 2012．https://cdn.jsn.or.jp/guideline/pdf/CIN_2012.pdf より引用改変）

表2 血管外漏出の危険因子

患者関連	手技，製剤，カテーテル関連
新生児・乳幼児 高齢者 肥満 細く脆い血管 硬化した血管 末梢循環障害（レイノー症候群，糖尿病など） 穿刺部位の知覚障害 鎮静中や意識障害，小児など訴えが適切にできない患者 化学療法後や長期間輸液療法を受けた患者	不慣れなスタッフ 多数回の穿刺 穿刺部位（関節，手背など） 高い注入圧 速い注入速度 薬物の濃度 インフュージョンポンプ使用 カテーテルのサイズ，種類 カテーテルの不適切な固定

(Fidalgo JAP, Fabregat LG, Cervantes A, et al. Management of chemotherapy extravasation: ESMO-EONS Clinical Practice Guidelines. Ann Oncol 2012; 23: vii167-73.
Behzadi AH, Farooq Z, Newhouse JH, et al. MRI and CT contrast media extravasation. A systematic review. Medicine 2018; 97: 1-8.
佐武利彦，鳥飼勝行，井口美奈枝ほか．輸液管理中の注意．Neonatal Care 2003; 春季増刊：61-7．
Le A, Patel S. Extravasation of Noncytotoxic Drugs: A Review of the Literature. Ann Pharmacother 2014; 48: 870-86 より引用）

り障害を起こしたという報告がある。一般に筋注や皮下注に制限がある薬物は，注意が必要と思われる[8]）。

また，単なる等張の電解質輸液だけでも，重篤な後遺症を残すことがある。例えば，新生児は末梢血管の弾性が乏しく，血管外漏出しやすい。皮下脂肪もきわめて薄く，輸液もれによって局所の組織内圧が高くなり，血行障害を来しやすい[2]）。インフュージョンポンプの使用は，速い注入速度や高い注入圧により多量の薬物が血管外に漏出し，物理的圧迫による障害を起こしやすい。漏出量や濃度，患者背景や投与状況も障害の程度に大きく影響する。

2）薬物の血管外漏出の兆候と症状[1]）

薬液投与時に疼痛などの訴えがあった場合，速やかに穿刺部位の腫脹や発赤の有無を確認しなければならない。ルート内に逆血が認められない場合や薬物投与時にシリンジに抵抗を感じる場合，点滴の滴下が中断された場合も薬物の血管外漏出がないかどうか疑わなければならない。

(1) 末梢静脈ラインにおける血管外漏出

初期症状として，穿刺部位，漏出部位のヒリヒリ感，灼熱感，違和感や痛み，腫脹，発赤などが認められる。その後，重篤な場合は水泡や組織壊死，痂皮形成，潰瘍形成などに発展する。

(2) 中心静脈ラインにおける血管外漏出

頻度は末梢静脈ラインに比べて少ないが，CVAD（central venous access devices）からの漏出についても注意が必要である。症状としては，胸腔や縦隔への漏出に伴って，急性の胸痛で発症することが特徴的である。頸部や胸部の皮下組織に漏出することもある。胸部X線や胸部CTにて胸腔や縦隔に液体貯留を認める。

(3) コンパートメント症候群[9,10]）

薬物が多量に漏出した場合，物理的・機械的圧迫により局所の血流障害や神経障害を起こし，筋肉の機能不全や筋壊死に至る。疼痛や筋把握時痛，高度な腫脹や水泡形成，四肢蒼白，知覚異常，運動障害などを認める。区画内の筋を他動的に伸展する，passive stretch testで生じる強い疼痛は特徴的である。末梢動脈拍動やblanch testは末期にならないと異常を来さないため注意が必要である。

3）薬物の血管外漏出の治療

抗腫瘍薬に関して，Oncology Nursing Society (ONS) やEuropean Oncology Nursing Society (EONS)から薬物漏出性障害のガイドラインが作成されている（わが国でも2009年に初めてガイドラインが作成された）が，抗腫瘍薬以外の薬物に関しては，薬剤漏出性障害のガイドラインは存在しない。発生頻度が低く，発生状況も特殊なため，エビデンスレベルの高い研究が難しく，治療法が確立されていないのが現状である。

(1) 初期対応[1]）

薬物の血管外漏出が疑われた場合，まず薬物投与を中断する。挿入されているカテーテルはすぐに抜去せず，そのカテーテルから漏出薬物を可能な限り吸引する。その後，カテーテルを抜去する。

必要であれば中和剤投与の検討を行う（血管収縮薬であればフェントラミンメシル酸塩，強アルカリ薬であれば酸性の局所麻酔薬などが有効といわれている。ヒアルロニダーゼを推奨する文献をよく見かけるが，わが国では医薬品としての販売がないため一般的ではない[11]）。

局所の冷却を行い，患肢を挙上する（コンパートメント症候群では血流維持のため挙上は禁忌とされている）。

状況に応じて皮膚科，あるいは形成外科にコンサルトする（障害によっては，デブリードマン，皮膚移植，皮弁形成などが検討される）。

冷罨法，温罨法の有効性については証明されていないが，患者の気持ちを緩和する効果も期待されるため行われることが多い[11]）。冷罨法は細胞の代謝抑制や血管収縮を起こし，組織障害を限局化すると考えられている。疼痛緩和にも効果的である。温罨法は血管拡張や血流増加を引き起こし，薬物の分散や吸収を促進すると考

表3　血管外漏出時の局所処置内容

A）局所皮下注射（総量 5-10 mL に調整）	
・漏出範囲よりも大きく，中枢に向かってまんべんなく皮下に局注する。	
・漏出後1時間以内に行うことが望ましい。	
・症状が軽快しない場合，連日施行することもある。	
ベタメタゾン（リンデロン®注）	4-8 mg
またはヒドロコルチゾン（ソル・コーテフ®注）	100-200 mg
生理食塩水	適量
1-2%プロカインあるいはリドカイン	適量
B）局所外用処置	
・原則として症状が消失するまで行う。	
最強ステロイド軟膏（デルモベート®軟膏など）外用	
ガーゼ保護	

局所皮下注 A）を漏出後できるだけ早期に行い，翌日から局所外用処置 B）を行う。漏出量が大量の時は，ステロイド内服を併用することもある。
(菅野敬之．PART Ⅲ応用編．4-6 血管外漏出．繁田正毅．ビジュアル基本手技-4 カラー写真でよくわかる！注射・採血法．東京：羊土社；2006. p.158-163.
田村敦志．点滴漏れによる皮膚障害．診断と治療．1999; 増刊号(Vol. 87/Suppl): 289-93.
石原和之，福積総，鷲見烈．抗がん剤の血管外漏出による障害と予防．最新医学．1986; 41: 2636-41.
野本幸子．点滴の問題点：化学的神経損傷による知覚異常には星状神経節ブロック．LiSA 2000; 7: 404-7.
山本明史．抗がん剤漏出性皮膚障害．日本臨牀．2015; 73 (増刊号2): 464-9 より引用改変)

えられている[2,6]）。

(2) ステロイド投与[7,11]

抗腫瘍薬の血管外漏出が問題になり始めた当初，わが国で使用できる中和剤がほとんどなかった。そのため，抗炎症作用を期待して，薬物漏出部位にステロイドの局注が行われるようになった。

抗腫瘍薬に関する薬剤漏出性障害の各ガイドラインでは，その効果が明確でないとして，ステロイド局注を推奨していない。ただし，他に有効な治療法がないため，わが国では細胞毒性が高い薬物（壊死性抗腫瘍薬，強アルカリ性薬剤，ガベキサートメシル酸塩など）の血管外漏出においては，ステロイドの局注を検討されることが多い（表3）。

(3) 中心静脈ラインでの漏出[1]

末梢静脈ラインと同様に薬物の血管外漏出が疑われた場合，まず薬物投与を中断する。挿入されているカテーテルはすぐに抜去せず，そのカテーテルから漏出薬物を可能な限り吸引する。カテーテルの位置の確認や薬物の漏出部位を同定するため，胸部X線や胸部CTで画像検索を行う。

漏出が確認されれば，胸部外科へのコンサルトする（胸膜への貯留の場合は，胸腔穿刺やドレナージ，縦隔への貯留の場合は，胸腔鏡検査や開胸手術が必要になることもある）。必要であれば，抗菌薬治療や酸素投与なども行う。

カテーテルの抜去や新たにカテーテルを挿入することについては，慎重に検討を行う。

4) 薬物の血管外漏出の術後管理手順や指示

漏出直後の症状が軽微でも徐々に症状が進行してくることもあるため，慎重な観察を続ける。血管外漏出が疑われた場合，できるだけ迅速に初期対応を行い，障害を重篤化させないように努力する。保存的加療で軽快しない場合は，外科的治療を躊躇しない。

コンパートメント症候群になれば，早急な対応が必要となる（筋区画内圧が 30 mmHg 以上の時は減張切開を検討する。筋組織は4-12時間，神経は12-48時間の阻血で不可逆的変化が起こる[5]）。

5）その他

薬物の血管外漏出は重篤な後遺症を来すことがあり，患者のQOLを著しく損なう。まずは，これらを予防するための対策と障害を最小化するための対応をしっかりと行う。

①薬物投与に関わるスタッフは，知識習得に努め，技術向上のためのトレーニングを行う。
②注意すべき薬物，血管外漏出の危険因子を理解し，慎重に対応する。
③各施設で薬物の血管外漏出に関するマニュアルを作成する。
④患者からの情報を大切にする（薬物投与時の痛みや違和感，投与後の穿刺部の変化など）。
⑤血管外漏出が起こった場合，正確な情報・状況を記録しておく（漏出した薬物，量，濃度，希釈薬剤，障害部位，使用したカテーテルやライン，症状と徴候，治療内容とその経過など[1]）。
⑥患者には血管外漏出した経緯と今後の治療方針，その後の予想しうる経過を丁寧に説明する。

6）レミフェンタニル

レミフェンタニルが血管外に漏出した際，組織障害とは別の問題が生じる。術中にレミフェンタニルが血管外に漏出し，術後に意識レベル低下や呼吸障害を起こしたという報告が散見される。皮下に投与された薬物が体循環に緩徐に戻ることで，意識や呼吸状態に影響を来したと推察されている。手術終了時に覚醒が得られて問題なく抜管できたとしても，術後は呼吸回数や経皮的末梢動脈血酸素飽和度（SpO_2）をモニタリングし，必要であれば高度な呼吸管理が行えるような環境で慎重に観察を継続する[12]。

2 血管穿刺後血腫について

血管穿刺後血腫とは，血管穿刺に伴って血管損傷を起こし，血管外へ漏れ出た血液が周囲の組織に貯留した状態である[14]。穿刺した血管や穿刺部位，穿刺針や患者の血液凝固異常など，その状況によって血腫の大きさや程度は異なる。一般的に患者に重篤な血液凝固異常がない場合，穿刺針が細く外部からの圧迫が可能な部位であれば，静脈では2-3分，動脈では5-10分の圧迫で大抵止血が得られる[15,16]。

周術期や集中治療の領域において，血管穿刺後血腫で問題になるのは，中心静脈穿刺時の動脈誤穿刺のときであろう。動脈誤穿刺により頸部では血腫による頸部圧迫，気道閉塞，腕神経叢麻痺，脳梗塞，鎖骨下では血胸，縦隔血腫，鼠径部では後腹膜血腫などが報告されている。場合によっては致死的状況にもなりうるため，この予防と対処法について十分に理解しておく。

1）中心静脈穿刺時の血腫に伴う症状[15]（表4）

(1) 頸部の穿刺

動脈損傷に伴う血腫によって頸部圧迫や気道閉塞を起こし，緊急気道確保を必要とすることがある。また，血腫が腕神経叢を圧迫し，麻痺症状が出現することもある[17]。カテーテル挿入に伴う血栓形成や止血操作のための用手圧迫は，脳への血液循環を阻害し，場合によっては脳梗塞を起こすとの報告もある。神経学的合併症についても注意が必要である。

(2) 鎖骨下の穿刺

圧迫止血が不十分となることが多く，巨大な血腫を形成しうる。また，出血が胸腔や縦隔に流出すると血胸や縦隔血腫を形成し，循環血液量減少によるショック状態や，呼吸障害を来すこともある。

(3) 鼠径部の穿刺

巨大な腹壁血腫や陰嚢血腫，後腹膜血腫を来すことがある[18]。後腹膜血腫などは表在からは確認できないため，診断までに時間がかかり，貧血の進行やショック状態に至るものもある。また，二次性のDICを惹起することもある[19]。

表4 穿刺部位とその症状

穿刺部位	誤穿刺の可能性がある動脈	症状
内頸静脈	総頸動脈，鎖骨下動脈，腕頭動脈，椎骨動脈，甲状頸動脈など	頸部圧迫，気道閉塞，腕神経叢圧迫，脳血栓，脳梗塞など
鎖骨下静脈	総頸動脈，鎖骨下動脈，腕頭動脈など	血胸，縦隔血腫など
大腿静脈	外腸骨動脈，大腿動脈，下腹壁動脈など	腹壁血腫，陰嚢血腫，後腹膜血腫など

2）動脈誤穿刺の兆候と診断

動脈誤穿刺の兆候として，過度の逆血や拍動性の逆血，局所の血腫などが見られる[20]。低血圧や低酸素血症のため，逆流した血液が動脈血か静脈血か判断できない場合，血液ガス分析を行うか，あるいは圧モニターに接続し動脈圧波形の有無を確認する。動脈誤穿刺を確認せずにさらに太いダイレーターやカテーテルを挿入すると，動脈の損傷をさらに増悪させる[21]。早期発見が損傷を最小化させ，迅速な対応がさらなる合併症を防ぐ。

もし，これらの徴候から動脈の誤穿刺を疑った場合，CTや血管造影などで損傷部位の確認と血腫の広がりを確認する[20]。

3）動脈誤穿刺と血管穿刺後血腫の治療[15,22]

(1) 細い針やガイドワイヤーによる動脈誤穿刺の場合

外部からの圧迫のみで止血可能なことが多い。ただし，鎖骨下など表在から損傷部位を十分に圧迫できない場合は注意が必要である。

(2) 大口径カテーテル（特に≧7 Fr.）やダイレーターなどで動脈を損傷した場合

血管穿刺後血腫による重篤な合併症を引き起こす可能性が高い。大口径カテーテル（特に≧7 Fr.）が動脈に誤挿入されてしまった場合，カテーテルはすぐに抜去せず，ただちに血管外科医にコンサルトを行うべきとされている。

(3) 動脈損傷部位の修復方法

大口径カテーテル（特に≧7 Fr.）での損傷の場合，カテーテルを抜去し圧迫するという処置では，血腫の増大に伴う二次障害を引き起こす可能性が高い。その他の動脈の修復方法として，外科的血管修復や血管内治療，経皮的修復術などがある。

直視下での外科的血管修復は止血の成功率が高いが，全身麻酔が必要となり，患者への負担が大きい。また，鎖骨下の損傷では，損傷部位の露出が困難となることがある。血管内治療は局所麻酔でも施行することができ，全身状態が不良な患者でも施行可能である。鎖骨下の損傷においても，血管内治療は損傷部位を露出させることなく行うことができる。大腿動脈に誤穿刺された場合，経皮的アプローチで使用可能な止血デバイス（アンジオシール®，エクソシール®，パークローズ®など）が有用なこともある[19]。

(4) 全身管理

出血によって循環血液量が減少しているのであれば，輸液や輸血を行い，循環動態の安定化を図る。血腫による気道閉塞の恐れがあれば，早期の緊急気道確保を行う。血胸による呼吸状態悪化が認められれば，胸腔ドレナージなども検討する。

4）止血処置後の管理手順や指示[15]

①予定手術は基本的に延期が好ましい。
②呼吸・循環管理が適切に行える環境で観察を行う。
③過度の高血圧があれば下げる。
④血腫の増大の有無や循環動態のモニタリングを行い，処置後の止血確認を行う。場合によっては画像評価による follow-up も行う。
⑤脳梗塞に伴う症状，あるいは血腫が神経を圧迫することによる神経麻痺などがないか神経学的評価を行う。

5）その他

①動脈誤穿刺を起こしうる危険因子として，肥満・短頸，緊急時の処置，低血圧（逆血の程度や拍動がわかりにくい）や低酸素血症（逆血の色が動脈血と判断しにくい），超音波ガイドを使用しないランドマーク法での穿刺[20]などが挙げられる。

②緊急時でも安全に手技を行えるよう，普段から超音波ガイド下での穿刺に慣れておく。

③各施設で動脈誤穿刺が起きた場合のシミュレーションを行い，外科的介入や血管内治療も迅速に対応できるようにしておく。

④穿刺前に患者やその家族に十分な説明を行い，合併症の可能性について理解を得ておく。

⑤動脈誤穿刺による血管外血腫を起こした場合，その時の状況を正確に記録し，患者や患者家族に今後の治療方針も含めて丁寧に説明を行う。

【参考文献】

1) Fidalgo JAP, Fabregat LG, Cervantes A, et al. Management of chemotherapy extravasation: ESMO-EONS Clinical Practice Guidelines. Ann Oncol 2012; 23: vii167-73.
2) Behzadi AH, Farooq Z, Newhouse JH, et al. MRI and CT contrast media extravasation. A systematic review. Medicine 2018; 97: 1-8.
3) 佐武利彦，鳥飼勝行，井口美奈枝ほか．輸液管理中の注意．Neonatal Care 2003; 春季増刊: 61-7.
4) 田上 惠．チオペンタールを静注したが皮下に漏れた．弓削孟文．麻酔科診療プラクティス（17）麻酔科トラブルシューティング．東京：文光堂; 2005. p.203.
5) 菅野敬之．PART Ⅲ応用編．4-6血管外漏出．繁田正毅．ビジュアル基本手技-4 カラー写真でよくわかる！ 注射・採血法．東京：羊土社; 2006. p.158-163.
6) Le A, Patel S. Extravasation of Noncytotoxic Drugs: A Review of the Literature. Ann Pharmacother 2014; 48: 870-86.
7) 田村敦志．点滴漏れによる皮膚障害．診断と治療．1999; 増刊号（Vol. 87/Suppl）: 289-93.
8) 石原和之，福積総，鷲見烈．抗がん剤の血管外漏出による障害と予防．最新医学．1986; 41: 2636-41.
9) 野本幸子．点滴の問題点：化学的神経損傷による知覚異常には星状神経節ブロック．LiSA 2000; 7: 404-7.
10) 菅野敬之，田上惠．輸液がもれたときの対処．弓削孟文．麻酔科診療プラクティス（17）麻酔科トラブルシューティング．東京：文光堂; 2005. p.205.
11) 山本明史．抗がん剤漏出性皮膚障害．日本臨牀．2015; 73（増刊号 2）: 464-9.
12) 小原信樹．レミフェンタニルを $0.5\,\mu g/kg/min$ で2分間投与した後に，点滴が漏れていることに気付いた．LiSA 2015; 22: 176-8.
13) 日本腎臓学会・日本医学放射線学会・日本循環器学会 共同編集：腎障害患者におけるヨード造影剤使用に関するガイドライン 2012. https://cdn.jsn.or.jp/guideline/pdf/CIN_2012.pdf（2019.4.3 アクセス）
14) 小谷敦志．カテーテル治療後の合併症をどうみるか．Medical Technology 2013; 41: 1502-4
15) Guilbert MC, Elkouri S, Bracco D, et al. Arterial trauma during central venous catheter insertion: Case series, review and proposed algorithm. J Vasc Surg 2008; 48: 918-25.
16) 関口美和，繁田正毅．PART Ⅰ 基礎・準備編．4-7 止血．繁田正毅．ビジュアル基本手技-4 カラー写真でよくわかる！ 注射・採血法．東京：羊土社; 2006. p.34.
17) 岩倉健夫．血管確保に伴う合併症．OPE nursing 2006; 21: 30-5.
18) 飯田宏樹．中心静脈カテーテル挿入．岩崎寛．麻酔科診療プラクティス（14）麻酔偶発症・合併症．東京：文光堂; 2006. p.18-22.
19) 大内厚太郎，三角和雄．TFIにおける穿刺部合併症．Heart View 2006; 10（増刊号）: 123-5.
20) Pikwer A, Acosta S, Kolbel T, et al. Management of Inadvertent Arterial Catheterisation Associated with Central Venous Access Procedures. Eur J Vasc Endovasc Surg 2009; 38: 707-14.
21) 日本麻酔学会安全委員会 安全な中心静脈カテーテル挿入・管理のための手引きWG: 安全な中心静脈カテーテル挿入・管理のためのプラクティカルガイド 2017. http://www.anesth.or.jp/guide/pdf/JSA_CV_practical_guide_2017.pdf（2019.4.3 アクセス）
22) Oliver G. B. Dixon, George E. Smith, Daniel Carradice, et al. A systematic review of management of inadvertent arterial injury during central venous catheterization. J Vasc Access 2017; 18: 97-102.

（小糠　あや）

5 経食道心エコープローブ挿入に伴う口腔，咽頭，食道損傷

KEY WORD ▶ 経食道心エコー，合併症，禁忌

1 合併症の概要・症状・診断

経食道心エコー検査は今や心臓大血管手術においては必須のモニターである。日本国内では年間6万件以上の心臓手術が行われており，そのほとんどで経食道心エコー検査が行われていると考えられる。患者の状態を診断し，手術適応や手術の成否を判断し，術中の循環管理を行うための有用なモニターである。しかしながら，侵襲的なモニターであることも事実である[1-5]。さまざまの合併症を理解したうえで使用することが求められる（表1）[6-13]。

1）口腔咽頭の合併症

歯牙損傷や咽頭の擦過傷や出血，顎関節の亜脱臼などが経食道心エコープローブ挿入で起こりうる。盲目的に挿入するか，直視下に挿入するかによっても合併症の頻度に差が生じる。硬性喉頭鏡の補助下にプローブを挿入することにより口腔咽頭粘膜の損傷は55％から5％に，嚥下痛を32.5％から2.5％に減らすという報告がある[14]。また喉頭鏡の使用はプローブ挿入の試技回数を減らす。検査の経験やテクニックも挿入の難易度に関係する。口腔咽頭の腫瘍，浮腫，炎症性変化，頸椎症，食道入口部の狭窄，Zenker憩室，輪状咽頭筋の肥厚，アカラシア，食道狭窄，Schatzki輪，強皮症などがプローブ挿入困難の原因となる。また拡大した左心房や大きな左主気管支も挿入困難の原因となる。重複大動脈弓，極度に蛇行した下行大動脈，放射線照射による粘膜異常，唾液分泌の低下，気管切開後などもプローブ挿入を困難にする。大きなマルチプレーンプローブはより挿入しにくい。長時間の挿入も舌や喉頭の圧迫，血流うっ滞，浮腫，虚血の原因となりうる。経食道エコープローブ挿入は気管チューブのカフ圧を上昇させる。

2）嚥下痛，嚥下障害

嚥下痛や嚥下障害は，経食道心エコー検査のもっとも一般的な合併症である。ある研究では，嚥下障害は7.9％に上るとされる[15]。経食道心エコーは術後の嚥下障害や反回神経麻痺のリスクとの関連が懸念される。嚥下障害に関しては経食道心エコーの使用の有無によって食道胃の症状は大差なかったという研究もあれば[16]，4％の患者に嚥下障害を来し，誤嚥と関連したとの研究もある[17]。心臓手術時の反回神経麻痺に関しては経食道心エコー以外にも，外科手技や手術時間，人工心肺時間，気管挿管なども関連が疑われる。また，術中経食道プローブを入れたままで管理した場合と，麻酔導入後の評価と人工心肺後の評価のときのみプローブを挿入した場合と比較して，入れたままにしたほうが嚥下障害の発生率が約2倍になったという報告がある[18]。

3）食道穿孔

食道穿孔はまれだが，命に係わる経食道エ

表1 報告されている経食道心エコーに伴う合併症と診断的経食道心エコーと術中の経食道心エコー中のこれらの合併症頻度

合併症	診断的 TEE	術中 TEE
全体的な合併症頻度	0.18-2.8%[7,8]	0.2%[6]
死亡率	<0.01-0.02%[7-9]	0%[6]
重篤な合併症罹患率	0.2%[9]	0-1.2%[6,10,11]
重篤な出血	<0.01%[7]	0.03-0.8%[6,10]
食道穿孔	<0.01%[7]	0-0.3%[6,10,11]
心不全	0.05%[10]	
不整脈	0.06-0.3%[6,10,12]	
気管挿管	0.02%[12]	
気管チューブ位置異常		0.03%[6]
喉頭痙攣	0.14%[9]	
気管支痙攣	0.06-0.07%[7,12]	
嚥下障害	1.8%[13]	
軽微な咽頭出血	0.01-0.2%[7-9]	0.01%[6]
重篤な嚥下痛		0.1%[6]
嗄声	12%[13]	
口唇損傷	13%[13]	
歯牙損傷	0.1%[13]	0.03%[6]

コー検査のもっとも恐るべき合併症である。その頻度は0.01%[6]から0.38%[10]と報告されている。食道穿孔に関係する因子として患者が非協力的，医師の経験不足，大きな石灰化したリンパ節，輪状咽頭筋のスパスムや狭窄，頸椎の関節炎，下部食道の前方や左方への屈曲，食道の炎症やがんなどがある。また，体格が小さい，手技が長時間に及ぶ，うっ血性心不全，人工心肺前の低心拍出量，高齢なども挙げられている。

食道穿孔の位置はさまざまであるが，ある研究では腹部食道57.3%，胸部食道33.3%，頸部食道9.3%と報告されている[19]。

経食道心エコープローブによる損傷のメカニズムは多岐にわたる。局所の圧迫，血流不全，熱損傷，人工心肺中の粘膜血流不全などが考えられる。

4）胃腸管出血

経食道心エコー検査による軽微な粘膜損傷の結果として，吐血や痰に血が混じる場合がある。口腔咽頭からの出血，プローブを抜去したときに血液が付着する，胃内容吸引時に血液が返ってくることなどで気付く。上部消化管出血のリスクファクターとして，潰瘍の既往，高齢，血管作動薬の使用，周術期のH_2拮抗薬の不使用，長時間のバイパス，緊急手術，再手術，アスピリンやその他の抗凝固薬の使用などが挙げられる。抗凝固薬の使用についてはさまざまの議論がされており，血栓性疾患や人工弁のため抗凝固を行っている107人の患者において経食道心エコー検査は上部消化管出血を増やさなかったという報告[20]もあれば，血栓溶解療法を行っている患者で食道擦過傷から，血胸を来した例やクマジン系抗凝固薬を使用していた患者で声門上血種のため気管切開を要した例[21]などが報告されている。食道静脈瘤のある肝移植症例において，最近出血のないグレード1〜2の食道静脈瘤のある患者で経胃像を用いない経食道心エコー検査は大きな合併症なくできたという報告がある[22]。しかしながら，経食道心エコー検査の適応のある食道静脈瘤のある患者では慎重に検査を行わねばならない。

5）その他の臓器損傷

(1) 食道

術中の経食道心エコー検査は患者を超音波に曝露する。先天性心疾患の手術を行う小児50例で経食道心エコープローブ抜去後に食道内視鏡を行った研究では，64％の患者で血種や粘膜潰瘍，点状出血などの異常所見が見られた。より小さい25例の患者では80％，より大きい25例の患者では48％に異常所見が見られた[23]。強力な超音波ビームにより振動が起こり，出血や溶血を来す。また超音波ビームは発熱やキャビテーションを起こす。また，食道に対して屈曲したりすることにより，プローブの留置で60 mmHgに及ぶ圧が生じると，粘膜壁の出血や粘膜の裂傷を来す。

(2) 脾臓

脾臓の裂傷も2例報告されている。1例は71歳のCABG再手術で人工心肺後に腹部の膨満を来した。腹部を精査すると1Lの暗赤色の出血と脾門部の脾臓の裂傷からの活動性出血が見られた。左上腹部に入れた道具がほかにないことから経食道心エコープローブが原因と考えられた。この症例では胃自体には損傷はなく，プローブの操作が胃脾靱帯を牽引し，脾臓被膜に損傷を与えたと考えられた[24]。もう1例は，CABGと僧帽弁形成術後の55歳の女性で，手術後血行動態の悪化とヘモグロビンの低下がみられ，心タンポナーデを疑い再手術となった。腹部の膨隆があり，精査の結果，脾門部からの活動性の出血を認めた[25]。

6）呼吸器合併症

手術中の患者（気管挿管されている患者）では，経食道心エコープローブ挿入にともなう合併症として気管内チューブの位置異常がある。特に小児の患者では，注意する必要がある。また，プローブによる圧迫で気道が閉塞することがある。手術以外の患者では経食道心エコープローブの気管内迷入が1,500人の患者で4例報告されている[12]。そのうち2例では即座に喘鳴と止まらない咳が生じているが，これらは鎮静時にはマスクされてしまう。その他，喉頭痙攣，後咽頭血種，声門上血種，声門下狭窄，肺水腫，無気肺，反回神経麻痺などがある。また，鎮静下に経食道心エコー検査をする場合は酸素化の低下に注意が必要である。150例のうち実に144例が酸素飽和度低下を来し，$SaO_2 < 90％$となる患者が27例（18％）に見られた[26]。そのうち2例は重度の低酸素となった。鎮静下の経食道心エコー検査では酸素投与と動脈血酸素飽和度モニターが必要である。

7）循環器合併症

経食道心エコープローブ挿入に伴う循環系の合併症として10,419症例のうち頻度としては少ないが，3例の一過性の心室頻拍，3例の心房細動，1例の完全房室ブロックが報告されている[7]。また，経食道心エコープローブ挿入は患者にとってストレスとなり，血圧上昇を来すこともある。大動脈解離の症例では血圧上昇により，解離が進行する可能性がある。胸部大動脈瘤や大動脈解離の症例では血圧上昇により破裂の危険もある。逆に，重症の心不全症例で，もともとカテコラミンを使用しているような患者では，経食道心エコー検査や手術のための麻酔も循環抑制の原因となる。

8）プローブの機械的問題

まれにだが，経食道心エコープローブが食道内で屈曲し，抜去不能となることがある。X線透視を行えば，容易にプローブの屈曲を診断できる。プローブが屈曲して抜去不能な場合は，無理に抜去せず，逆に胃の中に進めることにより屈曲を解除できる。

9）プローブの汚染，感染性合併症

ICUの患者で多剤耐性緑膿菌（multi-drug resistant *Pseudomonas aeruginosa*：MDRP）のアウトブレイクが生じた例で疫学情報の検討から，手術中に使用した経食道心エコープローブが疑われ，実際のプローブ表面の小さな剝離

面から臨床で分離された株と遺伝学的に同一と判断される緑膿菌が分離されたという報告がある[27]。同じプローブを繰り返し使用するので，経食道心エコープローブは細菌などで汚染される可能性がある。このためThe U. S. Food and Drug Administration（FDA）は高水準消毒薬を承認している。消毒には①洗浄，②消毒，③リンス，④乾燥の4つのステップがある。高水準の消毒薬を用いることでプローブ挿入による感染率を減少させるが，化学熱傷を起こす可能性があるので，消毒薬使用後十分にリンスすることが重要である。上記の4つのステップを厳密に行うことにより，プローブの汚染を防ぎ，消毒薬による化学熱傷を防ぐことができる。

2 合併症の予防と治療

1）インフォームド・コンセント

経食道心エコー検査は先に挙げたような合併症の可能性があるが，心臓手術における病態診断や循環管理に大きな意味を持つことをあらかじめ説明し，同意を得ておくことが重要である。また，経食道心エコー検査はあくまでもモニターであり，挿入すること自体が大きなリスクとなる場合には使用しないことも重要である。

2）経食道心エコーの禁忌（表2）

絶対禁忌としては消化管に穿孔が認められているとき，食道の狭窄，腫瘍，穿孔，擦過傷，憩室があるとき，活動性の上部消化管出血などがある。相対的禁忌としては頸部，縦郭の放射線照射，消化器手術の既往，最近の上部消化管出血，バレット食道，嚥下困難の既往，頸椎の可動性制限，横隔膜ヘルニア，食道静脈瘤，凝固障害，血小板減少，活動性の食道炎，活動性の消化性潰瘍などが挙げられる。

3）プローブ挿入テクニック

経食道心エコープローブ挿入にともなう合併症は，ほとんどが挿入にともなう物理的な損傷なので，慎重で愛護的なプローブ挿入に心がけることに尽きる。

術中の経食道心エコーでは患者はほとんどの場合，全身麻酔が行われており，気管挿管されている。集中治療室の患者では人工呼吸中の患者ではさまざまの程度に鎮静が行われており，プローベの通過を容易にするために追加の薬物が必要である。これらの患者では局所麻酔薬追加も有用である。

覚醒している患者と異なり，気管挿管された患者では経食道心エコープローブ挿入時に，気管チューブの位置異常に注意しなければならない。プローブ操作者以外の人工呼吸管理やモニタリングをする人を配置したほうがよい。

気管挿管中の患者ではたとえ麻酔中であっても，常に筋弛緩薬が使用されているとは限らないので，プローブ操作中はバイトブロックの使用が推奨される。手術室ではバイトブロックは舌を後方に移動させ，プローブ挿入を困難にすることがあるので，プローブ挿入後に入れるのが良い。下顎骨を前方かつ尾側に向かって持ち上げ，舌を前方に移動させることにより，プローブの挿入をしやすくする。喉頭鏡を用いることにより食道内へのプローブ挿入をしやすくする。

表2　経食道心エコーの絶対的・相対的禁忌リスト

絶対的禁忌	相対的禁忌
消化管穿孔 食道狭窄 食道腫瘍 食道穿孔，食道裂傷 食道憩室 活動的上部消化管出血	頸部，縦郭の放射線照射歴 消化管手術歴 最近の上部消化管出血 バレット食道 嚥下障害の既往歴 頸部の可動性制限（重篤な頸部の関節炎，環軸関節疾患） 有症状の食道裂孔ヘルニア 食道静脈瘤 凝固障害，血小板減少 活動性の食道炎 活動性の消化性潰瘍疾患

3 術後管理上の注意点

1）出血に関して

経食道心エコーで出血が見られた場合，付着程度の軽度の出血では経過観察を行う。出血が術後も続く場合は上部消化管の内視鏡検査を考慮する。

2）咽頭痛に関して

まずは経過観察を行うが，疼痛が強い場合は鎮痛剤を用いる。腫脹等による気道閉塞や血腫形成，消化管穿孔などがないか注意する。

3）呼吸，循環への影響

心臓手術は呼吸状態や循環状態に影響を与えやすい手術であるが，心臓手術だけでは説明のつかない呼吸不全や低血圧では，経食道心エコーの重篤な合併症である食道穿孔や，脾損傷による出血などが起こっている可能性も考えてCT等による鑑別診断を行う。

4）外科的損傷

食道穿孔や脾損傷による出血は，外科的処置を必要とすることが多いと考えられる。救命のためには，速やかな修復が必要である。

【参考文献】

1) Hilberath JN, Oakes DA, Shernan SK, et al. Safety of transesophageal echocardiography. J Am Soc Echocardiogr 2010; 23: 1115-27.
2) Reeves ST, Finley AC, Skubas NJ, et al. Basic perioperative transesophageal echocardiography examination: a consensus statement of the American Society of Echocardiography and the Society of Cardiovascular Anesthesiologists. J Am Soc Echocardiogr 2013; 26: 443-56.
3) Hahn RT, Abraham T, Adams MS, et al. Guidelines for performing a comprehensive transesophageal echocardiographic examination: recommendations from the American Society of Echocardiography and the Society of Cardiovascular Anesthesiologists. J Am Soc Echocardiogr 2013; 26: 921-64.
4) American Society of Anesthesiologists and Society of Cardiovascular Anesthesiologists Task Force on Transesophageal Echocardiography. Practice guidelines for perioperative transesophageal echocardiography. An updated report by the American Society of Anesthesiologists and the Society of Cardiovascular Anesthesiologists Task Force on Transesophageal Echocardiography. Anesthesiology 2010; 112: 1084-96.
5) Krishnan S, Ngai JY, Kanchuger M. Complications of Transesophageal Echocardiography. In: Reich DL, Fischer GW, editor. Perioperative Transesophageal Echocardiography 2014. pp.307-13.
6) Kallmeyer IJ, Collard CD, Fox JA, et al. The safety of intraoperative transesophageal echocardiography: a case series of 7200 cardiac surgical patients. Anesth Analg 2001; 92: 1126-30.
7) Daniel WG, Erbel R, Kasper W, et al. Safety of transesophageal echocardiography. A multicenter survey of 10,419 examinations. Circulation 1991; 83: 817-21.
8) Khandheria BK, Seward JB, Tajik AJ. Transesophageal echocardiography. Mayo Clin Proc 1994; 69: 856-63.
9) Seward JB, Khandheria BK, Oh JK, et al. Critical appraisal of transesophageal echocardiography: limitations, pitfalls, and complications. J Am Soc Echocardiogr 1992; 5: 288-305.
10) Lennon MJ, Gibbs NM, Weightman WM, et al. Transesophageal echocardiography-related gastrointestinal complications in cardiac surgical patients. J Cardiothorac Vasc Anesth 2005; 19: 141-5.
11) Owall A, Stahl L, Settergren G. Incidence of sore throat and patient complaints after intraoperative transesophageal echocardiography during cardiac surgery. J Cardiothorac Vasc Anesth 1992; 6: 15-6.
12) Chan KL, Cohen GI, Sochowski RA, et al. Complications of transesophageal echocardiography in ambulatory adult patients: analysis of 1500 consecutive examinations. J Am Soc Echocardiogr 1991; 4: 577-82.
13) Practice guidelines for perioperative transesophageal echocardiography. A report by the American Society of Anesthesiologists and the Society of Cardiovascular Anesthesiologists Task Force on Transesophageal Echocardiography. Anesthesiology 1996; 84: 986-1006.
14) Na S, Kim CS, Kim JY, et al. Rigid laryngoscope-assisted insertion of transesophageal echocardiography probe reduces oropharyngeal mucosal injury in anesthetized patients.

Anesthesiology 2009; 110: 38-40.

15) Messina A, Paranicas M, Fiamengo S, et al. Risk of dysphagia after transesophageal echocardiography. Am J Cardiol 1991; 67: 313-4.

16) Hulyalkar AR, Ayd JD. Low risk of gastroesophageal injury associated with transesophageal echocardiography during cardiac surgery. J Cardiothorac Vasc Anesth 1993; 7: 175-7.

17) Hogue CW, Lappas GD, Creswell LL, et al. Swallowing dysfunction after cardiac operations. J Thorac Cardiovasc Surg 1995; 110: 517-22.

18) Chin JH, Lee EH, Choi DK, et al. A modification of the transesophageal echocardiography protocol can reduce post-operative dysphagia following cardiac surgery. J Int Med Res 2011; 39: 96-104.

19) Fernadez FF, Richter A, Freudenberg S, et al. Treatment of endoscopic esophageal perforation. Surg Endosc 1999; 13: 962-6.

20) Chee TS, Quek SS, Ding ZP, et al. Clinical utility, safety, acceptability and complications of transoesophageal echocardiography (TEE) in 901 patients. Singapore Med J 1995; 36: 479-83.

21) Massa N, Morrison M. Transesophageal echocardiography: an unusual case of iatrogenic laryngeal trauma. Otolaryngol Head Neck Surg 2001; 72: 2141-3.

22) Spier B, Larue S, Teelin T, et al. Review of complications in a series of patients with known gastro-esophageal varices undergoing transesophageal echocardiography. J Am Soc Echocardiogr 2009; 22: 396-400.

23) Greene MA, Alexander JA, Knauf DG, et al. Endoscopic evaluation of the esophagus in infants and children immediately following intraoperative use of transesophageal echocardiography. Chest 1999; 116: 1247-50.

24) Chow MS, Taylor MA, HansonⅢ CW. Splenic laceration associated with transesophageal echocardiography. J Cardiothorac Vasc Anesth 1998; 12: 314-6.

25) Olenchock SA, Lukaszczyk JJ, ReedⅢ J, et al. Splenic injury after intraoperative transesophageal echocardiography. Ann Thorac Surg 2001; 72: 2141-3.

26) Scriven AJ, Cobbe SM. Hypoxaemia during transesophageal echocardiography. Br Heart J 1994; 72: 133-5.

27) I.C.T. Montly 98
https://www.hosp.med.osaka-u.ac.jp/home/hp-infect/file/ictmon/ictmon098.pdf
(2019.3.22 アクセス)

（坂本　成司）

6 気管挿管に伴う気管，気管支損傷

KEY WORD ▶ 気管損傷，縦隔気腫，気管支ファイバースコープ

　気管挿管に伴う気管や気管支の損傷は，気管チューブの挿入操作や留置に伴う重篤な合併症の一つである（表1）[1]。その頻度は大変まれであるが，一旦発症した場合にはその死亡率は20％にも及ぶと報告されている[2]。主な兆候としては，エアリークに伴う換気困難，縦隔気腫や皮下気腫が挙げられ，術中に発見される場合と術後に発見される場合がある。気管・気管支損傷と診断した場合には，損傷の程度や全身状態を考慮し，保存的治療と外科的治療のいずれを選択するか判断する必要がある。以前は外科的治療が選択される場合が多かったが，近年では保存的治療が選択される場合も増えている[3]。

　気管挿管に伴う気管・気管支損傷について患者側の危険因子を表2に示す。気管挿管に伴う気管損傷の発生は，男性よりも明らかに女性に偏っている。その理由としては，気管膜様部の脆弱性や，適切なサイズよりも径が太い気管チューブが使用される場合があることなどが考えられる[2]。

1 合併症の症状

　気管・気管支の損傷に一般的にみられる症状や臨床兆候としては，エアリークに伴う縦隔気腫や皮下気腫，出血が挙げられ，胸腔との交通が生じた場合には気胸，換気困難，呼吸促迫などを来す。これらの兆候は術中および術後のいずれにも見出されるが，術後に気付かれる場合

表1　気管・気管支損傷の原因

①気管チューブのカフの過膨脹あるいは左右非対称の膨張
②気管チューブのサイズあるいは位置が不適切
③気管チューブの材質が硬いあるいは弾性に富む
④スタイレットによる直接損傷
⑤過剰な1回換気量
⑥不適切な気管挿管操作
⑦不適切な体位変換操作による頸部過伸展あるいは過屈曲
⑧盲目的な気管支ブロッカーの操作
⑨気管支ブロッカーバルーンの過膨脹
⑩手術操作
⑪気管気管支の病的変化
⑫気管膜様部の脆弱化（低栄養・高齢・ステロイドの使用）
⑬気管粘膜の病的変化

（飯塚亨，下山直人，能登谷淳子．気管支ブロッカー付き気管チューブの関与が疑われた食道癌術後気管膜様部損傷の1例．ICUとCCU 2010; 34: 643-7 より引用）

表2　気管・気管支損傷に関する患者側の危険因子

・先天的な気管奇形
・気管膜様部の脆弱性
・慢性閉塞性肺疾患（COPD）や他の炎症性病変
・気管変位を伴う病変
・ステロイドの長期投与
・高齢
・女性

(Eduardo Miñambres, Javier Burón, Maria Angeles Ballesteros, et al. Tracheal rupture after endotracheal intubation: a literature systematic review. Eur J Cardiothorac Surg 2009; 35: 1056-62 より引用)

の方が多い[2]。また，兆候はいずれも非特異的であり，まず疑うことが重要である。

　術中に発生した場合であれば，エアリークや気腫症として術者から指摘される場合が多く，

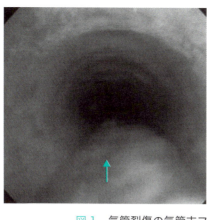
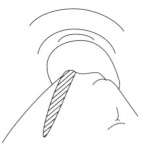

図1　気管裂傷の気管支ファイバー所見
(林明男, 池田直樹, 東条尚ほか. ダブルルーメンチューブ使用により生じた第2-5気管軟骨膜様部損傷の1症例. 日本呼吸器外科学会雑誌 2004; 18: 682-6より引用)

胸腔内操作を伴う手術では気管チューブの先端やカフの脱出が視認されることもある。気管膜様部の損傷は，主に気管チューブのカフの過膨脹に起因する場合が多いため，気管分岐部から口側へ2 cmから5 cmに好発する[4]。気管・気管支損傷を生じた症例において，使用した気管チューブの種類の内訳は，シングルルーメンチューブよりもダブルルーメンチューブは同程度であると報告されている[5]。ダブルルーメンチューブはシングルルーメンチューブと比して使用頻度が低いことを考えれば，その使用はリスク因子といえる。診断された時期については，術中に発見される場合よりも術後に発見される症例の方が多く，術中に指摘された症例は外科的治療が選択される場合が多い。

2　合併症の診断

気管支ファイバースコープによる検査は，診断だけでなく，損傷部位や範囲に関する情報を得られ，気管・気管支裂傷を疑った場合に第一に考慮すべき検査である（図1）。しかしながら，気管や気管支の表層のみに裂傷が生じた場合には気管支ファイバーでも明らかな損傷所見を認めず，診断が遅れる場合がある。また，胸部X線写真および胸部CTは，縦隔気腫や気胸

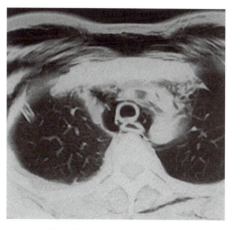

図2　気管裂傷に伴って生じた著明な縦隔気腫と皮下気腫
(林明男, 池田直樹, 東条尚ほか. ダブルルーメンチューブ使用により生じた第2-5気管軟骨膜様部損傷の1症例. 日本呼吸器外科学会雑誌 2004; 18: 682-6より引用)

を検出することに優れている（図2）。気管支ファイバースコープ検査によって気管損傷が明らかとなった場合には，損傷部位とその範囲について検討し，全身状態や併存症を勘案して保存的治療を選択するか，外科的治療を選択するかについて判断すべきである。

3　合併症の治療

医原性の気管・気管支損傷に対する治療には，外科的治療と保存的治療がある。保存的治

療法としては，裂傷部位よりも遠位にカフをおいて気管挿管による人工呼吸管理を継続することや，胸部ドレナージ，予防的な抗菌薬投与などが挙げられる．また，筋弛緩薬を用いたバッキングの回避も考慮される．低1回換気量や呼気終末陽圧（positive end expiratory pressure：PEEP）を付加することによる気道内圧の管理は，無気肺予防においても重要である．創傷治癒促進効果を目的とした厳重な栄養管理も行う必要がある[1]．

従来は，診断されるとただちに外科的修復が選択されてきたが，近年では保存的治療を選択した場合の予後がよいという報告が増えてきており，治療方針についてはさまざまな意見がある（表3）．2 cmまでの裂創については，多くの場合は保存的加療が選択されるが，それ以上の大きな創部に対する治療については一定の方針はない[2]．保存的加療を選択する場合，気管が修復するまでの時間は，損傷の程度や併存症など全身状態に依存する．

保存的加療を選択した場合，あるいは損傷部の外科的修復術を行った後に鎮静下あるいは筋弛緩薬の投与下に人工呼吸を継続するか否かは難しい課題である．損傷部位に過度な陽圧がかからないように配慮する必要があると考えられるが，損傷を生じた位置や損傷の程度にも依存するため個別に判断する必要がある．また，修復術後の抜管時期についても，手術直後や手術翌日から術後1-2週間程度までのさまざまな報告がある[1,6,8]．

4 術後管理手順

①保存的治療を選択した場合：人工呼吸を継続するか否かを検討する．損傷部位が気管分岐部から気管支に及ぶ症例で人工呼吸を行う場合には，過度な陽圧が損傷部位にかからないようにする必要がある．過度な咳嗽反射を避けるよう適切な鎮痛・鎮静レベルの維持に努めることも重要である．
②発症後1-2週間が経過した時点で，気管支ファイバーにより損傷部の創傷治癒や治癒後の狭窄の有無を確認する．

5 その他

気管気管支損傷を予防するために麻酔科医が注意するべき点として表4のような項目が挙げられる．特にダブルルーメンチューブの使用に

表3　気管・気管支損傷に対する保存的治療の適応

1. バイタルサインが安定している
2. 機械換気あるいは自発呼吸下で適切な換気を維持できる
3. 食道損傷がない
4. 縦隔への液体貯留が少ない
5. 縦隔気腫や皮下気腫への進展がない
6. 敗血症がない
7. 小さな裂傷である
8. 診断までに時間を要した症例ではない

(Conti M, Pougeoise M, Wurtz A, et al. Management of postintubation tracheobronchial ruptures. Chest 2006; 130: 412-8 より引用)

表4　気管・気管支損傷を避けるための注意点

①適切なサイズの気管チューブを選択する
②サイズの選択に迷った場合は，細いサイズを選択する
③挿入時に抵抗を感じた場合には盲目的操作は極力避け，絶対に無理に押し込まない
④挿管の状態を必ず気管支ファイバースコープで確認する
⑤チューブを盲目的にむやみに動かさない
⑥カフの過膨脹を防ぎ，カフ圧を適宜測定する
⑦体位変換などでカフが急激に過膨脹する場合もあり，体位変換時にはカフを虚脱させる
⑧胸部外科手術の場合，むやみに肺を牽引しないように要請する

(飯塚亨，下山直人，能登谷淳子．気管支ブロッカー付き気管チューブの関与が疑われた食道癌術後気管膜様部損傷の1例．ICUとCCU 2010; 34: 643-7 より引用)

際しては，細心の配慮を行うべきである．

【参考文献】

1) 飯塚亨，下山直人，能登谷淳子．気管支ブロッカー付き気管チューブの関与が疑われた食道癌術後気管膜様部損傷の1例．ICUとCCU 2010; 34: 643-7.
2) Eduardo Miñambres, Javier Burón, Maria Angeles Ballesteros, et al. Tracheal rupture after endotracheal intubation: a literature systematic review. Eur J Cardiothorac Surg 2009; 35: 1056-62.
3) 松山薫，岩田博文，亀山実希ほか．深鎮静と全身管理により生存退院した気管損傷の一症例．日集中医誌 2014; 21: 183-4.
4) Campos JH. An update on bronchial blockers during lung separation techniques in adults. Anesth Analg 2003; 97: 1266-74.
5) Miñambres E, González-Castro A, Burón J, et al. Management of postintubation tracheobronchial rupture: our experience and a review of the literature. Eur J Emerg Med 2007; 14: 177-9.
6) 林明男，池田直樹，東条尚ほか．ダブルルーメンチューブ使用により生じた第2-5気管軟骨膜様部損傷の1症例．日呼外会誌 2004; 18: 682-6.
7) Conti M, Pougeoise M, Wurtz A, et al. Management of postintubation tracheobronchial ruptures. Chest 2006; 130: 412-8.
8) 吉田英司，立松勉，斎藤雄史ほか．ダブルルーメンチューブにより気管損傷を生じた1例．気管支学 2018; 40: 92-3.
9) Sippel M, Putensen C, Hirner A, et al. Tracheal Rupture After Endotracheal Intubation: Experience with Management in 13 Cases. Thorac cardiovasc Surg 2006; 54: 51-6.
10) Venkataramanappa V, Boujoukos AJ, Sakai T. The diagnostic challenge of a tracheal tear with a double-lumen endobronchial tube: massive air leak developing from the mouth during mechanical ventilation. Clin Anesth 2011; 23: 66-70.
11) 朝山京子，松谷厚子，佐々木立朗ほか．自発呼吸下に全身麻酔管理をおこなった外傷性気管損傷の1例．麻と蘇生 2010; 46: 73-5.

（北川　良憲）

索引

○和文

あ
悪性高熱症　282
アシドーシス　283
アルプロスタジル　193

い
意識下挿管　118
異常高血圧　191
一時的心臓ペーシング　170
一過性神経伝導障害　293
陰圧性肺水腫　46
院内肺炎　119

う
右室梗塞　137
右心カテーテル　138,140
右心不全　137

え
エアウェイ　エクスチェンジ　カテーテル　50
エコーガイド下　295

か
覚醒遅延　12,14,218
拡張型心筋症　149
下垂体卒中　221
褐色細胞腫　192
褐色細胞腫・パラガングリオーマ診療ガイドライン2018　194
合併症　324
カテコラミンサージ　102
カフリーク圧　50
カフリークテスト　49
ガベキサートメシル酸塩　318
カリウム吸着輸血フィルター　265
カルデナリン®　192
間質性肺炎　84
冠動脈閉塞　205

き
期外収縮　166
気管支ファイバースコープ　331
危機的出血への対応ガイドライン　244
危機的不整脈　156

偽腔送血　184
気道管理アルゴリズム　49
気道出血　95
気道熱傷　56
急性心筋梗塞　174
急性腎障害　283
吸入一酸化窒素　140
強アルカリ性薬物　318
胸骨圧迫　130
狭心症　174
胸腹部大動脈瘤　24
局所麻酔薬中毒　33,289
虚血症状　183
鋸歯状粗動波　165
禁忌　327
筋弛緩薬　332
筋腎代謝症候群　185
筋生検　284
緊張性気胸　90

く
くも膜下出血　11
グラフィックモニター　86
グルコース・インスリン療法　265, 287
グルコン酸カルシウム　265,267

け
経食道心エコー　183,324,327
頸椎手術　212
経頭蓋ドプラー　19
経鼻胃管症候群　48
経皮的心肺補助装置（PCPS）の動作不良　199
痙攣　15,32
血管外漏出　317
血管収縮薬　131
血管穿刺後血腫　317
血胸　92
血漿浸透圧　221
血栓性脳梗塞　2

こ
高圧酸素療法　21

高カリウム血症　287
抗けいれん薬　32
高浸透圧高血糖症候群　238
広範囲組織損傷　264
抗不整脈薬　131
高流量鼻カニュラ酸素療法　88
後輪状披裂筋　46,47
呼気終末窒素　19
コンパートメント症候群　278,282, 319

さ
砕石位　278,279
再膨張性肺水腫　91
左室流出路狭窄　148
産科DIC　248
産科危機的出血への対応指針2017　244
酸素飽和度低下指数　63

し
軸索断裂　293,294
視床下部ホルモン　221
持続的気道陽圧法　66
シバリング　218
脂肪乳剤　34
尺骨神経障害　296
縦隔気腫　330
周産期心筋症　151
周術期脳卒中　2
手術室火災　56
　——の対応アルゴリズム　58
術後血糖コントロール　240
術後神経障害　289,293
術前血糖コントロール　239
術中経食道心エコー検査　20
術中血糖コントロール　239
消化管出血　15
上行大動脈　182
上室性期外収縮　166
静脈空気塞栓症　17
除細動　159
徐脈性不整脈　168

ジルチアゼム　193
神経断裂　294
神経モニタリング　50
心原性脳塞栓症　3
人工呼吸器関連肺炎　88
人工呼吸器関連肺損傷　86
心室細動　128,158
心室性期外収縮　166
心停止　128
心電図異常　11
浸透圧性脱髄症候群　268
心肺蘇生　128
腎不全　251
心房細動　163
心房粗動　165

す
ステロイド投与　320
ストライダー　46

せ
脆弱度　202
声帯開大障害　48
声帯麻痺　46
赤褐色尿　282
脊柱管ブロック　295
脊椎手術　215
絶飲食　117
前胸壁ドプラー　20
喘息　78
　　——の急性増悪　78

た
ターニケット加圧時間　294
体位変換　212
　　——前　213
体温管理療法　134
大血管損傷　214
耐性菌のリスク因子　120
大動脈内バルーンパンピング　198
大量輸血　264
たこつぼ型心筋症　152
ダブルルーメンチューブ　331
多様式鎮痛法　87

ち
遅発性脳血管攣縮　13

て
低カルシウム血症　33
低血糖　34
低体温症　218

低ナトリウム血症　33
低マグネシウム血症　34
テストドーズ投与　302
テタニー　267
電気ショック　131
電気的ストーム　160
伝導障害　205

と
同期下電気ショック　158
橈骨神経障害　297
頭低位　278
洞停止　156
糖尿病　238
　　——ケトアシドーシス　238
洞不全症候群脈　157
洞房ブロック　157
動脈空気塞栓　18
動脈誤穿刺　321
ドキサゾシン　192
特発性肺線維症　84
ドパミン　139
ドブタミン　139
トレンデレンブルグ位　278

に
ニカルジピン　193
ニトログリセリン　193

の
脳出血　14
脳卒中治療ガイドライン　191
脳波モニタリング　32
ノルアドレナリン　139

は
肺胸郭コンプライアンス　84
肺高血圧症　137
肺塞栓症　137
肺メカニクス　86
播種性血管内凝固　281
バゾプレシン　139
抜管ガイドライン　49
バルサルバ洞破裂　204

ひ
皮下気腫　330
非侵襲的陽圧換気療法　88
肥大型心筋症　147
披裂軟骨脱臼　48

ふ
ファイバースコープ　50

腹臥位　212
副甲状腺機能亢進症　266
副甲状腺機能低下症　267
副甲状腺ホルモン関連蛋白　266
不随意運動　32
不整脈　156
ブルガダ症候群　160

へ
閉塞性睡眠時無呼吸　63
ペースメーカ　196
弁周囲逆流　205
弁輪部破裂　204

ほ
房室ブロック　157
保存的治療　332

ま
末梢神経ブロック　295
末梢閉塞性動脈疾患　185
慢性閉塞性肺疾患　81

み
ミオグロビン血症　281
水中毒　268
ミルリノン　139

む
無気肺　96
無呼吸低呼吸指数　63
無脈性心室頻拍　128
無脈性電気活動　128

め
迷走神経刺激　159

よ
溶血性副作用　250
腰椎椎間板手術　214

ら
卵円孔開存　18
ランジオロール　193

れ
レーザー手術　56

○欧文

数
Ⅲ度房室ブロック　158
1型QT延長症候群　157
5H5T　130

A
AHI　63
AKI　283

apnea hypopnea index　63
ARDS　100
B
BIS　34
C
chronic obstructive pulmonary disease　81
COPD　81
CPAP　66
CPR　128
cricoid pressure　118
CSF圧　26
CSFドレナージ　26
D
D-ダイマー検査　107
DAPT　176
DIC　250,251
DVT　107
E
ECPR　132
ETN_2　19
F
frailty　202
f波　163
F波　165

H
HAP　119
I
I-ROAD　119
J
J波　160
L
Larson's maneuver　66
laryngospasm notch圧迫　66
Lown 分類　166
M
Mendelson症候群　116
MobitzⅡ型2度房室ブロック　157
N
NO　140
O
obstructive sleep apnea　63
ODI　63
OSA　63
oxygen desaturation index　63
P
PEA　128
perioperative visual loss　30
POVL　30
PSG　63
PSI　34

pVT　128
R
Rapid pacing　204,206
Rapid sequence induction　118
ROSC後の集中治療　134
RSI　118
S
Seddon 分類　294
Sheehan 症候群　222
SIADH　14
Starling equation　99
Sunderland 分類　294
T
TAAA　24
TAVI　202
throracoabdominal aortic aneurysm　24
Tinel 徴候　298
Tinel 様徴候　298
torsade de pointes　160
V
Valsalva 手技　159
VF　128
W
WLCS　278,279
　　──発症のリスク　278

術中合併症対策と術後管理指示 　　　　　　＜検印省略＞

2019年6月5日　第1版第1刷発行

定価（本体8,600円＋税）

　　　　　　　　　　　編集者　稲　垣　喜　三
　　　　　　　　　　　　　　　大　槻　明　広
　　　　　　　　　　　発行者　今　井　　　良
　　　　　　　　　　　発行所　克誠堂出版株式会社
　　　　　　　　　　　〒113-0033　東京都文京区本郷 3-23-5-202
　　　　　　　　　　　電話（03）3811-0995　振替 00180-0-196804
　　　　　　　　　　　URL　http://www.kokuseido.co.jp

ISBN 978-4-7719-0523-8 C3047 ￥8600E　　　印刷　三報社印刷株式会社
Printed in Japan ©Yoshimi Inagaki, Akihiro Otsuki, 2019

・本書の複製権・翻訳権・上映権・譲渡権・公衆送信権（送信可能化権を含む）は克誠堂出版株式会社が保有します。
・本書を無断で複製する行為（複写，スキャン，デジタルデータ化など）は，「私的使用のための複製」など著作権法上の限られた例外を除き禁じられています。大学，病院，診療所，企業などにおいて，業務上使用する目的（診療，研究活動を含む）で上記の行為を行うことは，その使用範囲が内部的であっても，私的使用には該当せず，違法です。また私的使用に該当する場合であっても，代行業者等の第三者に依頼して上記の行為を行うことは違法となります。
・JCOPY ＜（社）出版者著作権管理機構　委託出版物＞
本書の無断複写は著作権法上での例外を除き禁じられています。複写される場合は，そのつど事前に(社)出版者著作権管理機構（電話 03-5244-5088, Fax 03-5244-5089, e-mail：info@jcopy.or.jp）の許諾を得てください。